PATHOLOGIE CLINIQUE

DU

GRAND SYMPATHIQUE

ÉTUDE BASÉE SUR L'ANATOMIE ET LA PHYSIOLOGIE

PAR LE Dr A. TRUMET DE FONTARCE

ANCIEN INTERNE DES HÔPITAUX DE PARIS
MEMBRE CORRESPONDANT DES SOCIÉTÉS MÉDICALES DE LIMOGES, DE TOULOUSE
ET ANCIENNEMENT DE STRASBOURG
MEMBRE ET ANCIEN PRÉSIDENT DE LA SOCIÉTÉ MÉDICALE DE L'AUBE
MEMBRE DU CONSEIL D'HYGIÈNE ET DE SALUBRITÉ POUR L'ARRONDISSEMENT DE BAR-SUR-SEINE
MEMBRE DU CONSEIL GÉNÉRAL DU DÉPARTEMENT DE L'AUBE
CHEVALIER DE LA LÉGION D'HONNEUR

AVEC PLANCHES INTERCALÉES DANS LE TEXTE

PARIS
LIBRAIRIE J.-B. BAILLIÈRE ET FILS
Rue Hautefeuille, 19, près du boulevard Saint-Germain

M DCCC LXXX

PATHOLOGIE CLINIQUE

DU

GRAND SYMPATHIQUE

ÉTUDE BASÉE SUR L'ANATOMIE ET LA PHYSIOLOGIE

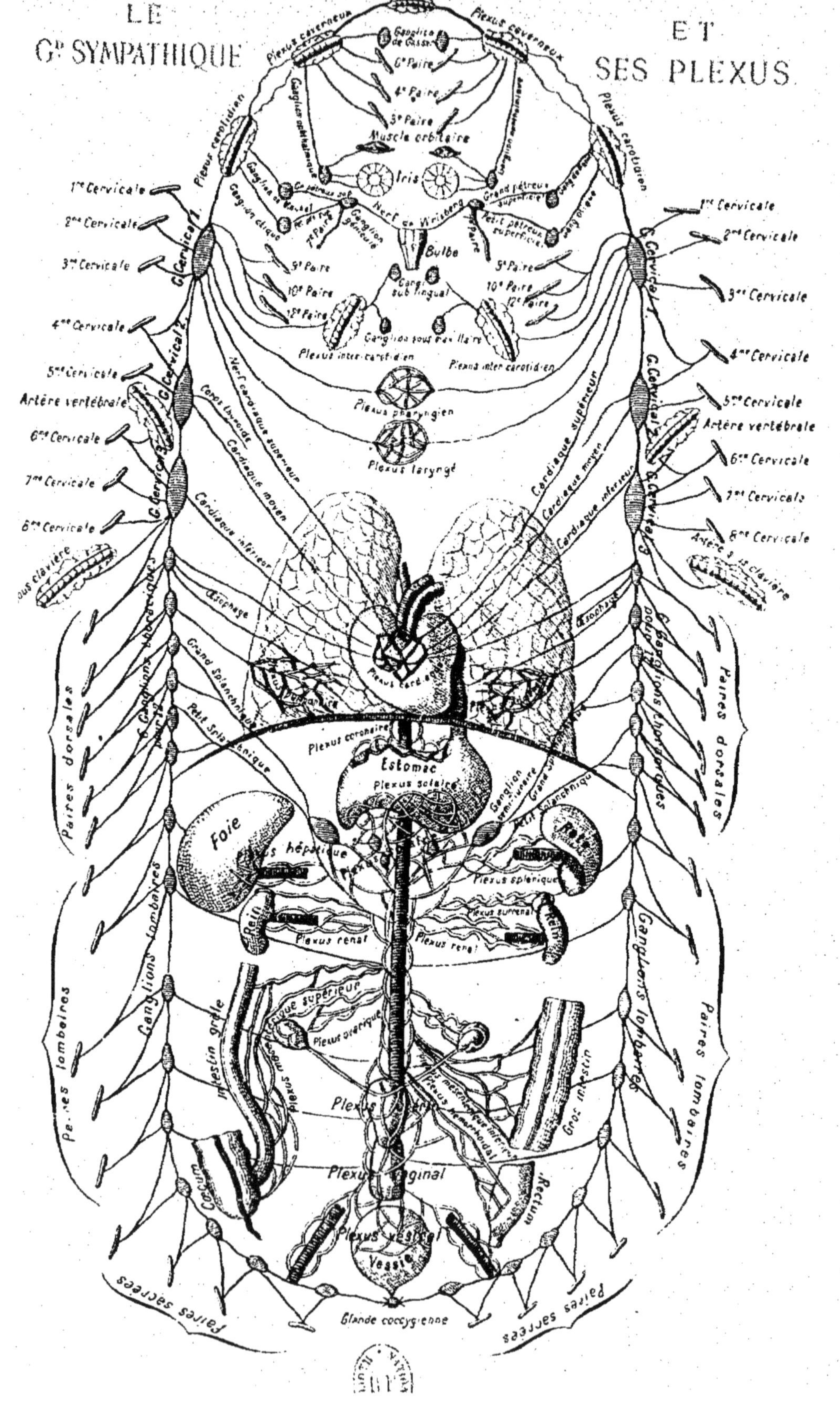
LE
Gd SYMPATHIQUE
ET
SES PLEXUS
Plexus caverneux
Ganglion de Gasser
6e Paire
4e Paire
3e Paire
Muscle orbitaire
Plexus carotidien
Ganglion ophthalmique
Iris
Grand pétreux superficiel
Nerf de Wrisberg
Petit pétreux superficiel
Ganglion otique
Ganglion géniculé
7e Paire
Bulbe
1re Cervicale
2me Cervicale
3me Cervicale
4me Cervicale
5me Cervicale
6me Cervicale
7me Cervicale
8me Cervicale
G. Cervical 1
G. Cervical 2
G. Cervical 3
9e Paire
10e Paire
12e Paire
Ganglion sub lingual
Ganglion sous maxillaire
Plexus inter carotidien
Plexus pharyngien
Plexus laryngé
Artère vertébrale
Corps thyroïde
Nerf cardiaque supérieur
Cardiaque supérieur
Cardiaque moyen
Cardiaque inférieur
Sous clavière
Œsophage
Ganglions thoraciques
Paires dorsales
Grand Splanchnique
Petit Splanchnique
Plexus cardiaque
Plexus coronaire
Estomac
Plexus solaire
Ganglion semi-lunaire
Foie
Plexus hépatique
Rate
Plexus splénique
Plexus surrénal
Rein
Plexus renal
Ganglions lombaires
Paires lombaires
Plexus ovarique
Intestin grêle
Gros intestin
Plexus hémorroïdal
Plexus vaginal
Cœcum
Rectum
Plexus vésical
Vessie
Paires sacrées
Glande coccygienne

PATHOLOGIE CLINIQUE

DU

GRAND SYMPATHIQUE

ÉTUDE BASÉE SUR L'ANATOMIE ET LA PHYSIOLOGIE

PAR LE Dr A. TRUMET DE FONTARCE

ANCIEN INTERNE DES HÔPITAUX DE PARIS
MEMBRE CORRESPONDANT DES SOCIÉTÉS MÉDICALES DE LIMOGES, DE TOULOUSE
ET ANCIENNEMENT DE STRASBOURG
MEMBRE ET ANCIEN PRÉSIDENT DE LA SOCIÉTÉ MÉDICALE DE L'AUBE
MEMBRE DU CONSEIL D'HYGIÈNE ET DE SALUBRITÉ POUR L'ARRONDISSEMENT DE BAR-SUR-SEINE
MEMBRE DU CONSEIL GÉNÉRAL DU DÉPARTEMENT DE L'AUBE
CHEVALIER DE LA LÉGION D'HONNEUR

AVEC PLANCHES INTERCALÉES DANS LE TEXTE

PARIS
LIBRAIRIE J.-B. BAILLIÈRE ET FILS
Rue Hautefeuille, 19, près du boulevard Saint-Germain

M DCCC LXXX

PRÉFACE

L'œuvre que nous soumettons aujourd'hui au public médical n'a pas été conçue pour lui être présentée séparément; elle fait partie du plan général et du cadre suivant lequel nous préparons une seconde édition de nos *Éléments de médecine clinique*. On a jusqu'ici trop négligé l'étude des affections du système nerveux ganglionnaire. Objet depuis longtemps de nos méditations, cette étude constitue un intérêt de premier ordre. Il nous a semblé utile de mettre en relief, par une publication isolée, les faits principaux qui s'y rattachent. Malgré les travaux nombreux qui appartiennent surtout à l'illustre Cl. Bernard, et qui apportent à la Clinique le précieux concours de la physiologie, cette étude reste encore sur trop de points bien obscure et difficile.

C'est un sujet neuf que nous abordons. Ecrire aujourd'hui, même sommairement, la pathologie du système ganglionnaire, est à coup sûr une tâche laborieuse, presque une témérité. Nous y avons mis moins de présomption que de dévouement. Nous réclamons l'indulgence de chacun. En poursuivant notre but, nous avons voulu résumer ce qui paraît acquis à la science moderne et introduire la lumière dans un certain nombre de faits morbides bien plus faciles à comprendre lorsque, prenant la physiologie pour guide, on les rattache à l'intervention du *Grand Sympathique*. Nous reconnaissons le premier les lacunes et les imperfections de notre œuvre. Si ardue qu'elle soit, nous avons cru que le moment était venu d'esquisser le tableau, de poser au moins les questions, sinon de les résoudre. Nous apportons une pierre à l'édifice qui achèvera de se construire plus tard.

On ne cherchera pas dans ce livre les allures magistrales qui font l'autorité des grands noms qui honorent la science. Appelée à faire partie d'un travail d'ensemble, la *Pathologie clinique du Grand Sympathique* a été traitée dans les proportions modestes qui conviennent au point de départ dont l'auteur s'est inspiré. En formulant ses impressions et sa manière de voir sur cet important et difficile sujet, il a tâché surtout d'aider la clinique, de montrer l'enchaînement des phénomènes et d'aplanir sur certains points obscurs les embarras de pathogénie qu'on rencontre si souvent dans l'observation des malades. Il espère que ce sentiment lui vaudra peut-être la bienveillance du lecteur.

L'association des deux mots qui sont le titre de ce livre n'est pas habituelle; cependant nous l'avons crue permise pour montrer mieux notre intention de rechercher toujours l'interprétation des faits cliniques, et de ne point séparer la pathologie appliquée de la pathologie pure.

ARMAND TRUMET DE FONTARCE.

Paris, 15 juillet 1879.

PATHOLOGIE CLINIQUE

DU

GRAND SYMPATHIQUE

INTRODUCTION

Considéré dans son ensemble, l'appareil nerveux comprend deux systèmes bien distincts : 1° le système nerveux cérébro-spinal ou de la vie animale ; 2° le système nerveux ganglionnaire ou de la vie organique.

Il est superflu de mettre en relief le rôle capital que jouent dans l'organisme sain ou malade le cerveau, la moelle et les nerfs émanés directement soit du cerveau, soit de l'axe spinal. Le mouvement, la sensibilité, les facultés sensoriales, les grandes fonctions dites de relation, sont immédiatement sous leur dépendance. Ces organes sont-ils sains, le grand acte de la vie s'accomplit partout avec l'ensemble et la régularité qui constituent l'état physiologique; la lésion des uns ou des autres trouble plus ou moins cette belle harmonie, et si l'altération est supérieure et centrale, elle atteint l'homme dans ses facultés morales et psychiques; elle le frappe dans la principale manifestation de sa noblesse et de sa grandeur, la raison et la pensée.

A un autre point de vue les attributions du grand sympathique ne sont pas moins importantes. — Même, à bien voir les choses, on peut dire sainement, sans exagération ni paradoxe, que dans le but prochain de l'existence, c'est en réalité le système du grand sympathique qui prime l'appareil cérébro-spinal. L'organisme doit d'abord se conserver, se renouveler et vivre avant d'entretenir des relations avec le dehors. Les animaux inférieurs n'ont ni cerveau, ni moelle épinière, ni nerfs sensibles; à mesure seulement qu'on s'élève dans l'échelle des êtres, la vie se complète ; les rapports des animaux entre eux se prononcent :

par un enchaînement graduel qui atteint chez l'homme sa plus haute expression, les besoins de la vie intelligente et commune s'ajoutent aux nécessités qu'impose la conservation de la matière animée, et l'on voit se développer peu à peu, avec de nouveaux organes, les attributions nouvelles du système nerveux; mais à vrai dire l'appareil cérébro-spinal n'est qu'un appareil de luxe, un appareil surajouté au plan primitif de la création; le grand sympathique est l'essence même de l'animalité. Il doit donc être fragile et malade comme les autres rouages de l'organisme. — A l'heure présente, avec les progrès de la science moderne, c'est donc pour le médecin une obligation étroite, croyons-nous, de diriger son attention et ses recherches vers ce nouvel horizon de la pathologie. Nous savons tout ce que cette grosse question comporte d'embarras et de difficultés. Mais il est temps de se mettre à l'œuvre. Si l'on considère que le grand sympathique est en relation intime avec les centres nerveux cérébro-spinaux, ce qui le rend nécessairement, dans beaucoup de cas, solidaire de leurs divagations, que d'autre part il préside à toutes les fonctions de nutrition si souvent atteintes, que d'innombrables filets émanés de toutes ses divisions accompagnent sous le nom de *vaso-moteurs* les rameaux artériels — et même veineux — dans tous les tissus où ils se ramifient pour y activer, ralentir ou dénaturer les actes intimes de la vie cellulaire, on arrive aisément à cette conviction qu'une partie notable de la pathologie relève des troubles survenus dans les fonctions des renflements, des plexus et des cordons nerveux qui composent le système du grand sympathique. Nous abordons un sujet dont la clinique a tenu bien peu de compte jusqu'ici. Il est vrai que l'étude particulière des vaso-moteurs, attentivement suivie d'abord par les physiologistes, est recherchée aussi maintenant avec soin par les pathologistes. Mais ce que nous voulons dire c'est que la pathologie du sympathique central ne fait point actuellement en France, l'objet d'une étude d'ensemble, et que son intervention est méconnue dans beaucoup de cas où réellement elle s'impose; et pourtant il y a plus d'un demi-siècle déjà, Lobstein, professeur de médecine clinique et d'anatomie pathologique à Strasbourg, a ouvert la voie dans un livre plein d'intérêt où il pose et examine avec sagacité les grands traits de la question. Ce livre est en latin, sous ce titre : *De nervi sympathetici humani fabricâ, usu et morbis*, Paris, 1823. On y trouve toute la précision qu'on pouvait demander à cette époque. On peut dire qu'il n'a pas assez fixé l'attention des cliniciens. Ce n'est que justice de rendre à son auteur l'hommage qu'il mérite pour s'être engagé le premier sur ce terrain nouveau. Depuis, l'Allemagne intervenant à son tour a repris et développé l'idée, il faut dire française, de Lobstein. Eulenburg et Guttmann, cédant aux sollicitations de Griesinger, ont écrit en commun, sur le point qui nous occupe, un livre sérieux que nous aurons souvent à citer (*Die Pathologie des sympathicus auf physiologischer Grundlage*, Berlin, 1873). Nous arrivons nous-même à la suite, pour joindre nos efforts à ceux de nos prédécesseurs.

Nous aurions préféré qu'un nom plus compétent et mieux autorisé vint continuer ces travaux ; mais le champ était libre : dans nos idées sur cette question c'eût été de notre part une défaillance que de ne pas nous y engager.

Plus nous considérons le grand sympathique, la généralité de sa distribution, ses rapports avec l'ensemble du système vasculaire et des organes qui président à la vie végétative, ses connexions avec le système cérébro-rachidien, plus nous arrivons à nous convaincre qu'il est la base encore mystérieuse sans doute, mais la base d'une grande partie de la pathologie. C'est à lui qu'il faut rapporter presque toutes les déviations fonctionnelles des viscères, les troubles si nombreux et si variés que l'action déréglée des vaso-moteurs détermine dans la circulation périphérique, ceux beaucoup plus graves de certaines névroses cardiaques, ceux aussi pour une forte part de la chaleur organique et de la fièvre. C'est encore à lui que se rattachent les manifestations souvent fugaces mais si rebelles et si multipliées des névropathies, et ces sensations diverses de vague malaise et de fonctionnement irrégulier qui nous tourmentent chaque jour dans l'exercice de nos organes. Le domaine pathologique du grand sympathique, aussi vaste que sa distribution anatomique, intéresse donc l'ensemble de la vie nutritive, et nous restons profondément surpris que la clinique ait si peu interrogé jusqu'ici les manifestations morbides d'un appareil aussi général et aussi important.

Par l'ensemble des vaisseaux qu'il accompagne dans la profondeur des tissus et des organes, par les phénomènes de circulation, de secrétion, d'assimilation et de dénutrition auxquels il préside, le grand sympathique est partout, et ses étroits rapports avec les grandes fonctions de la vie ont ce résultat que sa pathologie atteint les racines même de l'organisme. En considérant son rôle dans toutes les opérations nutritives de l'état physiologique, on est autorisé aussi à penser qu'il prend une part dans la transformation des tissus et dans la néoplasie des produits accidentels qui se développent au sein de l'économie.

Enfin il nous paraît établi qu'un certain nombre d'affections à type clinique plus distinct et qui ont dans les cadres nosologiques un caractère nettement accusé, mettent en cause d'une manière certaine l'intervention morbide du grand sympathique ; telles sont, pour ne citer que les principales, la migraine, le choléra, le goître exophthalmique, l'angine de poitrine, la maladie d'Addison, la fièvre intermittente, le diabète, la gangrène symétrique des extrémités, etc. Dans l'étude que nous aurons à faire de ces diverses maladies nous chercherons à justifier notre manière de voir en mettant un soin particulier à faire ressortir leurs attaches et leur genèse ganglionnaires.

C'est dans une question compliquée comme celle du grand sympathique, qu'il importe surtout d'appeler l'anatomie et la physiologie à éclairer la clinique.

RÉSUMÉ ANATOMIQUE DU GRAND SYMPATHIQUE

Le grand sympathique, ou système nerveux ganglionnaire, est le système propre aux organes de la vie végétative et à l'appareil circulatoire. Situé profondément, il se présente sous la forme d'une série de renflements et de ganglions, les uns échelonnés le long de la colonne vertébrale (ganglions sus-vertébraux), les autres disséminés dans les grandes cavités (ganglions splanchniques). Les premiers sont pairs, situés latéralement au rachis et en nombre égal pour chaque côté, sauf au cou, avec le nombre des vertèbres. Ils communiquent tous entre eux d'une manière régulière et symétrique et forment ainsi dans leur ensemble un long cordon qui mesure toute la hauteur de la colonne vertébrale et s'étend en haut jusque dans l'intérieur du crâne et inférieurement jusqu'au coccyx. Ils ne sont pas seulement en rapport les uns avec les autres ; chacun d'eux communique étroitement avec la moelle, si bien que quelques anatomistes et Budge en particulier n'hésitent pas à considérer le grand sympathique comme un nerf médullaire. En effet, les deux racines de chacun des nerfs rachidiens fournissent des filets (*rami communicantes*) qui se rendent à tous les ganglions correspondants du grand sympathique ; on peut donc dire que le sympathique est sous la dépendance de la moelle, et qu'il emprunte une partie notable de son influence au système cérébro-spinal ; mais il tire des propriétés spéciales de la substance ganglionnaire qui soustrait à l'influence de la volonté et de la conscience les organes dans lesquels il se distribue.

Les renflements splanchniques plus irrégulièrement disséminés, sont les uns pairs comme les plexus pharyngiens, semilunaires, hypogastriques ; les autres impairs, tels sont les plexus cardiaque et solaire, pour ne citer que les grands plexus primaires. Ils peuvent être considérés comme des foyers particuliers d'innervation ganglionnaire, et sont chargés surtout d'animer les viscères près desquels ils sont situés. A le prendre dans sa totalité on peut diviser le grand sympathique : 1° en portion céphalo-cervicale ; 2° thoracique ; 3° abdominale et pelvienne (nerf trisplanchnique).

1° *Portion céphalo-cervicale.* — Selon Ludovic Hirschfeld, à qui nous empruntons les principaux détails de ce résumé anatomique, les ganglions de la tête n'appartiendraient pas au système ganglionnaire du grand sympathique. Ces ganglions toutefois reçoivent une racine végétative en même temps qu'une racine motrice et une sensitive. Cette addition d'une racine végétative est pour un certain nombre d'anatomistes une raison qui doit faire rattacher les ganglions au système sympathique contrairement à l'opinion précédente de Lud. Hirschfeld. D'ailleurs le prolongement crânien du ganglion cervical supérieur, par ses connexions avec les nerfs crâniens et ses plexus, peut être envisagé comme l'origine céphalique du grand sympathique.

La portion cervicale compte seulement trois ganglions distingués en *supérieur*, *moyen* et *inférieur*, tandis que les régions dorsale, lombaire et sacrée comptent à peu près autant de ganglions sympathiques qu'il y a de nerfs rachidiens. Mais il faut observer que le ganglion cervical supérieur mesurant la hauteur de trois ou quatre vertèbres peut être considéré comme représentant à lui seul plusieurs ganglions.

2° *Portion thoracique.* — Elle comprend deux portions distinctes par leur siége, l'une médiane, impaire, splanchnique (plexus cardiaque et pulmonaire avec leurs ganglions) ; l'autre latérale, paire, symétrique, constituée par les deux chaînes de ganglions thoraciques. Les ganglions et le plexus cardiaques forment un *centre* nerveux thoracique auquel aboutissent les nerfs cardiaques droit et gauche émanés des ganglions cervicaux sympathiques, du pneumo-gastrique et du récurrent, et duquel partent un grand nombre de rameaux qui se distribuent particulièrement au cœur. Le *plexus cardiaque* résulte de la réunion et de l'entrelacement des différents nerfs cardiaques venus, comme on voit, de plusieurs sources.

Les ganglions latéraux de la portion thoracique sont au nombre de douze pour chaque côté ; ils répondent ordinairement aux trous de conjugaison et présentent autant de cordons de jonction occupant l'intervalle de ces trous. Tous ces ganglions sont situés au-devant des têtes des côtes. La chaîne des ganglions thoraciques communique par son premier ganglion avec le ganglion cervical inférieur et à l'aide de son dernier avec le premier lombaire. Elle s'anastomose en dehors avec tous les nerfs intercostaux, et donne des filets aux artères intercostales; en dedans elle envoie des rameaux aux viscères thoraciques et abdominaux. Les rameaux que donne chaque ganglion thoracique peuvent être distingués en supérieurs, inférieurs, internes et externes. Les rameaux supérieurs et inférieurs sont les rameaux de communication interganglionnaires.

Rameaux externes : moins importants que les internes ils s'anastomosent avec les branches antérieures des nerfs dorsaux (nerfs intercostaux). Les rameaux *internes,* beaucoup plus intéressants au point de vue de la physiologie pathologique, sont destinés aux viscères du thorax et de l'abdomen; ils descendent dans le médiastin postérieur en avant et en dedans des corps des vertèbres et se séparent en deux groupes, l'un supérieur, l'autre inférieur. Le groupe SUPÉRIEUR concourt à la formation du plexus pulmonaire postérieur et envoie à l'œsophage des filets qui s'entrecroisent avec le pneumo-gastrique. Le groupe INFÉRIEUR est formé par les rameaux qui sortent de la partie interne des six, sept ou huit derniers ganglions thoraciques et qui, en s'unissant les uns aux autres, forment de chaque côté plusieurs gros troncs qu'on désigne sous le nom de *nerfs splanchniques.*

NERFS SPLANCHNIQUES. — Ces nerfs, qui semblent être l'origine de tous les plexus abdominaux, sont au nombre de trois de chaque côté, distingués en supérieur, moyen et inférieur; ils traversent le diaphragme et se ramifient dans le ganglion semi-lunaire, et dans les plexus lombo-aortique, rénal et capsulaire.

3° *Portion abdominale.* — Elle comprend : 1° deux chaînes ganglionnaires latérales (ganglions sus-vertébraux, 3 ou 4 pour chaque côté) faisant suite aux chaînes ganglionnaires thoraciques et en relation directe aussi avec les nerfs rachidiens correspondants ; 2° des ganglions et plexus médians (ganglions et plexus splanchniques) destinés aux viscères de l'abdomen. Parmi tous ces ganglions on en distingue deux principaux appelés semi-lunaires, situés l'un à droite, l'autre à gauche, et réunis entre eux par de gros rameaux et des ganglions secondaires innominés. Tout cet assemblage complété par les anastomoses des deux pneumogastriques, constitue le *plexus solaire.*

Ce plexus, appelé encore centre nerveux épigastrique, recueille les impressions émotives et remplit une mission capitale dans l'accomplissement des actes digestifs ; aussi, pour ces deux raisons, nous allons lui faire jouer le premier rôle dans la genèse de la migraine ; il occupe la ligne médiane au-devant de l'aorte et des piliers du diaphragme au-devant et autour du tronc cœliaque ; il répond en avant à la petite courbure de l'estomac et à l'épiploon gastro-hépatique, en haut au lobe de Spigel, en bas au pancréas, à droite et à gauche aux capsules surrénales. Ce vaste plexus fournit un grand nombre de rameaux divergents que l'on a comparés à l'ensemble des rayons qui s'échappent d'un foyer lumineux, d'où son nom de *plexus solaire*. Les rameaux qui s'irradient du centre solaire, suivent exactement le trajet des branches artérielles fournies par l'aorte abdominale et forment autour de ces artères des plexus secondaires qui se répandent avec elles dans les organes abdominaux. C'est ainsi que sont formés les plexus diaphragmatiques inférieurs, surrénaux, cœliaque, coronaire stomachique, hépatique, splénique, mésentériques supérieur et inférieur, rénaux, spermatiques ou ovariques. Le plexus solaire fournit donc l'innervation à la plupart des organes sous-diaphragmatiques, à l'estomac et à l'intestin principalement. On peut considérer comme une de ses dépendances les plexus particuliers d'Auerbach et de Meissner. Ces plexus n'ont pas le même siége anatomique (Vulpian). Le premier se trouve entre les deux tuniques musculaires de l'intestin et de l'estomac ; le deuxième dans le tissu sous-muqueux.

Les chaînes ganglionnaires ou cordons latéraux de cette même portion abdominale, sont subdivisés en cordons lombaires et sacrés en raison de leur position sur les côtés de la colonne lombaire et de la concavité du sacrum.

Les *cordons lombaires* descendent vers le bassin et se continuent avec le cordon sacré. Une partie de leurs rameaux s'anastomosent les uns avec les autres et avec les divisions du plexus solaire, forment au-devant de l'aorte abdominale un entrelacement compliqué qui a reçu le nom de plexus lombo-aortique. Ce plexus enlace l'aorte abdominale et fournit des rameaux qui occupent les côtés du rectum et concourent à la formation des plexus hypogastriques droit et gauche. Ces plexus reçoivent aussi des nerfs de la vie de relation. Situés profondément dans l'excavation du bassin en arrière et sur les côtés du rectum et de la vessie chez l'homme, du rectum, de la vessie et du vagin chez la femme, ils fournissent aux organes pelviens en formant autant de plexus secondaires distingués en hémorroïdaux, vésicaux, prostatiques, utérins et vaginaux.

Cordons sacrés. — Ce sont deux cordons allongés faisant suite aux cordons lombaires et situés sur la face antérieure du sacrum, en dedans des trous sacrés antérieurs. Chacun de ces cordons est composé comme le cordon lombaire de 3 à 4 ganglions, rarement 5, qui envoient des filaments au coccyx, aux muscles pyramidal et releveur de l'anus, au rectum et au plexus hypogastrique.

En résumé le système nerveux ganglionnaire du grand sympathique, dans son aspect général, se compose de trois portions, deux latérales et une médiane. Les deux portions latérales, ganglions sur-vertébraux et leurs cordons de jonction, représentent deux chaines longitudinales renflées de distance en distance, étendues depuis le système artériel encéphalique jusqu'au coccyx. Par leurs anastomoses avec les racines spinales, elles communiquent avec les racines motrices et sensitives des nerfs vertébro-crâniens. D'autre part elles s'unissent aux divisions de ces mêmes nerfs et ont pour principale mission d'accompagner la distribution du système artériel.

La portion médiane du grand sympathique est formée par de vastes plexus et des ganglions viscéraux (ganglions splanchniques) qui sont regardés comme des centres nerveux dans lesquels viendraient retentir tous les phénomènes physiologiques et pathologiques de la vie nutritive. Le grand sympathique préside surtout aux fonctions viscérales et aux mouvements vasculaires, il est le nerf silencieux de l'exercice de la vie intime ; il tient sous sa dépendance la plupart des mouvements involontaires. Sa sensibilité, obtuse ou nulle dans la vie physiologique, s'exalte dans l'état de maladie jusqu'aux sensations les plus douloureuses, en faisant naitre alors de cruelles viscéralgies, dont l'angine de poitrine est le type le plus accusé. Toutes les secrétions des organes glandulaires, toutes celles en particulier des organes digestifs sont sous la dépendance du grand sympathique. L'importance du sujet nous excusera de pénétrer un peu plus avant dans le domaine physiologique.

Pour les détails qui vont suivre nous mettrons beaucoup à contribution les auteurs contemporains, et parmi eux surtout l'illustre Cl. Bernard. Nous emprunterons beaucoup aussi à l'excellent ouvrage de Poincaré sur le système nerveux, ouvrage remarquable surtout par les applications d'une extrême lucidité que fait l'auteur, de la physiologie à la clinique. (*Le système nerveux périphérique, au point de vue normal et pathologique*, leçons de physiologie professées à Nancy, 1876).

RÉSUMÉ PHYSIOLOGIQUE DU GRAND SYMPATHIQUE

Nous nous sommes étonné avec raison de l'oubli dans lequel, jusqu'à ces derniers temps, les cliniciens ont laissé *l'étude d'ensemble* du grand sympathique. Cependant dès 1823, Lobstein ouvrait la voie avec le livre que nous avons précédemment cité. Il eût été facile de s'y engager après lui. Des planches ajoutées au texte, et auxiliaires de l'histoire clinique, montrent des altérations diverses constatées à l'autopsie en divers points du système ganglionnaire.

Dans ce livre on trouve sans doute les idées incomplètes ou parfois obscures du temps où vivait l'auteur, mais malgré ces imperfections de détail, on y lit de remarquables aperçus où se voit le germe de presque toute l'histoire du sympathique. Nous sommes heureux de rendre cette justice à une œuvre trop ignorée, que nous avons lue avec plaisir et consultée avec fruit.

Lobstein a certainement entrevu une partie de la physiologie du sympathique. Il la résume en quelques aphorismes qu'il développe successivement. Nous les citons volontiers pour montrer qu'il a en définitive pressenti et condensé avec une grande sagacité l'ensemble de nos connaissances actuelles sur ce département organique.

1° *Præest nervus sympatheticus nutritionis negotio ;*

2° *Quæ de nutritione dixi in genere, eadem valent de secretionibus humorum, quia istius mechanismus secretionem supponit ;*

3° *Imperat nervus sympatheticus cordis actioni et circulationi sanguinis ;*

Le grand sympathique préside à l'action du cœur et à la circulation du sang ! N'est-ce pas une phrase à inscrire sans variante dans un ouvrage moderne de physiologie sur la matière ?

4° *Nexum perficit nervus sympatheticus atque mirum commercium inter præcipua corporis humani organa ;*

5° *Ad ingeniosissimum provoco physiologum pro stabiliendo in animi pathematibus nervi sympathetici usu atque functionibus ;*

Lobstein s'autorise de l'illustre Bichat pour signaler l'influence des impressions de l'âme sur les fonctions du grand sympathique et il établit que les actions de la vie organique sont régies par les ganglions semi-lunaires et le groupe du plexus solaire dont il fait le cerveau abdominal. Ces actions dit-il *ad ganglia semilunaria pertinent, id est ad cerebrum abdominale.*

C'est dans le plexus solaire qu'est le centre de la vie organique : *hoc centrum existit in plexu solari.*

6° *Præpositus itaque est nervus sympatheticus omnibus actionibus quæ in organorum abdominalium intimis fiunt latebris; vim, tonum, robur, energiam impertit istis organis, eorum functiones excitat, sustentat, dirigit, et e contrario, eos turbat si male adfectus est ipse.*

Nous voilà sur le chemin de la migraine. Lobstein ne manque pas d'en faire une dépendance du sympathique. C'est la théorie à laquelle nous sommes arrivé nous-même par nos propres observations; nous la développerons plus loin à l'article spécial de la migraine.

Dans son étude sur le grand sympathique, Poincaré débute par les considérations suivantes : « Nous arrivons à un vaste département du système nerveux, qui en est à la fois la partie la plus compliquée au point de vue anatomique et la partie la plus mystérieuse au point de vue physiologique. En effet, le sympathique qu'on croyait autrefois réservé aux viscères de la vie végétative, et qui, dans ce champ ainsi limité, offrait déjà à l'œil d'inextricables réseaux, a vu, grâce aux travaux modernes, son empire s'étendre beaucoup plus loin et devenir même à peu près général. Non-seulement les vaisseaux emportent avec eux des émanations de ce système partout où ils pénètrent eux-mêmes, mais presque tous les nerfs cérébro-rachidiens s'adjoignent aussi des filets de la même origine; de sorte que le sympathique prend une certaine part à l'innervation des organes de la vie de relation. Il ne constitue pas un système à part comme quelques-uns l'ont admis. Il n'est pas davantage un nerf émanant de l'axe presque au même titre que les autres nerfs cérébro-rachidiens. Il est la réalisation la plus parfaite et la plus riche du centre périphérique; mais il ne s'isole du système cérébro-rachidien, ni à sa naissance ni à sa terminaison. Car non-seulement il est relié à l'axe par des branches directes, mais, en outre, pour la constitution des réseaux ultimes, il s'associe presque toujours des fibres provenant des nerfs cérébro-rachidiens, même pour l'innervation des viscères. Seulement dans le mélange commun, il domine beaucoup plus sur le terrain de la vie végétative que sur celui de la vie de relation, où son domaine est peut-être limité à la vascularisation. »

L'obscurité de la physiologie du sympathique rend l'étude de sa pathologie laborieuse. Ces deux questions, en effet, sont toujours en relation étroite. Quand la physiologie d'un organe est bien connue, sa pathologie est facile. Les relations anatomiques des deux systèmes compliquent encore la situation, parceque les affections des centres cérébro-spinaux, celles de la moelle en particulier, jettent le trouble dans l'exercice fonctionnel du système propre à la vie végétative et que les deux appareils confondent alors leurs symptômes. Il est cependant un ordre de faits qui peuvent être considérés comme la base et le substratum de la physiologie du grand sympathique. Ces faits se rattachent au système vasculaire ; les travaux de l'école moderne permettent d'établir que le sympathique est véritablement le régulateur de la circulation. Il convient d'ailleurs d'examiner son action et sur l'organe central et sur le système vasculaire périphérique.

Nous ne voulons dire ici qu'un mot sur le premier point. Six nerfs cardiaques d'origine sympathique s'enlacent avec les nerfs cardiaques fournis par le nerf vague, et viennent se fondre dans le plexus cardiaque pour contribuer à régir l'innervation du cœur. Les filets cardiaques sympathiques sont des excitateurs du plexus cardiaque, et quand ils sont irrités ils doivent remplir ce rôle d'une manière exagérée. D'autre part, l'excitation des plexus abdominaux et sacrés peut réagir sur le plexus cardiaque et produire des palpitations réflexes. C'est ainsi que la gastralgie, l'entéralgie, les maladies utéro-ovariennes et les helminthes en produisent très souvent (Poincaré) ; mais du pneumo-gastrique se détachent aussi des rameaux qui sont au contraire chargés de modérer l'action du cœur. Ces nerfs, appelés nerfs de Cyon, du nom du physiologiste qui les a découverts, ont été qualifiés par lui de *nerfs dépresseurs* du cœur. Nous reprendrons cette question.

Appareil vaso-moteur. — Les filets que le sympathique distribue au système vasculaire périphérique constituent dans leur ensemble l'appareil remarquable connu aujourd'hui sous le nom de *vaso-moteur*. Anatomiquement, ils s'appuient par d'innombrables réseaux sur toutes les divisions du système vasculaire, et avec lui ils se ramifient à l'infini dans tous les organes et dans tous les tissus. Selon qu'ils agissent ou demeurent inertes, modifiant ainsi l'activité de la tunique charnue, ils resserrent ou laissent augmenter le calibre des vaisseaux, ralentissant ou précipitant la circulation et par elle les transformations moléculaires dans ces organes et dans ces tissus, avec des modifications correspondantes dans la production de la chaleur animale. En augmentant ou diminuant la tension artérielle ils favorisent ou modèrent les congestions, les hémorrhagies, les secrétions diverses, l'action du cœur lui-même. De ces effets multiples on est obligé de conclure que les vaso-moteurs partout répandus avec le système vasculaire, ont sur les grandes fonctions organiques, comme dans la vie cellulaire physiologique et pathologique, un rôle considérable proportionné à celui de la nutrition en général et à l'importance de tous les appareils vitaux. Les *leçons* du professeur Vulpian *sur l'appareil vaso-moteur*, un travail intéressant de Ch. Legros ; thèse de concours pour l'agrégation (Paris 1873), nous fourniront aussi dans l'espèce de précieuses indications pour l'exposé qui va suivre. Bichat avait déjà signalé le resserrement des artérioles qu'il désignait sous le nom de tonicité vasculaire, et il avait indiqué les rapports entre les artères et les divisions du sympathique ; mais c'est de nos jours que l'on reconnut la présence des muscles circulaires dans les parois artériels. On était dès lors naturellement conduit à rechercher le mode d'action de ces fibres charnus.

Lobstein encore a nettement pressenti les vaso-moteurs ; il ne les dénomme pas, mais il a indiqué clairement leur action. Ce n'est que justice de lui rendre sur ce point l'honneur qui lui est dû.

Il dit en effet p. 144 : Le chagrin, la tristesse, les affections tristes de l'âme dépriment la force vitale et troublent l'exercice régulier des plexus abdominaux. Il se fait alors des spasmes vasculaires qui *retardent le cours du sang dans les capillaires et préparent l'engorgement et les maladies organiques des viscères* ; voici du reste ses propres expressions : « *Mœror, tristitia, animi pathemata, vim vitalem deprimentia, atque propter hanc rationem sedativa appellata, temperiem nervorum abdominalium alterant. Spasmi tunc producuntur, quibus vasorum actio turbatur : necessario exinde sequitur humorum in reti vasorum capillarium stasis, a retardato sanguinis motu ; tum vasorum infarctus, obstructiones viscerum et morbi organici genuini. Ab animi diuturno mœrore, sub anxiis præcordiorum passionibus, aneurysmata observata fuerunt cordis, atque vasorum majorum frequentissima. Numerosi, quos adversa fortuna persecuta est, homines, sub ærumnarum insuperabili caterva, tandem indurationes nacti sunt in epigastrii visceribus, pyloro potissimum, tunc pancreate, liene et hepate.* » Et plus loin : « *omnes istorum organorum primario ab alterata nervorum temperie pendent, atque dynamici certe fuerunt morbi antequam degeneraverunt in organicos.* » Le lecteur n'a pas oublié cet aphorisme caractéristique où comme le dit Lobstein : *Imperat nervus sympatheticus cordis actioni et circulationi sanguinis*. Mais c'est Stilling qui passe pour avoir découvert, en 1840, les éléments nerveux qui animent les parois vasculaires : C'est lui qui créa leur nom de vaso-moteurs. Dans ses Recherches sur l'irritation de la moelle, *Physiologische, pathologische und medicinische untersuchungen uber die spinal irritation* (Leipzig, 1840, p. 163), il divise les nerfs moteurs en ceux qui meuvent les muscles et ceux qui meuvent les vaisseaux *(Nerven Gefässe bewegenden)*. Ces filets nerveux qui appartiennent surtout aux artères se rencontrent aussi dans certaines parties du système veineux. On ne sait rien sur les vaso-moteurs des lymphatiques.

Les nerfs vaso-moteurs ou *vaso-constricteurs* dit Vulpian sont toujours en activité ; à l'état physiologique les vaisseaux sont donc dans un état continu de demi resserrement qui constitue le tonus-vasculaire. En 1851 Cl. Bernard démontre que la section du sympathique au cou détermine une dilatation vasculaire. « C'est en réalité de ses expériences que date la physiologie des vaso-moteurs et la démonstration de leur action contractile sur la tunique charnue des vaisseaux. Les spéculations de Henle et de Stilling n'étaient que de hardies hypothèses » (Vulpian). En 1852, Brown Séquard et Claude Bernard établirent que l'électrisation du sympathique amène au contraire le resserrement des artères. L'activité naturelle des nerfs vaso-moteurs sollicite donc la force contractile de la tunique charnue des vaisseaux, rétrécit leur calibre et augmente par conséquent la tension artérielle. L'excitation galvanique exagère ces phénomènes. Plus les vaisseaux sont riches en fibres charnues et plus les phénomènes sont accentués. Certaines veines ont elles-mêmes une force contractile. La tunique musculaire existe surtout dans les petites veines (Vulpian), mais l'élément musculaire, toujours moins abondant dans cet ordre de vaisseaux que dans les artères, fait que la contractilité, le tonus vasculaire y est aussi moins marqué que dans le système artériel. La plupart des veines du cerveau, les sinus de la dure-mère n'ont pas de tunique musculaire. Ces vaisseaux ne sont donc pas contractiles. Il n'y a pas non plus de tonus dans les capillaires lesquels sont aussi privés d'éléments contractiles. Au contraire la paralysie des vaso-moteurs et l'inertie consécutive des tuniques vasculaires, entraîne la dilatation passive des vaisseaux. De même la destruction de certaines portions de la moelle paralyse les artères et dans tous les points de ce cordon la section détermine des troubles circulatoires. (Vulpian.)

L'action vaso-motrice est certainement le rôle principal du grand sympathique, mais d'où lui vient ce genre d'influence ? Certaines régions de la moelle agissent plus particulièrement sur les muscles vasculaires, d'où le nom de centres sympathiques vaso-moteurs donnés à ces régions.

Schiff, que cite Poincaré, veut que le sympathique n'ait qu'un simple rôle de transmission de la force vaso-motrice engendrée en dehors de lui. La moelle elle-même n'en serait aussi que le conducteur. Les nerfs vaso-moteurs remonteraient dans la moelle jusqu'au bulbe rachidien ;

aucun d'eux ne se terminerait dans la moelle elle-même et n'y aurait son foyer d'origine. L'influx spécial prendrait naissance exclusivement dans le bulbe qui serait ainsi le seul foyer central de toute l'innervation vaso-motrice. Brown Séquard pense que beaucoup de vaso-moteurs ont leur foyer dans la moelle, d'autres dans la protubérance ou le cervelet. Pour Vulpian, l'existence d'un centre vaso-moteur unique situé dans le bulbe rachidien n'est pas aussi solidement établie que le croient la plupart des physiologistes. Ce qui est admis toutefois, dit-il, c'est que la moelle et le bulbe sont les foyers principaux d'origine des nerfs vaso-moteurs ainsi que les centres principaux d'action réflexe de ces nerfs, mais on peut se demander si ces parties sont les seules sources où s'alimente le fonctionnement des actions vaso-motrices. C'est une question de savoir si les ganglions sympathiques ne peuvent pas être aussi des foyers d'origine pour les vaso-moteurs et des centres d'action réflexe pour ces mêmes nerfs ; cela équivaut à rechercher si le système du grand sympathique a une existence physiologique indépendante, ou s'il est tellement subordonné au centre cérébro-spinal qu'il ne puisse donner lieu à des actions réflexes qu'à la condition d'être en relation anatomique avec ce centre (Vulpian).

En résumé, Vulpian admet que les centres vaso-moteurs sont disséminés et répandus le long de la moëlle et du bulbe. Les travaux de Jacubowitch tendent à confirmer cette dernière théorie. Ce physiologiste pense en effet, ainsi que nous aurons à le redire plus tard à l'occasion de la migraine et du diabète, que l'axe cérébro-spinal est parcouru dans son entier par une colonne de substance sympathique, laquelle forme ainsi un vaste centre d'innervation ganglionnaire étroitement uni avec les centres d'innervation cérébro-spinale. Quoi qu'il en soit de ces divergences qui intéressent surtout le physiologiste, les vasculo-moteurs se rendent aux artères ou aux veines par deux voies principales : tantôt ils s'unissent aux nerfs rachidiens qu'ils accompagnent dans leur trajet, c'est le cas pour le nerf sciatique ; tantôt ils accompagnent les artères se divisant et se subdivisant comme celles-ci ainsi qu'on le voit pour le plexus carotidien entre autres. La plupart des nerfs crâniens reçoivent eux-mêmes des anastomoses du grand sympathique, anastomoses qui renferment des nerfs vaso-moteurs. C'est ce qui se passe par exemple pour le nerf facial dans sa portion extra-crânienne. Aussi les vaisseaux de la face sont-ils plus ou moins frappés d'inertie dans la paralysie du facial. Le vague reçoit également des rameaux du grand sympathique qui lui donnent des propriétés vaso-motrices ; la section de ce nerf a de même aussi une influence non douteuse sur les vaisseaux de l'estomac (Vulpian), comme il est probable qu'un certain rôle doit être réservé aux filets sympathiques dans les congestions, apoplexies, œdèmes, secrétions morbides pulmonaires, etc. On s'est demandé si les nerfs de la vie animale peuvent aussi agir directement sur la contraction des vaisseaux? Mais jusqu'ici l'origine des nerfs vaso-moteurs parait être exclusivement sympathique. Les nerfs cérébro-spinaux n'auraient donc une action vasculaire qu'à la condition d'être associés à des filets sympathiques.

Dans l'opinion commune la dilatation des vaisseaux n'a d'autre cause que la suspension de l'activité, l'inertie des vaso-moteurs. Cependant Claude Bernard admet l'existence de nerfs spéciaux qu'il appelle vaso-dilatateurs et qui seraient chargés de provoquer directement la dilatation artérielle. Il admet que les vaisseaux sont soumis à la fois à deux espèces de filets nerveux : les uns provenant toujours du sympathique ont pour mission exclusive de les resserrer, il les appelle vaso-constricteurs, les autres proviennent directement de l'axe cérébro-spinal et ont pour objet spécial de les dilater, il les nomme vaso-dilatateurs. Les vaso-dilatateurs doivent être considérés, dit Vulpian, comme des antagonistes des vaso-constricteurs. Tandis que ceux-ci sont en état d'activité plus ou moins permanente, les vaso-dilatateurs ne paraissent agir avec efficacité que d'une façon éventuelle, c'est-à-dire lorsqu'ils sont excités. Les nerfs vaso-moteurs sont en rapport intime avec la moelle épinière, rapport qui s'établit surtout par les *rameaux communicants*. Il est établi, dit Vulpian, que la moelle est le foyer principal d'origine des nerfs vaso-moteurs; mais c'est le bulbe qui résume l'action vaso-motrice. Les lésions, affections ou impressions de la moelle, troublent donc l'action vaso-motrice. Les actions vaso-motrices peuvent aussi être réflexes. En modifiant la tension artérielle et par suite le cours de la masse du sang, l'action vaso-motrice réagit sur les mouvements du cœur qu'elle accélère ou ralentit. Cette influence permet aisément de comprendre les congestions, les hémorrhagies, les ecchymoses, les noyaux apoplectiques que détermine l'action viciée de ces filets nerveux, et qu'on rencontre soit sur les téguments, soit dans la profondeur des organes. A ce point de vue, le système vaso-moteur exerce peut être, sur la congestion et l'hémorrhagie du cerveau, un effet plus marqué qu'on ne le pense communément ; c'est au moins un sujet digne de nouvelles recherches. D'autre part les hémorrhagies et autres affections chroniques du cerveau paralysent souvent les nerfs vaso-moteurs. L'hémiplégie vaso-motrice est alors croisée comme l'hémiplégie des muscles de la vie animale. Par suite de la flaccidité de leurs parois, les vaisseaux paralysés se rompent aisément donnant lieu aux divers accidents de circulation que nous venons de relater. L'influence de la lésion cérébrale serait d'autant plus marquée à ce point de vue qu'elle s'exercerait plus près du bulbe, centre principal de l'innervation vaso-motrice. Il faut d'ailleurs noter la rapidité avec laquelle se produisent ces troubles circulatoires.

En ce qui concerne le poumon, une véritable hépatisation peut succéder à la congestion d'après Cruveilhier, Bennett (cités par Poincaré). On peut donc admettre la possibilité d'une inflammation pulmonaire sous l'influence d'une maladie cérébrale. Si, en effet, la lésion d'un centre nerveux peut déterminer une congestion en paralysant les vasomoteurs du poumon, son irritation peut d'autre part amener une contraction spasmodique de vaisseaux du même organe et y réaliser par suite les conditions vasculaires de l'inflammation (Poincaré).

La paralysie vaso-motrice due aux maladies cérébrales peut aussi déterminer l'hydropisie. L'inertie vasculaire favorise la stagnation et la transsudation des liquides à travers les parois des vaisseaux. Barety, Olivier, Laboulbène, que cite Poincaré, ont signalé les épanchements de sérosité dans le tissu cellulaire et dans la plèvre qui se rencontrent souvent du côté atteint d'hémiplégie. Ranvier conclut même de ses expériences que l'œdème doit être regardé comme le fait non d'un obstacle à la circulation veineuse, ainsi qu'on l'admet généralement, mais comme la conséquence de la paralysie des vaso-moteurs. Nous reviendrons sur ce sujet en exposant la pathogénie de l'œdème.

Par leurs rapports avec l'activité sanguine, ces nerfs agissent indirectement sur la calorification, l'élévation de la température s'accordant avec l'accroissement de la nutrition ; ils impressionnent aussi la sensibilité, la motilité, la nutrition, les sécrétions, et, comme nous le disions tout à l'heure, l'organisme tout entier est devenu tributaire de leur influence.

Les capillaires n'ont qu'un rôle passif au milieu des alternatives de contraction ou de relâchement des vaisseaux, de l'augmentation ou de la diminution de pression liquide. Le microscope montre en effet qu'ils sont dépourvus de fibres charnues; aussi les physiologistes pensent-ils que ce sont les variations des artères qui forcent les capillaires à varier eux-mêmes de calibre. Quand les artères sont dilatées, les capillaires reçoivent plus de sang et se laissent distendre. Mais le sang qui les traverse éprouve-t-il des modifications en rapport avec les variations de rapidité et de tension artérielle, c'est-à-dire avec la paralysie ou l'activité des vaso-moteurs ? Il est permis de le croire, mais prématuré d'affirmer rien encore sur ce point. Les vaso-moteurs ont une influence marquée sur la nutrition. L'activité des phénomènes de la vie dans les tissus répond nécessairement à l'énergie ou à la faiblesse de la circulation locale; on a même voulu expliquer ces rapports de nutrition par l'intervention de filets nerveux spéciaux qualifiés de nerfs *trophiques*. La physiologie n'a pas justifié cette prétention; il n'y a pas de nerfs spécialement trophiques. C'est l'opinion commune.

L'action des vaso-moteurs est en général directe, mais elle peut également s'exercer d'une façon réflexe par la participation de la moelle (Legros), et probablement par celle aussi des ganglions sympathiques eux-mêmes (Cl. Bernard). Mais il est facile de comprendre, tout en rejetant l'existence de nerfs spécialement trophiques, que la lésion des nerfs en relation étroite avec la circulation, comme ceux du sympathique, doit amener des troubles marqués dans la rénovation moléculaire des tissus.

On peut donc admettre : 1° que la lésion des vaso-moteurs, en modifiant la circulation, peut déterminer des troubles de nutrition; 2° qu'un nerf sensitif, moteur ou mixte, contenant presque toujours des filets vasculo-moteurs, il y a lieu d'accorder à ces derniers une large part dans les phénomènes qui suivent la section complète ou incomplète des troncs nerveux; 3° que la section complète d'un nerf moteur ou sensitif n'entraîne d'autres troubles que l'atrophie des tissus qui sont mis au repos; 4° que la section incomplète ou l'inflammation des nerfs moteurs ou sensitifs peut provoquer, par une excitation continue, directe ou réflexe une dénutrition telle qu'il en résulte des troubles trophiques plus ou moins apparents.

Effets sur la sensibilité et la motilité. — Après la paralysie des nerfs vaso-moteurs, on remarque dans les tissus une exagération de la plupart des fonctions physiologiques qui deviennent presque des états pathologiques; c'est pour cela que les parties du corps où les vaisseaux sont paralysés résistent mieux au froid et conservent plus longtemps leurs propriétés après la mort (Choléra).

La paralysie des nerfs vasculo-moteurs a des effets d'autant plus sensibles que les vaisseaux sont plus riches en fibres musculaires : or, les artérioles périphériques sont plus musculaires que les gros vaisseaux sur lesquels prédomine l'élément élastique; cette disposition n'est pas sans rapport avec l'influence que l'action vaso-motrice peut exercer sur la fièvre. Nous reprendrons ce sujet.

Les veines moins musculeuses que les artères sont aussi moins atteintes qu'elles dans leurs fonctions, quelques-unes pourtant, assez riches aussi en fibres charnues, subissent les mêmes lois de physiologie pathologique. Ainsi la veine cave inférieure, la veine porte, la veine ombilicale surtout (presque uniquement musculaire) fonctionnent à la façon des artères.

La rate présente à un haut degré les conditions favorables à l'exercice des fonctions vaso-motrices, c'est-à-dire des vaisseaux nombreux et riches en fibres musculaires ; en outre la trame contient des éléments contractiles de même nature que ceux des vaisseaux et qui viennent en aide à ceux-ci. Il n'y a donc point à s'étonner du rôle que certains médecins font jouer à cet organe dans la pathogénie de la fièvre intermittente.

Cl. Bernard a fait sur le rôle des ganglions sympathiques dans les actes moteurs des recherches expérimentales qu'il n'est pas sans intérêt d'indiquer. Il en a donné lecture à l'Académie des sciences le 25 août 1862. En voici le résumé : Les nerfs moteurs dans l'état normal n'ont pas la faculté d'entrer spontanément en fonction ; il faut toujours qu'ils y soient sollicités par l'influence de la volonté ou par l'excitation d'un nerf sensitif. Lorsque le mouvement a lieu par suite de la réaction du nerf sensitif sur le nerf moteur, on donne à ce mouvement le nom de *mouvement réflexe*, que la sensation qui en est le point de départ soit consciente ou non. Or, tous les mouvements qui sont régis par le grand sympathique sont *exclusivement réflexes* et par conséquent placés en dehors de l'influence volontaire.

Tout mouvement réflexe exige l'intervention de trois organes nerveux :

1° Le nerf sensitif qui apporte l'excitation de la périphérie ;

2° Le centre nerveux qui reçoit l'impression en quelque sorte passivement et la réfléchit ou la renvoie sous la forme d'influence motrice ;

3° Enfin le nerf moteur chargé de transmettre cette influence du centre à la périphérie, dans un organe quelconque.

Les organes nerveux encéphaliques et la moelle épinière sont des centres de mouvement réflexe. Mais les ganglions du grand sympathique sont-ils aptes aussi à remplir le rôle de centre dans la production des actions réflexes se passant alors en dehors du système cérébro-spinal ? Cl. Bernard conclut de ses expériences, à l'affirmative au moins pour quelques-uns de ces ganglions.

On peut se demander si le rôle moteur des filets sympathiques est suffisant pour leur permettre de déterminer des convulsions sous l'influence d'une sensation soit interne soit externe à la manière des muscles de la vie de relation. En réponse à cette question qu'il pose, Claude

Bernard admet que certaines affections nerveuses pourraient recevoir le nom de convulsions du grand sympathique. Ainsi, le département du pneumo-gastrique serait le siége de convulsions évidentes. Seulement, remarque Vulpian, l'influence des nerfs moteurs place toujours les muscles dans un état opposé à celui dans lequel ils sont au moment de l'excitation ; or, le cœur étant en mouvement, il se trouve arrêté par les convulsions du pneumo-gastrique, et les morts subites arrivant quelquefois chez les enfants à la suite de convulsions dites *internes* ne sont probablement pas autre chose que l'arrêt du cœur sous l'influence de convulsions survenues dans le pneumo-gastrique et le plexus cardiaque. Dans ces cas, en effet, il n'y a pas de phénomènes asphyxiques proprement dits. On peut voir, d'après ce qui précède, quel intérêt s'attache à ces phénomèmes d'action réciproque des différentes parties du système nerveux les unes sur les autres. (Cl. Bernard, *Leçons sur la physiologie et la pathologie du système nerveux*, t. I, p. 374.)

Il y a donc pour Cl. Bernard des nerfs de mouvement comme de sentiment dans le grand sympathique; mais physiologiquement on ne saurait reconnaître dans ce système deux ordres de racines distinctes dont l'une aurait des propriétés analogues à la racine antérieure et l'autre à la racine postérieure (Vulpian).

Le rôle du grand sympathique dans les sécrétions n'est pas encore bien déterminé. Prise en général, la sécrétion se fait-elle uniquement sous l'influence de la circulation, ou est-elle régie par des nerfs spéciaux, la circulation n'intervenant que pour fournir aux éléments glandulaires les matériaux de leur élaboration ? La question reste à l'étude. On sait toutefois que l'on peut produire artificiellement le diabète en détruisant ou excitant certains points du sympathique (Legros). Selon Cl. Bernard, le sympathique serait le modérateur de l'activité des glandes tandis que les nerfs de la vie animale en seraient les excitateurs. Poincaré, moins précis dans sa détermination, est disposé pourtant à penser « que l'organisation intra-ganglionnaire est telle que chaque glande est subordonnée à la fois aux impulsions d'un nerf sympathique et à celles d'un nerf cérébro-spinal, et que c'est pour cette raison que beaucoup de sécrétions peuvent obéir aux influences morales, tout en étant dominées surtout par les besoins réellement organiques. »

TROUBLES DE CALORIFICATION. — De l'action du grand sympathique sur la contractilité vasculaire résulte nécessairement une influence correspondante sur la calorification; le resserrement des vaisseaux abaisse la température, leur dilatation par absence de stimulus, c'est-à-dire par effet paralytique de ses filets, est au contraire suivie d'une augmentation de chaleur par l'afflux et le séjour du sang dans les parties où se passe le phénomène. La section du sympathique ou son électrisation dans les expériences sur les animaux ont mis ces conditions hors de doute. En outre de cette influence capitale des vaso-moteurs sur les phénomènes de circulation, le grand sympathique agit encore d'une manière aussi évidente sur la sensibilité organique et sur la contractilité des viscères de la vie nutritive. Par le ganglion ophthalmique il agit même sur les mouvements de l'iris touchant ainsi au domaine de la vie de relation (Poincaré).

L'appareil vaso-moteur est surtout chargé de la répartition du calorique dans l'économie. C'est, comme le dit Poincaré, un régulateur thermique. Le calorique produit dans la respiration et dans les combustions intimes, circule avec le sang dans les canaux artériels, et l'innervation vaso-motrice en modifiant le calibre de ces tuyaux fait ainsi varier la dose de calorique dans les départements multiples de l'économie. Le grand sympathique est donc le véritable modérateur et distributeur du calorique, il représente le robinet qui, dans les tuyaux de l'industrie, augmente ou restreint la distribution d'un gaz ou d'un liquide (Poincaré). Tous ces détails physiologiques sur la circulation, la température, les sécrétions, la contractilité organique, sont intéressants à connaître pour bien comprendre les circonstances pathologiques et cliniques qui leur correspondent.

Le sympathique aurait encore une action motrice sur l'appareil de la vision en concourant à maintenir le globe oculaire dans une situation déterminée. En effet, dit Poincaré, « il anime un muscle particulier découvert par H. Muller et appelé muscle orbitaire. C'est un muscle à fibres lisses comme tous ceux qui sont du domaine du sympathique. Il est situé dans la cavité orbitaire et forme comme une capsule au globe de l'œil. En se contractant il pousse celui-ci en avant. Voilà pourquoi l'électrisation du cordon cervical produit de l'exophthalmie ; la section de ce cordon a, au contraire, pour effet de refouler l'œil dans l'orbite parce que les muscles droits et obliques n'étant plus contrebalancés par l'antagonisme du muscle de Muller tirent l'œil en arrière. » C'est une des raisons qui justifient le classement que nous adoptons plus loin, du goître exophthalmique ou maladie de Basedow parmi les affections du grand sympathique.

Les divers plexus sympathiques viscéraux ont un rôle direct dans les fonctions des organes auxquels ils se distribuent.

Aux notions générales de physiologie normale qui précèdent, il n'est pas sans intérêt d'ajouter quelques détails de physiologie pathologique.

Ils se rapporteront surtout au sympathique cervical plus facile à étudier dans les expériences, plus souvent atteint dans les traumatismes.

William Nicati (*La paralysie du nerf sympathique cervical;* étude clinique, in-8° de 86 p. et 1 planche, Paris 1873), a fait une étude particulière de la paralysie du sympathique cervical, travail analysé et apprécié par Joffroy dans le journal de Hayem (Revue des sciences médicales, t. 2, 1873, p. 668). On sait, depuis les travaux de Cl. Bernard, que la physiologie du grand sympathique a pour principal objet la vascularisation, la température, la transpiration, etc. D'autres observateurs ont ensuite apporté leur concours à l'étude du même sujet. Gairdner, 1855, a établi que la parésie du sympathique et l'évolution des phénomènes qu'elle détermine fournit des renseignements importants pour le diagnostic des tumeurs intra-thoraciques. Il en serait de même pour celui des néoplasmes abdominaux. Romberg et Duchenne ont signalé le rétrécissement pupillaire dans l'ataxie locomotrice; Brown Séquard (1863) a constaté l'élévation constante de la température du côté paralysé. Charcot a indiqué la coloration plus rouge du sang dans les veines du côté atteint. La première observation de paralysie traumatique du sympathique cervical appartiendrait aux chirurgiens américains W. Michell, Morehouse et Keen. W. Nicati, abordant les symptômes et la marche de la paralysie du sympathique cervical distingue : 1° une période de prodrômes ou d'irritation; 2° une première période de paralysie ; 3° une seconde période de paralysie. La transition de la première période à la seconde se fait d'une manière insensible.

Période des prodrômes ou d'irritation. Cet état de surexcitation temporaire a pour expression les phénomènes suivants : 1° Spasme de l'appareil musculaire dilatateur de la pupille, mydriase ; 2° Contraction des muscles lisses de l'orbite (exophthalmie) ; 3° Spasme des muscles vaso-moteurs de la tête, abaissement de la température ; 4° Accélération des mouvements du cœur, fréquence du pouls ; 5° Spasmes des muscles lisses des paupières.

Première période de la paralysie. — Comme chez les animaux auxquels on a pratiqué la section du sympathique cervical on observe :

1° Les symptômes oculo-pupillaires bien connus : rétrécissement de l'ouverture des paupières, rétrécissement de la pupille, affaiblissement de la tension oculaire et rétraction de l'œil dans l'orbite ;

2° Les symptômes vasculaires : injection des vaisseaux de la moitié correspondante de la tête, augmentation de chaleur dans les mêmes parties et jusqu'à l'aisselle, et enfin sueurs très-fréquentes. Les symptômes cardiaques font défaut.

Seconde période de la paralysie. — Les symptômes oculo-pupillaires sont semblables à ceux de la première période; mais il n'en est plus de même des phénomènes vasculaires et trophiques. Les parties paralysées sont plus maigres, plus pâles et moins chaudes que celles du côté sain. Le côté paralysé ne transpire plus ou transpire moins que l'autre. Quant à l'explication de ces divers symptômes, W. Nicati d'accord avec Horner, Ogle, Eulenburg et Guttmann, attribue le rétrécissement de l'ouverture palpébrale à la paralysie du système de muscles lisses découvert par H. Muller dans les paupières, le rétrécissement de la pupille à la parésie de son muscle dilatateur. En ce qui concerne la diminution dans la tension intra-oculaire, elle existe pendant les deux périodes de paralysie; elle est donc sans rapport avec l'excès de vascularisation. La rétraction du globe oculaire a pour cause la réduction de volume du bulbe oculaire, l'atrophie du tissu graisseux périphérique au globe et la paralysie des muscles lisses de l'orbite. L'acuité visuelle, l'accommodation, la réfraction ont paru peu ou point modifiées à l'auteur. L'absence des troubles cardiaques tiendrait, selon lui, à ce que les filets sympathiques du côté opposé resté intact, suffisent à eux seuls à l'innervation du cœur. Joffroy ne voit là qu'une hypothèse, mais il est avec l'auteur pour se séparer d'Eulenburg et Guttmann qui expliquent cette différence entre l'homme et les animaux en disant que les fibres oculo-pupillaires et vaso-motrices peuvent être situées dans le nerf sympathique cervical plus superficiellement que les fibres qui se rendent au cœur.

L'hypérémie capillaire de la première période aurait pour conséquence l'augmentation de chaleur, l'hypersécrétion sudorifique et peut-être certains symptômes cérébraux.

Dans la seconde période de paralysie l'atrophie des réseaux capillaires expliquerait les modifications propres à cette période. Enfin l'auteur est disposé à penser que la méliturie pourrait être une conséquence de la lésion du sympathique cervical.

La température, pendant la première période de paralysie, est plus élevée que du côté opposé. Sous l'influence du froid, la différence devient encore plus grande. Par le fait de la chaleur la différence diminue de plus en plus et vers 50° le côté sain devient plus chaud que le côté paralysé. Dans la seconde période, la température est plus basse du côté paralysé. Cette différence augmente sous l'influence de la chaleur. Par l'action du froid la différence diminue et même le côté sain ne tarde pas à présenter une moindre température que le côté paralysé.

En résumé, pendant les deux périodes de paralysie, la température du côté malade subit des variations moindres que celle du côté sain sous l'influence des mêmes causes.

L'auteur montre ensuite que cette paralysie s'observe dans les lésions du trijumeau, du sympathique cervical et thoracique, de la moelle épinière dans les régions cervicale et thoracique supérieure, et enfin dans les lésions du centre sympathique (bulbe), et dans ce dernier cadre rentreraient le goître exophthalmique et le diabète.

D'accord avec cette appréciation, nous avons nous-même rattaché ces deux affections à la pathologie du sympathique. On en lira plus loin la description.

En ce qui concerne le goître exophthalmique, W. Nicati avance qu'il faut détacher de la maladie de Basedow proprement dite, considérée comme paralysie du sympathique, une période prodromique ou d'irritation. Nous renvoyons à notre article spécial sur cette affection pour en faire connaître d'une manière plus détaillée la symptomatologie et l'interprétation. Joffroy termine l'analyse qui précède en louant l'auteur pour l'intérêt de son travail, mais il regrette de n'être point d'accord avec lui pour certains points de l'histoire de l'ataxie locomotrice, de l'atrophie musculaire progressive et de la paralysie pseudo hypertrophique.

Le docteur H. Rendu, alors interne des hôpitaux, a étudié les troubles fonctionnels du grand sympathique dans les plaies de la moelle cervicale (*Archiv. de méd., septembre* 1869). Ces troubles ont été considérés spécialement dans leurs rapports avec les symptômes oculaires. On sait que la section du sympathique cervical amène la contraction de la pupille et l'injection de la face du côté correspondant; son excitation au contraire la dilatation de la pupille et l'anémie du même côté. Budge démontre qu'en appliquant les mêmes procédés d'expérimentation sur la moelle cervicale, les mêmes phénomènes surviennent; il en conclut que le centre d'action des mouvements de l'iris siégerait dans une région limitée qu'il nomme cilio-spinale.

La théorie du centre cilio-spinal en tant que foyer d'innervation bien délimité ne fut pas acceptée sans réserve. C'est une question de physiologie à fixer.

L'état de la pupille et celui de la circulation périphérique, — et par conséquent la coloration et la température sont directement soumis à l'innervation de la moelle cervicale ; si elle cesse d'agir une paralysie va se produire, caractérisée par le resserrement des pupilles et l'injection des téguments de la face ; qu'il y ait au contraire une excitation, il y aura contraction des fibres radiées de l'iris avec dilatation pupillaire et spasme des capillaires; en même temps la température s'abaisse dans les capillaires contractés; elle s'élève dans le cas contraire.

Les troubles pupillaires, la coloration et la température des téguments constituent la séméiotique apparente des lésions du grand sympathique et fournissent des indications cliniques. La dilatation des pupilles est beaucoup plus rarement signalée que leur constriction, à la suite des traumatismes de la moelle cervicale (Rendu).

En résumé l'excitation du centre nerveux entraîne la dilatation des pupilles et la contracture des capillaires de la face; l'inverse se produit quant il existe une solution de continuité dans la portion cervicale.

Quelle valeur pronostique ressort de l'examen des symptômes oculaires dans le traumatisme de la moelle? On peut dire que l'irritation médullaire, qui exagère l'innervation normale du grand sympathique, est d'un pronostic moins grave que les solutions de continuité qui l'abolissent; on peut donc établir théoriquement que la dilatation de la pupille est d'un moins fâcheux augure que son rétrécissement (Rendu). C'est un à-point au pronostic des blessures de la moelle. Rendu a noté aussi des modifications importantes du côté de la circulation. Ce qui frappait surtout, dit-il, à propos de l'un des faits qu'il a observés, c'était la congestion intense du visage du malade. Toute la face et le cou étaient d'une teinte violacée. Des capillaires variqueux se dessinaient sur le nez et les joues; les oreilles étaient turgides et d'un rouge intense... Le visage et le corps étaient brûlants.

Le sympathique agit aussi sur l'érection qui aurait sa principale cause dans une action vaso-dilatatrice (Vulpian). Les phénomènes d'érection n'appartiennent pas seulement aux tissus normaux; ils se montrent aussi dans les tissus d'origine morbide, telles sont par exemple les tumeurs érectiles. Vulpian admet que la congestion hémorroïdaire elle-même peut être considérée à certains moments comme le résultat d'une action vaso-dilatatrice réflexe provoquée par une irritation locale de la partie inférieure de l'intestin. Le flux menstruel serait aussi provoqué par la même action succédant à l'irritation particulière des organes qui doivent être le siége de l'écoulement sanguin (Vulpian).

ANATOMIE PATHOLOGIQUE GÉNÉRALE DU SYMPATHIQUE.

En étudiant plus tard les diverses affections que nous croyons pouvoir, dès aujourd'hui, rattacher au grand sympathique, nous aurons occasion d'indiquer les diverses lésions ganglionnaires qui ont été trouvées en rapport avec ces affections. Nous voulons en ce moment présenter une esquisse plus générale.

Lobstein (ouvr. cité), déclare que les autopsies lui ont plusieurs fois révélé des inflammations manifestes du sympathique, et dit-il, on en observerait plus souvent si les anatomistes dirigeaient plus attentivement leurs recherches de ce côté.

Lobstein a vu une fois les ganglions semi-lunaires atteints d'une inflammation si intense qu'à peine la rougeur avait pâli après trois jours de macération dans l'eau froide. La pièce anatomique est représentée dans les planches de son livre ; nous l'avons nous-même fait dessiner (Pl. 1) avec quelques autres. Le nerf splanchnique, avant de pénétrer dans le ganglion était beaucoup plus volumineux. Chez une petite fille de six ans, emportée par une forte toux avec vomissements persistants, Lobstein trouva toute la partie gauche du plexus solaire enflammée ; le côté droit conservait son état naturel.

Le même auteur rapporte que le professeur Autenrieth, également chez une jeune fille emportée par une toux violente, trouva le nerf vague enflammé dans toute sa portion thoracique ; et au dire de ce dernier les nerfs de l'abdomen seraient aussi altérés chez les sujets qui succombent au typhus.

Lobstein cite encore deux faits où l'inflammation des ganglions semi-lunaires était évidente. Il a vu les divisions des sympathiques inégalement augmentées de volume ; il rapporte que Duncan, en Ecosse, a observé un cas de diabète dans lequel la vessie était notablement dilatée et le nerf sympathique accru du triple ou du quadruple de son volume, de son entrée dans l'abdomen à sa terminaison dans le bassin.

Chez une petite fille de dix ans, morte avec un large abcès chronique étendu de la sixième à la dixième vertèbre dorsale, du côté gauche avec carie de plusieurs corps vertébraux, Lobstein trouva le tronc du sympathique gauche entièrement détruit de la sixième à la douzième vertèbre ; la portion lombaire de ce même nerf était enflammée. (Ouvr. cité, p. 104.)

Il a rencontré aussi de petits corpuscules pathologiques dans le plexus solaire, ils appartiennent à la planche 4 que l'on peut voir plus loin.

Et Lobstein conclut :

Le sympathique peut donc être affecté, dans son énergie et dans son activité, de telle manière qu'il en résulte des affections dynamiques ; mais il peut aussi être le siége d'altérations matérielles diverses.

Nous reproduisons ici quelques-unes des planches d'anatomie pathologique qui figurent dans l'ouvrage de Lobstein. Sans avoir une valeur bien précise, elles mettent en évidence la possibilité de lésions qu'on n'a pas l'habitude de rechercher. On ne saurait enregistrer ces lésions sans admettre la coexistence de troubles fonctionnels correspondants faciles dès lors à interpréter. Elles ont en outre un intérêt historique en montrant l'importance de ce premier essai sur la pathologie ganglionnaire.

Pl. I. — Ganglion semi-lunaire enflammé :

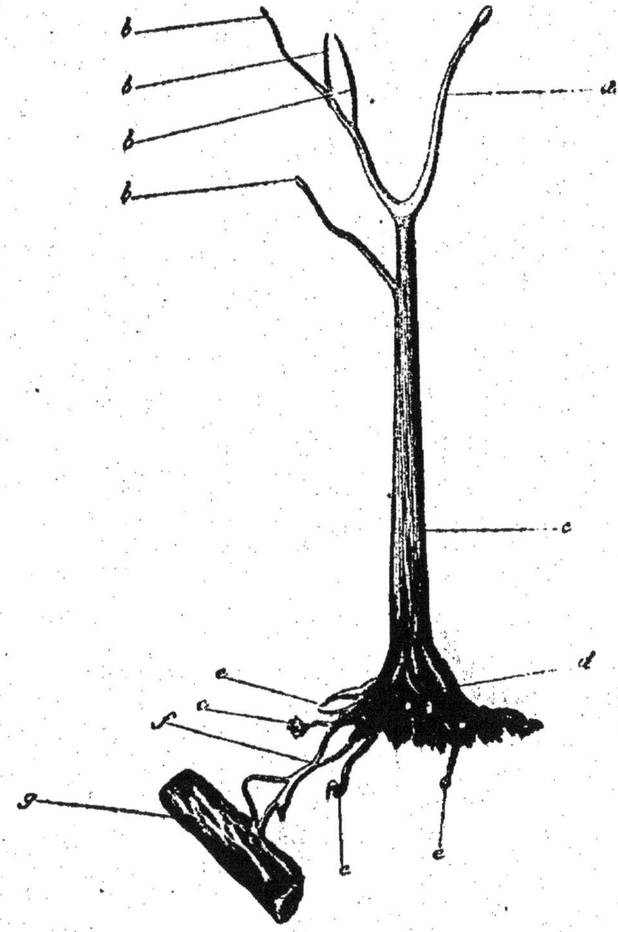

a Tronc du nerf splanchnique dans le thorax.
b b b b. Racines de ce même nerf fournies par les ganglions thoraciques.
c Renflement de ce nerf à son arrivée près du ganglion.
d Ganglion lui-même notablement rouge dans la partie supérieure, livide en bas.
e e e e Rameaux qui s'en détachent.
f Rameaux destinés au plexus rénal.
g Portion de l'artère rénale droite.

Pl. 2. — Plexus solaire. Les nerfs ont été peints aussitôt après leur enlèvement du cadavre :

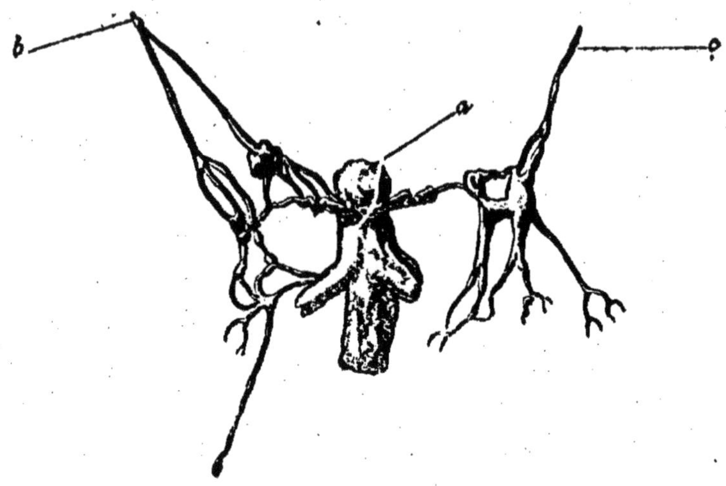

a Aorte.
b Nerf splanchnique droit, à sa terminaison dans le plexus solaire. Le plexus de ce côté a son aspect naturel.
c Nerf splanchnique gauche, se terminant dans le ganglion semi-lunaire rouge et enflammé.

Pl. 3. — Portion intercostale très enflammée du nerf sympathique d'un enfant ayant succombé à la rétrocession d'une fièvre miliaire avec de violents accès d'oppression. L'inflammation intéresse le neuvième et le dixième ganglion thoraciques et deux rameaux anastomotiques fournis par les nerfs intercostaux.

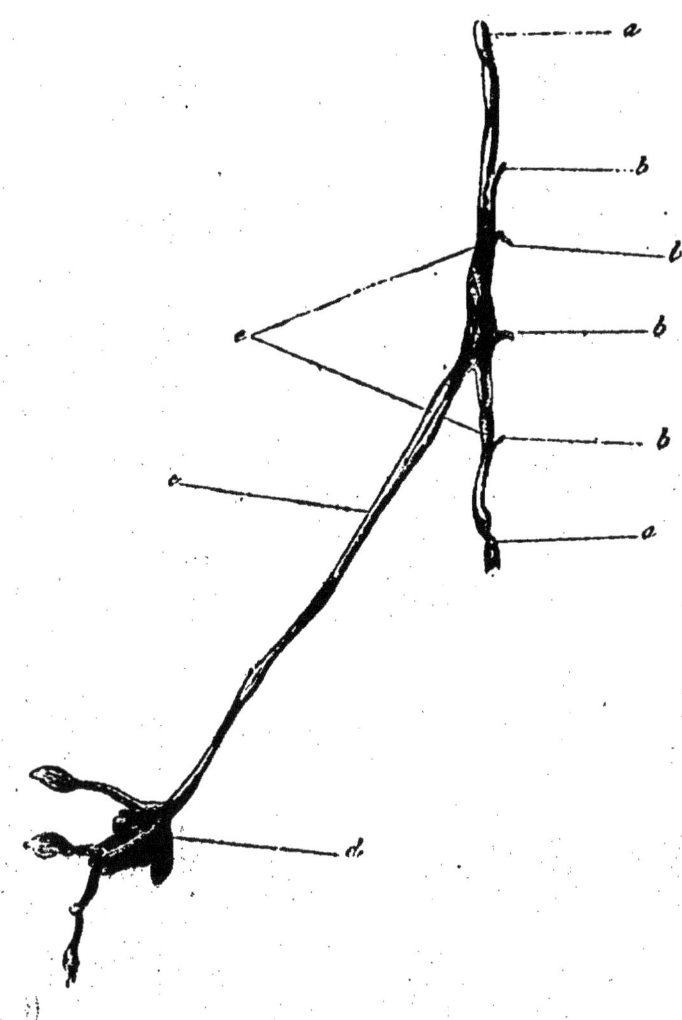

a a Portion intercostale du sympathique gauche.
b b b b Rameaux s'anastomosant avec les nerfs spinaux.
c Nerf splanchnique.
d Ganglion semi-lunaire envahi par une rougeur exagérée.
e Portion enflammée du sympathique intercostal. Elle intéresse le neuvième et le dixième ganglion thoraciques.

Pl. 4. — Les deux nerfs splanchniques et le plexus solaire sur lequel se voient des corpuscules (*a a*) de nature inconnue attachés aux ganglions. Ces corpuscules, de couleur jaunâtre et de consistance molle, ont été rencontrés sur plusieurs cadavres et en particulier chez un homme ayant succombé avec la colique saturnine, chez un autre mort d'un squirrhe à l'estomac. Le microscope ne permit de reconnaître aucun lymphatique émanant de leur substance.

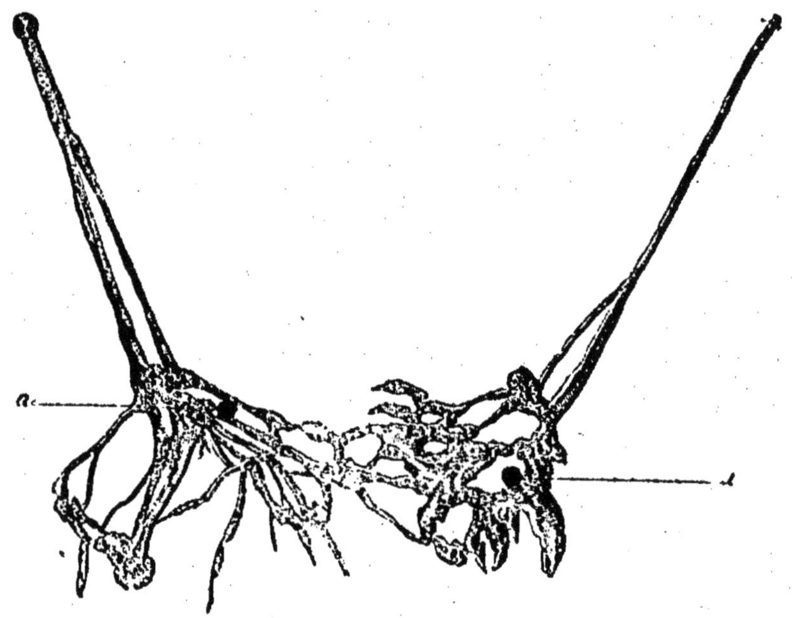

Le grand sympathique peut être envahi par des névromes. Dans ces cas les phénomènes locaux sont à peu près nuls. Les phénomènes généraux sont plus marqués et plus graves : ils consistent en un affaiblissement progressif; les malades pâles, anémiés ont des troubles digestifs, des vomissements, de la diarrhée; ils perdent le sommeil et tombent dans le marasme (Jamain et Terrier, *Manuel de pathologie chirurgicale*, 1877). Ces derniers accidents ont été attribués à la disparition des cellules ganglionnaires étouffées par le produit morbide (Lebert).

Poincaré a réuni sur l'anatomie pathologique du système ganglionnaire un certain nombre de détails dont nous lui empruntons le résumé :

Lubimoff a examiné l'état du sympathique sur 280 cadavres. Chez plusieurs sujets très affaiblis il a rencontré une anémie complète de la chaîne ganglionnaire, mais il a constaté plus souvent la congestion des ganglions. Le sympathique paraît s'associer aisément aux nombreuses congestions que déterminent les maladies du cœur.

Dans un cas de ce genre dû à Foa, le ganglion cœliaque avait doublé de volume et présentait une teinte rouge des plus intenses. Par sa persistance, l'engorgement sanguin augmente la pigmentation naturelle des éléments. Il se fait aussi sous l'influence de la tension une diapédèse de globules blancs. Foa en a aperçu qui entouraient en grand nombre les cellules nerveuses.

La congestion peut être locale et tout à fait indépendante des troubles de la circulation générale.

Chez un malade qui, dans les derniers temps de sa vie, avait présenté une hypersécrétion de sueur limitée à l'une des moitiés de la tête, Erbstein a trouvé dans les ganglions cervicaux *du côté correspondant* des points de la grosseur d'un grain de sable à contours arrondis et fortement colorés en brun. Le microscope montra que ces points étaient formés par les vaisseaux sanguins dilatés et variqueux. La congestion peut aller jusqu'à produire de petites hémorrhagies interstitielles. Lubimoff a signalé à ce sujet des détails dignes de remarque. Il a trouvé plusieurs fois des hémorrhagies dans le ganglion cervical supérieur chez des femmes qui avaient succombé à une métrite puerpérale accompagnée de délire. Non-seulement, dit Poincaré, le trouble vasomoteur pourrait expliquer ce symptôme, mais ce serait là encore une circonstance à inscrire à l'actif des relations sympathiques qui existent entre les organes génitaux et le cou. Les cellules nerveuses du sympathique sont, même à l'état normal, pigmentées d'une manière très-appréciable, ainsi que Poincaré dit s'en être assuré dans des recherches sur la paralysie générale des aliénés.

Lubimoff regarde la *dégénérescence graisseuse* des cellules comme très-rare. Il ne l'a observée que dans un cas de cancer avec altération ganglionnaire générale. Par contre, il a rencontré souvent les fibres de Remak présentant des chapelets graisseux d'une longueur considérable. Il en fut ainsi dans cinq cas de pneumonie avec délire, chez des cancéreux et des tuberculeux. Nicati regarde la dégénérescence graisseuse des ganglions et des filets du sympathique comme étant fréquente dans l'atrophie musculaire progressive et dans la paralysie pseudo-hypertrophique, et il la considère comme un des facteurs les plus importants de ces maladies. Plusieurs autres observateurs ont aussi prétendu que les maladies de la moelle, capables de déterminer l'atrophie des muscles, étaient compliquées d'une dégénérescence des ganglions du sympathique pouvant expliquer le trouble trophique des muscles.

« La tuberculose paraît disposer les ganglions du sympathique à devenir le siége d'un travail irritatif qui aboutit à la production de noyaux et de globules blancs. Chez plusieurs tuberculeux, Foa a trouvé le ganglion cœliaque infiltré non-seulement de véritables leucocytes, mais encore de petites cellules incolores formées par un noyau entouré de protoplasma. Ces cellules lui ont paru n'avoir aucun rapport avec les éléments du tubercule. Les cellules ganglionnaires s'infiltrent parfois des principes biliaires qui ont été resorbés dans le foie. Dans un cas de cirrhose avec stase biliaire, Foa a trouvé le protoplasma des cellules ganglionnaires infiltré d'une matière jaune et graisseuse, tandis que le noyau était rouge et granuleux.

« Lubimoff a souvent rencontré le tissu conjonctif des ganglions et des filets nerveux très hyperplasié. Le processus envahit l'enveloppe particulière de chaque élément nerveux. La prolifération des noyaux est parfois tellement luxuriante qu'on n'aperçoit plus les fibres du tissu cellulaire et que les tubes nerveux sont comme noyés au milieu de ces masses nucléaires. C'est la reproduction de ce que Virchow a trouvé dans la lèpre anesthésique et dans ce qu'on a appelé *pleuresis interstitialis*. Plus tard ces noyaux éprouvent la dégénérescence graisseuse; cette inflammation du tissu connectif peut, comme partout ailleurs, aboutir à la sclérose. Cependant Lubimoff regarde celle-ci comme très-rare. Il ne l'a trouvée très-marquée que sur un diabétique chez lequel les cellules étaient en outre plus petites qu'à l'état normal et elles avaient perdu leur noyau et leur protoplasma. Dans un cas d'angine de poitrine, Peter a trouvé les fibres du plexus cardiaque offrant une prolifération luxuriante du tissu conjonctif dont les noyaux avaient pris un développement énorme. Les fibres de Remak semblaient s'être multipliées. Les tubes nerveux, sous l'influence de la constriction que leur avait fait subir la névroglie, avaient éprouvé la dégénérescence graisseuse. Chez deux hypocondriaques, qui avaient eu de vives douleurs d'entrailles, Voisin a trouvé les ganglions semi-lunaires offrant des altérations identiques aux précédentes; leur tissu cellulaire était hypertrophié, les noyaux avaient des proportions anormales. Les cellules nerveuses étaient au contraire atrophiées.

« Suivant Lubimoff, les vaisseaux des ganglions seraient altérés plus souvent que leur tissu propre, ce qui, du reste, compromet tout autant le fonctionnement de ces organes. Dans plusieurs maladies aiguës ou chroniques, il a trouvé une multiplication des noyaux de la tunique adventice. Dans un cas d'empoisonnement par le phosphore, les vaisseaux du ganglion cœliaque avaient manifestement éprouvé la dégénérescence graisseuse. On voyait dans leurs parois un grand nombre de points brillants disparaissant sous l'influence de l'alcool et de l'éther et et se colorant en noir par l'acide osmique. Chez trois sujets atteints, l'un de pyémie, l'autre de diphtérie, le troisième d'endocardite ulcéreuse, les vaisseaux du cœliaque étaient remplis d'une substance grise granuleuse constituée par des masses de micrococcus. Il s'en trouvait en même temps dans le parenchyme lui-même. Wirchow a observé le même fait chez un cholérique ; les vaisseaux du sympathique présentaient un épaississement de leurs parois qui ne tenait pas au gonflement des éléments de leur tissu cellulaire. Il était surtout très-marqué dans le ganglion cœliaque. La dégénérescence *amyloïde*, suivant le même auteur, se rencontre fréquemment dans les cas chirurgicaux. Dans un cas où cette dégénérescence existait dans la rate, le foie, les reins et les lymphatiques, Foa a rencontré au sein même du ganglion cœliaque les tuniques des petites artères infiltrées par une substance d'aspect lardacé qui présentait la réaction de la substance amyloïde.

« Fournier avait déjà émis l'opinion que le sympathique subit parfois l'influence de la syphilis. Il avait observé en effet chez des individus atteints de cette affection, des symptômes qui ne pouvaient relever que de cette portion du système nerveux. La même idée avait été aussi exprimée par Lancereaux, qui a réuni des faits qu'il regarde comme probants, et dans lesquels les manifestations cliniques ont consisté en gastralgie, entéralgie et hépatalgie. Quoiqu'il n'ait pas pratiqué d'autopsies, il n'hésite pas à déclarer que le sympathique peut être matériellement intéressé par la syphilis tout comme les nerfs crâniens. Ses prévisions ont été confirmées par Petrow. Ce dernier a examiné le plexus solaire, les cordons cervical et thoracique du sympathique, chez douze syphilitiques, et il a toujours trouvé deux ordres d'altérations portant les unes sur les éléments nerveux, les autres sur le tissu conjonctif. Les premières se sont montrées les plus constantes. Les tubes et les cellules éprouvent la dégénérescence graisseuse et finissent par s'atrophier. Le tissu conjonctif au contraire prolifère, puis se sclérose. L'endothelium qui entoure les cellules nerveuses s'hypertrophie luimême et ses noyaux se multiplient.

« Le sympathique n'échappe pas au traumatisme, particulièrement dans sa portion cervicale. Le cordon cervical fut blessé par une balle chez un soldat de la guerre de sécession dont l'observation a été publiée par Gunshot. Seeligmuller a rapporté l'histoire d'un officier prussien qui, pendant la guerre de 1870, eut le ganglion cervical inférieur atteint par une balle ayant pénétré par l'épaule. Le même auteur a observé des signes de paralysie du sympathique chez un enfant qui avait eu la clavicule et l'omoplate fracturés pendant le travail de l'accouchement. Il en fut de même chez un homme blessé gravement à l'épaule par un convoi de chemin de fer. Le cordon cervical a même été coupé pendant des opérations chirurgicales. L'accident est arrivé à Trélat pendant qu'il enlevait une tumeur enchondromateuse du côté droit du cou. La simple ligature de la carotide peut, par elle-même, donner lieu à des symptômes paralytiques relevant du sympathique. Le fait s'est produit dans le service de Verneuil. Il est probable que la ligature agit de deux façons, en compromettant le plexus qui entoure l'artère, et en privant le sympathique de ses moyens d'alimentation sanguine.

« Le sympathique est beaucoup plus fréquemment compromis dans son fonctionnement par des causes extrinsèques, surtout par des tumeurs avoisinantes. Gairdner a vu ce résultat se produire deux fois sous l'influence d'un anévrysme de l'aorte thoracique. Panas a été témoin de la paralysie du sympathique cervical par le voisinage d'une tumeur siégeant à la partie moyenne de la région cervicale gauche, et dont le volume ne dépassait pas celui d'un œuf de poule. Le même effet a été déterminé chez un malade de Ogle par une tumeur du côté droit du cou. Nicati l'a observé chez une femme de soixante ans, dont la thyroïde était surtout développée à gauche; chez un homme de vingt-huit ans dont le lobe thyroïdien droit était hypertrophié, et chez une jeune fille de seize ans ayant un goître du lobe droit. De même Eulenburg, chez une jeune fille tuberculeuse atteinte d'un goître vasculaire, et chez un homme ayant un engorgement ganglionnaire du cou. Poiteau a pu réunir dix-neuf observations de maladies du sympathique cervical dues, les unes à des dilacérations accidentelles de ce nerf, les autres à des tumeurs diverses. Parmi ces dernières on voit figurer deux anévrysmes de l'aorte, deux abcès profonds du cou, deux cancers du cou, deux engorgements ganglionnaires, un enchondrôme de la parotide. Il est à remarquer que parmi tous les cas de tumeurs publiées jusqu'à présent on n'a constaté encore que quatre fois des troubles d'excitation du sympathique. Dans tous les autres faits il n'existe que des symptômes de paralysie. Enfin, les maladies de la moelle peuvent aussi retentir sur le fonctionnement du sympathique, tout justement parceque dans le système vaso-moteur général, il se trouve engrené avec elle de la manière la plus intime. . . . .

» Dans un cas de cachexie cancéreuse, Rayer a rencontré une altération profonde mais indéterminée de plusieurs des ganglions du sympathique. Bérard a trouvé sur un cadavre dont l'histoire clinique est restée inconnue, le ganglion cervical supérieur excessivement hypertrophié. Autenrieth affirme que la portion thoracique du sympathique s'enflamme souvent. » (Poincaré).

Je relève aussi dans la thèse de Polaillon, Paris 1865, *Etude sur les ganglions nerveux périphériques*, les faits suivants : Des éléments anatomiques étrangers aux ganglions peuvent se développer hétérotopiquement au milieu de leur trame et constituer pour la clinique des tumeurs cancéreuses. Toutefois les cancers ayant leur point de départ dans les ganglions n'ont été que bien rarement observés. Dans l'ataxie locomotrice Luys dit avoir rencontré une atrophie des ganglions rachidiens avec une altération des globules qui avaient subi la dégénérescence dite régressive consistant en une production considérable de granulations graisseuses dans leur cavité. On trouve dans les Archives de médecine, 3e série, t. II, p. 340, l'extrait d'une observation de tumeurs du ganglion cervical supérieur relatée dans les *Archives de Muller* (1838, n° I). La tumeur était dure, homogène, lardacée ; l'examen microscopique n'en a pas été fait. Verneuil a communiqué à la Société de chirurgie, en 1864, une observation de cancer ayant débuté par le ganglion cervical supérieur ; l'examen histologique ne paraît pas en avoir été fait. Il existe plusieurs autres exemples de tumeurs cancéreuses des ganglions et entre autres du ganglion de Gasser, mais elles ne paraissent pas s'être développées primitivement dans les ganglions ; le ganglion n'était envahi que consécutivement à titre de tissu vasculaire par un produit morbide voisin. Luschka (1854) trouva dans le ganglion de Gasser, des deux côtés, chez une femme très-âgée, une altération produite par la présence de nombreux corps amylacés entre les tubes nerveux et les cellules ganglionnaires. Virchow (1861) a remarqué que certaines maladies de la nature des fièvres typhoïdes, produisent une sorte de pigmentation dans les cellules ganglionnaires du grand sympathique de la même manière que la vieillesse, et, dit-il, on pourrait considérer la pigmentation pathologique des ganglions du grand sympathique comme une espèce de sénescence précoce de ces parties (Polaillon).

On doit aussi à Poiteau une thèse intéressante sur les *Lésions de la portion cervicale du grand sympathique* (Poiteau, Thèse, Paris, 1869). Il existe déjà dans la science, dit-il, un assez grand nombre d'exemples de lésions du grand sympathique. C'est dans la région cervicale qu'on l'a vu le plus souvent intéressé, soit par des blessures, soit surtout par des tumeurs développées dans le voisinage. Poiteau a rassemblé dix-neuf observations de lésions du grand sympathique. L'une se rapporte à un soldat qui, dans la guerre de sécession d'Amérique, eut le grand sympathique blessé par une balle. Mais presque toujours ce sont des tumeurs voisines qui compriment le cordon nerveux. Cette compression peut s'effectuer de différentes manières : 1° par des anévrysmes, c'est le cas le plus commun. Sur les dix-neuf observations de Poiteau, dix fois la compression du nerf était due à des anévrysmes dont neuf de l'aorte ou du tronc brachio-céphalique et un de la carotide ; 2° par des tumeurs diverses ; 3° par le tissu inodulaire qui se produit pendant la cicatrisation des plaies ; 4° enfin par des fibrômes développés aux dépens des ganglions sympathiques et du tronc nerveux lui-même.

Les expériences faites par Claude Bernard chez les animaux sur la portion cervicale du grand sympathique, ont établi que la section du sympathique à ce niveau détermine les effets suivants, savoir : 1° le rétrécissement de la pupille et la rougeur de la conjonctive ; 2° l'aplatissement de la cornée et la rétraction du globe oculaire dans le fond de l'orbite ; 3° le resserrement de l'ouverture palpébrale et le rétrécissement plus ou moins marqué de la narine et de la bouche du côté correspondant ; 4° l'augmentation constante et considérable des phénomènes de congestion et de calorification dans les parties correspondantes à la distribution de ce nerf ; 5° l'exagération de la sensibilité et la production de sueurs profuses bornées au côté lésé. Au contraire, l'excitation par l'électricité du bout céphalique du grand sympathique produit des effets inverses à ceux qui viennent d'être indiqués, c'est-à-dire détermine la dilatation de la pupille et le refroidissement des parties du côté correspondant à l'excitation. Les altérations cliniques du grand sympathique doivent nécessairement produire des effets analogues ; on en trouve la démonstration dans le récit des observations que rapporte Poiteau. Voici en particulier ce qu'on observait chez le soldat américain blessé d'un coup de feu à la région du cou : la balle entrée à un pouce et demi derrière l'angle de la mâchoire inférieure du côté droit, était sortie à un demi-pouce en avant de l'angle de la mâchoire inférieure du côté gauche. La raucité de la voix et des douleurs lancinantes furent les premiers symptômes, mais ils diminuèrent graduellement. Deux mois après la blessure la pupille droite était très-petite, la gauche plus grande et normale ; l'œil droit paraissait un peu plus enfoncé et plus petit que le gauche ; la conjonctive droite était quelque peu rouge, la pupille un peu ovalaire ; au grand jour la différence entre les deux pupilles était plus faible. La vue était affaiblie dans l'œil droit, il y avait un peu de myopie ; l'examen ophthalmologique ne montra rien d'anormal. Aussitôt que le malade faisait quelque effort, le côté droit de la face rougissait beaucoup tandis que la gauche restait pâle; la séparation sur la ligne médiane était très-apparente au menton et aux lèvres.

Centre ou *région cilio-spinale*. — En 1851, Bubge et Waller reconnaissent que le filet cervical du grand sympathique qui porte son action sur la pupille tire son origine d'une région de la moelle désignée par eux, à cause de cela, sous le nom de région cilio-spinale de la moelle, région comprise entre la dernière vertèbre cervicale et la sixième dorsale inclusivement.

Chez un malade de Panas, atteint d'une tumeur sur la partie latérale gauche du cou, l'examen de l'œil faisait découvrir une série de symptômes témoignant d'une compression exercée sur le grand sympathique. C'était d'abord une rougeur très-vive de la conjonctive de l'œil gauche différente de la conjonctivité par l'absence de toute sensation anormale, de toute sécrétion morbide et l'état absolument normal de l'autre œil. La pupille de l'œil gauche est de moitié plus resserrée que l'autre; l'ouverture palpébrale semble être devenue plus petite sans qu'il y ait bien nettement quelque chose de pareil du côté de la narine et de la bouche. L'oreille et toute la moitié gauche de la tête sont légèrement rouges, congestionnées et offrent une élévation de température parfaitement sensible à la main et au thermomètre qui donne une différence de 2° centigr. entre ce côté de la face et l'autre côté. Du côté congestionné le malade accuse des fourmillements et une augmentation de la sensibilité de la peau de la joue. Ces phénomènes, en révélant l'extension de la tumeur jusqu'au sympathique et par conséquent ses limites profondes, furent pour M. Panas une occasion de dissuader le malade d'une opération sanglante. Des symptômes analogues furent constatés dans les autres observations réunies par Poiteau. Deux observations de Gairdner mentionnent en particulier de la rougeur et des sueurs bornées à un seul côté de la face.

Un homme de 41 ans était atteint d'un anévrysme de l'artère carotide gauche pour lequel le docteur Coates, de Salisbury, lia l'artère. La pupille de l'œil gauche était notablement contractée et la vue affaiblie. Huit jours après l'opération, la pupille contractée avait repris à peu près son état naturel de dilatation et d'impressionnabilité. Il y a donc dans ce fait un exemple du rapport existant entre la lésion du sympathique au cou par la pression d'un anévrysme et l'altération des fonctions de l'iris qui reprend son état naturel au fur et à mesure que l'anévrysme diminue après l'opération, soulageant ainsi le nerf d'une pression anormale (Poiteau). Le retentissement sur l'iris peut se modifier avec la marche de la tumeur. C'est ainsi que l'on peut observer la dilatation d'abord, puis le resserrement de la pupille. Les effets varient alors selon que la compression est légère et ne fait qu'exalter les fonctions du nerf, ou que la tumeur ayant pris de l'accroissement la pression devient plus énergique et abolit plus ou moins complètement les fonctions du nerf (Poiteau).

Les symptômes qui se lient aux lésions du grand sympathique peuvent être pour la clinique l'occasion de renseignements précieux. Poiteau a réuni sur ce point quelques bonnes indications pratiques. Ainsi les symptômes que nous venons d'indiquer peuvent aider au diagnostic souvent difficile entre l'anévrysme de l'aorte et une affection du cœur. Gairdner et Williamson se sont servis de ces signes pour poser le diagnostic d'anévrysmes de l'aorte que rien ne permettait de distinguer d'une affection valvulaire du cœur.

La dilatation de la pupille a servi au professeur Verneuil pour diagnostiquer un abcès profond du cou, bien qu'il y eut une fluctuation bien nette et bien limitée et que l'abcès eut toutes les apparences d'un abcès superficiel. Enfin, dans les tumeurs du cou, les signes de compression du grand sympathique peuvent servir à préciser exactement la profondeur de la lésion et à suivre graduellement l'envahissement morbide. C'est en s'appuyant sur cette considération que Panas put très-justement déconseiller à son malade une opération sanglante.

Nous pouvons ajouter que dans la ligature des vaisseaux, et dans celle en particulier qui atteint la carotide, les troubles qui se produisent du côté de l'encéphale peuvent avoir deux origines, la lésion de l'artère qui supprime la circulation dans le département nerveux correspondant, la lésion des filets sympathiques annexés à l'artère et d'où résulte la paralysie des vaisseaux cérébraux en rapport avec eux.

CLINIQUE DU SYMPATHIQUE

Nous avons dû nous préoccuper d'un ordre à suivre dans l'exposé des maladies du système ganglionnaire. L'histoire pathologique du sympathique comprend à la fois l'examen des entités morbides à la genèse desquelles il préside, et l'évolution d'un certain nombre de faits de détail qui s'accomplissent, soit dans l'appareil nerveux lui-même, soit dans les autres grands appareils de l'économie. Ces phénomènes secondaires ne se prêtent point à être isolément discutés et ne méritent pas l'honneur d'articles spéciaux ; mais il est intéressant pour la clinique, de les considérer en sous-ordre et d'en faire un exposé rapide à titre de faits particuliers se détachant sur le fond général. Nous ferons donc deux parts dans ce que nous avons à dire sur la pathologie du grand sympathique. Dans la première nous présenterons l'esquisse de ses diverses manifestations morbides dans les divers appareils de l'économie. La recherche de ces manifestations de détail sera surtout une étude de physiologie pathologique.

Dans la seconde nous envisagerons les entités morbides, et nous étudierons en suivant leur évolution complète, les différentes maladies dont il nous paraît certain que le grand sympathique gouverne la pathogénie. A ce point de vue d'ailleurs nous serons conduit à de nouvelles divisions. Le vaste domaine où se meut le grand sympathique permet de lui considérer plusieurs portions. Nous passerons d'abord en revue les troubles qui émanent surtout de son expansion *périphérique*. Cette étude sera le complément de ce que nous avons dit déjà sur les déviations de l'appareil vaso-moteur. Nous examinerons ensuite successivement les affections qui se rattachent aux diverses portions de la chaîne ganglionnaire et qui concernent : 2° *le sympathique cervical ;* 3° *le sympathique thoracique ;* 4° *le sympathique abdominal ;* 5° celles enfin qui paraissent mettre en cause *le sympathique général*, c'est-à-dire l'ensemble ou une grande partie du sympathique.

Ces divisions, sans doute, ne sont pas absolues et prêtent à la critique, mais elles sont d'accord avec l'esprit de méthode et aident à la clarté du sujet.

Des considérations générales sur la fièvre et l'étude de la fièvre intermittente viendront à la fin de cette dernière division ; ce sera une transition naturelle à la grande classe des fièvres qui composera le chapitre suivant dans nos *Éléments de médecine clinique.*

PHYSIOLOGIE PATHOLOGIQUE GÉNÉRALE

OU ESQUISSE PATHOLOGIQUE DU SYMPATHIQUE DANS LES DIVERS APPAREILS

1° APPAREIL NERVEUX

Vulpian se demande quel peut être le rôle du sympathique et des vaso-moteurs sur la production des inflammations cérébrales ou méningées ; il rapporte à ce sujet que le docteur Goujon a vu chez un lapin la section des deux cordons cervicaux du sympathique provoquer une méningite cérébro-spinale. Il est assez légitime de conclure sur ce point des animaux à l'homme, et il est permis de présumer jusqu'à démonstration plus complète, que les filets ganglionnaires chargés d'innerver le système circulatoire encéphalique ne sont pas sans action sur les phlegmasies cérébrales ou méningées en favorisant la stase ou l'activité sanguine dans ces parties.

Les vaisseaux de la moelle, comme ceux du cerveau, reçoivent des nerfs vaso-moteurs et subissent comme eux les variations de calibre et conséquemment d'activité sanguine que détermine l'inégalité de l'action vaso-motrice. Dans la moelle comme ailleurs, les phénomènes vaso-moteurs peuvent se produire directement ou par action réflexe. Dans l'un et l'autre cas il peuvent servir à expliquer le mode de production des paralysies dites réflexes (Vulpian), c'est-à-dire sans altération de substance appréciable du côté de la moelle épinière. Ces paralysies succèdent à l'affection d'un organe plus ou moins éloigné. Les nerfs émanés de cet organe transmettent aux ganglions sympathiques avec lesquels ils sont en rapport, l'irritation qui rayonne du foyer malade, et de ces ganglions l'irritation s'étend aux nerfs de la région médullaire correspondante pour déterminer ainsi la constriction ou la dilatation réflexe des vaisseaux. Il faut reconnaître cependant que la genèse de ces paralysies dites réflexes est encore bien obscure.

Certaines affections convulsives ont été aussi expliquées par un trouble fonctionnel vaso-moteur du centre nerveux bulbo-spinal, ainsi la tétanie, la crampe des écrivains, le tétanos. La congestion des centres nerveux qui se manifeste dans le tétanos se rencontre dans d'autres maladies, l'hydrophobie rabique par exemple (Vulpian).

Parmi les maladies organiques du système nerveux, il en est une, la paralysie générale qui paraît avoir des rapports spéciaux avec le grand sympathique.

Ce qui constitue le fond symptomatique de la paralysie générale ce sont les troubles intellectuels, psychiques et de l'équilibre musculaire comme c'est dans les divers organes de l'encéphale — et aussi de la moelle — que se produisent surtout les altérations anatomiques propres à la maladie. La description de la paralysie générale appartient donc principalement à l'histoire des affections du cerveau ; mais le grand sympathique ne reste pas indemne et l'importance clinique que mérite ce département nerveux nous conduit d'autant plus à mettre en relief ses désordres qu'ils sont plus communément jusqu'ici passés sous silence. C'est encore surtout Poincaré qui relève la participation du sympathique dans la paralysie générale.

Il a constaté cette participation dans des recherches nécropsiques communes avec le docteur Bonnet chargé de l'un des services de Maréville. Il mentionne rapidement la congestion du début, l'état graisseux des cellules, la présence dans les parois vasculaires et dans les manchons lymphatiques d'amas de pigment et de cristaux d'hématoïdine plus ou moins mélangés à de nombreux globules de graisse :

« Mais, dit-il, nous avons trouvé du côté du grand sympathique des altérations non signalées antérieurement, et qui nous ont paru plus avancées que celles de l'encéphale lui-même. Tous les anneaux de la chaîne ganglionnaire sans exception, présentent à un faible grossissement une multitude de petites taches de rouille d'un brun foncé ; à un plus fort grossissement on reconnaît que ces taches sont dues à la pigmentation anormale des cellules. Elle est toujours beaucoup plus prononcée dans la région cervicale que dans toutes les autres. »

Le processus pathologique, dans la paralysie générale, est donc surtout remarquable par son extension à tout le département du système nerveux. (V. l'art. *Paralysie générale* dans les maladies de l'appareil nerveux de relation.)

L'auteur continue : « Je crois que très-souvent les phénomènes morbides s'enchaînent de la manière suivante : Le sympathique est atteint le premier, ce que semble indiquer l'état plus avancé de ses lésions. Comme la région cervicale, où l'altération paraît portée à son maximum, préside à l'innervation vaso-motrice de toute la tête, il en résulte d'abord pendant la période irritative, une contraction spasmodique des vaisseaux de cette extrémité, c'est-à-dire une congestion active; puis plus tard, lorsque le fonctionnement des ganglions cervicaux se trouve enrayé ou supprimé, une paralysie de ces mêmes vaisseaux, et par suite une congestion passive. Sous l'influence de ces conditions de vascularisation, l'encéphale s'altère à son tour. Dans le premier moment, les cellules corticales se trouvent être surexcitées. De là, le délire ambitieux. Il en est de même des cellules du cervelet et de la protubérance; de là, l'exaltation des forces musculaires. Plus tard les cellules s'étant trouvées surmenées, éprouvent la dégénérescence graisseuse, et la démence remplace le délire, la paralysie l'exubérance des forces musculaires. Le paralysé général serait une expérience naturelle correspondant à celle que Claude Bernard créait artificiellement par la section du sympathique cervical, avec cette différence toutefois qu'au lieu d'une simple paralysie, il y aurait un état d'irritation des ganglions prédisposant aux processus inflammatoires. Il existe en effet une analogie des plus frappantes entre ce qui se passe chez les animaux en expérience et chez les paralysés généraux. Ceux-ci ont le visage congestionné; la température de leur tête est plus élevée; leurs yeux sont injectés et larmoyants; ils sont même plus saillants; ils ont surtout la même expression que chez les opérés; ils offrent aussi les mêmes modifications pupillaires. Comme chez les animaux, on trouve à l'autopsie le cuir chevelu et les méninges gorgés de sang. Ils ont des bosses sanguines dans l'épaisseur du pavillon de l'oreille. L'envahissement des autres régions du sympathique explique d'autre part quelques-uns des troubles nutritifs que présentent les paralysés; l'hypersécrétion de tous les sucs digestifs et par suite la rapidité de la digestion et l'abondance des selles; l'épaississement de la muqueuse intestinale, les congestions passives du poumon, les irrégularités des battements du cœur, les troubles de la sécrétion urinaire. Comment maintenant le sympathique devient-il malade le premier ? C'est ce que je ne peux dire. Il est à remarquer toutefois qu'une des causes les plus fréquentes de la paralysie générale est l'alcoolisme. Or, l'alcool se répand partout avec la masse sanguine, aussi bien sur le sympathique que dans l'encéphale. Il y a même pour lui une influence anticipée. C'est lui qui anime les viscères qui reçoivent directement l'alcool du dehors, qui l'absorbent après l'avoir conservé un certain temps comme contenu. Cet alcool titille les expansions nerveuses du sympathique et peut déjà retentir sur ses ganglions. C'est ainsi que peuvent agir aussi les excès de table, la cuisine excitante.

« La même explication pourrait s'appliquer à l'influence incontestable des excitations désordonnées des vésicules séminales, des ovaires et de l'utérus. » (Poincaré, *Le système nerveux central*, t. II, p. 362).

L'influence du grand sympathique sur la calorification nous conduit à dire un mot des troubles hémi-thermiques qui ont été signalés par le professeur Henrot, dans la méningite.

Il s'agit d'un malade de vingt ans, atteint d'abord de pleurésie double, puis de méningite. Pendant la durée de cette maladie, il a présenté d'abord des phénomènes d'hémi-parésie et d'hémi-hypothermie du côté gauche sans troubles de la sensibilité, puis après l'apparition des phénomènes cérébraux, on constata, au contraire, une élévation de température plus marquée à gauche qu'à droite avec une différence de 2 degrés 2 dixièmes ; à l'autopsie on trouva les lésions de la méningite tuberculeuse. L'auteur rappelle que l'existence des troubles thermiques localisés a été notée : par Broca, au front, pendant l'activité cérébrale ; par Peter dans les points correspondants aux poussées congestives d'une partie du poumon atteint de tuberculose ; par Billroth, qui a noté chez un individu ayant la moitié du corps brûlé, une température de 33° dans l'aisselle correspondante, par Demarquay dans les anévrysmes ; par Vulpian dans un cas de rhumatisme. Au sujet de son observation l'auteur se demande s'il n'y aurait pas dans le cerveau des *centres thermiques*, comme il y a des centres moteurs. (*L'Union méd.* 13 mai 1870, p. 787).

D'autres observateurs, Routier (thèse inaug.), Axenfeld, Dunglison, cité par Brown-Sequard, avaient déjà signalé aussi l'augmentation de chaleur que présentent fréquemment les membres paralysés dans les hémiplégies de cause cérébrale. Charcot et Vulpian ont pareillement appelé l'attention sur les modifications de circulation dans les membres du côté paralysé chez les hémiplégiques, sous l'influence de la participation des vaso-moteurs de la région. Folet a aussi étudié la température des parties paralysées (*Gaz. hebdomadaire*, 1867). Ce qui n'a pas été précisé, c'est la question de savoir s'il s'agit d'une paralysie vasomotrice ou d'une excitation des nerfs vaso-dilatateurs (Vulpian).

Le cauchemar est encore pour Lobstein une expression de la souffrance du sympathique. L'observation d'un poids dans la région précordiale, la respiration courte, laborieuse, entrecoupée de soupirs, les hallucinations des sens, les palpitations de cœur, les frayeurs sans cause, les sueurs qui accompagnent cet état, indiquent selon lui un trouble momentané du plexus solaire qui, par le moyen du nerf vague, transmet au cerveau les impressions déréglées, comme il agit sur les vaisseaux capillaires et excite la masse du sang. (Ouvrage cité, p. 131.)

Lobstein regarde encore l'hystérie comme une affection du sympathique. Les malades, dit-il, souffrent de spasmes qui, ayant pris naissance dans l'abdomen, se propagent vers la poitrine en déterminant le resserrement du larynx et la dyspnée. En même temps, douleurs vives qui occupent une partie ou la totalité de la tête et cèdent quelquefois tout-à-coup, après l'émission de quelques gaz ou l'administration de quelques gouttes de laudanum. Une partie des troubles naissent du plexus hypogastrique pour envahir ensuite les divisions du plexus solaire, celles des plexus pulmonaires et cardiaques, les nerfs du pharynx et enfin parfois ceux du larynx. — On peut dire sans doute qu'un grand nombre des manifestations symptomatiques de l'hystérie se déroulent dans le domaine ganglionnaire. Mais elle n'a de ce côté qu'une expression de rayonnement. Il ne nous paraît pas que l'on y doive chercher la cause première et son véritable point de départ. Nous renvoyons d'ailleurs à l'article spécial qui concerne l'hystérie. (V. *Syst. nerveux de relation.*)

Enfin on commence à accuser le sympathique de jouer un rôle dans l'épilepsie par le centre vaso-moteur bulbaire. La question est posée plus que résolue.

PHYSIOLOGIE PATHOLOGIQUE GÉNÉRALE DU SYMPATHIQUE

2° APPAREIL CIRCULATOIRE

La diminution de pression qui survient dans les grosses artères à la suite de la dilatation des réseaux périphériques lorsqu'un département vaso-moteur vient à être frappé d'inertie se fait sentir au cœur qui ralentit ses pulsations. Il est un nerf sensible, rameau fourni par le vague, qui semble avoir pour usage de régler les effets vaso-moteurs des parties périphériques, suivant que la pression augmente ou diminue dans les gros vaisseaux, c'est le nerf dépresseur du cœur ou nerf de Cyon dont les rameaux terminaux se trouvent dans le cœur (Legros).

Les impressions morales, comme celles de la sensibilité physique générale, déterminent des actions réflexes qui modifient la circulation périphérique. C'est ainsi que l'on voit la pâleur ou la rougeur subites colorer diversement le visage à propos des émotions que font naître la joie, la surprise, la crainte, le sentiment de la pudeur, etc., et manifester d'autant plus vivement leur action que le sujet est plus jeune, plus sensible et qu'il a moins appris de l'habitude ou puisé dans sa propre nature le moyen de déguiser ou de surmonter ses impressions. Mais la volonté capable de modérer parfois l'effet qui se produit est impuissante à le faire naître. Elle est nulle sur les fonctions vaso-motrices et ne peut produire ni la pâleur ni la rougeur volontaires.

Toutefois, il serait inexact de dire que les seuls vaso-moteurs interviennent pour déterminer l'afflux sanguin par leur paralysie, ou une diminution de circulation par la tonicité vasculaire consécutive à leur activité (Legros, p. 74). Il ne faut pas oublier que les vaisseaux élastiques et musculaires ont une action qui leur est propre et qu'au point de vue anatomique et physiologique ils se rapprochent des autres tubes organiques pourvus de fibres lisses. Or, on observe dans ces tubes une double contraction, l'une spasmodique qui diminue le calibre dans toute la longueur et retarde la progression des liquides contenus, l'autre, contraction vermiculaire qui facilite au contraire leur marche (Legros). Ce sont là des contractions autonomes que la nature prévoyante a placées en face de celles qui sont sollicitées par une autre puissance pour la suppléer si elle vient à défaillir. Ce mouvement péristaltique naturel a même pour effet de régulariser la circulation périphérique par le concours des nerfs de sensibilité générale. Il l'active ou la ralentit selon les circonstances. Il représente, à vrai dire, l'action physiologique des vaisseaux. La dilatation paralytique ou le spasme artériel amenés par la vivacité de l'action vaso-motrice, touchent au phénomène pathologique et prennent tout-à-fait ce caractère s'ils dépassent une faible mesure. La congestion passagère qui se produit subsidiairement dans la névralgie peut tenir soit à une lésion des filets sympathiques contenus dans le tronc nerveux, soit à une action réflexe semblable à celle qu'on obtient en galvanisant le bout central d'un nerf sensible. Les congestions permanentes ont pour cause une lésion durable des centres vaso-moteurs, des ganglions ou des filets sympathiques ; tel est le goître exophthalmique (Legros).

Des lésions de cet ordre ont été plusieurs fois constatées dans les autopsies. Le professeur Jaccoud, entr'autres, en a signalé un certain nombre. Régis par une lésion et devenus par conséquent durables, les phénomènes congestifs prennent alors de véritables proportions pathologiques. On voit chez des femmes nerveuses mais jeunes, se faire des sphacèles des mains, des pieds, du nez produits par l'arrêt brusque de la circulation capillaire (Legros), sans obstacle de la circulation artérielle. L'asphyxie locale, caractérisée par la teinte bleuâtre et le refroidissement de la partie atteinte, se montre donc avant la gangrène qui est le phénomène ultime.

Les vaisseaux peuvent donc non-seulement ralentir ou accélérer le cours du sang, mais l'arrêter complètement et par une sorte de tétanos supprimer le bénéfice de l'impulsion cardiaque pour le réseau capillaire. Le processus inflammatoire est donc en réalité sous la dépendance des vaso-moteurs. Beaucoup de physiologistes pensent aujourd'hui que la fièvre, abstraction faite de la cause occasionnelle, est une paralysie de la totalité de ce réseau nerveux (Legros). Onimus et Legros ont utilisé l'électricité pour combattre certaines affections graves de ce système. Plusieurs substances médicamenteuses paraissent agir sur les centres vaso-moteurs. Les unes sont excitantes comme l'acide arsénieux, le quinquina, la strychnine, la brucine ; d'autres paralysantes, l'opium, la fève de Calabar (Legros).

Vulpian a consigné sur le même sujet d'intéressantes observations : Le tracé vasculaire rouge ou pâle qui se produit à la suite d'une excitation mécanique de la peau avec l'ongle ou une pointe mousse, est un fait d'action vaso-motrice déréglée. On la voit se produire dans les diverses affections qui entraînent une dépression considérable du système cérébro-spinal. On l'a considérée comme ayant une valeur diagnostique spéciale; on l'a nommée *raie méningitique*. On sait maintenant qu'elle se montre dans d'autres états morbides, la fièvre typhoïde par exemple, aussi bien que dans la méningite. La traînée rouge indique que l'action vasculaire est diminuée, la paroi musculaire affaiblie. La traînée pâle indique au contraire que l'excitabilité artérielle est augmentée jusqu'à l'effacement du calibre. Dans le premier cas, la traînée rouge annonce l'affaiblissement plus ou moins prononcé de l'activité des parties centrales de l'appareil nerveux vaso-moteur. La stimulation qui constitue le tonus vasculaire est devenue moins énergique et les parois vasculaires cèdent aux excitations *réflexes vaso-dilatatrices* provoquées par l'irritation cutanée.

L'influence vaso-motrice est en rapport aussi avec certaines sortes d'hémorrhagies, les hémorrhagies secondaires par exemple. A la suite d'une blessure, d'une opération, l'excitation des filets nerveux artériels amène d'abord le resserrement du vaisseau, mais si l'effet constrictif n'est pas durable, si le vaisseau reprend son calibre avant que le sang soit coagulé dans son intérieur ou qu'une compression méthodique soit exercée sur la surface vive, on voit se produire des hémorrhagies secondaires plus ou moins persistantes et incommodes.

L'action du froid sur la coloration et la température des extrémités est une influence du même ordre. Le trouble de l'innervation vaso-motrice et des phénomènes de circulation sanguine qui s'y rattachent a deux effets : tantôt constriction des artérioles avec phénomènes de stase capillaire et veineuse qui entraînent la coloration violacée des parties ; tantôt contraction énergique et généralisée qui entraîne l'état exsangue et blanchâtre des téguments (Vulpian).

L'expérimentation a fourni la preuve du rôle que la clinique est en droit d'attribuer au grand sympathique dans les phénomènes de vascularisation morbide et d'inflammation. Ainsi, il y a lieu d'admettre que les vaso-moteurs du poumon sont fournis directement au plexus pulmonaire par les ganglions thoraciques correspondants ; or, la section du cordon thoracique entraîne une vascularisation plus grande du poumon et de la plèvre du côté correspondant. Bernard a même observé une fois une pleurésie dans cette circonstance (Poincaré).

Les excitations de la peau ont sur l'appareil vaso-moteur un retentissement qui entraîne celui-ci à modifier la circulation et la calorification d'une façon profitable à la thérapeutique. C'est le secret de l'hydrothérapie. Dans sa thèse de concours pour l'agrégation, Paris, 1878, le docteur Joffroy s'exprime comme il suit *(Influence des excitations cutanées sur la circulation et la calorification)* :

« La découverte des nerfs vaso-moteurs a permis de donner une explication physiologique et rationnelle, sinon complétement satisfaisante, d'un grand nombre de phénomènes, soit normaux, soit pathologiques, soit thérapeutiques jusque-là rattachés à de mystérieuses sympathies. Quelle que soit leur nature, mécanique, physique, chimique, les excitations cutanées déterminent, par acte réflexe, soit dans le point excité, soit à distance, par l'intermédiaire du système nerveux vaso-moteur, des modifications vasculaires qui se traduisent par la contraction et la dilatation successives des vaisseaux, donnant naissance à des changements dans la circulation du sang et la calorification susceptibles d'entraîner des phénomènes physiologiques morbides ou thérapeutiques. La source type de ces influences est l'hydrothérapie dont les effets sont si multiples.

Les maladies organiques du cœur développent quelquefois un réflexe ganglionnaire du côté de l'estomac. On rencontre des malades jeunes, robustes, qui accusent des troubles gastriques notables. Ils ont par intervalles, de l'inappétence, des nausées, des vomissements de nature diverse. Rien dans leur apparence, dans leurs antécédents n'explique cette manifestation morbide. Si on les ausculte, on découvre une lésion organique du cœur, rétrécissement aortique, insuffisance mitrale, etc. Cette lésion permet alors de comprendre les premiers phénomènes. Que se passe-t-il, en effet? L'excitation née de la lésion cardiaque suit la voie centripète du pneumo-gastrique ; du bulbe elle se réfléchit par les filets ganglionnaires et les agents vaso-moteurs sur le ventricule à qui elle transmet un stimulus insolite ; d'où les troubles fonctionnels qui se produisent ensuite dans l'action de l'estomac.

Vulpian observe que les vaisseaux propres du cœur, c'est-à-dire les ramifications des artères coronaires et les racines de la veine coronaire doivent recevoir des fibres vaso-motrices provenant du plexus cardiaque et du ganglion de Remak. Ces fibres doivent donc influencer la circulation propre du cœur ; mais, dit-il, on ne sait rien de positif quant à leur action cardiaque.

PHYSIOLOGIE PATHOLOGIQUE GÉNÉRALE DU SYMPATHIQUE

3° APPAREIL RESPIRATOIRE

On n'a pas encore déterminé d'une manière précise le rôle que joue l'innervation vaso-motrice dans la circulation du poumon. Toutefois, on sait que la section des pneumo-gastriques amène des engouements pulmonaires et même des pneumonies lobulaires ou lobaires ; mais, dit Vulpian, comment conclure avec certitude que ces congestions, que ces pneumonies, qui offrent d'ordinaire le caractère des inflammations catharrales des poumons, dérivent de la section de fibres vaso-motrices contenues dans les nerfs pneumo-gastriques et destinés aux poumons? Cependant, il est probable que le système nerveux a une influence vaso-motrice sur les poumons, puisque Brown-Séquard a démontré que les lésions expérimentales de l'isthme de l'encéphale peuvent déterminer de l'emphysème de ces organes et des foyers d'apoplexie pulmonaire (Vulpian).

Dans les Archives générales de médecine, avril 1879, A. Mathieu a fait connaître divers détails extraits d'un travail de Seeltriguller, intitulé : *Contribution à l'étude du grand sympathique* (*Zur Kenniss der affectionen des sympathicus* — Schmidt's Jarbuch, 1878). De ces détails nous extrayons un fait qui paraît se rapporter à l'action du sympathique sur les fonctions respiratoires. Dans un cas d'eczema diffus observé par le docteur G. Marcacci (l'*Imparziale*, 1878, 31 janvier), chez un homme de 70 ans, le suintement s'était montré d'abord sur le cuir chevelu, puis bientôt s'était généralisé. Point de fièvre ni de trouble des grandes fonctions. L'eczéma céda et fut remplacé par une sécrétion bronchique très-considérable et le malade succomba à une congestion des poumons. Outre une hépatisation du poumon droit on constata de l'injection vasculaire de la moelle et du pont de Varole. Les ganglions cervicaux et le ganglion semi-lunaire présentaient une injection visible à l'œil nu, plus appréciable encore au microscope. Celui-ci montrait aussi de nombreux noyaux qui comprimaient les cellules, et dans les espaces intercellulaires il existait un dépôt très-riche de pigment formé de granulations rouillées. C'était pour Marcacci la trace d'une inflammation des ganglions du grand sympathique.

Lobstein considère aussi que la toux *quæ dicitur ferina seu convulsiva*, paraît avoir son origine dans les plexus cœliaques bien qu'elle mette en cause l'appareil pulmonaire. Cette origine est indiquée par le vomissement assez fréquent en pareil cas, par le chatouillement au creux de l'estomac qui précède la toux. L'action viciée des nerfs vagues et des plexus épigastriques retentit dans la sphère cérébrale pour rayonner secondairemennt vers l'appareil respiratoire.

PHYSIOLOGIE PATHOLOGIQUE GÉNÉRALE DU SYMPATHIQUE

4° APPAREIL DIGESTIF

On sait que la surface interne de l'estomac renferme un nombre immense de glandules qui sont en rapport avec des vaisseaux et des nerfs nombreux. L'appareil nerveux gastrique est surtout remarquable et compliqué. Les nerfs de l'estomac, les uns de source ganglionnaire, les autres d'origine cérébro-spinale, sont destinés soit à la tunique charnue, soit aux glandules, soit aux vaisseaux. Les nerfs propres aux vaisseaux sont les vaso-moteurs, lesquels rentrent surtout dans notre sujet. A côté de ces différentes espèces de nerfs, l'estomac présente une disposition nerveuse spéciale. Le tissu sous-muqueux et la tunique charnue de cet organe renferment deux riches plexus nerveux parsemés de nombreux ganglions et éléments ganglionnaires (Plexus de Meissner et Plexus d'Auerbach), que doivent traverser les excitations directes des nerfs vagues, des splanchniques, avant d'arriver à la membrane muqueuse gastrique (Vulpian). L'influence réflexe se fait sentir sur les phénomènes vasculaires comme sur les actes nerveux. Et Vulpian dit à ce propos : Les centres nerveux situés en dehors de l'estomac, les ganglions du plexus solaire, ceux du grand sympathique thoracique, l'axe cérébro-spinal jouent-ils un rôle habituel dans la détermination de ces effets? Les plexus nerveux contenus dans la paroi de l'estomac peuvent suffire comme centre de ces actions réflexes. D'autres faits montrent que le centre nerveux cérébro-spinal peut exercer une influence puissante sur les vaisseaux de la muqueuse de l'estomac. On sait que les lésions de l'encéphale peuvent déterminer des modifications remarquables dans la circulation de cette membrane. (*Leçons sur l'appareil vaso-moteur*, t. I, p. 445.)

D'après Schiff, que cite Vulpian, ce serait Kamerer qui aurait le premier mentionné des altérations de ce genre coïncidant avec des lésions de l'encéphale. Il aurait décrit une forme particulière de ramollissement se produisant dans ces circonstances et aurait proposé de la désigner sous le nom de *gastromalacie rouge suite d'affections de la base du cerveau*. Expérimentalement, on observe aussi, dit Vulpian, sur la muqueuse de l'estomac des ecchymoses déterminées par les sections complètes ou incomplètes, les piqûres, etc., d'une des couches optiques, ou de l'un des pédoncules cérébraux, et il attribue ce phénomène à une stase sanguine produite dans cette muqueuse par la constriction des artérioles. Ce vice de circulation modifie les conditions habituelles de la nutrition dans les points altérés. L'épithelium et les autres tissus sur ces points n'ont plus la même résistance à l'action du suc gastrique. Ils sont attaqués par ce liquide, et il se fait une véritable auto-digestion de la muqueuse.

C'est ainsi qu'on peut expliquer par les données de la physiologie l'étiologie de l'ulcère simple de l'estomac. Cette interprétation, déjà mise en avant autrefois par Carswell (*Dissolution chimique ou diges-*

tion des parois de l'estomac après la mort, Journal hebdomadaire de médecine, 1830), a été reprise par Virchow. Vulpian dit à ce sujet : dans beaucoup de cas la perte de substance doit donc son origine à des troubles dans la circulation des parois de l'estomac ; ces troubles résultent soit d'altérations vasculaires, de scléro-athéromasies des parois artérielles, avec épaississement des parois, soit de thrombose, soit d'obstructions des capillaires ou des artères par des parcelles ou des blocs emboliques ayant pour point de départ des lésions diverses du cœur ou des gros vaisseaux. La membrane muqueuse, dans les points privés de circulation, ne peut plus résister à l'action digestive du suc gastrique et il se fait ainsi une ulcération qui devient de plus en plus profonde. Chez l'homme, continue Vulpian, on ne parait pas encore avoir signalé des cas d'ulcérations de l'estomac paraissant se rattacher à des lésions encéphaliques ; on en rencontrera sans doute car ce que l'expérimentation détermine chez des animaux doit pouvoir se produire aussi chez l'homme. Mais souvent, ajoute-t-il, on a constaté dans des cas d'apoplexie, des lésions de l'estomac consistant en un pointillé hémorrhagique plus ou moins étendu, en des plaques ecchymotiques occupant le plus souvent le grand cul-de-sac de l'organe. Ces lésions se rencontrent dans des cas d'altérations des pédoncules cérébraux ou des couches optiques, à la suite d'hémorrhagies diverses de l'encéphale, méningées ou parenchymoteuses, dans des cas de ramollissement ou même d'ischémie artérielle du cerveau (Vulpian).

Le plexus coronaire stomachique gouverne les actes vaso-moteurs qui se passent dans les parois stomacales; on comprend alors que, intéressé dans la migraine, il cesse de présider régulièrement aux sécrétions naturelles, aux actes mécaniques et chimiques de la digestion et qu'il joue par conséquent un rôle important dans cette bizarre et cruelle névrose. Le nerf vague peut lui-même compliquer la pathologie de ce plexus. C'est ainsi que certaines impressions gagnent l'encéphale par les fibres sensitives du vague et se réfléchissent sur les fibres motrices du même nerf, et qu'une douleur vive développée en un point quelconque ou une émotion morale peuvent déterminer des mouvements intempestifs de l'estomac et par suite troubler la digestion (Poincaré).

Le plexus mésentérique supérieur est capable de déterminer des modifications vaso-motrices analogues suivies des mêmes troubles dans les actes sécrétoires et moteurs de l'intestin grêle auquel il se distribue.

Le plexus mésentérique inférieur préside à tous les actes nerveux que nécessite le fonctionnement du gros intestin. C'est lui qui réalise d'une manière directe les modifications vaso-motrices, les mouvements et les phénomènes de sensibilité dont cette portion de l'appareil digestif peut être le siége (Poincaré), et naturellement la clinique doit traduire à sa façon les troubles de son action physiologique.

L'intestin, comme l'estomac, reçoit un grand nombre de rameaux nerveux qui lui viennent du vague, des nerfs splanchniques (sympathiques), de la moelle lombaire ; de ces rameaux naissent différents ordres de fibres destinées à la couche musculeuse, aux glandes, aux vaisseaux de l'intestin. « Ces fibres, dit Vulpian, entrent en rapport avant leur terminaison avec une série de plexus ; les uns intrà-intestinaux, comme le plexus de Meissner qui se trouve dans la couche sous-muqueuse, et le plexus d'Auerbach situé entre les deux couches musculaires, les autres en dehors de l'intestin, plexus solaires avec leurs ganglions. » D'une part, ils gouvernent les actes de la vie végétative de l'intestin et continuent d'autre part de communiquer médiatement avec les centres crâniens dont ils reflètent les impressions. Ainsi les lésions de l'isthme de l'encéphale produisent expérimentalement une congestion intense ou même une hémorrhagie de l'intestin. (Vulpian).

Les nerfs vaso-moteurs, en facilitant ou restreignant l'abord des matériaux d'élaboration vers la muqueuse intestinale, ont certainement une influence notable sur les phénomènes qui s'accomplissent dans la muqueuse de l'intestin et en particulier sur la sécrétion du mucus et des fluides intestinaux. Ils ont donc un rôle dans la digestion intestinale, dans la diarrhée. Vulpian fournit sur leur intervention à ce dernier point de vue quelques développements utiles à faire connaître :

« La diarrhée due à l'influence du froid est aussi le résultat d'une action réflexe. L'impression initiale est faite sur la peau. Les plexus ganglionnaires abdominaux et intestinaux sont excités d'une façon réflexe par une stimulation réflexe provenant de la moelle épinière et l'activité de la membrane muqueuse intestinale s'exagère en même temps que sans doute les vaisseaux se dilatent. La stimulation réflexe frappe-t-elle directement sur les ganglions nerveux sympathiques en relation avec les fibres nerveuses de l'intestin ? ou bien agit-elle d'abord sur la membrane muqueuse intestinale, en y produisant un état d'irritation, lequel deviendrait le point de départ d'une nouvelle série d'actes réflexes sécrétoires et vaso-moteurs s'effectuant par la médiation des ganglions des plexus de Meissner et d'Auerbach, de ceux du plexus solaire et des ganglions d'où naissent les nerfs splanchniques ?

« C'est une question que nous ne faisons que poser sans pouvoir la résoudre.

« C'est encore par un mécanisme analogue qu'on doit expliquer la diarrhée si fréquente chez les enfants au moment de la dentition.

« En est-il de même dans les cas de diarrhée nerveuse ou par émotion, qui ne se produisent pas seulement chez l'homme mais encore chez les animaux.

« Il semble que dans ce cas, la diarrhée soit le résultat d'une intervention des nerfs vaso-moteurs et d'une suractivité des nerfs sécréteurs de la membrane muqueuse intestinale. Dans la plupart des cas de diarrhée il y a donc autre chose qu'un affaiblissement des nerfs vaso-moteurs, il y a aussi exagération de l'activité sécrétoire des nerfs glandulaires de l'intestin.

« Les nerfs vaso-moteurs de l'intestin entrent bien certainement aussi en jeu comme les nerfs sécréteurs, dans les cas de diarrhée artificielle produite par les purgatifs. (Vulpian.) »

Mais si l'exagération de la fonction sécrétoire de l'intestin a le premier rôle dans la diarrhée en général, il est difficile pourtant d'admettre que le sympathique ne soit pas aussi intéressé, en pareil cas, dans ses fonctions motrices. La douleur abdominale qui survient sous forme de coliques par l'impression du froid, se lie sans doute à l'excès de l'activité musculaire intestinale, et cette activité exagérée ajoute certainement son effet à celui de la surexcitation sécrétoire, outre que la pression de l'intestin par ses muscles circulaires, tend à vider hâtivement cet organe des sécrétions surabondantes qui s'y accumulent ; mais la diarrhée ne saurait être rapportée à la seule exagération des mouvements péristaltiques de l'intestin. On a reconnu dans les expériences sur les animaux (Legros et Onimus, Armand Moreau, Vulpian), que les substances purgatives produisent leurs effets en déterminant un catarrhe intestinal assez intense, mais passager. Ce catarrhe est caractérisé d'abord par le gonflement de la membrane muqueuse, sa congestion vive, soit uniforme, soit par plaques irrégulières et nombreuses ; il est non moins caractérisé aussi par la constitution des liquides sécrétés. La congestion de l'intestin s'étend même parfois jusqu'au tissu cellulaire sous-péritonéal (Vulpian). Le liquide qui s'amasse dans l'intestin est muqueux, plus ou moins trouble ; il contient en suspension une grande quantité de cellules épithéliales desquamées. L'irritation déterminée par les purgatifs peut être assez considérable pour être transmise jusqu'à la moelle épinière et pour provoquer des douleurs réflexes. Tel est le mode de production des coliques,

Le plexus hépatique concourt à la sécrétion et à l'excrétion de la bile. Il en précipite ou en ralentit l'écoulement selon que, inerte ou actif, il détermine la contraction ou le relâchement des canaux biliaires. Il convient donc de lui réserver dans la production de l'ictère un rôle important. Le plexus hépatique, dit Poincaré « doit certainement intervenir dans la fonction glycogénique, et par conséquent dans le diabète, puisque les expériences de Bernard démontrent que celle-là est sous la dépendance du système nerveux. Il est bien certain aussi que cette intervention lui est commandée par le cordon du sympathique, puisque la section de la moelle au-dessous du bulbe enraie la formation de la matière glycogène, malgré le respect de la continuité du vague. Mais ces données positives laissent encore exister deux interprétations différentes : D'après Bernard, le sympathique et par suite le plexus auraient pour mission d'exciter le travail des cellules. Ils fourniraient donc des nerfs sécréteurs. D'après Sanson le plexus n'interviendrait dans la production du sucre que par l'intermédiaire d'une action vaso-motrice. En congestionnant le foie, il favoriserait la transformation purement chimique de la dextrine alimentaire en sucre. »

On sait, bien que l'explication du fait n'ait pas encore été donnée d'une manière satisfaisante, on sait que beaucoup de maladies du foie s'accompagnent d'une douleur localisée à l'épaule droite. « Il convient peut-être de rapprocher de cette douleur réflexe d'autres sensations pénibles qui se manifestent chez certains malades non plus au scapulum mais dans la région sacro-coccygienne. Ce symptôme beaucoup moins connu se rencontre dans certains cas d'abcès du foie. Il a été mentionné dans la maladie de Victor Jacquemont, comme le premier indice de l'hépatite à laquelle devait succomber le savant naturaliste; çà et là on le retrouve mentionné sans réflexions dans des observations d'abcès du foie, mais jamais il n'a été sérieusement étudié; on ne pourrait donc dire s'il s'agit d'un phénomène réflexe ou d'une douleur due à la compression de certains plexus nerveux *du grand sympathique abdominal.* » (Rendu, *Dictionnaire encyclopédique des sciences médicales*, art. Foie.)

Né comme le plexus hépatique des divisions du plexus solaire, le plexus mésentérique inférieur qui se distribue au gros intestin et à la région coccygienne, rend aisément compte du phénomène; l'irritation partie du foie suit d'abord la voie centripète jusqu'au plexus solaire duquel elle se réfléchit sur les divisions terminales du plexus mésentérique pour déterminer la douleur dont il s'agit. Trousseau rappelle d'ailleurs sans en préciser l'explication, que dans certains cas d'ictère il se fait un épistaxis par la narine droite. Ne faudrait-il pas voir là également l'intervention de la moitié droite du sympathique?

Nous avons aussi à dire quelques mots de l'action qui peut appartenir au grand sympathique dans la colique hépatique et dans la colique saturnine.

Le plexus hépatique a sans doute le principal rôle dans la première de ces deux affections, mais on peut comprendre de deux manières son intervention. Il peut être le siége d'une névralgie franche provoquée par la présence d'un corps étranger, d'un calcul biliaire, comme on voit dans le domaine cérébro-spinal une névralgie périphérique se développer à l'occasion d'une cause locale. Nous avons dit déjà et il convient d'admettre, pour rester d'accord avec les enseignements de la clinique, que les nerfs ganglionnaires malgré leur insensibilité habituelle deviennent pourtant le siége d'une véritable douleur, souvent même très-aiguë, lorsqu'ils sont l'objet d'une excitation violente.

Poincaré explique d'une autre façon le rôle du plexus hépatique dans l'espèce. Selon lui les coliques auraient pour cause une contracture des fibres lisses des canaux excréteurs du foie, contracture qui déterminerait l'étranglement des rameaux du plexus. La contractilité de ces canaux, dit-il, ne saurait être mise en doute, elle peut être provoquée par un calcul; celui-ci irrite la muqueuse, de là une impression qui retentit dans le riche plexus qui entoure ces canaux; celui-ci y répond par une contraction réflexe d'autant plus violente que l'impression est elle-même plus intense. Cette contraction spasmodique retarde d'ailleurs plus qu'elle ne facilite la progression du calcul en rétrécissant la voie à parcourir. La douleur ne tient pas seulement au déchirement que provoquent les aspérités du calcul mais encore à la constriction des filets sensitifs du plexus par les fibres musculaires elles-mêmes. De là un élément douloureux tout à fait comparable à celui qui caractérise les douleurs de la dilatation dans l'accouchement; ainsi, dans un cas, névralgie simple par excitation de voisinage; dans l'autre, névralgie secondaire par étranglement des rameaux nerveux. Il est assurément difficile de faire un choix par exclusion entre les deux interprétations.

Les observations cliniques combinées avec les études nécroscopiques démontrent qu'un spasme identique dans son aspect peut naître spontanément sans être provoqué par un calcul. C'est là la colique hépatique nerveuse qui prouve bien que la déchirure produite par le corps étranger n'est pas l'élément principal de la douleur. (Poincaré. *Le système nerveux périphérique*, p 515.)

Deux symptômes dominent dans la colique saturnine : une constipation opiniâtre et des douleurs abdominales très-vives. On est généralement disposé à croire que les plexus abdominaux figurent dans l'accomplissement de ces phénomènes, mais l'accord cesse quand il s'agit d'expliquer leur intervention. On a pensé que le plomb détermine un spasme musculaire de l'intestin d'où résulte la contraction douloureuse des filets sensitifs contenus dans les parois de l'organe, ou bien que le plomb excite directement la sensibilité du plexus qui serait augmentée seulement par la contraction de la tunique charnue. Pour d'autres, le spasme musculaire ne serait que la conséquence réflexe de la névralgie ; ce serait le tic douloureux de l'intestin. Quant à la constipation on l'a attribuée à la contraction spasmodique qui empêcherait les mouvements péristaltiques de l'intestin. Vulpian est disposé à croire que la constipation résulte d'une action du plomb sur les nerfs secréteurs intestinaux, la sécheresse de la couche muqueuse s'opposant à la progression des matières contenues. Ce qu'il faut retenir c'est que la question est encore obscure, et que le véritable rôle des plexus abdominaux sympathiques dans la colique saturnine reste à déterminer, mais il ne serait pas raisonnable de mettre en cause un simple trouble de la circulation intestinale sous l'influence viciée des vaso-moteurs.

« En dehors de toute cause toxique, dit Poincaré, on peut rencontrer la névralgie pure et simple des plexus mésentériques. C'est ce qu'on appelle entéralgie, affection qui est pour l'intestin ce que la gastralgie est pour l'estomac. »

Nous verrons plus loin qu'il y a de légitimes raisons de rattacher à une névralgie ganglionnaire mésentérique la *colique* dite *végétale* des pays chauds.

PHYSIOLOGIE PATHOLOGIQUE GÉNÉRALE DU SYMPATHIQUE

5° APPAREIL GÉNITO-URINAIRE

La destruction expérimentale du plexus rénal et du réseau nerveux qui s'en détache et accompagne l'artère rénale, a toujours amené des troubles graves dans la sécrétion de l'urine qui a été ou suspendue, ou éliminée trouble, albumineuse, sanguinolente, moins chargée d'urée. Il y a donc lieu de penser que les phénomènes touchant les altérations de l'urine que l'on voit se produire en clinique, doivent être rapportés au moins pour une certaine part, à une action viciée de ce plexus sympathique.

L'action des vaso-moteurs et de leurs centres d'origine est facile à comprendre dans l'exercice de la sécrétion rénale. Sans doute, les éléments anatomiques, tubules et glomérules du rein, jouent le premier rôle dans le mécanisme de la fonction, mais les matériaux nécessaires à leur activité sont apportés par la circulation rénale. Les modifications survenues dans cette dernière doivent donc avoir pour conséquence des changements correspondants dans la quantité et sans doute dans les qualités de l'urine ; or, c'est le système nerveux et en particulier le système vaso-moteur qui préside à la circulation rénale ; les troubles de la sécrétion rénale sont donc encore une question de pathologie ganglionnaire. Mais laissons la parole au professeur Vulpian : « Les nerfs rénaux viennent de deux sources. La plupart des fibres de ces nerfs émanent du grand nerf splanchnique par l'intermédiaire du plexus solaire. D'après Cl. Bernard un certain nombre de fibres de nerfs rénaux seraient fournis par le petit nerf splanchnique et se rendraient directement aux reins en suivant les vaisseaux. Il est probable que quelques fibres provenant des ganglions du plexus solaire, ne sont en relation ni avec le grand nerf splanchnique ni avec le petit splanchnique.

« Les nerfs rénaux sont assez nombreux. Au voisinage du hile du rein ils sont situés entre l'artère et la veine et autour de ces vaisseaux. Ils sont grisâtres, ternes, et se composent en grande partie de fibres de Remak.

Knoll, Eckhard, ont constaté qu'après la section d'un des nerfs splanchniques, la quantité d'urine sécrétée par le rein correspondant augmente notablement. On sait que la polyurie sucrée ou non sucrée peut être obtenue par des lésions expérimentales du plancher du quatrième ventricule.

Non-seulement Cl. Bernard a vu se produire, sous l'influence de ces lésions, soit de l'albuminurie, soit de la glycosurie, soit de la polyurie, et quelquefois deux de ces modifications ou même toutes les trois à la fois; mais encore il a signalé d'autre changements très-importants de l'urine dans ces conditions. L'urine des lapins peut devenir claire et acide, tandis qu'elle est d'ordinaire trouble et plus ou moins alcaline à l'état normal ; il peut s'y montrer des phosphates qui, chez ces animaux non opérés n'existent pas en quantité facilement reconnaissable,

« La polyurie observée dans ces expériences est due probablement à l'action associée de deux troubles morbides : d'une part à une excitation des fibres vaso-dilatatrices des reins et d'autre part à une irritation des nerfs sécréteurs de ces organes.

» Toutes les lésions qui produisent la polyurie chez l'homme en intéressant son système nerveux d'une façon quelconque, agissent vraisemblablement sur les reins à l'aide d'un arc réflexe qui passe par ce point des centres nerveux. Vulpian établit par des faits qu'il peut en être ainsi, même lorsque ces lésions siégent dans la moelle épinière. L'excitation apportée à la moelle par la lésion serait transmise jusqu'au bulbe rachidien et reviendrait par les reins en passant par le grand sympathique ou d'une façon plus précise par les nerfs grands splanchniques.

« Lancereaux, dans sa thèse d'agrégation sur la polyurie, a rassemblé tous les cas connus de polyurie traumatique, et l'on voit que le siége de la lésion qui est la cause de ce symptôme peut être très-varié. Ce sont des contusions sur la région du foie, des reins par exemple (1). Il est incontestable que l'on ne peut se rendre compte de la polyurie survenue dans ce cas qu'en admettant que de l'endroit où a eu lieu la contusion est partie une irritation qui a passé par le centre bulbaire et s'est réfléchie vers les reins. Dans quelques circonstances, le chemin parcouru par l'irritation qui a déterminé la polyurie n'est pas aussi compliquée ; tels sont les cas de chutes violentes qui déterminent une succusion telle de l'individu que l'on peut fort bien admettre une irritation directe de la moelle allongée. Tels sont aussi les cas de chocs violents sur la tête qui se transmettent presque directement au bulbe rachidien.

« On a encore vu la polyurie se déclarer à la suite d'altérations du plancher du quatrième ventricule ou de son voisinage. Ainsi, des tumeurs, soit du cervelet, soit des tubercules quadrijumeaux, soit du plancher du quatrième ventricule lui-même, ont pu déterminer de la polyurie, accompagnée ordinairement de glycosurie.

« M. Hayem a observé deux cas de polyurie très abondante coïncidant avec une altération de la surface du plancher du quatrième ventricule.

« L'urine contenait de l'albumine et du sucre chez un individu

(1) Mais dans ces cas de traumatisme intéressant la région du foie ou des reins, sans dénier une part à la production réflexe de la polyurie, ne peut-on pas attribuer l'excès de sécrétion dont il s'agit à la contusion des plexus ganglionnaires qui serait la conséquence directe du traumatisme?

observé par Liouville et qui mourut avec une hémorrhagie dans l'hémisphère cérébral droit, et de petits foyers apoplectiques sous le plancher du quatrième ventricule. »

Les phénomènes constatés ainsi dans l'urine facilitent le diagnostic clinique, en permettant de supposer une lésion probable du plancher du quatrième ventricule.

Dans tous les cas pathologiques dont il vient d'être question, ajoute Vulpian, il se produit évidemment des modifications dans la circulation rénale, modifications qui doivent être analogues à celles dont il a été parlé en traitant de ce qui a lieu sous l'influence de la section des splanchniques, puisque cette section suffit pour déterminer de la polyurie et de l'albuminurie. On conçoit même qu'il pourrait se produire de l'hématurie rénale si la congestion du rein était poussée au-delà d'un certain degré. Ce dernier phénomène n'appartient pourtant pas habituellement aux diverses régions expérimentales de l'isthme encéphalique, non plus qu'aux altérations pathologiques de ces régions (Vulpian). Mais il en est autrement de l'albuminurie qui accompagne ordinairement, d'après Claude Bernard, la piqûre d'un certain point du plancher du quatrième ventricule, ainsi que les lésions de la moelle épinière ou des parties excitables de l'encéphale chez les animaux. L'albuminurie apparaîtrait même après la section intrà-crânienne du trijumeau.

Vulpian observe que l'on a fait jouer un rôle important aux nerfs vaso-moteurs des reins dans la pathologie de l'albuminurie et dans celle de l'hématurie, qui se montre soit au début seulement, soit pendant une certaine période de la durée de cette modification de l'urine. C'est ainsi que divers pathologistes ont expliqué le mécanisme de l'action du froid sur la production de la maladie de Bright. « L'excitation des extrémités des nerfs cutanés par le froid déterminerait dans cette hypothèse une action réflexe par l'intermédiaire des centres nerveux sur les nerfs vaso-moteurs des reins, action qui paralyserait les fibres vaso-constrictives ou irriterait les fibres vaso-dilatatrices et aurait en définitive pour conséquence, une congestion des reins avec transsudation albumineuse accompagnée ou non de diapédèse des globules rouges sanguins. Pour les partisans de cette hypothèse, la lésion de la néphrite parenchymateuse serait secondaire et produite par le trouble de la sécrétion urinaire. Pour d'autres pathologistes ce serait au contraire la lésion des cellules sécrétantes du rein qui serait le fait primitif, et cette lésion serait engendrée aussi suivant certains d'entre eux par une irritation réflexe de ces cellules. Puis, l'irritation du rein donnerait lieu à des actions vaso-motrices réflexes produisant la congestion rénale avec ses suites : albuminurie avec ou sans néphrorrhagie, etc. Ce sont là des hypothèses dont il est difficile, pour le moment, de vérifier la justesse (Vulpian).

Nous ne les rapportons ici que pour indiquer dans ses divers aspects le mécanisme des vaso-moteurs.

« Les centres nerveux, continue Vulpian, soit directement, soit par action réflexe, exercent incontestablement une influence puissante sur les nerfs vaso-moteurs des reins. Mais il y a une autre influence qu'ils peuvent exercer aussi : ils peuvent agir sans doute sur le travail physiologique des reins, par l'intermédiaire des nerfs sécréteurs de ces organes, nerfs dont nous ne pouvons que soupçonner l'existence sans pouvoir la démontrer. Il faut espérer que des recherches persévérantes parviendront bientôt à combler cette lacune de nos connaissances sur l'innervation des reins.

« Nous retrouverons d'ailleurs la polyurie, lorsque nous parlerons de l'influence du système nerveux sur la production de la glycosurie.

« L'action des nerfs vaso-moteurs du rein permet d'expliquer encore le mécanisme d'autres accidents morbides. Je vous ai déjà dit quelques mots de ce qui se passe sous l'influence des calculs rénaux. Nous avons vu que les calculs, qu'ils siégent dans les calices ou dans le bassinet, ou même dans l'uretère, peuvent déterminer une suspension de la sécrétion urinaire. Et, chose remarquable ! cet arrêt de la sécrétion peut avoir lieu dans les deux reins lorsqu'un seul des deux organes contient un ou plusieurs calculs : ce qui le prouve c'est que l'on peut observer alors une anurie complète.

« Cet arrêt de la sécrétion urinaire ne peut s'expliquer que par un phénomène d'action réflexe. On peut admettre : ou bien une action réflexe modifiant les cellules rénales qui sécrètent l'urine et déterminant une suspension plus ou moins durable de leur activité ; ou bien une excitation réflexe des fibres vaso-constrictives des reins avec effacement plus ou moins complet des vaisseaux et interruption du travail physiologique de ces organes. Quelque secondaire que puisse être ce dernier mécanisme, on ne peut guère douter qu'il n'entre en jeu dans cette conjoncture. Il se produit sans doute par mécanisme réflexe, un effet semblable à celui que nous avons obtenu directement en faradisant le bout périphérique du nerf splanchnique coupé. L'irritation centripète qui provoque cette action réflexe, portant sur les cellules du tissu rénal et sur les vaisseaux de ce tissu, peut se borner à exciter la région ganglionnaire du sympathique et la région de la moelle épinière qui donnent naissance aux fibres nerveuses sécrétoires et vaso-constrictives du rein affecté : ou bien si l'irritation est très-vive, elle peut ne pas se borner là, elle peut se propager aux parties homologues des centres nerveux d'où émanent les fibres sécrétoires et vaso-constrictives destinées à l'autre rein, et déterminer dans cet organe les mêmes effets que dans celui dont les voies d'excrétion contiennent un ou plusieurs calculs.

. . . .

« Ce qui se passe lorsqu'il y a des calculs dans le rein, dans les calices, le bassinet ou l'uretère, peut se produire dans de simples cas de névralgie rénale, de néphralgie, affection quelque peu hypothétique qui pourrait, dit-on, donner lieu à tous les accidents des coliques néphrétiques. Il pourrait donc y avoir dans ces cas un arrêt de la sécrétion urinaire, et cet arrêt s'expliquerait encore par une excitation réflexe des nerfs sécréteurs et vaso-moteurs des reins.

C'est par un mécanisme du même genre que l'on peut expliquer la production de l'anurie ou de l'oligurie dans certains cas d'hystérie. Charcot a fait une étude intéressante de ce phénomène morbide dans les leçons cliniques professées à la Salpêtrière (*Leçons sur les maladies du système nerveux*).

Ces cas sont évidemment le résultat d'un trouble morbide de l'appareil nerveux des reins, trouble que l'on peut comprendre en admettant une influence vaso-constrictive exercée par action réflexe sur les reins. Il est possible aussi qu'il se produise, par action réflexe, un trouble fonctionnel des cellules sécrétantes des reins, une sorte d'arrêt de leur travail physiologique (Vulpian).

Quoiqu'il en soit, il faut regarder comme un fait acquis, l'influence du système nerveux sur les troubles de la sécrétion urinaire, et c'est tout ce qui importe à notre sujet.

L'influence des nerfs vaso-moteurs des reins, sur les fonctions de ces organes, intervient sans doute aussi à propos de l'action des médicaments considérés comme diurétiques. L'appareil vaso-moteur doit avoir le principal rôle dans l'effet de ces médicaments, l'alcool par exemple. L'action diurétique de cette substance est due vraisemblablement d'abord à l'excitation directe des éléments rénaux, puis à la dilatation vasculaire réflexe qui en résulte et qui favorise la sécrétion d'une abondante quantité d'urine (Vulpian).

Le grand sympathique, joue par le plexus hypogastrique, un rôle considérable dans les fonctions et par conséquent dans la pathologie des organes génitaux de la femme. Il préside à l'excrétion de l'ovule par la congestion qui atteint l'ovaire à l'époque de la menstruation et qui entraîne la rupture de la vésicule de Graaf. Mais ce processus congestif ne reste pas toujours dans les limites physiologiques. Il peut dépasser la juste mesure, et c'est sans doute à son excès d'activité qu'il faut rapporter la formation d'un certain nombre d'hématocèles, affection surtout fréquente au moment de la période cataméniale. Il intervient aussi dans la fécondation, dans la menstruation, et mérite que l'on attribue à son action insuffisante ou viciée les désordres, pour une certaine part, qui se produisent dans ces deux fonctions, savoir : les grossesses extra-utérines et les troubles si fréquents et si nombreux de l'aménorrhée et de la dysménorrhée. Ecoutons Poincaré sur la question physiologique si étroitement liée à la clinique :

« L'adaptation de la trompe qui coïncide avec l'excrétion de l'ovule est aussi, bien certainement, sous la direction du sympathique quel qu'en soit le mécanisme. Deux explications seulement me paraissent possibles aujourd'hui, celle par l'érection de l'organe, celle par la contraction d'un muscle situé dans le ligament large et disposé de façon à attirer le pavillon sur l'ovaire. Dans l'un et l'autre cas, le sympathique peut seul intervenir, soit pour provoquer la congestion érectile, soit pour engendrer le spasme de ce muscle. C'est cette dernière interprétation qui me paraît être la plus probable. C'est encore ce même nerf qui est l'agent nerveux des mouvements réalisés par les fibres musculaires de la trompe. Il doit être aussi celui du phénomène indirect qui consiste dans la pluie sanguine coïncidant avec chaque ponte spontanée de l'œuf, et qui constitue l'acte le plus apparent de la *menstruation*. Pour la production de l'écoulement des règles, Vulpian ne croit pas à la nécessité de la rupture des capillaires de la muqueuse utérine. Il pense qu'il se fait une simple transsudation, et que les globules sortent surtout par diapédèse, par la raison que ces éléments sont beaucoup moins nombreux que dans le sang général. Selon lui cette transsudation est elle-même due à une dilatation active, à une dilatation vaso-dilatatrice qui est provoquée d'une manière réflexe par une impression prenant naissance dans la muqueuse utérine. Ici encore je préfère l'explication fournie par Rouget. J'ai pu constater aussi la présence de fibres lisses dans l'épaisseur de la partie du ligament large qui correspond à l'utérus. Les plexus veineux pampiniformes qui reçoivent le sang de cet organe, sont situés de telle façon qu'ils ne peuvent qu'être comprimés par la contraction de ces fibres. De là, accumulation du sang dans les vaisseaux des parois utérines, et de proche en proche jusque dans les capillaires de la muqueuse. La distension à laquelle ceux-ci se trouvent soumis finit par les rompre en fendillant en même temps l'épithélium ; de là hémorrhagie. Il est probable que l'éréthisme dont le système nerveux génital est le siége pendant la période menstruelle, produit simultanément le spasme musculaire du bulbe de l'ovaire qui amène la rupture de la vésicule de Graaf, celui du muscle adaptateur qui assure des moyens d'expulsion à l'ovule excrété, et celui du muscle lisse péri-utérin qui détermine l'occlusion des veines pampiniformes et les déchirures servant de soupape de sûreté à la congestion générale.

« Il est probable aussi, que, dans la menstruation, le point de départ de l'ensemble de ces phénomènes de nature spasmodique est un acte de la vie cellulaire. Lorsqu'un ovule, en vertu de sa propre force, a parcouru toutes les phases de son développement, lorsqu'il est arrivé à maturité, il devient une épine pour les filets sensitifs du plexus ovarique. L'ébranlement se propage peu à peu au centre génital de la moelle, qui réagit en provoquant tous ces spasmes musculaires. Ces mêmes actes spasmodiques peuvent aussi prendre naissance sous l'influence d'impressions sensitives accidentelles et relevant directement du système cérébro-rachidien, comme celles qu'engendre le coït. La rupture vésiculaire et l'adaptation peuvent se réaliser de cette façon, ainsi que le prouvent les conceptions éloignées des règles. Mais ordinairement, dans ce cas, le spasme ne s'étend pas jusqu'à l'atmosphère musculaire des plexus veineux de l'utérus et la pluie sanguine ne se produit pas. Cependant, le fait se rencontre encore quelquefois. L'ébranlement sensitif dû à la maturité de l'œuf s'étend, de même que celui qui est produit par le coït, au-delà du centre génital médullaire. Il retentit sur tout l'axe cérébro-spinal et même sur la partie psychique de l'encéphale. De là les perturbations nerveuses, sensitives, motrices, intellectuelles et affectives qui accompagnent la période menstruelle. De là entre autres les idées érotiques plus ou moins marquées qu'engendre cet état. » (Poincaré.)

. . . .

« Le sympathique génital préside enfin à l'accouchement. En effet, cet acte mécanique peut encore s'exécuter chez des femmes dont la partie inférieure de la moelle est plus ou moins détruite par un processus morbide. C'est du reste parce que le sympathique résiste plus que l'axe cérébro-spinal à l'action toxique du chloroforme, que l'accouchement peut s'effectuer régulièrement, sans douleur, sous l'influence de cet agent anesthésique. » (Poincaré.)

Nous pouvons rappeler à l'appui de l'intervention du sympathique dans l'accouchement, que Jobert (de Lamballe), notre ancien maître, n'est parvenu à démontrer l'existence des nerfs de la matrice que sur des utérus nouvellement délivrés du produit de la conception. Ces nerfs, en effet, se font alors remarquer par leur volume, tandis que dans l'état non gravide, ils n'avaient pu être encore isolés en raison de leur ténuité. On a donc de légitimes raisons de penser, que cette augmentation de volume est en rapport avec la mission que ces cordons nerveux doivent prochainement remplir au moment de l'expulsion du fœtus. Ils sont d'ailleurs normalement insensibles, partant *sympathiques*.

Le plexus vésical gouverne les actes moteurs sensitifs et vasomoteurs de la vessie ; il a donc aussi sa part dans le désordre physiologique de ces diverses manifestations.

Le docteur Marius Guyot a fait une étude particulière de l'hématocèle péri-utérine dans ses rapports avec l'action vaso-motrice : (*De l'hématocèle péri-utérine dans le cours de la fièvre typhoïde*, Thèse, Paris, 1870). L'auteur cite quatre observations de malades atteintes de fièvre typhoïde, où les symptômes observés, mais non l'autopsie, lui permirent d'admettre la formation, dans la quatrième semaine, d'hématocèles péri-utérines. Pour expliquer cette complication, il invoque l'altération hémorrhagipare du sang, *les troubles des vaso-moteurs* et l'état de profond affaissement si fréquent chez les typhiques à cette période de la maladie. Il cherche à établir que souvent l'hématocèle péri-utérine est prise pour une perforation intestinale et que c'est la moindre gravité de cette première affection qui laisse croire à la guérison de la seconde, alors que, en réalité, la perforation serait toujours mortelle. Ce travail conduit tout au moins à la nécessité d'établir avec le plus grand soin le diagnostic différentiel des accidents aigus abdominaux qui surviennent chez les femmes dans le cours de la fièvre typhoïde.

PATHOLOGIE SPÉCIALE DU GRAND SYMPATHIQUE

I. — MALADIES DU SYSTÈME GANGLIONNAIRE PÉRIPHÉRIQUE

Les auteurs passent en général sous silence tout ce qui se rattache à la pathologie du grand sympathique, à l'exception des phénomènes propres au système vaso-moteur qui fixe davantage l'attention. Les professeurs de clinique et les médecins d'hôpital ne s'arrêtent guère plus que les auteurs à cet important sujet. Nous avons donc lu avec une grande satisfaction les développements que le professeur Bouillaud consacre aux diverses expressions morbides de la partie périphérique du système ganglionnaire (*Traité de Nosographie médicale*, t. III). Nous mettrons à profit cette intéressante partie de son livre.

PATHOLOGIE DU SYMPATHIQUE DANS SON PROPRE DOMAINE

a. *NÉVRALGIES VISCÉRALES*

Nous avons plusieurs fois eu occasion de dire déjà, que le système du grand sympathique est intimement lié avec l'axe cérébro-spinal dont il tire en partie son origine et son action. L'anatomie montre que les filets nerveux de la vie végétative et de celle de la vie de relation sont partout associés. Le grand sympathique dans sa région supérieure emprunte une partie de ses rameaux à la plupart des paires nerveuses crâniennes, soit de mouvement, soit de sentiment; dans toute la hauteur du rachis, il se renforce par les filets que lui fournissent les nerfs spinaux mixtes qui émergent des trous de conjugaison et qui le tiennent en rapport étroit et direct avec la moelle. Partout où se distribue le grand sympathique il emporte donc avec lui comme une émanation du système cérébro-spinal. La sensibilité vive n'entre pas, à l'état régulier du moins, dans le plan de son organisation, et il convenait qu'il en fût ainsi pour que les actes nutritifs et les échanges moléculaires qui s'accomplissent dans la profondeur des tissus pour l'entretien de la vie, pussent poursuivre silencieusement l'œuvre de tous les instants, sans être exposés aux troubles qui pourraient venir d'une trop grande susceptibilité réactionnelle des parenchymes. Mais cette sensibilité obtuse de l'état physiologique s'élève dans un grand nombre de conditions morbides, et la douleur qui se produit alors s'exalte parfois dans les viscères jusqu'au degré le plus aigu.

Les névralgies viscérales sont donc une manifestation fréquente de la clinique. Elles ont leur siége dans les nerfs viscéraux et ne sont pas d'une autre nature que les névralgies externes. On les voit souvent alterner avec celles-ci, leur succéder, être remplacées par elles avec la mobilité caractéristique des névralgies en général. C'est ainsi que la névralgie faciale remplace une gastralgie, que la sciatique succède à l'entéralgie, qu'une sciatique, une gastralgie, une névralgie cardiaque ont pu apparaître successivement pour être suivies d'une névralgie faciale (Fleury). — Laboulbène mentionne ces faits dans sa thèse *sur les névralgies viscérales.* (Concours pour l'agrégation, Paris, 1860.)

Les névralgies viscérales n'ont ordinairement pas la limitation circonscrite de celles qui se remarquent dans l'état douloureux des nerfs cérébro-spinaux, ce qui est en rapport avec la terminaison plexiforme ou en larges surfaces des nerfs viscéraux. (Laboulbène.)

Communément, la douleur en est plus sourde que celle des névralgies externes, selon la dispositio originelle du département sympathique. L'intermittence et même parfois leur périodicité, est aussi un de leurs caractères.

De même que les mouvements musculaires ramènent les douleurs névralgiques externes, de même les fonctions physiologiques réveillent ou exaspèrent les viscéralgies. Ainsi fait l'élaboration des aliments dans l'entéralgie, la menstruation dans l'hystéralgie ou dans les névralgies tubo-ovariennes; de même aussi le séjour de l'urine dans la névralgie vésicale (Laboulbène). Les névralgies viscérales sont moins que les névralgies cérébro-spinales en rapport avec le froid; le plus souvent elles naissent sous l'influence de causes générales et reconnaissent une cause diathésique. Les névralgies viscérales peuvent se produire partout où se distribue le grand sympathique, on peut donc les considérer selon la division de ce département nerveux, dans les trois grandes cavités splanchniques, et admettre les formes suivantes (Laboulbène) :

1° *Névralgies viscérales de la cavité crânienne, névralgies cérébrales* (*Migraine, céphalalgie interne*) (1); 2° *Névralgies viscérales de la cavité thoracique,* comprenant : A *les névralgies du poumon,* B *la névralgie du cœur (cardialgie, angine de poitrine)*; 3° *Les névralgies viscérales de la cavité abdominale.* A celles-ci se rapportent : A les *névralgies du tube digestif et de ses annexes, gastralgie, entéralgie, hépatalgie, splénalgie,* B *les névralgies des organes génito-urinaires,* savoir : *la néphralgie, la cystalgie, la didymalgie ou orchialgie, l'hystéralgie, l'ovarialgie.*

La migraine, en qualité de viscéralgie crânienne, la névralgie tubo-

(1) Nous ne pouvons accepter, nous le dirons plus loin, cette manière de voir. La migraine ne saurait être considérée comme une névralgie de la cavité crânienne; c'est une névrose des plexus digestifs du grand sympathique, une névrose ganglionnaire; c'est la seule interprétation qui permette de comprendre facilement le caractère et l'évolution de cette maladie, mais elle retentit en effet vers l'encéphale.

ovarienne, dans les coliques menstruelles, peuvent être regardées comme les plus fréquentes des viscéralgies.

Dans cette réflexion, Laboulbène s'inspire à coup sûr d'une vue très-légitime en considérant la douleur céphalique de la migraine comme le résultat d'une névralgie du sympathique *cérébral*. Les auteurs en général ne signalent guère cette conception de la migraine. Cependant Eulenburg et Guttmann font intervenir le sympathique dans la céphalalgie de cette affection, symptôme qu'ils expliquent par la compression que la tunique charnue des artères exerce sur les filets vaso-moteurs *(forme angiotonique)*. La participation du sympathique cérébral, dans le mal de tête de la migraine, représente depuis longtemps notre opinion sur la maladie, et nous sommes heureux de nous rencontrer sur ce point avec le premier des auteurs que nous venons de citer. Nous différons de lui pourtant sur le fond. Pour nous, la migraine n'est pas seulement le fait du sympathique cérébral, elle se rattache à un état de souffrance de tout l'arbre sympathique et a son centre d'action et son point de départ dans le plexus solaire et les principales divisions que ce plexus fournit aux organes digestifs. Dans notre article sur la migraine nous développerons cette manière de voir.

Les viscéralgies, comme les névralgies externes et plus qu'elles encore, relèvent le plus souvent d'un état général diathésique et en particulier de l'appauvrissement organique où se trouve jetée l'économie, par l'anémie, la chlorose et les diverses affections débilitantes, consacrant une fois de plus la vérité de ce précepte que rend banal l'observation clinique : *sanguis moderator nervorum*. Une de leurs origines la plus commune aussi est l'état de souffrance des organes digestifs, où si l'on veut la dyspepsie. Les sympathies étroites qui unissent les fonctions digestives au reste de l'économie sollicitent, lorsque ces fonctions sont troublées, un ébranlement organique général qui se traduit en particulier par les réactions nerveuses des organes qui sont le plus vite ou le plus complètement entraînés par synergie clinique dans la défaillance de tout le système; de là, des viscéralgies qui ont souvent pour siége les organes digestifs eux-mêmes, mais qui peuvent atteindre aussi, ensemble ou séparément, d'autres organes, ceux de l'ovulation en particulier chez la femme, ceux de la poitrine, des fonctions génito-urinaires ou cérébro-spinales chez l'homme. C'est ainsi que chez ce dernier, la goutte devient une cause fréquente de la névralgie des voies urinaires et qu'elle détermine des douleurs pulmonaires, l'asthme goutteux convulsif, la céphalalgie et le vertige goutteux, les convulsions goutteuses (Barthez). La syphilis, au dire de Léon Gros et Lancereaux, peut être aussi l'occasion de névralgies viscérales syphilitiques, gastralgie, vomissements incoercibles, entéralgie, hépatalgie. La diarrhée herpétique ou dartreuse, peut éveiller les mêmes réactions douloureuses du côté des viscères.

Il nous suffit ici de cet aperçu général sur les viscéralgies. Nous y reviendrons dans le cours de notre étude clinique sur le système ganglionnaire, lorsque nous examinerons en particulier la migraine, l'angine de poitrine, le goître exophthalmique, les manifestations douloureuses des organes de l'abdomen proprement dit, la névralgie hépatique ou rénale dans les calculs du rein ou du foie. etc. La névralgie de la rate, moins bien déterminée, peut être considérée pourtant comme la représentation de la douleur qui se fait sentir à l'hypochondre gauche à l'état aigu, ou atténuée, dans les accès ou en dehors des accès de la fièvre intermittente.

Dans toutes ces manifestations douloureuses du reste, c'est un devoir élémentaire pour le clinicien de rechercher attentivement si la douleur est vraiment névralgique, c'est-à-dire indépendante de toute lésion appréciable, ou si au contraire elle n'est que la traduction d'une lésion organique variée.

Il faut bien nous conformer à la tradition admise jusqu'ici, en accordant le nom de névralgies aux seules douleurs dégagées de toute complication anatomique. Un jour viendra pourtant, sans doute, où l'observation plus parfaite permettra de rattacher ces déviations de la sensibilité, sinon peut-être à un véritable changement de texture, du moins à une modification de circulation, soit dans les capillaires, soit dans les vaisseaux moins ténus des cordons nerveux intéressés. C'est une réflexion semblable à celle qui mérite d'être reproduite pour les névralgies externes.

Le professeur Jaccoud a fait lui-même des remarques sur les névralgies viscérales d'origine ganglionnaire : « Les tumeurs, dit-il, qui, dans le *crâne*, au *cou*, dans le *thorax*, intéressent les cordons du vague ou du sympathique, celles qui dans l'*abdomen* agissent par compression directe sur le plexus solaire, peuvent produire entre autres phénomènes des névralgies gastro-intestinales dont l'apparition devance parfois les symptômes plus caractéristiques de la lésion. Les gastralgies de cet ordre sont peu communes; les moins rares sont celles qui sont produites par les lésions abdominales intéressant le plexus solaire (aorte, pancréas).

« *Je rattache à la compression du plexus solaire et du sympathique abdominal une forme de gastralgie qui n'a pas encore été signalée* et que j'ai observée et étudiée chez un malade durant plusieurs années consécutives.

Voici, un peu abrégée, l'observation de ce malade : « Un homme de trente ans, de constitution saine et robuste, souffrait, depuis deux ans, d'accès gastralgiques remarquables par la violence de la douleur, par un sentiment général de défaillance, par la petitesse du pouls, et surtout par leur développement et leur terminaison également instantanés. Ces paroxysmes revenaient avec une fréquence fort inégale : tantôt le patient était délivré pour plusieurs jours ; tantôt il en éprouvait deux ou trois dans l'espace d'une journée ; il n'y avait aucun rapport entre l'apparition ou la fréquence des douleurs et le mode d'alimentation. Le seul fait que cet homme fort intelligent eut noté était celui-ci : quand il faisait de longues marches il avait des accès beaucoup moins fréquents ; de même, quand dans son cabinet il travaillait debout, il était beaucoup moins sujet à la gastralgie que lorsqu'il écrivait assis durant quelque temps ; il avait remarqué aussi que parfois il avait réussi à faire cesser la douleur au moyen d'un effort prolongé semblable celui de la défécation. L'appétit du reste était conservé, les fonctions digestives étaient intactes, la nutrition n'avait point souffert. Depuis deux ans, toutes les médications avaient échoué, et mes premiers essais n'avaient pas été plus heureux ; le mal était imperturbable.

» Soumettant un jour le malade à un examen complet, je découvris qu'il était porteur d'une varicocèle gauche dont il ne s'était jamais plaint ; et pourtant le paquet veineux était énorme ; il remplissait le scrotum distendu d'une tumeur lourde et dure qui se prolongeait dans le canal inguinal ; dans ce trajet les veines, aussi loin qu'on pouvait les suivre, étaient variqueuses, et il était bien certain que le plexus pampiniforme, peut être aussi le réseau péri-vertébral, participaient à cet état. Tandis que je procédais à cet examen, je sens la tumeur diminuer sous mes doigts ; elle se réduit en totalité : le testicule dégagé vient s'appliquer sur l'anneau inguinal, et à l'instant même éclate l'accès : Je vois le patient courbé par la douleur, je vois sa figure s'altérer et pâlir, etc. Je commence dès lors à concevoir le mécanisme de cette névralgie. En faisant prendre au malade une position convenable et l'engageant à faire un grand effort, le paquet variqueux apparaît ; il tombe dans le scrotum qui s'abaisse sous le poids, et au moment même où la tumeur est reconstituée à l'extérieur, la douleur gastralgique cesse, tout malaise disparaît. Instruit à observer le rapport de ses accès avec le volume de sa varicocèle, le malade put confirmer mon opinion en m'apprenant que chaque fois, sans exception aucune, le début du paroxysme avait été immédiatement précédé de la rentrée de la tumeur dans le ventre, et que la fin avait suivi non moins immédiatement sa réapparition dans le scrotum. Fixé dès lors sur la genèse des accidents, je conseillai au malade l'abandon du suspensoir et diverses précautions ayant pour but de prévenir la réduction de la varicocèle, et il a obtenu ainsi une délivrance qui équivaut pour lui à une guérison.

Jaccoud apprécie ensuite le fait au point de vue de la genèse de la gastralgie. « Il est clair, dit-il, que dans ce cas la rentrée de la varicocèle dans le réseau veineux abdominal, augmente subitement la pression dans les veines internes, et comme la circulation est languissante dans ces vaisseaux qui sont eux-mêmes variqueux, cette augmentation de pression y détermine une turgescence persistante qui comprime à la manière d'une tumeur, les ganglions et les nerfs prévertébraux. (Pathologie int., t. II, p. 189.) »

b. *NÉVROSES VASO-MOTRICES*

Le docteur Cahen a fait une étude spéciale des *névroses vaso-motrices*. (Archives génér. de méd. 1863.) Il établit d'abord que, dans les affections des nerfs, tantôt on trouve la douleur comme élément unique (névralgies), tantôt on trouve à la fois des troubles de la sensibilité et du mouvement, *tic douloureux*, tantôt enfin on trouve à la fois des troubles de la sensibilité, du mouvement et *de la circulation*. Et de même que les altérations de la sensibilité et du mouvement peuvent exister séparément, de même aussi on peut trouver à l'état isolé des modifications de la circulation sous l'influence d'affections nerveuses. L'auteur considère particulièrement ce troisième ordre de phénomènes. Il s'étudie à mettre en relief les modifications dans la circulation céphalique, les phénomènes de congestion oculaire, de larmoiement, les ophthalmies plus ou moins périodiques, les epistaxis qui accompagnent la névralgie des diverses branches du trijumeau ; les tranchées utérines, les métrorrhagies qui surviennent dans l'état ou non de puerpéralité, à la suite des névralgies lombo-abdominale, génito-crurale, iléo-lombaire, etc.

CÉCITÉ HYSTÉRIQUE. — Le docteur Dujardin-Beaumetz a fait connaître un cas de cécité hystérique observé chez une jeune fille de seize ans, où le trouble visuel paraissait bien être sous la dépendance d'un vice d'innervation vaso-motrice (*Le Progrès médical*, 12 juillet

1870). Dans ce fait, la cécité avait éclaté subitement, au milieu d'une santé parfaite. L'examen ophthalmoscopique, pratiqué par le docteur Abadie, ne montrait d'autre lésion que l'immobilité de la pupille et un certain degré d'ischémie rétinienne, un certain amincissement du calibre des artères dans le champ de la papille. La sensibilité cutanée était, sur tout le corps, frappée d'anesthésie. Des piqûres faites sur le front, le cou, les bras, les jambes, etc., n'étaient pas ressenties; *elles ne saignaient pas*. Les applications métalliques variées, l'électricité statique, portée en particulier sur le pourtour des orbites, l'hydrothérapie, rétablirent peu à peu la vision. — Rien n'est plus légitime que de rapporter ici le trouble visuel à la circulation raréfiée de la membrane nerveuse de l'œil sous l'influence de la perturbation ganglionnaire. La rétine cessait de fonctionner faute de recevoir du sang, son excitation habituelle. De même, l'anémie cérébrale intéressant un plus vaste domaine, détermine dans la physiologie nerveuse de relation, des troubles multiples et variés.

Nous les étudierons dans un article spécial sur l'anémie cérébrale.

Il est bien certain aussi que les fluxions, les congestions, les taches ecchymotiques ou hémorrhagiques que l'on rencontre au lit du malade ou à l'autopsie, dans un certain nombre d'organes ou de tissus, doivent être rapportées, dans un bon nombre de cas, à un vice d'action ganglionnaire. Les vaisseaux, mal régis par le système nerveux qui leur est propre, laissent le sang affluer sur tel ou tel point en plus grande abondance ou même s'épancher hors de leurs parois.

Nous aurons à signaler plusieurs fois des faits de cet ordre dans le cours de notre étude.

c. *HYPERESTHÉSIE DANS LE DOMAINE DU SYMPATHIQUE*

1° HYPERESTHÉSIE DU PLEXUS SOLAIRE. — Rien n'empêche que ce plexus, profondément situé dans le creux épigastrique, soit envahi par la douleur sous l'influence de certaines conditions morbides qui modifient sa physiologie normale; et par exemple, il faut certainement lui rapporter à lui et à ses divisions, une partie des sensations douloureuses qui se font sentir au creux de l'estomac dans les accès violents de migraine, sensations qui ordinairement alors survivent plus de vingt-quatre heures à la fin de l'accès. Mais les faits anatomiques, cliniques ou physiologiques, sont trop insuffisants pour que l'on puisse faire autre chose que d'indiquer en passant ce point de pathologie. Ajoutons pourtant une réflexion : on peut comprendre à un autre point de vue l'hypéresthésie du sympathique. Le mode spécial d'activité des nerfs ganglionnaires est d'entretenir selon la mesure physiologique tous les phénomènes intimes de la vie cellulaire, ceux de la circulation profonde, de la nutrition, des combustions et transformations organiques, tout ce qui se rapporte à ce que Bichat appelait la vie végétative. Sous l'influence de conditions indéterminées, ces actes intimes peuvent, comme tous les phénomènes de la vie, pécher par excès ou par défaut. Il est légitime de supposer qu'ils peuvent, à l'occasion, devenir l'objet d'une certaine suractivité par le fait de l'excitation anormale des nerfs spéciaux chargés de régir leur accomplissement, excitation qui serait alors fonctionnelle au lieu d'être douloureuse. Mais nous sommes ici dans le domaine de la théorie et ce n'est plus le terrain qui convient à la clinique. Quelques divisions, soit du plexus solaire, soit d'un autre département du sympathique abdominal, se prêtent à quelques considérations plus précises au point de vue de leurs réactions douloureuses ; tels sont, par exemple, les plexus cœliaque et mésentériques supérieur et inférieur. Nous consacrerons tout à l'heure quelques mots aux troubles sensitifs qui peuvent se manifester dans ces foyers nerveux. Mais le plexus solaire qui condense et résume pour ainsi dire tout le système ganglionnaire, qui commande à tous les autres plexus de l'abdomen, et qui, par conséquent tient sous sa dépendance les divers foyers de la vie végétative et qui concourt aux plus importantes fonctions, ce plexus est apte à fournir des manifestations pathologiques plus graves que celles qui résultent de l'élévation de sa sensibilité au type aigu.

Chaque système nerveux, dit Lobstein, a ses maladies propres : *utrumque systema nervorum suis obnoxium est morbis*. De même que le système cérébral, violemment frappé, suspend la vie d'une manière subite, de même fait le plexus solaire dans certaines conditions. On a coutume de dire, d'une façon générale, que les morts subites peuvent avoir trois origines, le cerveau, le cœur et le poumon ; j'en ajoute, dit Lobstein, une quatrième qui est le plexus solaire, *quartam adjicio quæ est* plexus solaris *nervorum abdominalium fons atque centrum, plexus qui subitâ commotione, vellicatione aut quocumque modo correptus, paralysi afficitur lethali, quam cita mors insequitur. Exempla prostant numerosa de injuriis extrinsecus epigastrio illatis, quæ mechanica vi necem paraverunt.* Nous ne citerons qu'un de ces exemples : Lobstein rapporte qu'un enfant succomba pour avoir reçu d'un de ses camarades une boule de neige à l'épigastre sans lésions d'organes, *organis plane illæsis*.

Déjà précédemment nous avons esquissé la physiologie pathologique de quelques plexus abdominaux à propos des coliques hépatique et saturnine.

L'hypéresthésie simple des plexus mésentériques, celles du plexus cœliaque se placent naturellement après celle du plexus solaire.

2° HYPÉRESTHÉSIE OU NÉVRALGIE DU PLEXUS MÉSENTÉRIQUE. — Nous avons remarqué déjà et nous aurons occasion de dire encore, à propos de la névralgie cardiaque de l'angine de poitrine, que l'état pathologique amène dans les organes de nouvelles conditions de sensibilité. La douleur peut donc à l'occasion s'éveiller dans les diverses parties du département sympathique, alors que pourtant le silence habituel des impressions est la règle dans le domaine de ce réseau nerveux. Romberg considère l'hypéresthésie des nerfs sympathiques comme devant constituer un second ordre de névralgies à côté de celles qui intéressent les nerfs cérébro-spinaux.

Le plexus mésentérique est souvent le siége d'une douleur de ce genre. C'est ainsi que se produit le phénomène si connu sous le nom de colique, désignation qui s'applique à divers états morbides, réunis par le caractère commun de la douleur intestinale : l'entéralgie simple ou sporadique, l'entéralgie rhumatismale, la colique saturnine et certaines autres formes appelées *coliques végétale, de Cayenne, de Poitou, colique sèche endémique des pays chauds*.

La colique saturnine, pour ne considérer qu'elle en ce moment, est donc une véritable névrose ganglionnaire de l'intestin, ainsi que de Haën, Vanstrostwick paraissent l'avoir dit les premiers. Ranque, Tanquerel des Planches, Andral, Grisolle, d'autres encore acceptent, cette origine ; mais ils pensent que le phénomène douleur permet d'invoquer aussi la participation de la moelle au trouble du sympathique. Astruc et Sauvage n'accordaient à la colique de plomb qu'une origine exclusivement médullaire. (Mais le sympathique est un nerf médullaire.)

Chez un individu ayant succombé avec la colique de plomb, Tanquerel a constaté que les ganglions sympathiques de la cavité abdominale avaient atteint un volume double et même triple de l'état normal. Je lis dans Rosenthal, que Kussmaul et Maier ont fait connaître un exemple de sclérose des ganglions cœliaque et cervical supérieur dans un cas de saturnisme chronique.

Dans un cas de colique végétale, le docteur Segond, à Cayenne, trouva quelques ganglions et quelques troncs nerveux du grand sympathique hypertrophiés, durcis et d'une couleur anormale. (*Essai sur la névralgie du grand sympathique*, Paris, 1837). Il faut dire aussi que divers auteurs, le docteur Briquet entr'autres, n'acceptent pas l'origine névrotique de la maladie qu'ils rapportent à une affection locale des membranes de l'intestin ou des muscles de l'abdomen; mais l'intervention du système nerveux est bien plus en rapport avec les données de la physiologie. Eulenburg et Guttman sont d'ailleurs disposés à croire, en se basant sur les expériences de Colin, que les filets vasculaires sensibles des plexus qui entourent les artères de l'abdomen jouent aussi un rôle dans les accès de colique. Ce serait une forme angiotonique de la maladie. La douleur n'est pas le seul caractère de la colique en général, et de celle en particulier qui relève de l'empoisonnement par le plomb. On observe encore une série d'actes moteurs considérés comme réflexes. Telles sont les contractions spasmodiques et partielles du canal intestinal dont le malade n'a pas seul conscience et qui parfois sont encore appréciables aux doigts et à l'œil de l'observateur. Ces mouvements sont localisés principalement dans les parties inférieures du canal intestinal, le cæcum et le côlon. La contraction du sphincter anal observée par Tanquerel dans un bon nombre de cas, est un phénomène du même ordre. Les vomissements, la rétention d'urine, la rétraction du testicule sont d'autres phénomènes traduisant une action réflexe du côté de l'estomac, de la vessie ou du crémaster, comme font la tension et la dureté des parois de l'abdomen du côté du ventre. A la vérité Eulenburg et Guttmann contestent l'influence réflexe. Ils admettent que les actes moteurs et les phénomènes sensitifs sont contemporains, simultanés, comme les phénomènes sensitivo-moteurs de l'angine de poitrine. Pour eux, les filets nerveux moteurs destinés à la couche musculaire sont atteints en même temps que les filets sensitifs. Ce qui tend à le prouver c'est que dans les recherches chimiques dues à Tanquerel, Meurer, Devergie, Orfila, Chevalier, Chatin, on a trouvé le plomb confiné dans le système musculaire pour qui il semble avoir une affinité spéciale. On sait de plus, que le plomb excite à un haut degré les contractions des muscles lisses, soit directement, soit par l'intermédiaire des filets intrà-musculaires. Il est donc facile de comprendre comment le plomb déposé dans les fibres lisses du canal intestinal, amène les contractions partielles et spasmodiques avec la rétraction du ventre et sa dureté, troubles moteurs que la main du médecin peut constater. Il n'est pas prouvé que les nerfs sensibles de l'intestin peuvent amener la contraction réflexe des muscles abdominaux. La constipation, si fréquente chez les saturnins, ne doit pas être rattachée aux spasmes transitoires de certaines parties de l'intestin, non plus qu'à la paralysie de cet organe ; elle paraît bien plutôt liée à l'augmentation d'action de ces filets viscéraux sympathiques dont l'excitation arrête les mouvements péristaltiques et qui se rendent dans la partie dorsale de la moelle, selon les recherches de Nasse et Pflüger. On doit rattacher aussi à l'expression symptomatique de la colique en général les troubles de circulation et le ralentissement de l'action du cœur, qu'on observe dans certaines coliques violentes. Ce dernier phénomène serait un effet réflexe produit par l'excitation du centre médullaire des nerfs vagues. Le sentiment de défaillance et d'anéantissement que les malades éprouvent dans certaines coliques aiguës serait, aux yeux de Romberg, une preuve en faveur de l'origine sympathique de l'entéralgie. D'après Eulenburg et Guttmann, ces symptômes doivent être considérés comme des phénomènes d'irradiation névralgique et non comme la conséquence réflexe de l'arrêt du cœur.

3° HYPERESTHÉSIE OU NÉVRALGIE CŒLIAQUE. — Le plexus cœliaque, qui forme avec le plexus mésentérique les deux divisions principales du plexus solaire, se prête aux mêmes considérations de sensibilité morbide que les autres parties du système nerveux ganglionnaire. Enveloppant le tronc cœliaque, il se divise immédiatement, comme cette branche artérielle, en trois plexus : le plexus coronaire stomachique, le plexus hépatique et le plexus splénique. Il faut nécessairement admettre que ces plexus ont un rôle important dans les irradiations douloureuses que font naître les maladies de l'estomac, du foie, de la rate, ou celles des gros vaisseaux de cette région. Malheureusement, cette partie du domaine clinique est encore bien peu explorée. Eulenburg et Guttmann qui constatent eux-mêmes la pénurie des faits propres à édifier son histoire, disent qu'elle aurait pour caractère, une douleur partant de la région de l'épigastre et se répandant vers le dos et la cavité thoracique. Le siége en varierait nécessairement selon que l'hyperesthésie atteindrait plutôt telle ou telle division cœliaque. Bamberger déclare que l'expression de la névralgie cœliaque ne diffère pas sensiblement de celle d'un accès violent de cardialgie. Voltz a trouvé une fois un cancer du pancréas en rapport avec des phénomènes douloureux considérés comme se rattachant à la névralgie cœliaque.

4° HYPÉRESTHÉSIE DU PLEXUS HYPOGASTRIQUE. — Le plexus hypogastrique, double, a pour mission d'innerver le rectum, la vessie et en outre la prostate et les testicules chez l'homme, le vagin, l'utérus, les ovaires et les trompes chez la femme. L'hyperesthésie dont il peut être atteint dans son tronc ou dans ses branches se prête surtout aussi à des considérations théoriques. Il est pourtant impossible néanmoins de passer complètement sous silence les troubles de physiologie pathologique capables d'atteindre des organes aussi importants. Cette forme de névralgie sympathique parait avoir été décrite pour la première fois par Romberg qui lui assigne pour caractère d'une manière générale des sensations douloureuses dans le bas ventre et la région sacrée avec irradiation vers la cuisse et la région des nerfs hémorroïdaux. Selon lui, elle atteint spécialement le sexe féminin en complication de l'hystérie et des troubles menstruels, surtout à l'époque de la puberté. Il serait plus exact de dire qu'elle se manifeste par des phénomènes qui varient quant au siège de la douleur et à l'expression fonctionnelle selon l'organe affecté. Il est très légitime de rapporter à cette névralgie les coliques menstruelles, les douleurs qui accompagnent le cancer, les polypes, les corps fibreux de l'utérus, celles qui atteignent assez souvent les jeunes femmes au début du mariage en dehors de la menstruation et de toute lésion anatomique des organes sexuels, celles qui se lient au gonflement et à l'inflammation des tumeurs hémorroïdales, certaines maladies aigues ou chroniques de la vessie ; mais il nous faut ici la même sobriété de détails que précédemment.

Cahen considère que la névralgie utérine est en rapport immédiat avec des troubles vaso-moteurs et le désordre fonctionnel de l'appareil génital de la femme. D'après lui, il s'agirait d'une névralgie iléo-lombaire primitive à la quelle se joindrait une névrose vaso-motrice de l'utérus (congestion, hémorragie) ainsi qu'une sécrétion anormale. La névralgie iléo-lombaire serait le principe et non la conséquence de l'affection utérine et des troubles sécrétoires.

5° HYPÉRESTHÉSIE DU PLEXUS SPERMATIQUE. — Les plexus spermatiques, émanation des plexus rénaux, peuvent être le siège d'une névralgie à la quelle on a rapporté la maladie décrite par A. Cooper sous le nom de testicule irritable, névralgie d'ailleurs à la quelle Cooper croyait qu'il convenait d'attribuer dans la plupart des cas une origine centrale.

Valleix a considéré cette hyperesthésie comme représentant la névralgie iléo-scrotale de Chaussier. Hasse et Romberg la font dépendre de l'élargissement avec ou sans varicocèle des veines qui rampent dans le parenchyme testiculaire.

d. *ANESTHÉSIE DANS LE DOMAINE DU SYMPATHIQUE*

Eulenburg et Guttmann consacrent quelques lignes à ce sujet. Il est assez étrange toutefois d'étudier la diminution ou la perte de la sensibilité dans un département nerveux dont l'insensibilité est le caractère fondamental. Il y a pourtant, comme nous l'avons dit déjà tout à l'heure à propos de l'hyperesthésie, deux points de vue à considérer ; on peut examiner la question en ce qui touche ce que Bichat appelait la sensibilité organique, c'est à dire étudier l'affaiblissement de la puissance nerveuse ganglionnaire dans ses rapports avec les divers actes organiques auxquels elle préside, savoir l'activité moléculaire au sein des parenchymes, les mouvements interstitiels de rénovation ou de destruction organiques, les phénomènes d'absorption, de sécrétion ou d'exhalation physiologique, etc.; on peut rechercher aussi les modifications capables de survenir dans l'échelle de la sensibilité aux impressions de la douleur, dans l'aptitude plus ou moins grande de ce réseau à devenir douloureux par les circonstances qui éveillent ordinairement des réactions sensibles. Il faut renoncer toutefois à apprécier le caractère propre et le *quantum* de cet amoindrissement sensitif qu'il convient théoriquement d'admettre. Mais à ces deux points de vue le sujet est obscur. Bornons nous à poser le principe sans insister.

Quelques auteurs ont été conduits à regarder l'arrêt ou la diminution des mouvements péristaltiques de l'intestin comme un signe d'anesthésie dans le domaine du sympathique ; mais une difficulté résulte de ce qu'on est encore mal renseigné sur la question de savoir si dans l'état normal ces mouvements de l'intestin sont réflexes ou directs. Dans le premier cas seulement, la perte du mouvement pourrait être la conséquence de la perte de la sensibilité.

e. *PARALYSIES D'ORIGINE SYMPATHIQUE ET CRAMPES DES MUSCLES VOLONTAIRES*

Romberg a cru devoir admettre encore des paralysies dans les muscles innervés par le sympathique. Il range parmi ces paralysies celles qui se produiraient dans le domaine des nerfs du cœur, du pharynx, de l'œsophage etc. Eulenburg et Guttmann observent qu'on n'a pas encore établi la démonstration complète de ces paralysies par influence sympathique bien que certaines expériences physiologiques tendent à en faire admettre la réalité ; ils sont disposés même à joindre les paralysies et les crampes qui surviennent dans les muscles de l'œil à celles que signale Romberg. D'après Remak, tous les muscles volontaires recevraient leur tonicité du sympathique ; on devrait alors admettre à côté des paralysies et des crampes d'origine spinale, des muscles volontaires, des crampes et des paralysies d'origine sympathique. Remak rattache à l'influence du sympathique les paralysies diphtéritiques, et il les considère comme déterminées par une lésion du ganglion cervical supérieur. Cette manière de voir l'a conduit à appliquer l'action galvanique sur les ganglions supérieurs du sympathique cervical. Mais il ne dit pas de quelle façon ces ganglions seraient atteints.

Duchenne soutient de son côté, que dans certains cas d'ataxie locomotrice il faut considérer le sympathique cervical comme le point de départ des troubles morbides, et il invoque à l'appui de son opinion les troubles occulo-pupillaires habituels dans cette maladie. (*Recherches cliniques sur l'etat pathologique du grand sympathique dans l'ataxie locomotrice*, Mémoire lu à la Société de médecine de la Seine, 5 février 1864.) Remak admet aussi, d'après Eulenburg et Guttmann que certaines paralysies hystériques ainsi que les paralysies saturnines doivent être rapportées au sympathique.

f. *PARALYSIE DES VASO-MOTEURS DANS L'HÉMIPLÉGIE*

Chevallier a étudié *la Paralysie des nerfs vaso-moteurs dans l'hémiplégie* (Thèse. Paris 1867.)

Gubler dès 1856, Brown Séquard en 1863 ont signalé chez des hémiplégiques une différence notable de température entre le côté paralysé et le côté sain. Ils ont établi qu'au début de l'hémiplégie la différence est généralement à l'avantage du côté malade, bien que l'inverse puisse avoir lieu accidentellement ; que cette élévation de température se montre parfois à la manière d'un accès de fièvre localisée ; qu'elle s'accompagne de phénomènes hyperémiques variés suivant les régions et les organes sécréteurs : larmoiement, catarrhe oculaire, salivation, hypersécrétion des glandes maxillaires, sudation exagérée.

(L'innervation médullaire pervertie par le processus hémiplégique, amène les troubles sympathiques.)

Schiff a prétendu que la température ne s'élève du côté paralysé du mouvement que dans la jambe, les pieds et les doigts, et non à la cuisse. Pour cet observateur en effet, les racines du sciatique et du crural ne contiennent que les nerfs vaso-moteurs du pied et de la partie inférieure de la jambe ; ceux de la cuisse auraient une origine médullaire plus élevée, vers la partie thoracique. Les éléments nous manquent pour contrôler cette appréciation.

Dans une étude sur la température des parties paralysées, Folet que cite Chevallier, a noté aussi que la température s'élève dans les membres à mesure que la paralysie les envahit, et qu'en outre elle reste stationnaire lorsque le malade marche vers la guérison.

En recherchant la médication capable de modifier les troubles de l'innervation vaso-motrice, Chevallier observe qu'il est une classe de médicaments plus spécialement en rapport avec l'action des vaisseaux et qu'on a appelés pour cette raison médicaments vasculaires : les principaux sont la belladone, le bromure de potassium, le seigle ergoté, la nicotine. La belladone exerce une action primitive sur les vaisseaux, et seulement consécutive sur l'organe central de la circulation ; la preuve en est dans l'action de ce médicament sur la peau et les muqueuses ; la belladone en effet arrête la sécrétion du mucus et supprime la sueur ; est-ce à titre d'agent constricteur des tuniques vasculaires que ce médicament est vanté dans l'épilepsie ?

Si le bromure de potassium a donné aussi quelques bons effets dans l'épilepsie doit-on les rapporter à l'action du bromure de potassium sur les vaisseaux de la moelle ?

L'ergot de seigle serait un agent vaso-moteur au premier chef ; son action est si puissante qu'il peut amener quelquefois la gangrène. Le principe actif du tabac agit dans le même sens ainsi que le montrent la pâleur de la face, la diminution du pouls et la sidération cardiaque.

Le sulfate de quinine et la digitale sont aussi des médicaments vasculaires et cardiaques par l'action sédative qu'ils exercent sur la circulation. La digitale est bien un sédatif de cette fonction ; elle en calme les désordres, mais c'est par une action surtout tonique et non hyposthénisante.

8. *SCLÉRODERMIE*

La *sclérodermie*, cette singulière affection trophique de la peau, se rattacherait à l'action viciée du grand sympathique représenté par les vaso-moteurs. Telle est la doctrine aujourd'hui défendue entr'autres par le docteur Vidal. Dans une séance de la Société médicale des hôpitaux, le 31 décembre 1878, à propos d'un malade atteint de sclérodermie, et présenté par le docteur Blachez, le docteur Vidal a exposé les considérations suivantes :

D'après les faits que j'ai pu observer, dit-il, je suis de ceux qui pensent que cette singulière affection est sous la dépendance d'un état pathologique de la moelle épinière (nous savons que le sympathique emprunte à la moelle une partie de son action). Je l'ai constamment vue débuter par les troubles nerveux des extrémités. Dans plusieurs cas j'ai constaté à la période initiale les troubles de la sensibilité des mains, le refroidissement, l'asphyxie locale des extrémités. C'est la période des troubles des nerfs vaso-moteurs, symptômes symétriques dont l'origine médullaire est généralement admise. Plus tard, nous avons la période des troubles trophiques, l'endurcissement, la sclérose du derme. C'est au commencement de cette période qu'on constate plus ou moins marquée, mais non constante, la tuméfaction œdémateuse, la seconde phase de Blachez (1). J'ai actuellement dans mon service une jeune malade de 20 ans, chez laquelle les accidents ont débuté il y a plus de trois ans, par l'asphyxie locale des extrémités supérieures avec hyperhydrose; puis graduellement, sans transition de période œdémateuse, la peau des doigts, celle du dos des mains se sont indurées ; le bout des doigts s'est atrophié, et la main offre le type le plus parfait de la sclérodermie dactylée ou des extrémités, un des types admis par Hardy. Chez cette malade le nez et les joues se sont indurés, la peau s'est pigmentée. Elle éprouve des douleurs sur le trajet de la colonne vertébrale, et pendant plusieurs semaines une contracture d'origine centrale a tenu le bras droit et les doigts dans la flexion, contracture douloureuse cédant à une extension prolongée, comme les contractures d'origine médullaire.

Un autre malade, un homme de 67 ans, a eu pour premier symptôme le froid et la cyanose des mains, avec hyperhydrose très-prononcée des surfaces palmaires et plantaires. Cette transpiration locale abondante contrastait avec la sécheresse relative du reste du tégument. Ces troubles des vaso-moteurs, ces symptômes d'asphyxie locale symétrique, ont débuté il y a un peu plus d'une année ; ils sont actuellement très-accusés. Sous l'influence d'une douleur, d'une émotion,

(1) Blachez divise la marche de la sclérodermie généralisée, ou symétrique en trois stades ou périodes : l'une de troubles nerveux; la seconde d'œdème localisé; la troisième d'endurcissement du derme.

les mains deviennent froides, violettes, et la température s'abaisse à 27°. Ces phénomènes se sont montrés graduellement sur des surfaces plus étendues, gagnant les bras, les cuisses, le tronc; s'accompagnant de l'endurcissement du derme, de pigmentation marbrée, de vergetures blanchâtres. La sclérodermie tend à devenir générale, et les mouvements du cou, du tronc et des cuisses sont presque immobilisés par la rigidité et la rétraction de la peau.

« On voit chez ce sujet la transition des troubles des nerfs vaso-moteurs aux troubles trophiques; au pourtour des régions indurées, on constate une *zone d'envahissement*. Cette zone, de coloration violacée, est en relief sur le tégument sain. Elle fait une saillie d'apparence œdémateuse, mais c'est un œdème dur qui ne reçoit pas l'empreinte du doigt. La cyanose de cette zone et son refroidissement augmentent sous l'influence du froid et des excitations du système nerveux. Au dire du malade, cette zone d'envahissement aurait précédé partout le gonflement et l'induration de la peau. Cette phase œdémateuse se confond avec la période d'asphyxie locale à laquelle elle est étroitement subordonnée.

« Voici comment je comprends le processus pathogénique : Troubles des nerfs vaso-moteurs, asphyxie locale, œdème consécutif à la gêne de circulation, et, dans le tissu conjonctif, œdématié chroniquement, prolifération d'éléments fibreux et élastiques. Quant à l'origine de cette trophonévrose, je suis de ceux qui pensent que c'est dans une lésion du système spinal, et vraisemblablement de la substance grise des cordons antérieurs qu'on doit la chercher. Je sais qu'on pourra opposer aux présomptions, je dirais volontiers aux démonstrations fournies par la physiologie pathologique, les résultats négatifs des autopsies faites jusqu'à ce jour. Ces autopsies sont peu nombreuses; malgré le soin avec lequel elles ont été faites, malgré l'autorité des histologistes qui ont fait l'examen de la moelle épinière, je crois que la science n'est pas assez avancée pour que la question anatomique puisse être définitivement tranchée. Il ne faut pas oublier que dans une observation de Chalvet et Luys, ces observateurs ont trouvé à l'autopsie d'une sclérodermie généralisée, une sclérose des cordons antérieurs de la moelle. »

Dans l'hypothèse qu'il adopte sur le point de départ de l'affection, Vidal croit que l'on peut obtenir dans la sclérodermie, de bons effets de l'électrisation par les courants continus. (*L'Union médicale*, 11 mars 1870, p. 404.)

Dans les phénomènes cliniques que nous venons de rapporter, le docteur Vidal paraît accorder une part prépondérante aux affections de la moelle. Ces lésions pourtant n'enlèvent point au sympathique le premier rôle dans la question. Si l'on considère que la moelle est elle-même pourvue de vaisseaux nombreux, l'action viciée des vaso-moteurs, en modifiant la circulation médulaire, peut amener la sclérose des cordons antérieurs au même titre que le trouble vasculaire du tégument externe détermine la sclérose de la peau. Il y aurait ainsi en réalité deux scléroses se produisant et marchant parallèlement dans deux domaines différents sous l'influence d'une cause unique, le vice de l'innervation vaso-motrice.

Quoi qu'il en soit du mode spécial de l'intervention du système nerveux dans le développement de la sclérodermie, le professeur Forget (de Strasbourg) considérait cette affection spécialement comme une inflammation de l'un des éléments de la peau, du chorion; et il lui imposait pour cela le nom de chorionitis.

h. *HÉMIGLOSSITE*

Noel Guéneau de Mussy a récemment attiré l'attention sur un ordre de faits cliniques qui semblent appartenir au domaine morbide des vaso-moteurs (*Deux observations d'hémiglossite suivies de réflexions sur la pathogénie de cette affection, in Archives génér. de méd., avril* 1870). Il s'agit dans ce travail de deux malades, hommes tous deux, âgés l'un de 80 ans, l'autre de 25, qui, à la suite d'une affection inflammatoire superficielle des voies respiratoires, pharyngo-laryngite et bronchite légère, et après une fièvre intense, furent pris de tous les phénomènes d'une glossite : tuméfaction douloureuse et considérable de la langue, parole embarrassée, déglutition pénible, salivation abondante, empreinte de l'arcade dentaire sur les tissus malades, etc. Chez ces deux sujets, la moitié gauche de la langue était le siége principal du gonflement qui avait presque triplé le volume de l'organe. On constatait un noyau épais élastique, *très-sensible au toucher* et qui offrait toutes les apparences d'un engorgement phlegmoneux. Il importe de noter que chez les deux malades, la congestion linguale avait été précédée pendant plusieurs jours de vives douleurs dans le côté correspondant de la tête pour l'un, dans ce même côté de la tête et en même temps dans l'oreille pour l'autre; et chez l'un d'eux les douleurs de tête accompagnaient les douleurs lancinantes et l'hyperesthésie du côté gauche de la langue.

Les cas d'hémiglossite sont rares. Nous n'en avons jamais rencontré pour notre part. Guéneau de Mussy lui-même n'en avait pas encore observé avant ceux qui font l'objet de son travail. L'évolution clinique de ces deux faits ne présenta rien d'insolite en dehors de la circonscription des accidents.

L'auteur cherche à interpréter la pathogénie. Pourquoi le travail congestif s'est-il ainsi limité à une moitié de la langue ? Ce n'est point un phénomène seulement vasculaire ; le tissu conjonctif existe dans tout l'organe, séparé il est vrai de droite à gauche par le septum lingual, et les vaisseaux communiquent entre eux par de nombreuses anastomoses qui doivent solidariser les mouvements circulatoires. Aucune cause locale, nul traumatisme, aucune irritation circonscrite ne justifiaient cette localisation du travail congestif. Partant de ces données, Guéneau de Mussy admet que l'influence du système nerveux peut seule expliquer la forme spéciale du processus morbide, car, dit-il, seuls parmi les éléments anatomiques dont la langue est composée, les nerfs restent indépendants et distincts dans chaque moitié de l'organe ; d'ailleurs chez les deux malades la congestion a été d'emblée générale ; elle a occupé dès le début toute l'épaisseur des tissus linguaux à gauche de la ligne médiane. Il faut donc que le stimulus qui l'a provoqué, ait agi à la fois sur une grande étendue et avec une grande rapidité, puisque quelques heures suffirent pour que la langue atteigne un volume considérable. De telles allures, de si rapides mouvements organiques ne peuvent se comprendre que par l'intervention du système nerveux. En cherchant à préciser quel est le département de ce système qui a pu être en cause, l'auteur place dans la sphère d'action du lingual et de la corde du tympan l'évolution du travail morbide. Ces deux nerfs, si intimement unis dans la langue, sont pour lui solidaires dans la genèse des accidents. L'incitation anormale des glandes salivaires et la salivation propre qui accompagne l'hémiglossite, seraient la conséquence directe de l'irritation du lingual et de la corde du tympan, la participation de ces deux cordons nerveux expliquant d'ailleurs les douleurs vives de la tempe et de l'oreille qui ont précédé ou accompagné la congestion linguale.

L'auteur borne là ses conclusions. Il ne paraît pas mettre en cause l'intervention des vaso-moteurs ; pas une fois il ne prononce leur nom dans le cours de son travail. Mais, quel est le département du système nerveux qui règle, modère ou précipite les mouvements circulatoires ? N'avons-nous pas vu précédemment le rôle de l'innervation vaso-motrice dans la pathogénie des fluxions, des congestions, des phlegmasies ? En traitant de la migraine nous indiquerons aussi les rapports de la corde du tympan avec le sympathique et nous montrerons son intervention dans la salivation liée aux accès de cette névrose. Nous signalerons en même temps les rapports fonctionnels qui unissent le ganglion sympathique sous-maxillaire avec les deux autres glandes salivaires sublinguale et sous-maxillaire.

Guéneau de Mussy a noté justement l'intervention nerveuse, il n'en a pas assez précisé la signification. Les faits intéressants qu'il signale se rapportent donc encore à des troubles du système ganglionnaire. Ces faits sont trop peu nombreux, sans doute, pour fournir la preuve absolue de cette dernière proposition. Il est toutefois légitime de poser le principe que les observations ultérieures mettront en plus complète lumière. Guéneau de Mussy mentionne en terminant cette circonstance curieuse : Dechambre a réuni quelques observations d'hémiglossite ; Graves en a cité plusieurs ; et dans tous les cas l'affection siégeait du côté gauche de la langue.

I. *MAL PERFORANT DU PIED*

Le mal perforant du pied peut être considéré encore comme une altération trophique se rattachant à une lésion des nerfs vaso-moteurs de la partie malade ; telle est l'opinion de Vulpian. C'est également l'avis de Duplay et Morat qui ont étudié avec soin cette singulière affection dont ils indiquent l'origine dans un vice du système nerveux qui préside à la nutrition (Archives génér. de médecine, mars avril et mai 1873). Il y a donc là un symptôme de pathologie ganglionnaire qui rentre directement dans notre sujet.

Nous analysons le travail de Duplay et Morat :

La lésion ulcéreuse qui constitue le mal perforant est communément précédée par la formation d'un durillon à la face plantaire du pied. L'ulcère est chronique, persistant ; il gagne peu à peu les parties profondes. Les articulations et les os finissent même par être envahis ; il en résulte des arthrites, des ostéites, qui peuvent nécessiter des amputations partielles du pied ou même de la jambe.

SYMPTOMES. — Parmi les principaux phénomènes qui se produisent, il faut considérer surtout : les troubles locaux de la sensibilité, l'état de la peau et du tissu cellulaire sous-cutané, les lésions des articulations du pied, les éruptions cutanées, les œdèmes, les phlegmons et les gangrènes limitées, tous phénomènes qui, sans être constants, sont fréquents toutefois, soit comme symptômes concomitants, soit comme complication.

Dans une certaine étendue, au niveau ou dans le voisinage de l'ulcération, on observe la diminution ou même l'abolition complète de la sensibilité cutanée. C'est un mélange d'anesthésie et d'analgésie. L'insensibilité remonte parfois à une assez grande hauteur, surtout à la partie postérieure de la jambe.

En ce qui concerne l'état de la peau et du tissu cellulaire sous-cutané, il y a suractivité des sécrétions épidermiques. On constate un épaisissement notable de l'épiderme, non-seulement au niveau de l'ulcération, mais aussi dans une certaine étendue de la face plantaire. La face dorsale est même recouverte d'écailles épidermiques plus ou moins épaisses.

Dans la plupart des cas les ongles sont également épaissis, jaunâtres, rugueux, fendillés, recourbés.

La coloration de la peau est plus marquée, brunâtre.

La sécrétion de la sueur est aussi plus abondante et fétide. D'autres fois, au contraire, elle diminue ou se supprime.

Le tissu cellulaire sous-cutané est aussi dur, empâté, comme frappé de sclérème.

Du côté des articulations, on constate des ankyloses complètes ou incomplètes affectant les articulations phalangiennes, métatarso-phalangiennes, tarso-métatarsiennes; d'autres fois on observe des subluxations entraînant des déformations plus ou moins considérables, tantôt limitées à l'orteil atteint d'ulcération, tantôt étendues à d'autres orteils et à la presque totalité des articulations du pied.

Les éruptions cutanées, les œdèmes inflammatoires, phlegmons, gangrènes limitées, sont des complications communes du mal perforant. Les éruptions se montrent habituellement sous la forme d'une inflammation érythémateuse ou eczémateuse. Si l'inflammation envahit le tissu cellulaire, il en résulte des œdèmes inflammatoires, des phlegmons plus ou moins étendus qui peuvent gagner la jambe et même remonter jusqu'au genou; enfin le processus inflammatoire peut, sans même prendre une grande intensité, revêtir un caractère gangréneux (gangrènes partielles), et si une désarticulation est devenue nécessaire pour ces complications, on peut voir l'ulcération se reproduire sur un point voisin de la première jointure malade.

LÉSIONS ANATOMIQUES. — Le derme est perforé comme à l'emporte-pièce dans toute la largeur de l'ulcère ; autour de celui-ci, existe un bourrelet épidermique dû à l'hypertrophie de l'épiderme dont l'épaisseur atteint souvent un centimètre et même davantage. Ce bourrelet est comme coupé à pic du côté de l'ulcération et laisse voir des couches irrégulièrement stratifiées. Par sa périphérie, il rejoint insensiblement la peau saine voisine, d'où se détachent des lambeaux épidermiques à une assez grande distance. Si on fait une incision pénétrant jusqu'à l'os, on voit ce derme constitué par un mélange de tissu lardacé et fibreux qui se continue sans ligne de démarcation jusqu'aux os. On peut s'assurer que le derme est hypertrophié, très-épaissi. Les cellules adipeuses ont disparu, leur graisse a été résorbée.

Les vaisseaux du derme sont notablement altérés « tout le réseau qui existe dans le corps papillaire est comme criblé d'éléments jeunes, de cellules rondes ou un peu allongées, sur les capillaires coupés transversalement, on reconnait que leur paroi est complètement embryonnaire. Des amas de cellules rondes se voient de distance en distance le plus souvent autour des petits vaisseaux. »

Les papilles sont hypertrophiées.

Les glandes sudoripares ont disparu au niveau de l'ulcère. Dans le vosinage elles sont normales ou un peu plus hypertrophiées.

Les tendons peuvent être détruits dans toute leur épaisseur et réduits à des tractus fibreux mortifiés, ou bien ils offrent les signes d'une violente inflammation, soit dans leur épaisseur, soit surtout sur la gaine synoviale qui s'est soudée au tendon.

En somme, les altérations du système cutané consistent en une *ulcération chronique* remarquable par sa persistance et le retentissement de l'inflammation sur les tissus voisins.

Lésions des os et des articulations. — Les os sont envahis par l'ostéite à ses différentes phases, raréfaction, éburnation du tissu osseux, décollement et épaississement du périoste, nécrose, etc. Du côté des articulations, on constate l'ulcération, la destruction des cartilages, l'épaississement, la vascularisation, le bourgeonnement des synoviales, l'ankylose fibreuse.

Les muscles moins atteints, se montrent cependant plus grêles que de coutume et présentent, soit à leur surface, soit dans leur épaisseur, des sugillations, des traînées hémorrhagiques. Il s'agit ici, non d'une atrophie simple, mais d'un processus actif, non d'une dégénérescence graisseuse des muscles, mais d'une lésion inflammatoire analogue à celle qui existe dans les autres tissus.

Péan, Dolbeau, Delsol, Montaignac ont été conduits à regarder la lésion vasculaire comme le fait capital et primitif de la maladie. Cette lésion consiste surtout en une endartérite ; c'est une inflammation propagée de l'ulcère aux vaisseaux de la région par continuité de tissu. Cette inflammation se fixe principalement sur la membrane intérieure et remonte en la suivant jusqu'à une assez grande hauteur ; cette endartérite retentit à son tour sur la membrane moyenne qui s'hypertrophie. La lésion vasculaire dans le mal perforant est une modification secondaire locale, une inflammation par propagation qui va s'atténuant à mesure qu'on s'éloigne de son point de départ qui est l'ulcère.

Les nerfs présentent eux-mêmes deux lésions bien distinctes : 1° la dégénérescence des tubes nerveux ; 2° une inflammation du tissu conjonctif du nerf (névrite périphérique ou interstitielle de voisinage).

PATHOGÉNIE. — L'interprétation de la maladie soulève des divergences ; mais c'est du côté des deux grands systèmes qui président à la nutrition, le système vasculaire et le système nerveux qu'il convient surtout de chercher l'origine des accidents. En ce qui concerne le système vasculaire, il ne faut guère accuser une lésion athéromateuse qui manque d'habitude dans l'ulcère perforant. Duplay et Morat regardent que la dégénération des éléments nerveux est la principale cause de l'ulcération plantaire ; elle explique la lenteur du mal, sa résistance au traitement, ses récidives habituelles. La physiologie expérimentale et la clinique montrent que les sections, les lésions du trijumeau sont suivies d'altérations trophiques de l'œil, et en particulier d'ulcérations de la cornée. Les altérations des centres ou des conducteurs nerveux entraînent des ulcérations dans les territoires organiques dont l'innervation est interrompue. Duplay et Morat citent deux observations où l'on vit se former l'ulcère perforant, dans un cas, à la suite de la blessure du nerf sciatique par une balle, dans un autre cas secondairement à la compression des origines du sciatique par un kyste du sacrum. Ces faits sont une raison de ne pas invoquer l'intervention des nerfs spécialement trophiques dont l'existence, avons-nous dit déjà, est encore hypothétique. L'ulcération, d'ailleurs, n'est pas toujours invariablement localisée à la face plantaire ; on la rencontre aussi sur la face dorsale des orteils, le bord interne et externe du pied. Mais il est difficile de préciser les causes capables de provoquer la lésion nerveuse qui paraît être le point de départ de l'ulcération. Il se peut que le froid ait un certain rôle dans l'évolution morbide.

Mais y a-t-il toujours et véritablement une lésion nerveuse trophique primitive ? Il est difficile de l'affirmer. Si le système vasculaire ne paraît point intervenir ici par une lésion organique, athéromateuse ou autre de la paroi vasculaire, rien n'empêche que le système vaso-moteur joue un rôle dans l'espèce, en raréfiant localement l'irrigation sanguine. Le vice de nutrition ne serait alors qu'une conséquence indirecte du trouble nerveux qui se bornerait à suspendre l'arrivée des matériaux de la réparation organique.

En résumé, le mal perforant est une affection ulcéreuse du pied qui paraît être sous la dépendance d'une lésion nerveuse encore inconnue dans son essence, mais dont l'effet est de troubler la nutrition locale. Duplay et Morat comptent les ganglions spinaux parmi les organes capables de déterminer ce vice de nutrition; mais ils regardent que l'ulcération peut aussi avoir pour cause certaines lésions de la moelle, la section, la compression des gros troncs nerveux, l'altération des extrémités nerveuses. Le système ganglionnaire n'en doit pas moins avoir le premier rôle dans le trouble trophique si l'on se rappelle ce que nous avons dit de l'association habituelle des filets sympathiques avec les divisions de l'axe spinal. Il faut retenir aussi que la marche de la maladie se signale par le développement d'inflammations diverses autour de l'ulcération primitive ; ces lésions de voisinage peuvent même s'étendre assez loin du point de départ et envahir en particulier les tuniques artérielles (endartérite).

Le TRAITEMENT est assez dépourvu. Dans l'impossibilité d'atteindre l'essence même de la déviation nerveuse, on est réduit à attaquer le symptôme et à combattre directement l'ulcération. Le repos combiné avec la soustraction de la déclivité, est un des moyens les plus utiles et il peut quelquefois suffire à la guérison. On peut lui adjoindre divers modificateurs locaux choisis parmi ceux qui modifient favorablement la marche des plaies. Il y a lieu aussi de combattre spécialement les accidents inflammatoires quand ils se prononcent. L'amputation, la désarticulation, la résection des segments osseux malades, favorisent la guérison en éliminant les parties trop altérées pour permettre la cicatrisation.

j. *ZONA*

Le sympathique intervient encore dans le zona par le trouble trophique qui se lie à la production des vésicules. On sait que cette affection tire son nom de ce qu'elle se montre communément sous la forme d'une éruption occupant en manière de ceinture la demi-circonférence du tronc. Ses rapports avec les cordons nerveux dont elle suit la distribution, souvent avec une exactitude toute anatomique, sont évidents. Elle a une préférence marquée pour se développer sur le trajet des nerfs intercostaux et lombaires, occupant ainsi sur une largeur variable, la moitié de la circonférence de la poitrine ou du ventre, du rachis au sternum ou à la ligne blanche ; mais souvent aussi, on la rencontre sur le trajet d'autres branches nerveuses, sur les divisions du plexus cervical, sur l'épaule, le cou, le voisinage de l'oreille ; ou bien les vésicules se montrent le long des nerfs du bras, de l'avant-bras, de la cuisse de la jambe. Trousseau cite le fait d'un zona du visage développé sur tous les rameaux cutanés de la branche ophthalmique de la cinquième paire. Il faut dire pourtant que la tendance du zona à se développer sur le trajet des filets nerveux cérébro-spinaux n'est pas absolue ; néanmoins c'est la règle. Les rapports de cette affection avec le système nerveux sont encore accusés par la douleur dont elle s'accompagne. Celle-ci précède ordinairement l'éruption et cède volontiers pendant la période de développement des vésicules ; mais d'habitude elle se réveille et persiste après cette période, et souvent on la voit revêtir une forme extrêmement aiguë et résister alors pendant plusieurs mois et même plusieurs années au traitement le mieux combiné.

Elle existe d'ailleurs sans fièvre et sans autre complication.

On peut donc dire que le zona se caractérise extérieurement par une éruption herpétique développée sur le trajet et à l'occasion de l'irritation névralgique d'un cordon nerveux. Si la réaction douloureuse met en jeu les filets sensitifs ou mixtes, l'éruption concomitante annonce aussi une atteinte à l'action trophique locale. L'induction physiologique permet d'admettre que ce trouble de l'innervation intéresse surtout les filets sympathiques en raison de leurs rapports spéciaux avec la nutrition intime des tissus. Fauque, dans sa thèse inaugurale (Paris, 1875), a considéré la *pathogénie du zona et son traitement par les courants induits ;* nous lui empruntons quelques détails. Quelle est la nature de l'altération nerveuse ? Ce peut être un simple trouble dans la conductibilité nerveuse ; ce peut être une altération organique intéressant tantôt le névrilème, tantôt les tubes nerveux, tantôt même les ganglions, auxquels aboutissent les nerfs affectés.

Cette altération, si elle est réelle, peut consister en une simple hypérémie, en une prolifération conjonctive, ou bien encore en une régression du tissu conjonctif dont les mailles emprisonnent les tubes nerveux et les compriment. Niemeyer n'hésite pas à considérer le zona comme une affection des nerfs trophiques. Ce n'est pas une affection cutanée, c'est une affection primitivement nerveuse, dont l'éruption herpétique n'est qu'une conséquence et une manifestation.

Charcot a dit (*Journal de physiologie*, 1869) : « Les affections de la moelle épinière, surtout celles des cordons postérieurs, déterminent des troubles trophiques variés parmi lesquels le zona tient un des premiers rangs. A côté de lui se placent les urticaires et les eczémas. Il ne s'agit pas ici d'éruptions banales, car elles se montrent de concert avec certaines exacerbations, exceptionnellement intenses et tenaces, des douleurs spéciales, en quelque sorte pathognomoniques de la sclérose fasciculée des cordons postérieurs et que l'on a coutume de désigner sous le nom de douleurs fulgurantes. Elles se montrent même habituellement sur le trajet même des nerfs envahis par la fulguration douloureuse. »

Le zona peut se développer d'une façon traumatique sur le trajet d'un nerf blessé, montrant ainsi clairement l'influence pathogénique directe de la blessure. Ed. Bertrand a pris pour sujet de sa thèse la question du *zona traumatique* (Paris 1875).

Le professeur Verneuil surtout a signalé cette complication des traumatismes.

L'herpès se développe autour de la blessure ou à distance. Dans le premier cas, il succède à une névrite et n'a qu'une origine locale; L'herpès à distance met en jeu l'idiosyncrasie diathésique herpétique éveillée par le traumatisme. Le trouble trophique consécutif à la lésion nerveuse peut être lui-même considéré à deux points de vue : Brown Séquard fait cette réflexion qu'il faut distinguer les effets de l'action morbide de ceux de l'absence d'action. Ces derniers donnent lieu à des lésions purement passives. L'herpès qui se développe sur place peut donc venir de deux causes : la suractivité morbide a pour origine ici l'inflammation du nerf, la névrite, comme dans d'autres circonstances, ainsi que l'a démontré Charcot, les affections de la moelle, et en particulier celles des cordons postérieurs dans l'ataxie locomotrice, à l'époque des douleurs fulgurantes, provoquent à la peau des troubles trophiques variés, au premier rang desquels se trouve le zona. S'il faut admettre une inertie fonctionnelle, y a-t-il lieu d'accuser une paralysie des vaso-moteurs ou des prétendus nerfs trophiques? lesquels s'ils existaient pourraient également figurer d'une manière active dans le premier cas.

La pathogénie du zona qui se montre à une certaine distance de la blessure, comporte une autre interprétation. Les nerfs, sur le trajet desquels a paru le zona, ont échappé à la violence; mais le traumatisme a réveillé la diathèse qui se manifeste à distance par une éruption locale, indépendante, chez un sujet herpétique ou névropathique. Le zona, en somme, n'est qu'un effet de la névralgie ou du dérèglement de l'état nerveux; c'est un symptôme plus qu'une entité morbide. On peut donc, avec Verneuil, admettre pour l'herpès traumatique, des causes locales aidées par une prédisposition constitutionnelle, et des causes générales réveillées par une lésion traumatique sans compter les cas où il y a coïncidence, c'est-à-dire herpès intercurrent chez un blessé. Si le système nerveux a une réelle intervention dans l'évolution du zona, il ne faut pas oublier que la modalité spéciale du système nerveux relève aussi de la diathèse à laquelle obéit tout le système.

TRAITEMENT. — Après que l'on a combattu les accidents inflammatoires aigus, on cherche à modérer la douleur par les moyens appropriés, les narcotiques *intus et extra*. On peut conseiller utilement à cet effet des frictions plusieurs fois le jour avec un liniment composé de 1 partie de chloral pour 4 ou 5 d'huile d'amandes. On peut aussi prescrire les douches de vapeur sur la région douloureuse, la cautérisation. Après l'insuccès des moyens ordinaires les courants induits peuvent rendre de grands services et modifier avantageusement l'état morbide du nerf (Fauque). Bazin opposait les préparations arsenicales aux névralgies persistantes du zona.

k. *LE SYMPATHIQUE DANS LA PESTE?*

Dans une discussion sur la peste, à l'académie des Sciences (séance du 17 février 1879), un des orateurs prêtait au docteur Rigaud cette opinion que la lésion anatomique de cette maladie consistait en des granulations siégeant sur les rameaux du grand sympathique. Nous nous bornons à mentionner ce fait comme un jalon pour l'avenir, sans l'accepter ni l'exclure faute de garantie et d'observation personnelle dans une maladie étrangère à notre climat. Le docteur Rigaud aurait fait à ce propos, sans être atteint, 80 autopsies, ce qui était donné comme un argument en faveur de la doctrine non contagioniste.

TROUBLES DE L'APPAREIL DE LA VISION

Le sympathique, ainsi que nous l'avons déjà dit, agit sur les dimensions de la pupille, sur la forme et la saillie du globe de l'œil. Sa paralysie amène le resserrement de la pupille ; elle accompagne le développement des tumeurs capables de comprimer le cordon cervical. En outre de la contraction pupillaire, on peut observer la rétraction de l'œil dans la cavité orbitaire. Pour Nicati, trois causes expliquent ce retrait : la paralysie des fibres lisses de l'orbite, l'atrophie du coussin cellulo-adipeux retro-oculaire et la réduction du volume de l'œil. « Cette réduction est liée à un autre phénomène, la diminution de la tension intrà-oculaire. Il est à remarquer que cet abaissement de la tension persiste même, quand plus tard les vaisseaux s'affaissent. Il ne dépend donc pas des proportions de la vascularisation. L'aplatissement de la cornée, qui n'est que la conséquence de cette moindre tension, n'a été consigné que par Poiteau. Le rétrécissement de l'orifice palpébral, est loin de se rencontrer aussi souvent chez l'homme que chez les animaux. Il a été mentionné toutefois par Panas, Ogle et Poiteau. Eulenburg et Guttmann prétendent que la paralysie du sympathique trouble la fonction accommodation et produit toujours un certain degré de myopie ; mais Nicati déclare qu'il n'a jamais observé aucune modification dans l'acuité visuelle ni dans le mécanisme de la réfraction et de l'accommodation. » (Poincaré.) On a aussi observé en clinique quelques faits exprimant au contraire l'exaltation du sympathique. Dans ces faits relatifs à des tumeurs provoquant une irritation du cordon cervical, on observait une dilatation considérable de la pupille, et même dans l'un d'eux une exophthalmie, comme dans les expériences sur les animaux. Le sympathique peut encore être excité sans qu'il soit lui-même directement atteint ; c'est ainsi qu'on voit la pupille se dilater d'une façon réflexe lorsque certains plexus viscéraux sont irrités. Des symptômes pupillaires soit de paralysie, soit d'excitation, peuvent encore se produire dans les affections de la partie inférieure de la moelle cervicale, en raison des relations anatomiques qui unissent la moelle au sympathique.

1. *OPHTHALMIES SYMPATHIQUES*

On appelle ophthalmie sympathique celle qui envahit un œil d'abord sain, à la suite d'une maladie ou d'une lésion du congénère. C'est à l'occasion des traumatismes bornés à l'un des yeux que l'on peut surtout apprécier l'évolution des ophthalmies sympathiques. Quand les deux yeux se prennent spontanément, il peut être légitime de penser que leur affection simultanée dérive du même état constitutionnel ou des mêmes circonstances extérieures. La complication sympathique n'a pas les mêmes raisons d'être soupçonnée.

L'ophthalmie sympathique ne se présente pas toujours avec les mêmes caractères ni le même siége anatomique. Les accidents peuvent se montrer sous la forme d'une simple amblyopie ; le malade voit alors baisser peu à peu son acuité visuelle jusqu'au degré qui a longtemps reçu le nom d'amaurose ; mais dans le plus grand nombre des cas, il s'agit d'une forme inflammatoire, et en particulier d'une iritis ou d'une irido-choroïdite, rarement d'une kératite, plus exceptionnellement encore d'une simple blépharite.

On s'accorde à reconnaître que le système nerveux de l'œil est l'agent de production des ophthalmies sympathiques ; mais le consensus n'est pas absolu sur les parties de son domaine qui sont en rapport avec l'évolution morbide. La théorie qui se présente naturellement à l'esprit est celle qui met en cause les filets ganglionnaires et l'innervation vaso-motrice ; il convient en effet d'accorder à ce mode particulier de l'action nerveuse une réelle importance dans le développement des phénomènes inflammatoires, soit que les vaso-dilatateurs jouent le premier rôle, soit que les vaso-constricteurs soient au contraire seuls appelés à figurer dans l'espèce, en déterminant cette contraction spasmodique et irrégulière des vaisseaux qui serait, comme le dit Poincaré (p. 504), la condition vasculaire spéciale de tout travail inflammatoire. Et à l'appui de cette théorie nous empruntons volontiers à cet auteur les réflexions suivantes, bien qu'il ne les applique pas au point spécial qui nous occupe (*Le système nerveux périphérique*, p. 504) : « Il est incontestable que la vie cellulaire joue le rôle à la fois initial et capital dans l'inflammation. L'irritation des éléments histologiques ouvre la marche dans la plupart des cas. Dès le début, ils montrent une suractivité morbide qui exige une plus grande quantité de sang ; mais, même quand ce sang serait attiré uniquement et toujours par eux, son afflux ne pourrait encore se réaliser qu'à l'aide de modifications vasculaires pour lesquelles l'innervation vaso-motrice est indispensable. En outre, la contraction spasmodique des vaisseaux que je crois, avec Onimus et Legros, exister dans cette circonstance, viendrait à son tour entretenir et exagérer la suractivité spontanée des tissus. Mais il y a plus ; dans bien des cas, c'est certainement le système nerveux qui engendre lui-même l'excitation des éléments histologiques. Il en est certainement ainsi dans les inflammations que déterminent à distance les maladies des centres neveux, et dans celles qui se produisent d'une manière réflexe. »

En ce qui concerne l'ophthalmie sympathique, on conçoit aisément que la blessure d'un œil retentit sur le congénère, en admettant un réflexe sur les vaso-moteurs de la région et les troubles circulatoires consécutifs à cette déviation nerveuse. En effet, la cornée mais surtout l'iris et le corps ciliaire, contiennent d'abondantes fibres nerveuses qu'on retrouve aussi dans le muscle accommodateur; ces rameaux se réunissent pour former les nerfs ciliaires ; ceux-ci, logés entre la sclérotique et la choroïde, se dirigent vers le segment postérieur de l'œil où ils traversent la sclérotique au voisinage du nerf optique pour se rendre dans le ganglion ophthalmique. De cette disposition anatomique qui attribue au segment antérieur de l'œil une grande richesse en fibres nerveuses, il résulte que les ophthalmies sympathiques ont le plus souvent leur point de départ dans les blessures et les irritations de cette région et qu'elles sont en particulier une complication assez fréquente du staphylome antérieur.

Mais la théorie vaso-motrice ne s'impose pas à tous les esprits. Dans sa thèse *sur les ophthalmies sympathiques* (Concours d'agrégation, Paris, 1878), Reclus s'en montre peu partisan. Analysons son travail, où l'on trouve un intéressant exposé de la question anatomique. Quelle voie suit donc l'excitation pour se transmettre d'un œil à l'autre? Le globe oculaire, dit Reclus, n'est pas le seul point de départ des ophthalmies sympathiques. Toutes les branches du trijumeau peuvent intervenir; et nous avons signalé plusieurs cas où une blessure des rameaux du frontal a déterminé d'abord des troubles de l'œil voisin, puis une ophthalmie de l'œil du côté opposé ; mais le fait est que, presque toujours, l'excitation part du globe lui-même. Voyons donc ce qui se passe lorsqu'une blessure ou une irritation de l'œil permettent d'accuser la participation des nerfs ciliaires, lesquels se rendent au ganglion ophthalmique ainsi que nous venons de le dire.

Laissons ici la parole à Reclus :

« Le ganglion ophthalmique reçoit trois branches, l'une du grand sympathique, l'autre du moteur oculaire commun, la troisième du nasal ; de sorte que l'excitation des extrémités terminales des nerfs ciliaires, arrivée au niveau du ganglion, y trouve les trois racines, et par conséquent trois chemins à prendre. Il en est un qu'elle ne peut suivre, celui que présente la branche du moteur oculaire, racine centrifuge et non point centripète. Restent les racines du sympathique et du nasal. La racine sympathique qui possède certainement des fibres centrifuges, celles qui vont innerver le muscle radié, contient aussi des tubes centripètes qui pourraient être parcourus par les excitations. C'est là un chemin possible, mais si long, si tortueux, qu'à notre connaissance aucun auteur n'y a songé pour le cas de l'ophthalmie sympathique. L'excitation, en effet, gagnerait le plexus carotidien, le ganglion cervical; de là, les centres de la moelle ou du bulbe, et ce n'est qu'après ce long trajet que le réflexe pourrait se faire sur les vaso-moteurs de l'œil ! Il faudrait un certain courage pour hasarder pareille hypothèse.

« C'est donc par la racine sensitive du nasal que la transmission aura lieu. Le nasal, le frontal et le lacrymal, après avoir franchi l'orbite par la fente sphénoïdale, se réunissent et constituent le nerf ophthalmique. Toutes les branches dont l'irritation peut déterminer les troubles sympathiques, aussi bien les rameaux qui proviennent de l'œil que ceux qui se perdent sur le pourtour de l'orbite, se trouvent alors réunies, et l'ophthalmique pénètre dans le ganglion de Gasser. Là encore des filets sympathiques abordent le ganglion; mais là, pas plus qu'au niveau de l'ophthalmique, les excitations venues de l'œil ne prendront ce chemin détourné; elle resteront dans la voie primitive, celle de l'ophthalmique qui doublé des deux maxillaires, forme le trijumeau, pénètre dans la protubérance, et, après un court trajet intra-encéphalique, aborde son noyau d'origine dans l'épaisseur du bulbe.

» Il faut donc admettre que les excitations parties du globe oculaire franchissent le ganglion ciliaire et le ganglion de Gasser, et arrivent ainsi jusqu'au centre de réflexion, au niveau des noyaux du bulbe. Ici, l'embarras devient extrême : il est facile de dire que l'excitation, dépassant les limites du noyau d'origine, gagne l'autre moitié du bulbe; mais il faut déterminer alors quelle sera la voie de retour et par quelles fibres l'excitation réfléchie arrivera au second œil. Les hypothèses se multiplient. » (Reclus, p. 52.)

En somme, Reclus a peu de foi dans la théorie vaso-motrice; il lui reconnaît difficilement le pouvoir de faire naître les inflammations franches ou les altérations trophiques qui caractérisent l'ophthalmie sympathique. Revenant sur les expériences de Magendie, qui ont fait connaître les lésions trophiques consécutives aux altérations du trijumeau, il admet que c'est réellement le trijumeau qui est le nerf trophique de l'œil et que c'est lui qui a le premier rôle dans l'évolution de l'ophthalmie sympathique.

« Nous avons vu, dit-il, que les excitations centripètes, parties de l'œil malade, ont pour voie de transmission probable, les nerfs ciliaires, l'ophthalmique, le trijumeau et arrivent ainsi jusqu'au bulbe. Nous voyons maintenant que les altérations trophiques de l'œil sont sous la dépendance du trijumeau, de l'ophthalmique et des nerfs ciliaires qui en émanent ; que, par conséquent, les excitations centripètes et les excitations centrifuges ont les unes et les autres le même nerf pour conducteur. » Hayem, d'ailleurs, a montré, dans une série de mémoires sur la *névrite ascendante*, que, à la suite du traumatisme des nerfs, section, résection, irritations diverses, etc., il se produit dans la moelle, par action centripète, des lésions plus ou moins profondes caractérisées par une myélite diffuse variant elle-même d'intensité. Cette irritation ascendante joue certainement, d'après Hayem, un rôle prédominant dans la pathogénie des lésions trophiques.

« N'aurions-nous pas affaire, dans l'œil, à une névrite ascendante du trijumeau ? Et cette hypothèse n'aurait-elle pas, sur l'hypothèse vaso-motrice, l'immense avantage d'être plus simple, et surtout de s'accorder avec les données actuelles de la physiologie. »

Dans l'opinion de Reclus, voici quel serait l'enchaînement des phénomènes : Lorsque l'œil est atteint, qu'il existe par exemple un corps étranger, les terminaisons des nerfs ciliaires sont irritées et s'enflamment. La névrite, si elle a quelque intensité, ne se cantonne pas ; elle gagne de proche en proche, arrive au ganglion ophthalmique, au ganglion de Gasser, et, suivant le tronc du trijumeau, atteint enfin le noyau d'origine. Que lui faut-il alors pour retentir sur l'autre œil ? On peut supposer « que l'irritation franchit le raphé du bulbe par les fibres commissurales et gagne le noyau d'origine du trijumeau correspondant, comme l'irritation du sciatique passe d'un côté de la moelle à l'autre. Dans l'un et l'autre cas, la névrite d'ascendante qu'elle était, devient descendante, et dans la cuisse opposée ou dans l'œil primitivement sain, on voit se dérouler le cortége habituel des troubles nutritifs. Si l'inflammation a pour point de départ l'arcade sourcilière, le mécanisme reste le même. Seulement, la névrite du frontal se propage d'abord sur le nasal du même côté, peut-être dans leur trajet commun lorsqu'ils se réunissent pour former l'ophthalmique, ou peut-être plus haut, au niveau du ganglion de Gasser ; la névrite se trouve être à la fois ascendante et descendante du même côté. » (Reclus, p. 60).

Reclus concède pourtant que le grand sympathique peut aussi quelquefois déterminer les accidents. L'accord peut être fait sur ce terrain. L'étroitesse des connexions nerveuses, la participation du sympathique à la constitution anatomique de la plupart des nerfs crâniens, la mission réellement trophique que possède, en effet, le trijumeau par lui-même ou par les filets ganglionnaires qui lui sont associés, toutes ces circonstances sont de nature à faire entrer le trijumeau, pour une certaine part peut-être dans le consensus morbide ; mais il n'en est pas moins vrai que la théorie des vaso-moteurs domine ici en raison de leur action propre et directe sur la circulation terminale comme sur les phénomènes concernant les éléments histologiques et la vie cellulaire qui préparent le développement de l'inflammation. Quoi qu'il en soit, le temps qui s'écoule entre l'état organopathique du premier œil et le développement de l'opthalmie réflexe n'est pas uniforme. Il varie de quelques jours à quelques semaines ou plusieurs mois, selon des conditions impossibles à préciser. L'inflammation du tractus uvéal est le point de départ habituel des accidents et l'affection sympathique la plus commune. L'iritis ou l'irido-choroïdite se présentent avec différents caractères. L'inflammation peut être plastique ou séreuse. La première plus fréquente est aussi la plus grave. L'irido-choroïdite séreuse donne lieu surtout aux accidents du glaucôme; elle entraîne la dilatation de la pupille, la tension oculaire ; se complique d'excavation papillaire, de rétrécissement de la chambre antérieure, en un mot des accidents glaucomateux. Si, toutes les membranes de l'œil peuvent être le siége de troubles sympathiques, la rétine et la cornée sont moins souvent atteintes que l'iris et la choroïde, parce qu'elles ont moins de filets ganglionnaires. Les altérations trophiques se montrent elles-mêmes sous divers aspects : troubles du corps vitré, hémorrhagies et décollement de la rétine, opacités du cristallin, épaississement et altérations leucomateuse de la cornée, atrophie du globe oculaire, etc.

Il est facile de comprendre que le PRONOSTIC varie selon l'importance et la nature des états organiques qui se produisent, et que la différence est grande, par exemple, dans les résultats à craindre entre une simple kératite ou kérato-conjectivite et les altérations du corps vitré, de la choroïde, de la rétine. Il faut savoir aussi que dans les cas heureux les accidents sympathiques se révèlent sous une forme plutôt fonctionnelle qu'anatomique et qu'ils peuvent se borner à une amblyopie ou photophobie légère, à la fatigue de l'accommodation, à une névralgie ciliaire ou un peu de larmoiement.

Nous laissons aux traités spéciaux d'ophthalmologie le soin de détails plus complets sur l'histoire de l'ophthalmie sympathique. Nous glisserons rapidement aussi sur le TRAITEMENT. Nous dirons pourtant que dans les formes graves, l'énucléation de l'œil malade est prescrite pour empêcher le retentissement sympathique de devenir funeste à l'œil du côté sain. La nécessité de cette grave mutilation serait, paraît-il, quelquefois prévenue par une méthode appliquée, en 1874, par le professeur Verneuil et qui consiste dans l'occlusion permanente des paupières par la suture de ces voiles, ou blépharroraphie. Cette méthode conviendrait seulement aux cas où l'ophthalmie est chronique et dégagée de la complication d'un corps étranger dans l'œil.

m. *GLAUCOME*

Le glaucôme n'est qu'un symptôme, et on peut accuser le grand sympathique de sa production.

Dans l'idée moderne, deux circonstances dominent l'étiologie du glaucôme : 1° Cet état morbide tient à l'hypersécrétion des humeurs de l'œil et en particulier de l'humeur vitrée, d'où résulte la tension des membranes oculaires, la douleur et le trouble visuel qui succède aux modifications survenues dans la constitution anatomique de l'appareil de la vision ; 2° Il peut tenir aussi au défaut de l'absorption régulière ou de la filtration, par les voies naturelles d'élimination, du liquide.

Dans le premier cas, il serait le fait d'un processus inflammatoire aigu ou chronique qui est venu exagérer l'exhalation naturelle de la choroïde. Il se produit aussi parfois, d'une manière soudaine, en quelques heures, à la façon des flux, à l'occasion par exemple d'une émotion morale, justifiant ainsi l'opinión de ceux qui lui prêtent une origine nerveuse. Il a pour principaux caractères, une douleur plus ou moins aiguë dans la profondeur de l'œil, la dureté du globe, l'affaiblissement ou la perte de la vue, l'excavation de la papille optique, l'élargissement et la déformation de la pupille avec diminution des mouvements de l'iris et couleur verdâtre du fond de l'œil. La vivacité des douleurs annoncerait aussi une participation du trijumeau. D'après Eulenburg et Guttmann, Adamük et Wegner se sont occupés les premiers des rapports entre le sympathique et l'hypersécrétion avec pression intra-oculaire. Adamük a constaté qu'en excitant le sympathique chez des animaux curarisés au niveau des deux dernières vertèbres cervicales, on reconnait, à l'examen ophthalmoscopique, le rétrécissement des artères et la plénitude des veines, dernier fait qui amène une augmentation de pression et l'exhalation séreuse. (*Détermination manométrique de la pression intra-oculaire*, 1866.)

Grunhagen a confirmé les recherches d'Adamük en ce qui concerne l'intervention physiologique du sympathique; mais il adme. une autre interprétation et veut expliquer l'augmentation de pression par l'action des muscles extérieurs de l'œil, notamment l'orbital de Muller.

Wegner attribue le glaucôme simple à une excitation pathologique des vaso-moteurs sympathiques propres aux vaisseaux de l'œil, excitation qui aurait pour cause soit la participation de ces nerfs à un processus inflammatoire, soit la compression, ou qui se produirait d'une manière réflexe par l'action des filets du trijumeau qui se distribuent au fond de l'œil (*Contribution expérimentale à l'étude du glaucôme*, archives d'ophthalmologie, 1866). On a vu en effet la névralgie du trijumeau coïncider avec le glaucôme et les paroxysmes névralgiques accompagner les poussées glaucomateuses.

Le fait est que la véritable pathogénie du glaucôme est encore mal connue. Récemment encore (mai 1879) nous entendions de Wecker dire, dans une de ses leçons cliniques, que Græfe avouait, à la fin de sa vie, mal connaître l'étiologie de cette affection; c'est, disait Græfe, un symptôme, une rupture d'équilibre entre l'absorption et la sécrétion des fluides oculaires; mais il n'est pas facile de préciser sa nature; ce que l'on sait bien c'est que le débridement de l'œil par l'incision de la cornée et l'excision de l'iris apporte aux malades un soulagement habituel. Mais, bien que généralement utile, l'iridectomie n'est pas un moyen inoffensif; elle est quelquefois dangereuse dans les formes chroniques. Voici, en effet, ce qui peut alors se passer : sous l'influence d'une part de la perte de substance faite à l'iris et de la pression *a tergo* qui résulte de la tension exagérée de l'œil, le cristallin tend à être poussé en avant; le cristallin peut être entraîné dans la chambre antérieure, et si la pression concentrique persiste, l'œil lui-même peut se vider à la suite du déplacement de la lentille, quelques heures après le débridement de l'œil, sinon au moment même de l'opération. Wecker conseille donc de repousser l'iridectomie dans le glaucôme chronique. Il aime mieux recourir dans ce cas à la sclérotomie. Il la pratique en introduisant le bistouri étroit de Græfe dans la sclérotique, à une petite distance de la cornée. Après qu'il a fait la ponction et la contre-ponction, il agrandit légèrement les deux ouvertures, mais il a soin de respecter le pont intermédiaire dans la crainte des inconvénients qui suivraient sans doute un trop large débridement de l'œil. La sclérotomie ainsi faite laisse une porte moins large ouverte à la sortie des fluides oculaires ; elle permet une filtration plus prolongée, et probablement elle a aussi une action sur l'état des nerfs et sur la circulation dans les veines et les artères de la région.

Nous n'avons pas l'intention de poursuivre davantage l'étude du glaucôme qui appartient en réalité aux traités d'ophthalmologie. En lui consacrant ces quelques lignes, nous avons voulu seulement montrer un horizon de plus dans le domaine du grand sympathique et mettre de nouveau en relief tout l'intérêt clinique attaché à ce réseau important de l'appareil nerveux.

II. *ŒDÈME*

On sait que l'œdème est l'hydropisie locale du tissu cellulaire. Il diffère par sa circonscription, de l'anasarque qui est l'œdème généralisé. Les anciennes observations de Bouillaud et de Richard Lower, avaient assigné à la pathogénie de l'œdème la théorie de l'exosmose vasculaire par embarras de la circulation veineuse. Lorsqu'un obstacle existe sur le trajet d'une veine, ligature ou tumeur capable de comprimer le vaisseau et d'y intercepter ou d'y gêner la circulation, les parties séreuses du sang transsudent à travers la membrane vasculaire et l'œdème se produit (œdème par exhalation). Mais l'œdème peut reconnaître une autre cause organique : le défaut régulier d'absorption des fluides qui baignent le tissu cellulaire. Les veines et les lymphatiques concourant ensemble aux phénomènes de l'absorption, devaient avoir une part plus ou moins inégale dans les circonstances où l'absorption, en effet, ne s'exerce pas selon le mode physiologique. L'activité de l'absorption peut corriger la surabondance de l'exhalation ou *vice versâ*. L'équilibre entre l'une et l'autre constitue l'état physiologique ; mais cet équilibre peut être rompu de deux manières : par vice ou défaut de résorption des liquides ; par augmentation de l'exhalation, dernière circonstance que favorise la moindre plasticité du sang. Toutefois, les lymphatiques n'ont qu'un rôle secondaire dans la production de l'œdème ; ils ne concourent pas autant que les veines aux phénomènes de l'absorption et ils sont suppléés par elles lorsqu'ils sont altérés dans leurs conditions anatomiques. Aussi, l'embarras de la circulation lymphatique est rarement cause d'œdème. Telle était la doctrine que l'on peut aujourd'hui qualifier d'ancienne. Il en faut retenir ceci : Deux circonstances dominent la pathogénie de l'œdème : 1° le sang contient une certaine quantité de sérosité qui circule avec lui dans les vaisseaux ; 2° les veines aidées en celà, dans une certaine mesure, par les lymphatiques sont chargées d'absorber et de rendre à la circulation générale les éléments fluides qui arrosent le tissu cellulaire. Mais les parois vasculaires ont besoin d'avoir leur tissu dans son état physiologique, d'une part, pour maintenir à l'intérieur des vaisseaux la sérosité qui circule avec le sang, et d'autre part pour présider dans la mesure normale à la résorption des liquides qui baignent le tissu conjonctif. Trop tendues, trop relâchées, leur aptitude naturelle se modifie, la pression intrà-vasculaire cesse d'être régulière, l'équilibre organique entre l'exhalation et l'absorbtion est rompu, soit que la paroi ne puisse plus retenir la sérosité qui la baigne intérieurement, soit qu'elle devienne inhabile à reprendre autour d'elle l'eau où elle est plongée. Or, c'est le grand sympathique, par les vaso-moteurs, qui gouverne la tension et les propriétés vasculaires.

Il a donc sur la production de l'œdème une influence considérable qui avait été méconnue de nos devanciers et que les observations et expériences modernes ont mises en évidence. A côté des vaisseaux veineux et lymphatiques il faut donc considérer le réseau nerveux ganglionnaire dans la pathogénie de l'œdème. Les premiers observateurs avaient bien saisi la première influence ; ils n'avaient pas su découvrir la seconde. L'ouvrage de Poincaré nous fournit, sur cette question, une page intéressante que nous croyons utile de reproduire : « Ranvier, le premier, a fait intervenir le système nerveux dans la production de ce phénomène pathologique. Il a lié sur des chiens la veine fémorale au-dessus de l'anneau crural, sans qu'il en résultât de l'œdème. Il en fut de même après la ligature de la veine cave inférieure dans l'abdomen. Mais du moment où il ajoutait à la ligature de ces veines la section du nerf sciatique, l'œdème se montrait avec une grande rapidité. Il augmentait pendant trois jours, commençait à diminuer le quatrièm[illegible] disparaissait le cinquième. Il faut donc deux conditions pour la p[illegible]tion de l'œdème : la gêne de la circulation et la suppression de [illegible]ion nerveuse. Ce qui doit manquer pour que l'œdème se produis[illegible]e n'est ni l'action motrice, ni l'action sensitive que les racines an[illegible]rieures et postérieures confèrent au sciatique, mais l'action vaso-motrice que chaque nerf rachidien peut exercer grâce aux fibres qu'il emprunte au sympathique. En effet, si la section au lieu de porter sur le sciatique lui-même, est faite dans le canal vertébral, sur les racines qui entrent dans la composition de ce nerf, l'infiltration séreuse ne se fait plus ; c'est donc bien le sympathique, et le sympathique seul qui joue le rôle nerveux dans la production de l'œdème. Boddaert est arrivé à des conclusions analogues en expérimentant sur une autre région. La simple ligature de la jugulaire ne produisit rien. En y joignant la section du cordon cervical, l'œdème se forma. La signification des expériences précédentes s'est trouvée un peu amoindrie à la suite de celles de Strauss, de Mathias Duval et de Vulpian. Les deux premiers ont fait voir que l'œdème se produit même sans sections nerveuses, si à la ligature de la crurale on joint celle de la veine cave de façon à rendre moins facile le rétablissement de la circulation par les collatérales. Vulpian n'a rien obtenu en reproduisant le procédé suivi par Boddaert ; mais il reconnaît que la section des nerfs rend du moins l'œdème plus rapide dans les membres inférieurs. Théodore Rott abonde dans le sens de Vulpian. D'après lui, la simple ligature veineuse peut occasionner l'œdème quand elle porte sur un nombre considérable de veines. La section des vaso-moteurs, sans être indispensable, rend partout les conditions plus favorables.

« En tenant compte de toutes les données qui précèdent, il me semble incontestable que la paralysie vaso-motrice vient tout au moins aider considérablement à la production de l'œdème. Est-ce seulement en permettant une dilatation plus grande des vaisseaux et un afflux plus considérable de sang artériel, qui continue à pouvoir y arriver ? Je crois qu'il est encore une autre circonstance dont il faut tenir compte, c'est la moindre densité d'une membrane qui n'est plus crispée par le tonus de ses fibres musculaires. Du reste, même dans l'expérience de Strauss et Duval, la double ligature ne fait pas que créer un double obstacle au cours du sang; elle détruit en partie les vaso-moteurs du système veineux du membre inférieur, et elle place les veines dans les conditions de dilatation passive que la section du sciatique crée pour les artères. Enfin, Brown Séquard a montré que les lésions des ganglions du sympathique produisent parfois de l'œdème, mais qu'il faut pour cela que le ganglion ne soit pas détruit en entier. L'intervention spéciale du sympathique dans la production des œdèmes chez les malades me paraît donc possible, sinon constante. C'est certainement à cause de leur rôle vaso-moteur que les lésions traumatiques des nerfs déterminent souvent des œdèmes qui ont même un certain cachet inflammatoire. Il en est de même pour les œdèmes qu'on voit apparaître à la fin de certaines névralgies. La main du système nerveux est encore bien plus évidente dans les œdèmes qui naissent sous l'influence du froid. C'est évidemment un effet réflexe de l'impression développée sur le tégument. » (Poincaré).

L'influence du système nerveux se traduit encore d'une manière réflexe dans les œdèmes dûs à l'absorption de certains virus et venins, tels que l'œdème charbonneux ou par morsure de serpents.

L'œdème inflammatoire est un autre œdème qui peut avoir pour cause à la fois l'excès de tension vasculaire et par conséquent de pression intrà-artérielle, la gêne de la circulation et la stase du sang dans le système capillaire et peut-être aussi le trouble apporté par l'inflammation aux actes de l'innervation vaso-motrice. Les expériences de Ranvier tendent à montrer que l'œdème peut survenir, non-seulement après la paralysie, mais aussi après l'excitation des vaso-moteurs. La théorie des vaso-moteurs suffit pour expliquer les œdèmes observés dans les paralysies, les névralgies, les névroses et à la suite de blessures des nerfs, sans qu'on ait à invoquer l'hypothèse des nerfs trophiques (Rathery, thèse d'agrégation, 1872, *Pathogénie de l'œdème*).

Les altérations du sang (anémie, chlorose, scorbut, tous les états cachectiques) donnent plutôt lieu à l'anasarque par le défaut général de la plasticité sanguine, qu'à l'œdème qui reconnait surtout des influences locales.

Le TRAITEMENT se règle naturellement sur les conditions locales de la maladie.

o. *HÉMIATROPHIE FACIALE PROGRESSIVE*

Il s'agit ici d'une affection localisée qui parait avoir son origine dans l'influence viciée des nerfs trophiques affection encore peu étudiée et mal connue. Elle a reçu différents noms ; Bergson l'appelle : *Prosopodysmorphie*; Samuel et Bärwinkel : *Atrophie nécrotique du visage*; Lande : *Aplasie lamineuse progressive ;* dénominations qui montrent clairement une certaine confusion dans l'étiologie.

Eulenburg et Guttmann lui consacrent un article spécial dans leur livre sur la pathologie du sympathique. Les travaux sur ce sujet sont pour une part notable l'œuvre des auteurs allemands. Poincaré en parle aussi dans son *Système nerveux central et périphérique* (t. I), Grasset dans son *Traité sur les maladies du système nerveux*. L'affection a pour caractère l'amaigrissement notable et continu des tissus et de la charpente musculaire du visage ; il en résulte une expression sensiblement différente dans l'apparence des deux moitiés de la face Le côté atteint est pâle et sec ; ni la rougeur ni la sueur ne paraissent après les exercices violents ; la peau est amincie. On a vu la température plus élevée du côté malade ou sensiblement égale de l'un et l'autre côté. La pression des ganglions sympathiques cervicaux est restée indolente ou a déterminé de la douleur. La sécrétion des larmes et des conjonctives a été amoindrie ou est restée égale. Dans un cas on a vu tout le système pileux d'un côté devenir blanc, ce qui n'a pas été rencontré du côté opposé.

Sur un sujet de 27 ans observé par Brunner, la contractilité électrique des muscles amaigris était conservée. Une autre observation de Guttmann (*Atrophie unilatérale du visage sous l'influence des nerfs trophiques, Archives de Griessinger pour la psychiatrie*, 1868) concerne une jeune fille forte et bien constituée chez laquelle, sans cause connue, vers l'âge de onze ans, la partie gauche du visage commença à pâlir ; la joue gauche se déprima graduellement, amenant bientôt un amaigrissement considérable de cette partie, la saillie de l'arcade zygomatique et de l'angle de la mâchoire et une telle disproportion dans la mimique du visage, que le profil droit restant celui d'une jeune fille le côté gauche rappelait celui d'une femme de cinquante ans. Tous les tissus du visage participent à cette atrophie, la peau, le tissu adipeux sous-cutané, les muscles et même les os.

La PATHOGÉNIE est diversement interprétée, Eulenburg et Guttmann se contentent de rapporter les différentes opinions sans préciser son siége. Brunner plus explicite l'attribue à une excitation du sympathique cervical. Romberg, Bergson, et Samuel accusent un état morbide des nerfs trophiques. Stilling la considère comme le résultat d'un trouble dans l'exercice fonctionnel des nerfs vasculaires. Les nerfs vasculaires sensibles émanant du trijumeau, transmettraient aux vaso-moteurs qui leur correspondent, des impressions affaiblies d'où résulterait une moindre activité vasculaire dans le département physiologique desservi par les vaso-moteurs. Dans un cas où l'atrophie intéressait tout le domaine du nerf sous orbitaire, Bärwinkel a cru devoir placer l'origine des accidents dans le ganglion sphéno-palatin, sans doute parceque ce ganglion est plus en rapport avec le domaine du grand sympathique.

Poincaré accepte l'origine d'une altération des divers ganglions du trijumeau et de ceux de la région cervicale du grand sympathique ; mais il lui paraît évident que certaines atrophies trouvent aussi leur point de départ dans le facial parce qu'il en est qui sont précédés et accompagnés de contractions fibrillaires, comme celles qui accusent la participation de la moelle aux phénomènes propres de l'atrophie musculaire progressive. D'autres s'accompagnent d'une paralysie des muscles faciaux et traduisent ainsi plus nettement encore l'intervention morbide de la septième paire.

Les faits où la moitié correspondante de la langue a pris part à l'atrophie, prouvent que l'hypoglosse, nerf moteur, peut être mis en scène, car jamais la section du lingual ne diminue le volume de cet organe. Du reste, on l'a vue survenir à la suite de lésions traumatiques portant sur les nerfs moteurs. Le sympathique n'en garde pas moins un rôle direct dans certaines atrophies. car on a parfois constaté une faiblesse relative du pouls carotidien du même côté, ou bien une absence complète de sueur au niveau de la région altérée. On aurait quelque raison de rapporter la trophonévrose au trijumeau, si des douleurs sur le trajet de la cinquième paire avaient précédé le vice de nutrition, si la sensibilité de la face était affaiblie. (Poincaré.)

Lande se plaçant à un point de vue différent ne met pas en cause le systéme nerveux ; il s'agit pour lui d'une atrophie idiopathique et primitive du tissu cellulaire graisseux dans laquelle le tissu élastique restant intact, comprime les tissus qui disparaissent sous l'influence du rétrécissement des capillaires et de la perturbation trophique consécutive.

On comprend que cette affection, fâcheuse par la désharmonie des traits, ne compromet pas sérieusement la santé, mais son histoire appelle de nouvelles recherches.

Le **traitement** est mal assis. Brunner a employé le courant constant ; les courants étaient de longue durée mais de faible tension, et il localisait son électrisation dans les ganglions sympathiques cervicaux supérieurs. La galvanisation employée de cette manière, produisit la rougeur du visage et l'apparition de la sueur du côté malade ; Brunner admet donc d'après ce fait qu'il y a lieu d'attendre de bons résultats du traitement galvanique, dans le cas surtout où il s'agirait d'une inflammation chronique ou d'une irritation du grand sympathique, et non d'une dégénérescence de mauvaise nature.

p. *ASPHYXIE LOCALE ET GANGRÈNE SYMÉTRIQUE DES EXTRÉMITÉS*

L'influence du grand sympathique sur les actes circulatoires et sur la nutrition des tissus, permet de rapporter au système nerveux ganglionnaire ce trouble localisé de l'activité vitale, qui, en dehors d'une lésion du cœur et des vaisseaux, aboutit à la mortification des parties excentriques. Le sujet est nouveau comme tout ce qui a trait à la pathologie du sympathique. Nous reproduisons volontiers les réflexions que Poincaré consacre à la gangrène symétrique des extrémités.

« Sous ce nom, dit-il, Raynaud a décrit dans ces dernières années une maladie qui pourrait bien constituer une véritable névrose spasmodique du sympathique, car ce genre de gangrène ne s'accompagne d'aucune altération du cœur et des vaisseaux à laquelle on puisse l'attribuer. La mort des tissus se produit d'une manière symétrique dans les deux pieds, souvent en même temps dans les deux mains ; parfois le nez et les oreilles sont en outre victimes du travail de destruction. Cette gangrène doit certainement avoir son point de départ dans le système nerveux, car elle ne s'observe que chez les individus névropathiques, et elle est beaucoup plus fréquente chez les femmes que chez les hommes. Il est à noter encore qu'elle se développe surtout pendant la menstruation, à une époque où l'éréthisme nerveux est considérable. Elle doit être en outre regardée comme le résultat réflexe d'une perturbation éprouvée par le système nerveux, car cette affection est provoquée tantôt par le froid, tantôt par des émotions morales. Il est aussi évident, que ce réflexe agit en entravant la circulation dans les parties atteintes, car, avant de se gangréner, ces régions sont longtemps pâles et exsangues. Weber a eu la singulière idée d'attribuer l'effacement des vaisseaux à une cause extrinsèque, à une crampe des muscles peauciers, c'est-à-dire aux fibres dartoïques du derme. Je crois avec Raynaud, Vulpian et Fischer qu'il tient plutôt à un spasme des vaisseaux eux-mêmes. Cette contracture vasculaire n'est pas toujours régulière, elle manque par places : de là des taches rouges d'abord, cyanosées ensuite, qui se dessinent sur un fond blanc et qui sont dues à ce que le sang se trouve çà et là emprisonné, sans possibilité de renouvellement. Cette anémie rend les extrémités périphériques des nerfs sensibles incapables de recueillir les impressions d'origine extérieure. Aussi peut-on pincer et piquer ces parties sans que le malade s'en aperçoive. Si pour une raison ou pour une autre le spasme cesse avant que les choses soient plus avancées, la circulation locale peut se rétablir et la nutrition des tissus finit par rentrer dans l'ordre. Mais si la contracture persiste, on voit bientôt des phlyctènes roussâtres se produire, ou bien chez d'autres sujets les tissus se dessèchent en se ratatinant. Ils se parcheminent et prennent une teinte noire. Durosier fait de cette affection une névrose tout à fait spéciale du sympathique. Raynaud pense que le centre de réflexion doit se trouver dans un point capable de retentir à la fois sur les quatre membres, c'est-à-dire sur le myélencéphale. Mais Vulpian se demande si la symétrie ne peut s'expliquer que par l'intervention de l'axe, car le froid peut agir directement et au même degré sur les deux extrémités. Quoique cette manière de voir mette en jeu l'autonomie des plexus vasculaires, telle que je la crois possible, je suis porté à penser que la symétrie trouve souvent sa cause dans les centres, puisque elle existe aussi lorsque l'affection est d'origine morale. Il est probable que le sympathique ne fait qu'obéir aux influences médullaires. C'est un véritable tétanos des vaso-moteurs et de la colonne de Jacubowitz. » (Poincaré.)

L'effacement des vaisseaux tient donc surtout à un spasme de leurs tuniques, à une sorte de tétanos provoqué par la surexcitation des vaso-moteurs. En même temps, les nerfs sensitifs qui cessent de recevoir leur stimulation sanguine habituelle perdent leur aptitude physiologique. Les parties lésées peuvent être pincées ou piquées sans que la douleur réponde à l'excitation. L'affection qui nous occupe peut succéder à l'impression du froid. Mais elle peut relever aussi de causes morales. Dans ce dernier cas, Raynaud (*Asphyxie locale et gangrène symétrique des extrémités*, thèse, Paris, 1862, n° 36) suppose que le centre de réflexion doit se trouver dans le myélencéphale, c'est-à-dire en un point capable d'influencer à la fois les quatre membres ; car, en effet, les quatre extrémités sont quelquefois atteintes en même temps.

La thèse de Maurice Raynaud contient, sur cette affection, des développements précis :

La pathogénie est simple : à un spasme peu prolongé des vaisseaux capillaires artériels et veineux, correspond cet engourdissement local qui, aux extrémités, constitue ce qu'on appelle le *doigt mort*, c'est-à-dire la syncope et l'asphyxie locale à l'état de simplicité. Le spasme est-il de plus longue durée, on observe l'accentuation des précédents phénomènes de l'asphyxie locale ; enfin, si la contracture tétanique des vaisseaux persiste, la gangrène arrive ; elle est toujours limitée parce que le spasme n'est jamais circonscrit et qu'il finit assez promptement par cesser.

Le mode d'origine et de distribution des nerfs vaso-moteurs explique l'apparition symétrique des phénomènes morbides.

Zambacco, partant de l'influence directe et primitive des nerfs *sur la nutrition*, a eu le tort de croire que le système nerveux, troublé ou lésé dans ses fonctions, suffit *à lui seul* pour déterminer la gangrène sans aucune lésion de vaisseaux. Mais l'élément nerveux peut être complice ou agent direct des troubles circulatoires.

On ne saurait nier l'influence du système nerveux sur la production de certaines gangrènes spontanées. L'élément névropathique jouerait même un rôle essentiel, non-seulement dans le sphacèle de l'ergotisme, mais dans les gangrènes séniles.

On peut admettre que la cause est dans le système nerveux, si l'état du pouls, dans les différents vaisseaux, ne cesse pas d'être normal pendant la durée de la maladie, si l'état du cœur ne présente lui-même aucune apparence d'affection organique, si la lésion frappe deux ou plusieurs extrémités, ce qui exclut l'idée d'une cause agissant sur les divers troncs vasculaires, et surtout l'idée d'une embolie; si enfin l'autopsie ne révèle aucune trace de lésions vasculaires.

Le vaisseau trop excité dans ses éléments contractiles est revenu sur lui-même. La même cause qui précipite le sang au visage peut suspendre le cours du sang dans les vaisseaux d'un ordre inférieur. L'engourdissement et le froid précèdent la mortification.

La gangrène symétrique diffère de la gangrène sénile : 1° par le siége des lésions; la gangrène sénile n'affecte généralement qu'un seul membre et presque toujours un membre pelvien ; la gangrène symétrique occupe simultanément deux extrémités similaires, aussi bien les supérieures que les inférieures ou les quatre à la fois; et sur ces extrémités elle tend à occuper des points semblablement disposés ; 2° par l'étendue ; la gangrène sénile n'occupe jamais moins d'un orteil et remonte souvent jusqu'aux malléoles et au-delà. La gangrène symétrique se borne communément à la peau ou à une très-petite étendue comme l'extrémité de la phalange unguéale ; 3° par la marche; la gangrène sénile est ordinairement serpigineuse : elle commence par un point circonscrit pour de là rayonner au pourtour sans régularité. La gangrène symétrique affecte d'emblée plusieurs points à la fois lesquels se sphacèlent isolément. Dans cette variété seule, le nez et les oreilles peuvent présenter des signes non équivoques d'asphyxie locale ; 4° par l'état des vaisseaux; dans la gangrène sénile on sent généralement sur leur trajet un cordon dur qui roule sous le doigt; les battements artériels sont diminués ou même supprimés. Dans la gangrène symétrique, les battements quelquefois irréguliers sont ordinairement normaux; ils ne manquent jamais entièrement. La symétrie est encore une raison d'exclure l'artérite, même celle des capillaires, ou la phlébite. Bien plus légitime est l'interprétation qui met en cause le vice de l'innervation sympathique à la suite duquel la contractilité vasculaire est altérée.

Le PRONOSTIC est moins grave parce que le vice de l'innervation peut cesser, et alors après une période d'élimination qui dure quelques mois la guérison est complète.

L'âge établit une prédisposition manifeste à la maladie qu'on serait tenté d'appeler gangrène juvénile. Le plus souvent la maladie apparaît de 18 à 30 ans, les environs de 25 ans constituant une prédisposition marquée; cependant la gangrène symétrique a frappé cinq enfants entre 3 et 9 ans. On observe un léger retour vers 40 ans. Un seul cas s'est présenté à l'âge de 48 ans, lors de la ménopause qui place momentanément les femmes dans des conditions analogues à celles de l'instauration (M. Raynaud).

Le TRAITEMENT doit avoir pour objectif les règles suivantes: réchauffer le membre par des applications appropriées et les frictions stimulantes; calmer les douleurs s'il en existe, surveiller et attendre la chute des eschares; soutenir s'il y a lieu la santé générale. C'est à cela que le médecin doit borner sa conduite en présence de la difficulté de remplir la véritable indication qui serait de formuler un médicament doué d'une action résolutive sur l'élément contractile des tuniques artérielles.

q. *AFFECTIONS TROPHIQUES – DYSTROPHIES*

Le professeur Charcot a fait une étude attentive des affections trophiques (Voyez ses *Leçons sur le système nerveux*, Paris 1877). Ces affections résultent d'un vice d'innervation et peuvent atteindre la peau, le tissu cellulaire, les muscles, les articulations, les os et même les viscères. Charcot leur prête une origine diverse et admet qu'elles dérivent d'une cause cérébrale, spinale et bulbaire ou se rattachent aux nerfs périphériques. Mais d'abord pourtant, il observe que la nutrition normale des différentes parties de l'organisme ne se lie pas absolument à l'influence du système nerveux. D'après Ch. Robin le principe du mouvement de nutrition réside directement dans les éléments anatomiques ; la nutrition est une propriété générale au moins de certains d'entre eux ; elle s'accomplit régulièrement dans les tissus privés de nerfs et de vaisseaux comme les cellules épithéliales, les cartilages ; la rénovation moléculaire se fait sans doute ici par agrégation organique à la manière de ce qui se passe dans les minéraux. Cette circonstance écartée, il convient d'admettre que les altérations trophiques se lient généralement à des troubles de sécrétion, d'absorption, de circulation interstitielle, déterminant l'induration, le ramollissement, l'hypertrophie des parties, troubles commandés par l'intervention du système nerveux avec les modifications que son action comporte dans l'activité du mouvement de reconstitution et de décomposition qui s'accomplit silencieusement au sein des tissus. Ainsi que nous venons de le dire, le professeur Charcot ne fait intervenir que le système cérébro-spinal dans la genèse de ces lésions trophiques. Il n'y rattache pas le grand sympathique. L'auteur que nous citons nous pardonnera d'observer que c'est une lacune dans sa description. Chaque organe figure dans l'économie avec son aptitude et sa destination fonctionnelle spécialisées, et du travail de chacun dans la sphère qui lui est propre résulte l'harmonie de l'ensemble. Pour s'en tenir aux agents périphériques du système nerveux, on sait que les nerfs remplissent des fonctions diverses. Ceux qui naissent de l'axe cérébro-spinal comprennent les nerfs de mouvement, les nerfs de sentiment, les nerfs mixtes ; mais le système ganglionnaire a pour mission spéciale justement de présider aux actes circulatoires, aux échanges moléculaires par lesquels se fait la nutrition des organes et que gouverne à coup sûr, dans une certaine limite, l'appareil vaso-moteur. C'est donc véritablement au grand sympathique que se rapportent les désordres de nutrition dont nous voulons esquisser l'étude.

Lorsque Charcot accuse uniquement le cerveau, la moelle ou le bulbe et les nerfs périphériques, sans les spécialiser *végétatifs*, il néglige les relations anatomiques de ces organes avec le système ganglionnaire, et en ce qui concerne les nerfs périphériques eux-mêmes qu'il considère uniquement dans le système cérébro-spinal, il oublie qu'ils se fusionnent partout avec les rameaux sympathiques, ces derniers régissant la nutrition intime, comme les filets d'origine cérébro-spinale entretiennent le mouvement et la sensibilité. Si les altérations de l'encéphale, de la moelle, du bulbe, sont en réalité suivies de troubles trophiques, c'est que le système sympathique est en relation étroite avec l'appareil cérébro-spinal et que les désordres de ce dernier retentissent sur les éléments ganglionnaires pour en pervertir la physiologie. Au surplus, l'intervention du système nerveux dans les troubles trophiques se montre sous deux formes : tantôt la lésion est passive et résulte de la seule inactivité fonctionnelle ; tantôt, au contraire, il y a excitation, irritation plus ou moins inflammatoire de ce système. Dans le premier cas, le désordre nutritif est lent à se produire et n'a que des réactions sourdes. Dans le second, il apparaît d'une manière soudaine ou tout au moins rapide, au milieu d'une perturbation de la sensibilité qui accuse un processus phlegmasique et détermine parfois des douleurs aiguës comme on le voit par exemple dans le zona. D'ailleurs, l'altération nerveuse qui entraîne le vice de nutrition, naît spontanément ou succède à une lésion traumatique du département nerveux qui est en rapport avec la scène morbide.

Les réflexions qui précèdent permettent de mieux comprendre, croyons-nous, les dystrophies cutanées qui accompagnent chez certains sujets le ramollissement, l'hémorrhagie, les lésions organiques du cerveau ou de la moelle. Dans l'hémiplégie, la paraplégie, on voit assez souvent se produire une eschare fessière à développement parfois rapide, avec ce caractère particulier et significatif, lorsque la lésion est cérébrale, que la mortification se produit du côté paralysé. Le rapport de cause à effet est ainsi mis en évidence. Il se fait d'abord une plaque érythémateuse sur laquelle se développent des vésicules ou des bulles, puis la mortification du derme et des parties sous-jacentes. A la suite des accès de douleurs fulgurantes spéciales à l'ataxie locomotrice (*myélite systématisée*), il n'est pas rare, dit Charcot, de voir la peau des jambes et des cuisses se couvrir temporairement d'une affection papuleuse, lichénoïde, vésiculeuse ou bulleuse, et il ne s'agit pas d'éruptions banales, car elles se montrent de concert avec les exacerbations douloureuses. Le bulbe, en sa qualité de centre vaso-moteur et de segment principal de la moelle imprégnée, comme on sait, de substance sympathique, le bulbe n'est certainement pas sans avoir une influence sur le développement des altérations trophiques, mais c'est là un sujet obscur qui appelle de nouvelles recherches.

Les affections trophiques peuvent donc atteindre, avons-nous dit, la peau, le tissu cellulaire, les muscles, les articulations, les os et même les viscères. Parmi celles qui atteignent la peau, nous avons fait déjà une étude particulière du zona, de la sclérodermie. Nous nous bornons

8

à indiquer les éruptions eczémateuses, pustuleuses, pemphygoïdes, érythémateuses, qui se montrent à titre de complication trophique liée à l'état morbide de telle ou telle dépendance du système nerveux. Dans cet ordre d'idées, Dujardin-Beaumetz a observé un exemple curieux de troubles vaso-moteurs chez une hystérique. Chez cette malade il suffisait de toucher la peau avec le doigt pour faire naître à ce point une éruption tout à fait semblable à celle de l'urticaire. On pouvait ainsi tracer sur les téguments, des caractères qui restaient imprimés pendant un temps assez long. L'éruption ainsi produite restait parfaitement limitée. Ce qu'il y avait de remarquable chez cette femme c'est qu'à aucun autre moment elle n'avait été sujette à l'urticaire. Beaumetz n'a rencontré aucun cas semblable indiqué dans les auteurs. (*Journal de médecine et de chirurgie pratiques de Lucas Championnière*, août 1879.)

Charcot cite encore la lèpre anesthésique où l'on retrouve, dit-il, dans tout leur développement, les lésions trophiques en rapport avec la lésion des nerfs. Le processus morbide initial se trouve alors, selon Virchow, dans une *périnévrite lépreuse* elle-même caractérisée par une prolifération cellulaire spéciale dans l'intervalle des tubes nerveux dont elle détermine la destruction lente. Le travail pathologique s'accomplit en déterminant, au début, des symptômes d'hyperesthésie, à laquelle succède l'anesthésie lorsque les éléments nerveux *sensitifs* ont été détruits.

Il n'est pas inutile de dire ici, pour la clarté du sujet, que le nom de lèpre sert à désigner deux affections de la peau bien différentes. L'une est une affection squameuse (classification anglaise de Bateman) commune, plus gênante et désagréable que grave, c'est le *psoriasis* vulgaire.

L'autre est une affection tuberculeuse plus rare, du moins dans nos pays, suivie de nodosités, d'ulcérations, d'altérations du tact. L'épaississement considérable et généralisé de la peau et du tissu cellulaire sous-cutané, mérite à la maladie le nom d'*éléphantiasis ;* la déformation et le gonflement des traits quand elle envahit la face (*léontiasis*), la tendance ulcéreuse en font une maladie à l'aspect hideux et souvent funeste à celui qu'elle atteint. C'est sans doute à cette dernière que s'applique l'interprétation pathogénique de Virchow.

DYSTROPHIES DANS LE SYSTÈME MUSCULAIRE. — L'appareil musculaire est exposé aux déviations de la nutrition comme les autres systèmes. Nous consacrerons un article particulier à l'affection connue sous le nom d'*atrophie musculaire progressive*. Mais, en dehors de cette affection, il y a place encore pour quelques considérations utiles. La maladie ne se présente pas toujours avec le caractère de généralisation qu'elle atteint dans la forme connue sous le nom d'*atrophie progressive;* on voit quelquefois les muscles s'atrophier localement et perdre en même temps, plus ou moins, leur contractilité électrique. Charcot remarque d'ailleurs que dans les paralysies et atrophies rhumatismales, par exemple, le galvanisme provoque parfois des contractions là où la faradisation ne donne pas de résultats.

En traitant des différentes sortes de myélites (V. *Eléments de médecine clinique*), nous avons eu soin de faire ressortir aussi que telle ou telle région de la moelle est plus spécialement en rapport avec la dystrophie musculaire *(myélites systématisées)*; mais en ce qui concerne particulièrement la dystrophie détachée du trouble dans le mouvement et la sensibilité, il faut considérer que la moelle agit sur elle en sa qualité de centre sympathique, et non comme agent principal du système de relation. L'interprétation logique des faits et la spécialisation physiologique obligent à cette distinction.

Certaines affections générales troublent aussi la nutrition musculaire : telle est, en particulier, la syphilis. Les auteurs qui s'occupent des affections syphilitiques ont surtout décrit les tumeurs gommeuses ou myosites circonscrites. La *myosite diffuse* est une forme plus rare et moins bien connue. Virchow et Volkmann l'ont indiquée en Allemagne. Mauriac, en France, l'étudie dans ses leçons sur les *myopathies syphilitiques*. Reynier, dans les *Archives génér. de médecine* (juin 1879), en fait connaître un exemple intéressant emprunté au service de Duplay. La *myosite syphilitique diffuse* a pour terminaison la sclérose et l'atrophie du muscle, terminaison due à l'*hyperplasie du tissu conjonctif interstitiel*. Dans le fait de Reynier, la lésion occupait le grand pectoral gauche. Mauriac, cité par Reynier, observe que si la spécificité syphilitique de la myosite, ne lui imprime pas des caractères toujours très-tranchés, il y a pourtant un ensemble de symptômes qui permet de poser le diagnostic. Ainsi, le début est moins brusque, plus insidieux, *moins douloureux*, le processus est plus lent, la période d'état plus longue. La persistance d'un état inflammatoire sub-aigu dans un muscle, avec tuméfaction diffuse, sans tendance à la suppuration, serait une des particularités les plus spéciales de la *myosite syphilitique*. Enfin un des meilleurs signes se tire de la rapidité avec laquelle la résolution, sous l'influence du traitement, succéderait à la période d'état.

DISTROPHIE DES OS ET DES ARTICULATIONS. — Les lésions des nerfs occasionnent vers les jointures des arthropathies et déformations comparables à celles que détermine le rhumatisme articulaire sub-aigu. L'ankylose en est aisément la suite, si la maladie a eu quelque durée; et parmi les filets qui entrent dans la constitution des nerfs, l'induction physiologique autorise également à mettre en cause dans l'espèce ceux qui appartiennent au système sympathique. Les affections du cerveau et de la moelle peuvent amener des désordres semblables en retentissant pareillement sur le système ganglionnaire. Charcot distingue deux variétés dans ces affections des jointures : A, la première comprend les arthropathies à forme aiguë ou subaiguë, avec tuméfaction, rougeur et parfois douleur assez vive; ce sont les arthropathies que l'on observe dans les paraplégies (*myélite*), dans l'hémiplégie ; B, le type du second groupe se rencontre dans l'ataxie locomotrice progressive. Les arthropathies de cet ordre ont pour principaux caractères l'usure des surfaces diarthrodiales, la formation de corps étrangers intra-articulaires, les stalactites osseuses, tous les accompagnements habituels de l'arthrite déformante (Charcot). On peut voir aussi se produire la périostite et la nécrose.

DYSTROPHIES VISCÉRALES. — On sait, dit Charcot, que certaines altérations de l'encéphale, celles surtout qui intéressent les couches optiques, les corps striés et en particulier les diverses parties de l'isthme, que ces altérations soient expérimentales ou cliniques, entraînent parfois des lésions viscérales diverses ; ce sont en particulier des plaques congestives, de véritables ecchymoses sur les plèvres, l'endocarde, la muqueuse gastrique. Schiff considère ces altérations comme l'effet de la paralysie des vaso-moteurs, opinion conforme aux données physiologiques, les troubles de l'innervation vaso-motrice devant nécessairement entraîner des désordres de circulation. Charcot admet bien cette influence comme possible et il cite même un fait à l'appui; mais il croit néanmoins que le mode pathogénique est plus complexe. Les lésions spinales, comme celles de l'encéphale, peuvent, selon lui, être suivies de la production d'ecchymoses viscérales; ainsi, lorsque l'on blesse la moelle lombaire expérimentalement, on a vu se produire des foyers hémorragiques dans les capsules surrénales. Dans les maladies spontanées de la moelle, myélite, épanchements sanguins, ramollissement, les affections consécutives des reins et de la vessie, de même que les altérations de l'urine, les incrustations calcaires qui se déposent sur les sondes mises à demeure, ces divers troubles se rattachent au groupe des lésions trophiques proprement dites (Charcot). Il nous faut répéter encore ici d'ailleurs que les éléments sympathiques annexés à l'axe spinal sont encore en réalité seuls capables de figurer dans l'évolution morbide. On peut accuser leur absence d'action, leur inertie, mais peut-être aussi faut-il faire une part plus large au contraire à leur excitation, à leur irritation plus ou moins phlegmasique.

Charcot cependant n'admet pas que la théorie vaso-motrice, c'est-à-dire la dilatation ou la contraction des petits vaisseaux, suffise à expliquer les phénomènes. Il lui reconnait toutefois une certaine influence ; ainsi l'eschare fessière qui se produit dans le décubitus aigu des apoplectiques occupe précisément le côté du corps où l'élévation relative de température accuse la paralysie vaso-motrice et l'hyperémie. L'irritation des nerfs vaso-moteurs et l'ischémie consécutive n'expliquent pas mieux, au dire de Charcot, les troubles trophiques qui naissent à la suite des lésions du système nerveux. L'influence des nerfs qualifiés trophiques ne fournit pas une interprétation meilleure, car leur existence n'est pas démontrée ; cependant ils pourraient expliquer l'atrophie circonscrite. Remarquons en passant que ces nerfs seraient d'ailleurs une dépendance du sympathique (1). Après ces considérations exclusives, Charcot émet son appréciation personnelle :

Il est une vue, dit-il, que l'on n'a peut-être pas assez considérée : les expériences sur les réunions bout à bout des nerfs de fonctions différentes, tels que l'hypoglosse et le lingual, ont prouvé que des excitations produites sur un point quelconque d'une fibre nerveuse sensitive ou motrice se propagent aussitôt simultanément dans le sens centripète et dans le sens centrifuge. D'après cela on peut supposer que les irritations pathologiques développées sur un nerf sensitif soit à son origine centrale, soit sur un point de son trajet, retentissant dans la direction centrifuge jusqu'à l'extrémité terminale des filets nerveux, c'est-à-dire dans les papilles du derme ou dans l'épaisseur du réseau muqueux, pourront dans certains cas provoquer là un travail phlegmasique ; on comprendrait ainsi les éruptions bulleuses, pemphygoïdes du zona en conséquence de lésions portant sur les faisceaux postérieurs de la moelle ou

(1) Le débat sur l'existence réelle ou supposée des nerfs trophiques se résume peut-être en une question de mots. Les nerfs spécialement trophiques ne sont pas nécessaires pour que la nutrition s'accomplisse ; on peut leur substituer par induction légitime les nerfs vaso-moteurs. La physiologie a établi manifestement que ces derniers ont pour mission de régler la circulation principale, comme le mouvement terminal du sang dans l'intimité des tissus. Or la nutrition procède de l'irrigation sanguine. Les nerfs sympathiques sont donc en réalité trophiques ; et si telle n'est pas leur destination primitive, c'est indirectement qu'ils accomplissent la fonction.

sur les racines spinales sensitives. « Pour ce qui est des nerfs moteurs, je ne vois pas d'argument sérieux qui empêche d'admettre que les irritations pathologiques portant sur les cellules nerveuses des cornes antérieures, seront transmises quelquefois jusqu'aux faisceaux musculaires par la voie des filets nerveux qui transmettent à l'état physiologique les excitations volontaires; un certain nombre au moins de troubles trophiques consécutifs aux lésions du système nerveux trouveront peut-être dans cette hypothèse leur explication sans qu'il soit nécessaire d'avoir recours à la théorie des nerfs trophiques. » Mais en admettant pour fondée l'ingénieuse explication que donne le savant professeur, la vérité physiologique s'impose. Elle enseigne que le système ganglionnaire est l'agent direct de la rénovation moléculaire et des opérations nutritives, et sans qu'il soit besoin d'invoquer le concours des nerfs spécialement trophiques, c'est lui par conséquent, en raison de ses relations médullaires, qui serait intéressé dans le désordre spinal auquel il est fait ici allusion.

On pourrait sans doute appliquer encore à bien d'autres désordres nutritifs le vice de l'innervation ganglionnaire, mais la grande obscurité qui enveloppe ce sujet ne permet pas d'aller au delà de quelques faits principaux. Ajoutons pourtant quelques mots encore relativement aux dystrophies qui concernent certaines dépendances de la peau, telles que les ongles et le système pileux.

Dans les sections expérimentales du sciatique, et nous savons que ce cordon est particulièrement riche en filets ganglionnaires, on constate la déformation, le raccornissement, la courbure, la perte des ongles, en outre du gonflement de l'extrémité du membre, de l'ulcération des doigts, etc.

SYSTÈME PILEUX. — Le docteur Fredet fils a observé un fait curieux d'alopécie complète et généralisée survenue à la suite d'une frayeur. (*Annales de la Société de médecine de Saint-Étienne*, 1878, et *Archives générales de médecine*, juin 1879.) Il s'agit d'une jeune fille de dix-sept ans, d'origine italienne, d'un tempérament lymphathico-nerveux, qui le 30 mars 1875 eut à subir les effets d'une grande frayeur en voyant s'écrouler le plancher de la chambre qu'elle habitait. Deux jours après, à la suite de maux de tête et d'un prurit intense du cuir chevelu, elle vit tomber peu à peu tous ses cheveux, que le peigne ou le simple passage de la main enlevaient en masse. Le 4 avril, il ne restait plus un seul cheveu sur la tête. En même temps les sourcils, les bords libres des paupières, le creux axillaire, le pubis et les grandes lèvres se dépouillent également et le 6 avril toutes les régions pileuses sont absolument dégarnies. A part cet incident l'état général resta bon sans aucun trouble fonctionnel; l'appétit subsista, les règles parurent à l'époque ordinaire, les démangeaisons avaient disparu, la peau du crâne lisse et brillante conservait sa sensibilité normale. Mais deux ans après, la dénudation pileuse subsistait, sans autre modification d'ailleurs de la santé qu'une grande tristesse de caractère déterminée par la crainte de ne point guérir.

Tout TRAITEMENT avait échoué.

On a vu d'autres fois les cheveux blanchir dans un temps court, dans l'espace d'une nuit, par exemple, à la suite également d'un grand ébranlement moral. Quel agent autre que le système ganglionnaire serait-on en droit d'accuser dans les troubles de nutrition que nous venons de signaler ?

r. *NÉVROSES ACTIVES OU IRRITATIONS DES NERFS GANGLIONNAIRES DE L'EXCITATION SUDORALE*

Dans nos précédentes remarques sur le grand sympathique, nous avons fait aussi ressortir l'influence qu'il exerce sur la sécrétion de la sueur ; c'est sans doute à l'excitation ou à l'atonie de ses filets excito-sudoraux, qu'il faut rattacher les sueurs abondantes ou au contraire la sécheresse de la peau qui se rencontrent dans certaines conditions morbides : mais le sujet est encore neuf et peu exploré. Il mérite toute l'attention du clinicien et du physiologiste. Nous développerons plus loin, à propos de la pathologie du sympathique général, les troubles ganglionnaires de l'excitation sudorale.

s. *SYMPTOMES GANGLIONNAIRES DIFFUS*

En outre des désordres fonctionnels ayant dans les cadres cliniques une place bien déterminée par la physiologie pathologique, l'observation attentive permet de constater chez divers sujets une série de troubles, qui, bien que ne prenant pas la proportion d'une véritable entité morbide, et ne frappant pas un grand appareil, n'en traduisent pas moins une expression morbide manifeste dans les fonctions du grand sympathique. Nos observations personnelles nous permettent de résumer comme il suit ces diverses manifestations.

Il n'est pas rare de constater l'existence de pulsations fortes intrà-crâniennes, qui se font sentir principalement sur le trajet des divisions de la carotide interne et s'accompagnent de douleurs diffuses qui rappellent un peu celles de la migraine.

L'une ou l'autre conjonctive peut être plus injectée, et cela d'une façon courte et récidivante qui ne permet pas d'accuser une phlegmasie franche de cette membrane. De même, il peut y avoir une dilatation inégale des deux pupilles avec photophobie correspondante unilatérale. Le pavillon de l'oreille peut aussi devenir le siége d'une rougeur soudaine et insolite, accompagnée d'une élévation de température appréciable à la main et incommode, avec pulsations larges et fortes. Les mêmes phénomènes semblent se passer dans les parties profondes de l'oreille avec addition de tintements et de bourdonnements. On constate aussi une sécheresse unilatérale de la muqueuse nasale, des épistaxis assez fréquentes exactement limitées au côté où existe la sécheresse. De ce même côté, l'épistaxis est quelquefois remplacée par la sécrétion abondante d'un liquide limpide d'apparence albumineuse et assez analogue pour les caractères extérieurs au liquide céphalo-rachidien. D'autres fois, c'est un sentiment de tension qui occupe la narine. Sous l'influence de modifications fortuites dans la vie intime des tissus, des sensations particulières se produisent. Il semble au malade que l'une ou l'autre moitié de la tête est prête à se contracter tout entière ; la peau de la tête et de la face est resserrée et paraît s'appliquer plus intimement sur les parties sous-jacentes. Des douleurs plus ou moins vives annonçant la participation du système cérébro-spinal, accompagnent souvent ces sensations. Ces différents phénomènes céphaliques peuvent se montrer indépendamment les uns des autres, mais souvent ils paraissent tous ensemble surtout après les émotions ou une simple contrariété ; et dans ces derniers cas leur intensité s'exagère. Le phénomène des pulsations intrà-crâniennes surtout est très-accusé. Sous l'influence de ce trouble dans la circulation céphalique, les idées se forment et se lient difficilement, l'intelligence est obtuse et comme désintéressée de tout ; cet état peut durer de une à plusieurs heures ; au bout de ce temps les pulsations cessent peu à peu, les douleurs diminuent, mais il reste une sorte d'obscurcissement intellectuel et l'impossibilité de fixer l'attention est absolue. A ces phénomènes céphaliques qui sont les plus communs, il peut s'en joindre d'autres, tels que : palpitations de cœur accompagnées d'envies de vomir, de toux et du sentiment d'une syncope prochaine; difficulté de respirer qui nécessite de grands efforts d'inspiration.

Les phénomènes gastriques aboutissent quelquefois à des vomituritions. L'intestin plus souvent et plus sérieusement impressionné est atteint de coliques intenses avec douleurs superficielles ou profondes, parfois assez violentes pour amener des vomissements : l'absence d'évacuations et la courte durée ou la mobilité des phénomènes ne permettent pas d'accuser une entérite. D'autres fois cet état douloureux de l'intestin ne se montre pas sous la forme aiguë; il revêt l'apparence de douleurs sourdes qui chaque jour, pendant plusieurs semaines, se font sentir trois ou quatre heures après le repas dans la région de l'intestin grêle, pendant le temps qui correspond à la digestion intestinale.

Le système cérébro-spinal participe aussi à ces troubles sympathiques. Des douleurs soudaines et momentanées apparaissent dans les diverses articulations accompagnées ou non de contractions fibrillaires dans les muscles de diverses parties du corps.

Ces divers phénomènes sont fugaces, intermittents, sujets à récidive. On les rencontre surtout chez les névropathes ; leur caractère, leur allure, leur modalité permettent de les rattacher à l'innervation viciée du système ganglionnaire, d'autant plus qu'ils apparaissent seuls indépendamment de toute autre manifestation morbide.

B. — MALADIES DU SYMPATHIQUE CÉRÉBRAL

S'il est un point particulièrement obscur dans la clinique du système sympathique, c'est, à coup sûr, celui qui se rattache aux phénomènes morbides de ses diverses émanations crâniennes, soit de celles qui accompagnent les divisions vasculaires dans leur distribution encéphalique, soit de celles qui sont associées aux rameaux nerveux sensitifs ou moteurs de l'appareil de relation. La physiologie du système ganglionnaire intrà-crânien est plus confuse encore que celle des autres portions de ce vaste appareil. La destination fonctionnelle d'un certain nombre de ganglions ou de filets de cette région est mal déterminée. Cependant le ganglion géniculé paraît être considéré principalement comme sympathique. Ceux de Gasser, de Meckel, les ganglions otique, ophthalmique, seraient aussi, mais peut-être avec moins d'évidence, de nature ganglionnaire. Ce qui reste acquis d'une manière certaine, c'est que le sympathique a une distribution crânienne, et dès lors l'induction physiologique la plus rigoureuse autorise à supposer dans l'exercice de ses fonctions le dérèglement accidentel que l'on constate sans cesse dans le reste de la physiologie nerveuse. La question devient plus délicate lorsqu'il s'agit de préciser ce dérèglement.

Nous dirons bientôt, en traitant de la migraine, que la corde du tympan, rameau qui se détache du facial et s'anastomose avec le nerf lingual, exerce une influence non douteuse sur la sécrétion salivaire. Ce rameau, considéré comme ayant une origine sympathique, joue le premier rôle dans la salivation qui accompagne les accès de migraine. Les filets émanés du ganglion ophthalmique méritent aussi d'être mis en cause dans les troubles visuels propres à la migraine ou qui se lient à un vice de nutrition des parties profondes de l'œil, et qu'on retrouve si souvent en clinique oculaire sous la forme des altérations de la rétine et du corps vitré, des irido-choroïdites et du glaucôme, des épanchements et décollements rétiniens. D'autre part, les divisions sympathiques unies aux vaisseaux de l'encéphale et distribuées avec eux sur tous les points de la masse nerveuse, ne peuvent pas être indifférentes aux manifestations de l'ischémie ou de la pléthore cérébrale, aux phénomènes fluxionnaires, congestifs, hémorrhagiques, aux néoplasies, aux ramollissements dont ce département organique est si fréquemment le siége.

Dans l'évolution des troubles morbides que l'on rapporte communément aux nerfs crâniens, sans distinction de la provenance de leurs éléments constitutifs, il convient aussi, sans nul doute, de faire une certaine part aux filets sympathiques associés à ces nerfs; mais ce n'est pas aujourd'hui que l'on peut déterminer le rôle spécial départi dans l'espèce aux rameaux ganglionnaires. En considérant, dans ces quelques lignes, la pathologie du sympathique cérébral, nous voulons surtout prévenir une lacune de classification. Les détails plus précis de sa clinique sont une conquête à réclamer de la science future.

C. — MALADIES DU SYMPATHIQUE CERVICAL

a. *GOITRE EXOPHTHALMIQUE. — MALADIE DE GRAVES, DE BASEDOW*

Graves, de Dublin, en 1835 (1), Basedow, de Merseburg (Saxe prussienne), en 1840 (2), ont fait connaître une maladie présentant, comme disent Eulenburg et Guttmann, trois symptômes *cardinaux*, qui sont : les palpitations de cœur, le gonflement de la thyroïde, l'exophthalmie double. Jaccoud ajoute un quatrième phénomène, la dilatation des vaisseaux artériels qui relèvent du sympathique cervical. Ces symptômes sont ordinairement combinés, mais quelques-uns au moins peuvent manquer ou être à peine accusés. Les palpitations et le développement artériel sont la vraie caractéristique de la maladie qui n'existe pas en dehors d'eux (Jaccoud). Eulenburg et Guttmann, moins affirmatifs, disent qu'exceptionnellement, l'exophthalmie peut exister seule, précédant d'un temps variable les autres symptômes. On reconnaît alors ses rapports avec la maladie de Graves en ce qu'elle est généralemecent double et accompagnée d'autres symptômes généraux ; mais l'ordre habituel est en effet le suivant : palpitations de cœur avec ou sans hypertrophie de l'organe, ectasie artérielle, gonflement de la thyroïde, exophthalmie. Parfois les divers symptômes se développent parallèlement, en peu de jours, et même dans un temps plus court encore.

CARACTÈRES ANATOMIQUES. — ÉTIOLOGIE. — La nature de la maladie a été diversement interprétée. D'abord on l'a regardée comme une dyscrasie du sang analogue à la chlorose ; c'était l'opinion de Basedow et d'une partie des observateurs qui l'ont suivi ; cette opinion se trouve expliquée par l'existence habituelle de la maladie dans le sexe féminin, par la fréquence des troubles de la menstruation ; mais cette affection se rencontre aussi chez l'homme, quoique beaucoup plus rarement ; dans le sexe féminin en dehors de la période d'activité utérine, et même chez les enfants.

(1) *Leçons de clinique médicale*, Dublin, 1835.
(2) *Exophthalmos durch hypertrophie der Zellengewebes in der Augenhøle* (Casper's Wochenschrift, 28 mars 1840).

En réalité, l'anémie n'est pas dans la maladie de Basedow un fait protopathique; il faut la considérer quand elle existe comme un symptôme secondaire qui se produit ici comme dans la plupart des maladies chroniques.

Stokes plaçait dans le cœur le point de départ de la maladie qu'il considérait comme un trouble fonctionnel de cet organe. Cette théorie est incompatible avec les faits, car on voit les palpitations du cœur se développer en même temps que les autres symptômes et même plus tard. Il faut ajouter d'ailleurs que les palpitations de provenance simplement cardiaque ne produisent jamais l'exophthalmie.

La concomitance des divers phénomènes conduisait logiquement à les faire dépendre d'une même origine. On ne tarda pas à les rattacher à une affection du système nerveux. La plupart des individus atteints de cette maladie souffrent en effet de troubles nerveux divers, désordres psychiques, hystérie, qui diminuent lorsqu'une amélioration se prononce dans les trois symptômes *cardinaux*. Chez quelques-uns, les accidents se sont développés rapidement à la suite d'impressions morales.

La clinique et l'anatomie pathologique se réunissent pour mettre en cause le grand sympathique dans sa portion cervicale, et il convient de reconnaître que cette interprétation rend un compte facile des symptômes par le trouble des vaso-moteurs correspondants. Si plausible qu'elle soit, elle n'est pourtant pas encore définitivement acceptée. On doit à Koeben d'avoir fixé le siége de cette maladie dans le sympathique cervical par la considération des rapports du cœur, de la glande thyroïde et du globe de l'œil avec les rameaux du sympathique.

Parmi les médecins français, Aran, le premier, fait intervenir un état d'excitation du sympathique (Archiv. de méd. 1860-1861). Il rapporte l'exophthalmie à la contraction du muscle orbital de Muller. Trousseau admet également l'origine sympathique (*Gazette méd.* 1862, p. 474 et *Clinique méd.* t. II, p. 528). Le gonflement thyroïdien et l'exophthalmie résultent pour lui d'une congestion sanguine née du trouble de l'innervation vaso-motrice; l'ensemble des symptômes accuse une névrose du grand sympathique, sinon une maladie avec lésion du système ganglionnaire. Depuis cette époque, les expériences physiologiques de Bernard, et les faits nouveaux d'anatomie pathologique ont donné encore plus de crédit à la théorie de la genèse par le sympathique. S'autorisant des expériences de Bernard, Eulenburg et Guttmann expliquent le gonflement de la thyroïde par l'ectasie des vaisseaux, artères et veines, qui rampent dans son épaisseur, ectasie qui se lierait elle-même à la paralysie des vaso-moteurs correspondants.

Un certain nombre de faits d'observation cadavérique, empruntés à divers auteurs, tendent à prouver que les altérations du sympathique ont vraiment une part dans le développement de la maladie de Basedow. Eulenburg et Guttmann résument huit observations dans lesquelles on a trouvé :

Le tissu nerveux du sympathique cervical étouffé par le développement exagéré du tissu conjonctif ;

Les ganglions cervicaux moyen et inférieur augmentés de volume, ainsi que le tronc du sympathique et les rameaux de ce nerf destinés aux artères thyroïdiennes et vertébrales ;

Dans un autre cas, une ténuité frappante au contraire du sympathique et de ses ganglions ;

Le ganglion cervical inférieur gauche plus gros que le droit, l'augmentation considérable du tissu conjonctif, la petitesse et la pigmentation des cellules nerveuses, etc.

Une femme atteinte de goître exophthalmique succombe dans le service de Trousseau. L'autopsie est faite par les docteurs Peter et Lancereaux, chefs de clinique de l'Hôtel-Dieu. Les ganglions cervicaux du grand sympathique sont disséqués et examinés avec soin : les supérieurs et les moyens sont normaux d'aspect et de grosseur ; il n'en est pas de même du ganglion cervical inférieur, surtout du côté droit. Non-seulement il est notablement plus gros que dans l'état habituel, mais il est aussi beaucoup plus rouge ; des vaisseaux nombreux rampent à sa surface et dans son intérieur (grossissement de 50. D.). Au microscope on trouve de nombreux vaisseaux dans l'intérieur du parenchyme, un abondant feutrage de tissu conjonctif, au milieu des fibres duquel se voient des noyaux et des cellules fusiformes. Il y a de nombreux globules de graisse ; les cellules ganglionnaires sont très-rares, petites, mûriformes ; quelques-unes sont réduites à de simples granulations ; les tubes nerveux sont peu nombreux. Ces détails se voient bien à une coupe transversale (gross. 300 diam.) où l'on découvre un entrecroisement de fibres de tissu conjonctif interceptant des espaces assez étroits dans lesquels se montrent les tubes nerveux, petits, serrés, et comme étranglés par le tissu conjonctif ambiant. Ainsi, prédominance de l'élément conjonctif, diminution de l'élément nerveux, voilà ce que montre cet examen. (Trousseau, *Clinique de l'Hôtel-Dieu*, 5e éd., t. II, p. 590.)

Le docteur Shingleton Smith a vu aussi le sympathique altéré chez une femme de 20 ans, morte en décembre 1878, à l'infirmerie royale de Bristol, avec tous les symptômes de la maladie de Basedow. *The médical Times and Gazette* rend compte ainsi du fait (d'après la *Revue mensuelle médicale et scientifique* de janvier 1870) : A l'autopsie, on trouva une destruction complète *du ganglion cervical inférieur gauche* qui était remplacé par un amas de tissu fibreux et de matière calcaire. Dans la plupart des cas où l'on a noté jusqu'ici des lésions du grand sympathique dans le goître exophthalmique, il s'agissait d'une véritable sclérose, c'est-à-dire d'un envahissement des éléments nerveux par une prolifération exagérée du tissu conjonctif. Les mêmes modifications ont été observées par Poniklo, chez certains diabétiques. Chez la malade de Smith, cette prolifération du tissu conjonctif n'existait pas, mais les cellules nerveuses paraissaient être atrophiées sur place. Dans un cas examiné par Trousseau le plexus cardiaque présentait l'apparence d'un peu de rougeur de ses rameaux constituants. Cependant, toutes les autopsies n'ont pas fourni de résultats positifs. Il en est qui n'ont montré aucun changement dans la texture du sympathique. Paul, Fournier, Olivier, Robiéjac, ont observé des faits négatifs de ce genre; mais dans quelques-uns de ces faits, la maladie s'était terminée par la gangrène des extrémités et l'on sait les rapports que les observateurs judicieux cherchent à établir aujourd'hui entre la gangrène symétrique des extrémités et les altérations du sympathique. Ajoutons d'ailleurs que les recherches cadavériques minutieuses sont difficiles et que des altérations peu prononcées peuvent passer inaperçues.

En ce qui concerne le cœur, il se montre sous divers aspects : normal, atteint de dilatation simple, ou d'hypertrophie avec lésions valvulaires. Le système vasculaire, les artères principalement, mais aussi quelquefois les veines du cou et de la tête sont manifestement dilatées, lésion qui est en rapport de cause ou d'effet avec l'altération cardiaque et l'hypertrophie thyroïdienne. L'examen de la région oculaire a montré aussi l'ectasie des divisions de l'artère ophthalmique, la congestion veineuse ou l'œdème de cette région, l'accroissement du tissu graisseux de l'orbite, l'hypérémie choroïdienne et rétinienne.

La maladie se développe surtout dans l'âge moyen de la vie, celui où le système nerveux devient particulièrement actif. Elle atteint de préférence la femme et les sujets affaiblis, chloro-anémiques, ceux déjà envahis par l'hystérie ou quelque autre névrose. Mais l'homme n'en est pas exempt. Elle prend quelquefois naissance d'une manière soudaine après un traumatisme, une excitation psychique, une secousse morale (Eulenburg et Guttmann). Le goître exophthalmique mérite alors le nom d'aigu.

SYMPTOMES. — La scène débute communément par les troubles cardiaques et artériels qui s'établissent lentement en général mais parfois d'une manière soudaine. Les battements du cœur s'élèvent à 100, 120, 140 pulsations. Ils sont plus fréquents dans les mouvements, les émotions, mais ils gardent une fréquence exagérée en dehors de ces circonstances qui les précipitent. Dans un cas de Gildemeester cité par Eulenburg et Guttmann, ils étaient absolument innombrables. Rappelons en passant que les rameaux sympathiques sont les nerfs excitateurs de l'activité cardiaque. Les mouvements et les bruits peuvent conserver leur type naturel: ils s'altèrent dans le sens de la lésion si une lésion organique du cœur vient compliquer son trouble fonctionnel. Des bruits de souffle variés peuvent se rapporter seulement à l'état anémique ou chlorotique dont les malades sont souvent atteints.

« Quand l'action du cœur est à la fois énergique et rapide on peut percevoir à la main un frémissement passager dans la région précordiale. Les *grosses artères* du thorax, du cou et de la tête reflètent exactement l'état de la motilité cardiaque ; les pulsations de l'aorte, celles même de l'artère pulmonaire peuvent être appréciables par la vue, et une forte pression exercée par le stéthoscope sur les foyers de ces vaisseaux peut provoquer la formation de souffles systoliques que ne révèle pas une auscultation plus superficielle. Les artères cervicales frémissent et battent comme dans l'insuffisance aortique, et les vibrations exagérées produites par le volume et la rapidité des ondées sanguines donnent lieu à des souffles forts et éclatants. Les grosses veines du cou sont parfois dilatées et proéminentes ; il y a de la stase, et dans deux cas Friedreich a constaté le phénomène du pouls veineux dans la jugulaire interne ; dans ces circonstances on peut entendre sur le trajet de la veine un souffle diastolique (Friedreich). Dans la majorité des cas, les artères plus éloignées du cœur restent normales ; elles ne se dilatent pas. Le pouls radial est remarquable par sa fréquence, mais on n'y trouve plus l'ampleur caractéristique des battements carotidiens. Le désordre qui est alors strictement contenu dans la sphère du sympathique cervical peut cependant dépasser ces limites et envahir la totalité du système artériel. Le fait est rare, mais il a été vu. La maladie est alors beaucoup plus grave. » (Jaccoud.)

L'augmentation de force et de fréquence des battements du cœur a vraisemblablement sa cause dans l'excitation du sympathique d'après Eulenburg et Bezold. Selon Friedreich, au contraire, il y aurait une paralysie des nerfs vaso-moteurs du cœur, laquelle amènerait la dilatation des artères coronaires, un afflux plus considérable de sang dans le muscle cardiaque et secondairement une excitation plus vive des ganglions cardiaques. La fréquence des battements serait alors la conséquence directe de l'énergie plus grande des centres ganglionnaires du cœur et l'effet indirect de l'intervention du sympathique. Ces deux théories d'ailleurs se rapprochent, puisque les ganglions du cœur reçoivent leur excitation du sympathique, et il importe peu de savoir si cette excitation des ganglions cardiaques dérive d'un afflux sanguin plus considérable ou d'une activité plus grande des filets nerveux qui leur correspondent (Eulenburg et Guttmann).

Conformément aux données physiologiques sur le sympathique, la température générale s'élève dans la maladie de Graves et Basedow. Du moins Paul, Teissier, Cheadle, Eulenburg et Guttmann disent avoir constaté cette hyperthermie qui pourtant n'est pas constante, elle serait même rare au dire de Jaccoud. A l'élévation de température se joint souvent aussi une augmentation de la sueur. Le malade a parfois la sensation très-accusée de l'hyperthermie, alors même que celle-ci est peu marquée au thermomètre.

Les deux portions droite et gauche du sympathique paraissent d'ailleurs intéressées en même temps, ainsi que le montrent l'élévation de la température des deux côtés du corps, le double exophthalmos, la dilatation vasculaire des deux côtés de la tête, et le gonflement bilatéral de la thyroïde.

Le gonflement thyroïdien paraît être sous l'influence des mêmes phénomènes de paralysie vaso-motrice qui ont déterminé la dilatation et le trouble des vaisseaux péri-cardiaques; il n'atteint pas le volume et la dureté que présente le goître simple. La surface n'est point bosselée; la tuméfaction, ordinairement uniforme et générale peut être limitée ou plus accusée d'un côté, surtout du côté droit.

La nature vasculaire de cette tumeur est démontrée par les pulsations qui l'animent, par le frémissement systolique général qu'y perçoit la main et par les souffles également systoliques qu'y révèle le stéthoscope (Jaccoud). La peau est bleuâtre et couverte d'un lacis veineux, si les veines participent à la dilatation. Le mouvement d'expansion lié à la suractivité vasculaire est tel parfois, qu'au dire de Graves la tumeur thyroïdienne fut prise pour un sac anévrysmal.

L'exophthalmie paraît être le moins constant des symptômes cardinaux de la maladie. Elle intéresse d'habitude les deux yeux en même temps, rarement un œil après l'autre. Il est très-rare qu'elle soit unilatérale. La saillie des deux yeux est ordinairement inégale, la prédominance existant tantôt à droite et tantôt à gauche. La saillie du globe varie d'intensité; quelquefois elle est si faible qu'il faut s'en rapporter au dire du malade ou de son entourage pour la constater. Dans un fait cité par Trousseau, il y avait au contraire une telle propulsion des globes oculaires qu'il y eut luxation de l'un d'eux, et qu'il fallut le replacer avec les doigts dans la cavité orbitaire.

Kœben regardait l'exophthalmie comme le résultat de la compression du sympathique cervical par la thyroïde hypertrophiée. Eulenburg et Guttmann opposent à cette manière de voir les réflexions suivantes : le gonflement thyroïdien paraît souvent en même temps que l'exophthalmie, quelquefois beaucoup plus tard et peut même manquer tout-à-fait, malgré l'existence d'un haut degré d'exophthalmie. Le goître endémique, toujours plus ferme et plus gros que n'est le gonflement thyroïdien dans la maladie de Graves, ne détermine à aucun degré l'exophthalmie ; celle-ci d'ailleurs ne suit pas le mouvement de retrait de la thyroïde, ce qui devrait se produire si elle dérivait d'elle. On a vu d'autre part l'exophthalmie s'évanouir sans que la glande suivit le globe dans sa rétrocession. Selon l'interprétation d'Eulenburg et Guttmann, le gonflement thyroïdien et l'exophthalmie dérivent de deux états différents du système nerveux sympathique, le premier de ces phénomènes tenant à la paralysie des filets sympathiques destinés aux vaisseaux, et l'exophthalmie se rattachant au contraire à l'excitation des filets nerveux oculo-pupillaires. On peut comprendre l'apparition simultanée de ces deux symptômes quand elle se produit, en admettant avec Eulenburg et Guttmann que les filets vasculaires et les filets oculo-pupillaires ne sont réunis que dans le tronc sympathique, mais qu'ils ont chacun un centre d'origine spécial. Toutefois, cette interprétation ne repose que sur une hypothèse.

On a voulu expliquer l'exophthalmie par la contraction du muscle orbital découvert par H. Muller. Ce muscle lisse de l'œil innervé par le sympathique et antagoniste du muscle rétracteur, peut en effet avoir une part dans la saillie du globe; mais il est faible et son action très amoindrie par les autres muscles de l'œil qui sont puissants et volontaires (Muller). D'autres muscles lisses découverts dans l'épaisseur des deux paupières et animés par le sympathique cervical, peuvent concourir aussi à la saillie du globe oculaire et à l'élargissement de la fente palpébrale, ainsi que le montrent les expériences de Wagner et de Muller sur des suppliciés chez lesquels l'excitation électrique du sympathique cervical amenait l'ouverture des paupières. Sappey lui-même a découvert dans l'aponévrose orbitaire, des muscles lisses qui, par l'excitation du sympathique cervical, pourraient aussi faire saillir le globe en agissant sur lui à la façon des doigts sur un noyau de cerise. (Sappey, *Académie des sciences* de Paris, séance du 21 octobre 1867.) Mais ces muscles ne peuvent pas expliquer suffisamment la saillie du globe. D'abord, ils sont embryonnaires et par conséquent faibles. Il leur faudrait ensuite garder une contraction tétanique persistante en rapport avec la continuité de l'exophthalmie; mais ils peuvent accroître l'importance d'autres conditions de physiologie pathologique.

On peut ranger parmi ces conditions complémentaires, la suractivité contractile des muscles propres de l'orbite, la stase sanguine, l'hypérémie veineuse ou l'œdème intrà-oculaire, l'accumulation de graisse dans le tissu conjonctif de la cavité orbitaire. L'infiltration sanguine ou œdémateuse amèneraient ici la saillie du globe par un mécanisme analogue à celui qui fait naître le même symptôme chez les nouveau-nés ou les femmes à la suite d'un accouchement laborieux. L'accumulation de graisse dans l'orbite serait une autre raison mécanique du phénomène; elle-même se comprendrait par l'habitude congestive locale qui deviendrait hypertrophique en activant la nutrition du tissu cellulo-adipeux sur lequel repose l'œil. Eulenburg et Guttmann mentionnent, d'après Græfe, un phénomène qui permettrait de reconnaître la maladie de Graves dès le premier moment, alors que l'œil fait encore à peine une saillie appréciable. C'est le défaut d'association des mouvements de l'œil et des paupières; celles-ci restent plus ou moins immobiles et cessent d'accompagner l'œil en haut et en bas, comme elles le font dans l'état physiologique. Cette immobilité serait due, pour Græfe, à un vice de l'innervation sympathique des fibres musculaires lisses que H. Muller a découvertes dans les paupières et qui servent à associer les mouvements des paupières avec ceux du globe.

L'exophthalmie, si elle est très-prononcée, empêche l'occlusion complète des paupières. L'œil cessant d'être protégé régulièrement, s'irrite au contact de l'air, et on voit se produire du larmoiement, la conjonctivite et même l'inflammation ulcéreuse de la cornée.

En même temps que les symptômes physiques, « il existe une grande irritabilité de caractère, un haut degré d'agitation physique et morale. Il peut survenir quelques troubles intellectuels. Morell, Mackensie, Meynert et Robertson ont même vu de véritables manies être engendrées par cette affection. On avait prétendu qu'elle ne s'accompagnait d'aucune modification de la calorification, mais l'élévation de la température a été démontrée par Tessier, Trousseau, Peter, Gillebert d'Hercourt, etc. Chez beaucoup de malades il survient de l'amaigrissement, des nausées, des vomissements, de la diarrhée séreuse, des sueurs profuses, des épistaxis et même des hémorrhagies viscérales, des gangrènes, de la pneumonie, une véritable maladie de cœur; ce sont ces derniers accidents qui déterminent la mort lorsqu'elle a lieu. » (Poincaré.) Tous ces phénomènes marquent le dérèglement de l'action sympathique.

Jaccoud explique les troubles psychiques par cette circonstance que l'axe cérébro-spinal, recevant plus de sang, se trouve surexcité, de même que la région cilio-spinale, dans son irritation, produit l'exophthalmie par suite du spasme des muscles orbitaires et palpébraux de Muller et la dilatation de la pupille par suite du spasme des fibres radiées de l'iris. Un fait à noter, c'est que l'albuminurie et le diabète se montrent quelquefois parallèlement à l'évolution du goître exophthalmique. Les troubles vaso-moteurs qui accompagnent cette dernière affection supposent la participation du bulbe, c'est-à-dire d'une région avec laquelle sont en rapport les deux premiers états pathologiques; le segment bulbaire serait le lien de la parenté qui existe entre le goître exophthalmique, l'albuminurie et le diabète « car, si le bulbe possède le centre glycogénique, s'il peut être le point de départ de l'albuminurie, il est certain qu'il peut aussi influencer le système vaso-moteur de n'importe quelle région, puisqu'il est le point où viennent aboutir les renseignements nécessaires à la régularisation des modifications vaso-motrices. Je ne veux pas par là localiser le siége de cette maladie dans le bulbe. Il est seulement un des rouages les plus élevés où elle peut éclore. Mais je ne conteste pas qu'elle puisse trouver son étincelle dans la région cilio-spinale comme l'admet Daviller, c'est-à-dire dans les rouages médullaires qui se rattachent au sympathique cervical, et qui ne font qu'être soumis aux impulsions bulbaires; il est même probable que le foyer initial peut siéger plus excentriquement, dans le cordon cervical lui-même; mais que le sympathique agisse par lui-même ou qu'il obéisse aux incitations morbides de la moelle ou du bulbe, il est bien certain que les symptômes caractéristiques sont toujours produits directement par lui. A la périphérie, c'est toujours une maladie du sympathique qui semble avoir son quartier principal dans la sphère cervicale. » (Poincaré.)

Le gonflement de la thyroïde, qui paraît dû à une accumulation de sang, la vascularisation de la tête, les battements artériels, supposent une dilatation des vaisseaux, conséquence d'une paralysie vaso-motrice. L'exophthalmie peut bien se lier à la plus grande vascularisation de l'œil et de l'orbite, mais le spasme du muscle de Muller doit avoir aussi une part dans son développement.

La scène principale, dit encore Poincaré, se passe incontestablement dans la sphère d'action du cordon cervical « mais elle est loin de rester limitée à cette section du sympathique. Ce dernier se montre en voie de perturbation sur plusieurs points à la fois. Il y a d'habitude des battements très-manifestes du tronc cœliaque ; à certains moments les malades éprouvent des douleurs abdominales qui viennent encore exprimer l'état d'exaltation du système nerveux végétatif. Il y a aussi fréquemment une diarrhée abondante, un véritable flux intestinal. Il s'agit là d'une véritable hypersécrétion due à un travail subinflammatoire qui tient à ce que les modifications vaso-motrices ont quelque chose d'actif et de spasmodique ; c'est sous la même influence qu'on voit apparaître des bronchites catarrhales et des pneumonies mal dessinées. Quant au trouble des facultés affectives il est légitime d'admettre pour l'expliquer que les centres psychiques subissent le contre-coup de l'état, soit du sympathique, soit de la moelle, soit du bulbe. » (Poincaré.)

Dans sa thèse inaugurale (Paris 1876), Ernest Rolland a signalé quelques altérations de la peau dans le goître exophthalmique. L'auteur se résume dans les conclusions que voici : le goître exophthalmique peut s'accompagner de certaines altérations cutanées, vitiligo, urticaire chronique et même gangrène ; ces altérations paraissent subordonnées à des modifications de l'innervation vaso-motrice de la peau, et sont un argument de plus en faveur de la théorie qui fait du goître exophthalmique une névrose du grand sympathique. En ce qui concerne la gangrène, Rolland cite un cas où la mortification intéressait le membre inférieur gauche, la main du même côté, le pied droit, montrant ainsi qu'elle avait son origine dans une cause générale.

DIAGNOSTIC. — La maladie développe donc ses symptômes dans la sphère d'action du sympathique cervical. Elle a sa caractéristique dans les phénomènes que nous avons appelés ses symptômes cardinaux, savoir : dilatation des vaisseaux régis par le sympathique du cou, palpitations, exophthalmie et [illegible]lement de la thyroïde. L'exophthalmie en particulier est double, [illegible] est à peu près égale des deux côtés, sans strabisme, ce qui la distingue de toute exophthalmie de cause orbitaire ou crânienne ; les globes sont mobiles, le regard est brillant. (Trousseau.)

MARCHE, DURÉE, PRONOSTIC. — Si certaines émotions violentes agissent sur la production du goître exophthalmique qui peut parfois se développer en une nuit, on peut dire néanmoins que la maladie est généralement lente dans son évolution ; elle passe chez quelques sujets par des alternatives diverses d'amélioration ou d'aggravation, et reparaît facilement après avoir semblé céder pendant quelque temps. La durée, toujours au moins de plusieurs mois, peut s'étendre à plusieurs années. La mort n'est pas précisément rare, bien que la terminaison habituelle se trouve dans une guérison relative qui laisse subsister amoindris une partie des symptômes. L'amélioration commence ordinairement par les symptômes cardiaques (Jaccoud), le goître et l'exophthalmie subissant le retrait à un plus faible degré. La grossesse a paru quelquefois imprimer une direction favorable à la marche de la maladie (Charcot, Trousseau). On peut comprendre en effet, que la fluxion sanguine et les modifications vasculaires qui se passent du côté du bassin, et les conditions nouvelles du système nerveux amènent une dérivation salutaire. La mort est due à l'épuisement et au marasme, à des hémorrhagies viscérales, aux progrès d'une lésion organique du cœur, à quelque complication incidente comme la gangrène multiple. (Fournier, Olivier.)

TRAITEMENT. — Jaccoud indique comme base du traitement le repos du corps et de l'esprit, le séjour à la campagne, une bonne hygiène, l'abstinence complète du thé, du café, des spiritueux et du tabac ; et, s'inspirant des idées allemandes, il conseille en outre une cure de petit-lait ou de raisin, tous moyens, dit-il, plus efficaces que les préparations pharmaceutiques. On peut sans doute espérer de cette façon corriger le vice de l'innervation et de la circulation locale ; mais il y a d'autres indications. A l'état anémique ou chlorotique on opposera le fer, les reconstituants, l'hydrothérapie. Les réfrigérants sur la thyroïde et la région du cœur, les applications de teinture d'iode, la digitale pourront modifier les symptômes fournis par le gonflement de la thyroïde et les palpitations cardiaques. Friedreich, cité par Jaccoud, assure avoir obtenu, dans plusieurs cas, une guérison complète par l'usage prolongé du sulfate de quinine à la dose quotidienne de 60 à 80 centig. L'origine, probablement névrotique, de la maladie a inspiré une médication spéciale : ainsi, on a prescrit avec des résultats divers, le bromure de potassium à la dose de 3, 4 ou 5 gr. par jour, pendant un ou plusieurs mois dans une potion simple ou diacodée. *The Lancet* rapporte que le docteur Smith, médecin de l'infirmerie de Saint-Pancras, eut à soigner deux femmes de 24 et 25 ans, traitées sans succès jusque-là par différents moyens. Considérant que le goître exophthalmique est regardé par quelques pathologistes comme une paralysie de la fonction cervicale du grand sympathique, et que la belladone est un stimulant de ce nerf d'après Harley et Méryon, il essaya ce médicament sous forme de teinture ; cinq gouttes furent données toutes les heures pendant le jour ; en deux jours le pouls tomba de 140 à 90, puis à 80 le quatrième jour. Les palpitations et la transpiration s'améliorèrent proportionnellement. Après dix jours on donna 15 gouttes quatre fois par jour, additionnées de fer. Tous les symptômes s'améliorèrent graduellement, diplopie comprise, mais non le gonflement thyroïdien qui fut peu influencé. Après dix mois de traitement, la force et la santé étaient redevenues très-satisfaisantes. La même interprétation pathogénique a fait essayer la galvanisation du sympathique cervical au moyen du courant constant. Au dire d'Eulenburg et Guttmann, diverses observations ont permis de constater avec certitude qu'après une courte galvanisation du sympathique on obtenait une atténuation marquée dans la fréquence et dans l'énergie des battements du cœur, et même aussi un apaisement des troubles psychiques. D'autres fois on a vu (Chvosteck) la saillie du globe oculaire et la thyroïde diminuer de volume. Moritz-Meyer a relaté quatre cas de succès presque complets, et dans ces cas en particulier il a vu s'améliorer notablement l'état général et reparaître la menstruation dans son type normal.

Chez une institutrice âgée de 24 ans et traitée à l'hôpital civil de Padoue (1877), le docteur Napol. d'Ancona a également obtenu la guérison d'un goître exophthalmique par l'électrisation du sympathique. Les deux excitations furent appliquées sur les deux muscles sterno-cléido-mastoïdiens. Chaque séance dura quatre minutes ; le nombre des séances fut de 142. L'amélioration ne cessa pas d'être progressive. En même temps, on admininistra la teinture de Fowler à la dose de cinq gouttes (*Indipendente* et *Annales de la Société médico-chirurgicale de Liége*, octobre 1878.)

La complication du désordre cardiaque a fait aussi conseiller la digitale. Quand la vie est menacée par cette complication, Trousseau dit avoir eu à se louer de la teinture de digitale donnée d'heure en heure à la dose de 8 ou 10 gouttes, et il a pu élever l'emploi de ce médicament jusqu'à plus de cent gouttes dans l'espace de dix heures seulement (*Clinique médicale de l'Hôtel-Dieu*).

Si la respiration venait à s'embarrasser notablement par l'hypertrophie thyroïdienne, la question de la trachéotomie pourrait être posée. Mais on ne perdrait pas de vue que la vascularité des tissus rendrait l'opération difficile et dangereuse par la menace d'hémorrhagie. On pourrait alors, comme le remarquent Trousseau et Jaccoud, suivre le conseil de Chassaignac et Demarquay et diviser le corps thyroïde par l'écraseur linéaire, au lieu d'employer le bistouri. Il serait sage aussi d'appliquer préalablement à la section des tissus une double ligature sur les veines appartenant au champ opératoire.

b. *HYPERHIDROSE FACIALE — TROUBLES DE LA CIRCULATION FACIALE*

On peut rapporter à un vice de l'innervation du sympathique cervical la sécrétion uni-latérale de la sueur, ou sécrétion bornée à l'une des moitiés du visage (hyperhidrose). Nous reviendrons sur ce phénomène en examinant plus loin les troubles de la fonction sudorale, à propos de la pathologie du sympathique général.

On peut aussi considérer comme ayant leur point de départ dans un vice de l'innervation fournie par les ganglions nerveux du cou, ces rougeurs momentanées, ces bouffées de chaleur, ces troubles plus ou moins persistants de la circulation de la face qui incommodent si souvent les jeunes filles à l'âge de la puberté, ou les femmes à l'époque de la ménopause. Il nous suffit d'indiquer ces phénomènes sur lesquels il est superflu de nous appesantir. Nous aurons d'ailleurs à les reprendre bientôt, lorsque nous étudierons les accidents de circulation liés à la pathologie du sympathique thoracique.

c. *LE SYMPATHIQUE DANS LE CROUP*

Le souvenir nous reste d'avoir lu quelque part une opinion dont nous ne nous rappelons exactement ni l'auteur ni la source, opinion qui rapportait à l'intervention des filets ganglionnaires la formation des produits plastiques de l'angine croupale. Il va sans dire que le sympathique périphérique pourrait être accusé pareillement de la diphtérie cutanée dans les autres parties du corps. Mais, sur le fond de la question, les éléments nous manquent pour accepter ou dénier cette interprétation qui reste néanmoins d'accord avec la destination fonctionnelle trophique du système ganglionnaire dont l'action s'exerce, ainsi que nous l'avons vu, dans la sphère morbide comme dans le domaine physiologique.

D. — MALADIES DU SYMPATHIQUE THORACIQUE

Les troubles de l'action du cœur, auxquels nous sommes conduit à rattacher subsidiairement ceux de la contractilité des artères, sont, avec l'angine de poitrine et quelques désordres bronchiques et pulmonaires, les principales manifestations pathologiques du sympathique thoracique.

Un résumé anatomique et physiologique de l'innervation du cœur est une introduction nécessaire à l'étude qui va suivre.

Les nerfs du cœur peuvent être considérés diversement. Au point de vue de leur origine, ils sont de deux ordres : 1° ceux qui émanent du système cérébro-spinal et sont fournis par le pneumo-gastrique ; 2° ceux qui viennent du grand sympathique ; et parmi ces derniers les uns naissent des ganglions cervicaux sous le nom de nerfs cardiaques, les autres logés dans la substance même du cœur se présentent sous la forme de ganglions qui constituent autant de petits centres automatiques d'action nerveuse.

« La position de ces ganglions, de ces petits centres réflexes que le cœur possède en lui-même, a pu être jusqu'à un certain point précisée. Ils sont au nombre de trois principaux : le ganglion de Remak à l'embouchure de la veine cave inférieure ; le ganglion de Bidder, placé dans la cloison auriculo-ventriculaire gauche ; le ganglion de Ludwig, placé dans la cloison inter-auriculaire. Ces ganglions paraîtraient même n'avoir pas tous trois les mêmes fonctions : les deux premiers seraient des centres excitateurs, le dernier un centre modérateur. En effet, si l'on coupe le cœur en deux parties inégales, telles que l'une ne renferme que le ganglion de Remak, et l'autre les ganglions de Bidder et de Ludwig, la première partie continue à battre tandis que la seconde demeure immobile. Si maintenant, dans cette seconde portion, on sépare les oreillettes du ventricule, celles-là restent en repos pendant que celui-ci recommence à battre. On voit donc que chacun des ganglions extrêmes (de Remak et de Bidder), pris isolément, préside à des mouvements que paralyse le ganglion moyen (de Ludwig) quand il est associé à un seul des deux premiers ; mais quand le cœur est intact, le ganglion de Ludwig ne peut contrebalancer la somme des forces motrices des deux autres. Le point de départ de ces réflexes est l'excitation que produit la présence du sang sur les fibres sensitives (ou centripètes) de l'endocarde, et non directement sur la fibre musculaire elle-même. Expérimentalement, on peut remplacer cet excitant physiologique par des excitations portées sur un point quelconque du cœur et principalement sur l'endocarde. » (*Cours de physiologie d'après l'enseignement du professeur Küss*, publié par Mathias Duval).

Au point de vue de leurs fonctions, les nerfs du cœur sont donc, les uns modérateurs, les autres excitateurs. Les rameaux du vague appartiennent au premier groupe. Les excitateurs sont fournis par les deux émanations du sympathique. La physiologie du cœur ne laisse pas que d'être encore assez obscure. Cependant les expériences de Weber et Budge, les recherches de Bezold, Ludwig, Thiry, Cyon ont depuis quelques années beaucoup augmenté nos connaissances sur ce point.

Nerfs régulateurs, modérateurs ou dépresseurs du cœur. — C'est le pneumo-gastrique qui paraît fournir l'innervation modératrice du cœur. L'excitation des nerfs cardiaques émanés de la dixième paire, détermine le ralentissement du pouls ; leur paralysie est suivie au contraire de l'accélération du cours du sang. Parmi ces filets il en est un découvert il y a seulement quelques années par Ludwig et Cyon et qui mérite une mention spéciale en raison de son importance.

Nerf de Cyon. — Dans la région cervicale, le pneumo-gastrique donne naissance à une branche dont l'existence a été méconnue jusqu'ici et qui, découverte par Cyon, a reçu le nom de nerf dépresseur du cœur ou de Cyon. Ce nerf résulte de la fusion de deux filets dont l'un provient du laryngé supérieur et l'autre du tronc du vague lui-même ; une fois constitué par la réunion de ces deux rameaux d'origine, il longe le sympathique tout en restant distinct et va se perdre dans le tissu du cœur, au niveau des orifices aortique et pulmonaire. L'excitation de ce nerf amoindrit l'action tonique des nerfs vaso-moteurs ; il en résulte l'ectasie des vaisseaux sanguins, et par suite l'abaissement de la pression sanguine dont il est vraisemblablement le régulateur. S'il est excité par une pléthore cardiaque, l'inertie vaso-motrice se produit comme nous venons de le dire, et la diminution de pression qui en résulte permet au cœur de se débarrasser de son trop-plein.

Nerfs excitateurs. — C'est le sympathique qui fournit l'excitation par deux ordres d'agents. Il existe, comme nous venons de le dire, dans la substance même du cœur (ou myocarde) des ganglions qui règlent son activité rhythmique, et lui permettent expérimentalement de continuer à battre encore quelque temps lorsqu'il est extrait de la poitrine et déposé sur une table. Ces ganglions jouent le rôle de foyers nerveux indépendants, capables de fournir par eux-mêmes, en dehors de toute autre intervention, le stimulus nécessaire. C'est ce qu'on appelle le système nerveux automatique du cœur. Les influences qui paralysent ces ganglions ou la substance musculaire qui est en rapport avec eux, anéantissent les contractions du cœur ; l'excitation des mêmes organes amène au contraire une plus grande activité des contractions. Landois a observé que certains poisons impressionnent le cœur de ces deux manières contraires. Des influences pathologiques peuvent agir vraisemblablement d'une façon analogue. En effet, qu'il y ait un afflux de sang plus ou moins considérable vers les ganglions myocardiques, ou des altérations du muscle lui-même, et l'on verra survenir soit l'exagération, soit la diminution des contractions. Bezold a fait l'expérience suivante, qui permet de comprendre l'influence du sang sur les ganglions : il coupe (chez le lapin) les nerfs vagues, le sympathique cervical et la moelle ; puis il comprime les artères coronaires au moyen de serrelines. Dès les premières secondes les battements du cœur deviennent plus rares ; au bout de 1/2 ou 3/4 de minute ils sont irréguliers (alternatives d'accélération et de ralentissement) ; au bout de une ou une et demie minute, le ventricule s'affaisse et les contractions disparaissent. Si l'on rétablit alors la perméabilité des vaisseaux, les pulsations se montrent de nouveau et reprennent peu à peu leur rhythme normal.

Les filets sympathiques proprement dits accélèrent pareillement les mouvements cardiaques. Ces filets viennent en partie du sympathique cervical (nerfs cardiaques), en partie du cerveau d'où ils se rendent dans la moelle cervicale, dans la partie supérieure de la moelle dorsale et enfin dans le ganglion stellatum (ganglion étoilé, premier ganglion thoracique) qu'ils abandonnent enfin pour se terminer dans le réseau nerveux qui enveloppe le cœur. En rapport ainsi avec le cerveau, ils ont pour mission de transmettre aux ganglions cardiaques les excitations parties du sensorium. Il est alors facile de comprendre comment les diverses émotions de l'âme agissent pour activer ou ralentir, d'une façon réflexe, le mouvement cardiaque ; comment l'organe central de la circulation subit l'effet des mêmes influences qui vont d'autres fois atténuer ou précipiter localement le cours du sang, lorsque le trouble a porté seulement sur un département vaso-moteur circonscrit, etc., etc.

Poincaré trace en quelques lignes un tableau bien clair de la question (t. I, p. 90) :

On admet généralement, dit-il, que le bulbe et la moelle président à l'innervation du cœur, le premier par le pneumo-gastrique, la seconde par le sympathique ; que la moelle stimule par les filets cardiaques les battements du cœur, et tendrait à les rendre trop fréquents si le pneumo ne venait les modérer et les régler ; qu'elle peut en outre faire varier la force, peut-être même la fréquence des battements en dilatant ou resserrant les vaisseaux abdominaux par l'intermédiaire des nerfs splanchniques ; enfin que dans ce moyen indirect de modification, elle est dirigée par l'impression que subit un rameau particulier du pneumo-gastrique dit nerf de Cyon. Mais en résumé, l'appareil nerveux du cœur comprend non-seulement le centre bulbaire, le centre médullaire (vague), le centre médullaire (origine du sympathique), les ganglions cervicaux, tous centres formateurs du plexus cardiaque, mais encore la série des petits ganglions logés dans les parois cardiaques. Tous ces ganglions ont des cellules nerveuses qui leur permettent de jouer un rôle, sinon identique, du moins analogue à celui des cellules de l'axe. « Et c'est cette réunion de cellules bulbaires, médullaires, cervicales et cardiaques qui, par leur travail d'ensemble, donnent au fonctionnement du cœur les caractères que nous lui connaissons. Les petits ganglions intrà-musculaires de Remak administrent les petites sections du muscle cardiaque dont ils sont les chefs immédiats. Mais ils sont tous subordonnés aux ganglions cervicaux qui, à leur tour, sont soumis à la haute direction de l'axe cérébro-spinal. » (Poincaré.)

AFFECTIONS DES NERFS GANGLIONNAIRES

NÉVROSES ACTIVES OU IRRITATIONS DES PLEXUS ET NERFS CARDIAQUES

PALPITATIONS NERVEUSES (*anomocardiosthénies (Piorry)*)

a. *PALPITATIONS NERVEUSES*

Dans son *Traité de Nosographie médicale*, t. III, le professeur Bouillaud aborde comme il suit le dérèglement de l'action du cœur : « Quand l'irritation des nerfs du cœur est portée à un très-haut degré, elle ne se borne pas à le faire battre plus fort et plus vite qu'à l'état normal, mais elle dérange en même temps l'ordre ou le rhythme des battements de cet organe. Il en est d'ailleurs ainsi de toutes les autres névroses violentes des organes dont les fonctions sont assujetties à un ordre régulier, comme les centres encéphaliques entre autres. L'ataxie est alors la compagne inséparable de l'exaltation. » (*Nosographie médicale*, t. III.)

L'étude des *palpitations* se place naturellement à la suite de cette réflexion. Nous y joindrons, en nous aidant de la description donnée par Bouillaud, l'examen d'un autre état prétendu du cœur auquel on a donné le nom de *spasme* du cœur.

Il est certain que les nerfs ganglionnaires, comme ceux de l'axe cérébro-spinal, peuvent être altérés dans leur texture ou dans leurs fonctions, et les enseignements de la clinique justifient souvent les prévisions de la théorie; mais la vie plus obscure de cet ordre de nerfs éteint communément leur réaction et rend leur étude plus difficile.

A propos de l'angine de poitrine, nous décrirons la névrose douloureuse ou névralgie du cœur, et nous essaierons de montrer la relation directe qui unit cette affection au système du grand sympathique.

Nous esquisserons aussi l'hyperesthésie ou névralgie des différents plexus de l'abdomen, en insistant toujours sur l'intérêt qui s'attache à la pathologie encore mal connue du système ganglionnaire.

A côté des désordres qui se produisent dans la sphère sensible du cœur, il convient de ranger ceux qui atteignent surtout sa contractilité, en dehors bien entendu de toute lésion des valvules et des anneaux, celles-ci appartenant essentiellement à l'histoire des affections chroniques organiques du cœur.

Ainsi que nous venons de le voir, la physiologie autorise à admettre que les mouvements du cœur sont sous la dépendance de deux ordres de filets nerveux : 1° les rameaux du vague qui modèrent l'activité cardiaque ; 2° les rameaux sympathiques qui l'excitent.

C'est donc la stimulation de ces derniers dans le domaine expérimental ou clinique qui détermine les palpitations. Mais le sympathique peut troubler l'activité cardiaque par un autre mécanisme : certaines manières d'être des filets vaso-moteurs déterminent des modifications diverses du tonus vasculaire et par suite des variations de la pression sanguine qui retentissent de deux façons sur le cœur. Lorsque les vaso-moteurs sont excités, ils entraînent une sténose artérielle avec embarras ou obstacle au cours du sang. Le cœur renforce alors son action pour triompher de la résistance périphérique. Si, au contraire, il y a parésie vaso-motrice, il s'en suit une ectasie vasculaire qui fait baisser la tension sanguine et faiblir l'action du cœur. Et il est certaines formes de palpitations qu'il est légitime de regarder comme des névroses vaso-motrices à cause de l'ensemble de leurs symptômes (Eulenburg et Guttmann). Le nombre et la diversité d'origine des nerfs du cœur ne permettent pas de préciser lesquels sont spécialement intéressés dans les troubles de l'activité cardiaque, et d'autre part leurs connexions et anastomoses nombreuses rendent difficile à comprendre une affection isolée de tel ou tel filet du plexus cardiaque parmi ceux qui jouent le rôle d'excitateurs.

En étudiant la pléthore, l'anémie, la chlorose, et les maladies organiques du cœur, nous mentionnerons, dans les symptômes de ces maladies, les mouvements tumultueux et désordonnés du cœur qui constituent les *palpitations*, et que l'on retrouve encore dans les maladies organiques des gros vaisseaux. Dans tous ces cas, les palpitations n'ont pas d'existence propre : elles ne sont qu'un symptôme du mal qui les produit.

Celles dont il s'agit ici relèvent d'une influence purement dynamique; elles sont indépendantes de toute altération sensible des organes circulatoires ou du sang et méritent vraiment le nom de *nerveuses*, parce qu'elles sont en effet dominées et régies par un trouble particulier de l'innervation. Considérées absolument, les palpitations qui nous occupent ressemblent tout-à-fait aux précédentes. Les battements du cœur sont plus forts, plus fréquents, réguliers en même temps, ou bien tumultueux : il y a une certaine impulsion cardiaque;

le malade lui-même sent et entend battre son cœur; il éprouve un certain sentiment de malaise et d'anxiété; le pouls est dérangé comme les battements du cœur dont il procède; un bruit de souffle doux et léger accompagne le *premier temps*.

Ces palpitations, ordinairement intermittentes, sont quelquefois *continues*.

Ce qui caractérise les palpitations, c'est l'accroissement de la force d'impulsion et l'augmentation du nombre des battements cardiaques dans un temps donné. L'intensité des bruits augmente parallèlement à l'énergie des battements. Déjà, dans l'état naturel, la force d'impulsion qui se produit pendant la systole est sensiblement plus développée pour le ventricule gauche que pour le ventricule droit.

La durée des palpitations par excitation ganglionnaire est communément éphémère ou de courte durée; celles qui sont d'origine émotive, et qui succèdent aux diverses impressions de l'âme, ne survivent guère à l'impression qui les a fait naître; mais il arrive que, sans perdre leur signification purement nerveuse, les palpitations qui surviennent chez des sujets très-excitables gardent une certaine persistance qui peut, à un examen superficiel, tromper l'observateur sur leur véritable nature.

CAUSES. — Toutes les circonstances qui ont pour effet d'impressionner vivement le système nerveux, excitent consécutivement les filets sympathiques du cœur et font naître ou augmentent les palpitations; c'est ainsi qu'on les voit si souvent produites par les affections vives de l'âme, la joie, le chagrin, l'espérance, la peur, la colère, les émotions de l'amour ou de la haine, la mélancolie, par l'excitation qui résulte de l'épuisement, de la privation de nourriture, des mauvaises conditions hygiéniques, des excès vénériens, de l'abus des alcooliques, ou seulement par les diverses péripéties d'une vie agitée. Certains états pathologiques disposent également aux divagations du système nerveux et aux palpitations; telles sont : la chlorose, l'anémie, un certain nombre de névroses, la plupart des cachexies; il semble que le cœur, n'ayant qu'un sang appauvri à chasser vers les organes, multiplie ses battements afin d'accroître, dans le même temps, la somme des éléments utiles que les tissus doivent recevoir pour les besoins de la vie. Le tempérament nerveux dispose par conséquent, d'une manière notable, à cette affection qui appartient aussi beaucoup plus à la femme qu'à l'homme, et à l'âge adulte qu'à l'enfance ou à la vieillesse.

Bouillaud rapproche des précédentes les palpitations qu'il dit apparaître sous les mêmes influences que ces douleurs vagues ou *ambulantes*, connues sous le nom de rhumatismales. Ces palpitations, en quelques sortes rhumatismales, coexistent assez souvent, selon lui, avec une douleur dans la région précordiale, s'irradiant ou non vers le membre supérieur gauche.

La croissance rapide chez les jeunes gens est encore considérée, avec raison, comme une cause prédisposante de palpitations ; sont-elles dues, dans ce cas, à l'insuffisance momentanée de l'ampleur thoracique d'où résulte une gêne plus ou moins prononcée des évolutions du cœur comme le disait Forget ? Ou bien, à cette interprétation purement anatomique, ne faut-il pas substituer celle qui consiste à rapporter la suractivité cardiaque à la nécessité pour la circulation, de précipiter l'envoi sur tous les points de l'économie, des matériaux abondants que réclame la rapidité du développement organique?

DIAGNOSTIC. — On comprend l'importance de ne pas confondre les palpitations purement nerveuses avec celles produites par une affection organique du cœur. Les palpitations nerveuses ont pour signe habituel d'être temporaires et intermittentes; elles sont plus communes chez la femme que chez l'homme, et se montrent surtout ou augmentent, à propos des impressions diverses qui excitent vivement le sensorium, les émotions de l'âme, la joie, la frayeur, le chagrin : elles retentissent alors par action réflexe sur le système ganglionnaire. Lorsqu'elles sont plus persistantes, elles se lient à quelqu'un des états morbides qui ont pour effet d'affaiblir la constitution, comme l'anémie, la chlorose, les divers états cachectiques, etc., ou à des excès de travail ou de plaisir qui amoindrissent la résistance organique et laissent prédominer les divagations du système nerveux. Mais, dans ces cas, l'exploration exacte du cœur fait reconnaître qu'aucun obstacle n'existe à ses valvules ni à ses orifices; l'organe n'est point hypertrophié; la cyanose, les engorgements veineux, les hydropisies, n'existent pas; la dyspnée n'a jamais le caractère d'intensité de celle qui se lie au rétrécissement des orifices, et d'ailleurs elle n'est pas permanente. Il en est de même du *souffle* qui se fait entendre au *premier temps*.

A l'aide de ces caractères on distinguera facilement les palpitations vraiment nerveuses, de celles qui ont pour cause une lésion des valvules ou des orifices cardiaques. Mais il peut se présenter quelques cas où le diagnostic devient fort obscur. Ainsi, les palpitations nerveuses ordinairement intermittentes sont quelquefois continues; en augmentant l'énergie et l'activité du cœur, elles peuvent amener son hypertrophie, et ces deux caractères font alors naturellement songer à une maladie organique du cœur. C'est alors par les antécédents du malade, la marche des accidents et les phénomènes concomitants que l'on peut arriver à un diagnostic exact.

Si la suractivité cardiaque que l'on pourrait appeler compensatrice, détermine à la longue un certain degré d'hypertrophie, celle-ci n'est que le reflet de l'exagération musculaire ; elle laisse intacts les orifices et ne s'accompagne par conséquent d'aucun bruit morbide sérieux.

Un cas plus embarrassant encore, serait celui où des palpitations dues à une véritable lésion organique se compliqueraient de palpitations purement nerveuses. Cependant, même encore dans ce cas, on peut éviter l'erreur en tenant un compte rigoureux de l'ensemble des accidents, de la susceptibilité des malades, des circonstances intercurrentes, etc. Les palpitations qui tiennent à la pléthore, à la chlorose, à l'anémie, se rec[illegible]ront aux caractères particuliers qui appartiennent à chacun de ce[illegible]s morbides.

C'est surtout dans le PRONOSTIC que la différence est tranchée entre les palpitations nerveuses toujours bénignes, et les palpitations toujours si graves d'une lésion organique du cœur.

TRAITEMENT. — Les palpitations qui relèvent d'un état anémique ou cachectique réclament naturellement l'emploi des moyens capables de faire disparaître les diverses conditions pathologiques auxquelles elles se rattachent. Il en est de même de celles qui ont pour cause la stimulation exagérée du cœur par un sang trop abondant ou trop riche. D'autres fois, il sera indiqué de modérer le système nerveux par une hygiène mieux entendue, une vie plus calme, le renoncement aux divers excès qui épuisent la santé. Les palpitations entretenues par les affections vives de l'âme, ont peu de chose à attendre des ressources de la pharmacie ; on les combattra beaucoup plus utilement par les moyens de l'esprit, par les remèdes moraux, comme le dit Bouillaud. Toutefois, on pourra simultanément employer avec avantage les toniques, les reconstituants, les bains frais, l'hydrothérapie, le séjour à la mer ou à la campagne, quelques calmants ou antispasmodiques, les préparations de digitale, l'eau de laurier-cerise, le bromure de potassium, etc.

b. SIDÉRATION DU CŒUR

L'influence nerveuse qui modifie l'activité cardiaque, peut se traduire par un état tout opposé à celui des palpitations, c'est-à-dire par un ralentissement avec ou sans diminution d'énergie des contractions ventriculaires. Cette modification physiologique peut se rencontrer dans les mêmes circonstances qui donnent lieu aux palpitations; ainsi, l'effet sur le cœur de certaines impressions émotives est porté quelquefois jusqu'à la syncope. Il n'est pas rare non plus de voir, dans beaucoup de cachexies, le cœur battre avec une lenteur et une faiblesse manifestes, comme s'il participait à l'atonie générale de l'économie. Mais, la sidération du cœur peut se rencontrer aussi à l'état aigu pour ainsi dire et idiopathique, c'est-à-dire indépendant de tout état morbide autre que la modification anatomique nécessaire à supposer dans les centres ou les cordons nerveux chargés de la modération du cœur pour exagérer cette dernière. Toutefois, les faits cliniques relatifs à l'intervention pathologique des nerfs dépresseurs du cœur sont rares et ne me paraissent pas avoir été indiqués jusqu'ici. Nous avons pu en observer un dans des circonstances qui ont vivement frappé notre esprit. En voici le résumé : une dame âgée, mais d'une santé robuste et d'une grande énergie, n'avait jamais souffert en particulier d'aucun accident du côté du cœur, sauf de syncopes assez fréquentes à l'époque de la ménopause. Dans l'hiver de 1877-1878 elle se rendit pour son plaisir, et sans aucune raison de santé, dans une des stations du littoral de la Méditerranée. Elle s'y trouvait dans les conditions les plus satisfaisantes. Vers la fin de janvier 1878, au retour d'une promenade en voiture, sans fatigue et sans accident, par une de ces journées splendides si fréquentes en ce beau pays, Mme X., en lisant tranquillement un journal, assise, est prise tout-à-coup d'une perte de connaissance dans laquelle elle tombe étendue sur le tapis. Elle était seule et ne put dire le temps que dura son évanouissement. Elle se releva sans l'intervention de personne. Il était environ 3 h. 1/2 de l'après-midi. Je la vis une demi-heure après son accident. Elle était complètement revenue à elle, assez pâle, avec une légère ecchymose du côté du front où s'était faite la chute, paraissait étonnée, ne se plaignant d'ailleurs que d'un vague malaise. Le pouls était régulier, moyen quant à son expansion et au nombre de ses battements. Mme X. ne put dîner, et vers 8 heures du soir elle se mit au lit. Deux heures après nouvelle perte de connaissance manifestement congestive. Le visage était partout violacé, turgide, les yeux hagards, les veines du cou gonflées, la respiration courte, suspirieuse, entrecoupée de cris plaintifs, l'insensibilité à tous les excitants absolue. En même temps, les battements du cœur étaient tombés à douze *par minute*. Ils étaient *réguliers* et *forts*, mais *très-lents*. Il semblait que la mort dût être prochaine. Sinapismes aux extrémités; administration d'une certaine quantité de café additionné de rhum. L'insensibilité, la perte de connaissance, l'état congestif de la face se maintinrent environ deux heures. Au bout de ce temps, la malade revint à elle après avoir poussé quelques longs soupirs. Le pouls gardait la lenteur de ses battements, 12 à 14 *par minute*, mais en même temps sa *plénitude* et sa *régularité*. Vers cinq heures du matin, nouvelle crise semblable à la précédente, un peu moins longue cependant. Le pouls conserve son même caractère d'une extrême lenteur, sans cesser d'être *plein*, *fort* et *régulier*. Les organes des sens sont eux-mêmes atteints. La crise passée, en plein jour, la malade, qui a repris toute sa connaissance, ne voit pas les objets ni les personnes qui l'entourent. Cependant l'équilibre général se rétablit passablement dans le cours de cette première journée, mais l'action du cœur subsiste avec son même caractère, *forte* et *lente*. Toutefois, le nombre des battements s'est élevé à 16 ou 18 par minute. Une situation analogue se maintient les jours suivants. La malade est assez bien ; elle a toute sa liberté d'esprit ; elle cause, mange un peu et volontiers. Cependant le cœur reste loin de son état physiologique. Les battements se sont relevés à 24, 28, 30, sans aller au-delà, mais ils ne cessent pas d'être *forts*, *pleins* et *réguliers*. Cette situation se maintient un peu plus d'une semaine. Il y avait un certain appétit, un peu de sommeil, les évacuations étaient volontaires. A part la lenteur du pouls qui persistait sans se compliquer d'aucun bruit anormal, l'exercice des grandes fonctions se faisait passablement, et rien ne semblait empêcher d'admettre le retour à la santé, sauf le point d'interrogation du côté du cœur. Mais à ce moment, un matin, la malade est prise d'une vive contrariété à propos d'une question de service. Presque aussitôt reviennent les accidents du début : perte complète de connaissance, état turgide et violacé de la face, insensibilité absolue, respiration laborieuse, entrecoupée de soupirs et cris plaintifs, et le pouls, de 30 ou 32 qu'il avait atteint, retombe à 18 ou 20 par *minute*. Après quelques heures pourtant les accidents s'effacent encore. Vers quatre heures je vois la malade; elle a toute sa lucidité d'esprit, toute son intelligence; elle parle et cause de la manière la plus sensée; mais elle est très-pâle, sa figure est altérée. A six heures elle veut manger et prend volontiers un très-petit repas; mais à ce moment encore, nouvelle impatience qui se borne cette fois à augmenter un peu la fatigue. A huit heures du soir Mme X. annonce qu'elle veut dormir. Elle demande les objets nécessaires à sa toilette de nuit, et elle s'assied librement sur son lit pour y procéder. Mais presque aussitôt, une véritable syncope cette fois la renverse sur son oreiller. J'accours de la chambre voisine. Le pouls et le cœur ont cessé de battre; j'abaisse la tête et place la malade dans la position horizontale. Pendant plus d'une heure je fais avec la main des frictions vives sur la région précordiale; vains efforts! la mort est définitive.

Il y a dans ce fait un exemple remarquable de sidération du cœur dont nous n'avons point rencontré l'analogue. Les battements du cœur qui descendent d'abord à 12 pulsations par minute, se maintiennent ensuite pendant dix à douze jours entre 18 et 30, sans jamais cesser d'être *forts, pleins* et *réguliers*, même dans le moment où l'on n'en comptait que 12, et finalement, après une dernière émotion morale, une syncope, c'est-à-dire la suspension complète de l'action du cœur termine la scène. Si nous avons sainement apprécié jusqu'ici les données de physiologie pathologique en ce qui concerne le système nerveux de la circulation centrale, voici comment il nous semble que l'on peut saisir l'enchaînement des phénomènes dans l'observation qui précède :

Malgré la bonne santé apparente, l'âge a établi déjà une fatigue d'organe et une imminence morbide. La scène débute par un choc mal connu vers les sources de l'innervation cardiaque; le cœur reçoit le contre-coup; il est troublé dans le nombre mais non dans la force de ses battements. Les émotions morales agitent le système nerveux central; elles rayonnent par voie centrifuge vers le département affaibli et menacé; alors, troubles réflexes vers le plexus cardiaque, raptus congestif probable vers le bulbe et l'origine du pneumo-gastrique, d'où le vice de l'action vaso-motrice, avec congestion de la face et des centres nerveux, perte de connaissance, sidération du cœur et enfin suspension complète de ses battements.

La fréquence des battements cardiaques peut donc être impressionnée indépendamment de leur force.

La sidération du cœur, bien qu'elle mette en cause le vague plutôt que le sympathique, nous paraît mériter une place à la suite de son excitation. Si le vague peut être accusé des accidents, il a son origine dans le bulbe, centre lui-même des actes vaso-moteurs, et dans l'espèce un des principaux éléments de l'expression symptomatique consistait dans le trouble profond de l'innervation vaso-motrice accompagnant le relâchement cardiaque et annoncé par la congestion intense et prolongée de la face et par les accidents cérébraux concomitants. Ce fait nous montre d'ailleurs le plexus cardiaque intéressé sous une forme différente de celles qui le font participer aux *palpitations* et à l'*angine de poitrine*.

c. *SPASME DU CŒUR*

« Les palpitations nerveuses du cœur sont, à la rigueur, pour cet organe, ce que les convulsions dites cloniques sont pour les muscles de la vie animale. Or, existe-t-il pour le cœur, comme pour ces derniers cette espèce de convulsions qu'on appelle *toniques?* On peut répondre hardiment par la négative. En effet, ces contractions toniques du cœur amèneraient nécessairement la suspension des mouvements alternatifs de cet organe, et par conséquent, la syncope bientôt suivie d'une mort réelle. » (Bouillaud.) Laënnec cependant a parlé en termes très-courts, à la vérité, d'un spasme du cœur. Bouillaud n'hésite pas à dire que cette nouvelle maladie du cœur, à peine indiquée d'ailleurs par Laënnec, lui paraît tout à fait imaginaire en tant que véritable maladie *spasmodique* différente des palpitations avec ou sans irrégularités des battements du cœur, soit organiques, soit nerveuses. Laënnec admettait qu'il existe dans cette maladie *un bruit de soufflet du cœur*, coïncidant presque toujours avec *un bruit de soufflet dans quelque artère*. Partant de cette observation et considérant que Laënnec, de même que les médecins de son temps, n'avait que des idées incomplètes sur l'origine réelle des bruits cardiaques et vasculaires si souvent liés à une altération du sang, le professeur Bouillaud, partant de ce point, établit que l'état pathologique appelé par Laënnec spasme du cœur, ne saurait être autre chose qu'un effet de l'anémie et de la chlorose avec production des bruits cardiaques et vasculaires dont ces états organopathiques sont si communément accompagnés.

d. *NÉVROSES ACTIVES OU IRRITATIONS DES NERFS DES ARTÈRES*

Les troubles de l'innervation du cœur nous amènent, par une suite naturelle, à considérer un instant la physiologie pathologique des nerfs artériels. Les artères douées de fibres charnues et de filets nerveux sont, comme tous les organes musculaires, susceptibles d'éprouver des alternatives d'excitation et de relâchement. Ces troubles vasculaires ont été bien étudiés par le professeur Bouillaud, dont nous ne saurions mieux faire que de résumer la description (*Nosographie médicale*, t. III). Les douleurs des artères, auxquels Laënnec donne le nom de névralgies des artères, appartiennent, dit Bouillaud, aux nerfs rachidiens.

BATTEMENTS HYPERNORMAUX DES ARTÈRES ET POULS REDOUBLÉ

Le sympathique a pour mission de régler, au moyen des vaso-moteurs, la circulation et les actes vasculaires; il est donc facile de comprendre qu'en exagérant son effet, il augmentera l'impulsion artérielle, activera par conséquent ou ralentira le cours du sang. Laënnec avait déjà constaté le phénomène, mais il n'avait pu lui assigner sa véritable cause; en traitant des affections nerveuses des artères, il décrit, en effet, l'accroissement de l'impulsion artérielle, phénomène qui montre, dit-il, que les artères ont une action propre et indépendante de celle du cœur. On voit assez souvent les carotides ou les temporales battre plus fort d'un côté que de l'autre, dans un certain nombre d'affections nerveuses. L'augmentation morbide de la force d'impulsion n'est pas rare non plus dans l'aorte, et ordinairement elle n'affecte qu'une région de ce vaisseau, la portion thoracique ascendante, descendante, ou la portion ventrale. Chez quelques sujets c'est le tronc cœliaque dont les battements sont exagérés. Dans les phlegmons, les panaris, les névralgies, on constate ordinairement une exagération locale de la circulation et des battements artériels. On peut donc dire, avec Laënnec, que dans certaines limites les artères ont une action propre et indépendante de celle du cœur. Dans les cas dont il s'agit, en effet, les contractions du ventricule gauche ne sont pas augmentées et il en faut conclure que l'action du cœur n'est pas la cause unique des battements de l'aorte et des artères. L'exagération de ces battements constitue, en quelque sorte, des *palpitations* des artères en général et de l'aorte en particulier (Bouillaud). Lorsque la suractivité artérielle est considérable, un peu prolongée et qu'elle intéresse un vaisseau important des grandes cavités, elle peut en imposer pour un anévrysme. La mobilité des accidents, l'absence d'une tumeur solide à la palpation, permettront toujours de ramener un fait de ce genre à sa juste valeur.

Il faut donc admettre que l'augmentation de l'impulsion artérielle tient à l'augmentation d'une force propre à l'artère elle-même, et puisque la diastole artérielle correspond à la systole ventriculaire, c'est précisément la force qui préside à cette diastole qui serait augmentée (Bouillaud).

POULS DICROTE, BIS-FERIENS OU REDOUBLÉ

En continuant son étude des névroses actives de l'appareil circulatoire, le professeur Bouillaud décrit un phénomène qu'il désigne sous le nom de pouls dicrote, bis-feriens ou redoublé, qu'il n'hésite pas à rapporter à l'influence qu'exerce le système nerveux ganglionnaire sur les battements normaux et anormaux du cœur et des artères, mais dont il se reconnaît toutefois inhabile à préciser le mécanisme intime.

Voici d'ailleurs ce qu'il dit à ce sujet :

« Cette espèce remarquable du pouls est pour le jeu des artères, ce qu'est pour le jeu du cœur, le double battement que l'on sent par le toucher de la région précordiale, c'est-à-dire que l'un des deux mouvements de l'artère appartient à la diastole et l'autre à la systole. Dans certains cas, ces deux mouvements ou battements artériels paraissent tout-à-fait semblables l'un à l'autre; mais en général le premier ou le battement diastolique, lequel constitue le pouls proprement dit, est plus fort que le second ou le battement systolique. Les artères qui donnent ainsi un double pouls, donnent également un double bruit. Pour bien constater ce phénomène, il faut ausculter les grandes artères, la fémorale en particulier. Le pouls redoublé se rencontre surtout chez les sujets atteints de fièvre typhoïde bien caractérisée, et chez la plupart des sujets atteints de cette maladie, surtout lorsqu'elle est parvenue à sa seconde ou à sa troisième période. Le progrès de nos connaissances relatives à l'influence exercée par le système nerveux ganglionnaire sur les battements normaux et anormaux du cœur et des artères, nous fournira sans doute un jour l'explication de ce phénomène. » Nous pouvons dès maintenant indiquer une interprétation déjà consacrée par la clinique et la physiologie. Nous l'empruntons au traité de physiologie de Küss et Mathias Duval :

« Tout démontre aujourd'hui, disent ces auteurs, que le dicrotisme est dû à l'élasticité de l'artère qui, distendue par la systole ventriculaire revient à son volume primitif. La petite ascension qui interrompt la ligne de descente nous marque précisément le moment où l'élasticité artérielle restitue à l'ondée sanguine la force qu'elle avait emmagasinée et qui se serait perdue dépensée en frottement dans un tube rigide. » L'histologie pathologique nous apporte elle-même un nouvel argument. S'il est vrai que le pouls redoublé se rencontre surtout chez les sujets atteints de fièvre typhoïde, et dans la deuxième et troisième période, cela tient à ce qu'en pareil cas les éléments cellulaires qui composent les parois des vaisseaux, atteints plus ou moins profondément dans leur structure et dans leur vitalité, résistent moins à l'impulsion de l'ondée sanguine, et laissent prédominer l'action élastique sur l'action musculaire. Il est en effet démontré que le trouble apporté par les typhus dans la constitution des éléments histologiques frappe surtout la fibre musculaire aisément envahie alors par l'altération graisseuse, tandis que les fibres élastiques si résistantes conservent leur intégrité.

Quant à ce qui peut marquer l'influence réelle du système ganglionnaire, il est au moins vraisemblable d'admettre, dès à présent, que le grand sympathique, frappé d'inertie au milieu de l'ébranlement des autres centres nerveux, suspend la contractilité de la tunique charnue des artères. Cette suspension équivaut, dans ses effets, à la dégénérescence graisseuse qui se produira plus tard, et alors, par une véritable élimination momentanée du fait musculaire, l'activité élastique devient prédominante et permet facilement de comprendre la production du dicrotisme. Il succède à une influence du même ordre que celle fournie par la dégénérescence graisseuse de la tunique charnue. Ici c'est l'agent fonctionnel qui disparait; là, c'est la fonction elle-même qui, primitivement atteinte, cesse de s'accomplir.

Il est d'ailleurs important de retenir que la force des battements artériels peut dépasser notablement celle des battements cardiaques; mais on ne constate point la même indépendance en ce qui concerne le nombre de ces battements artériels dans un temps donné. Dans les cas dont il s'agit « il n'est aucun exemple d'une augmentation de la fréquence des pulsations artérielles indépendante d'une égale augmentation de la fréquence des battements du cœur. Pourquoi donc les pulsations artérielles, jusqu'à un certain point indépendantes de celles du cœur sous le rapport de leur force, ne le sont-elles plus sous le rapport de leur nombre? Voilà un nouveau problème dont je laisse à d'autres la solution. » (Bouillaud).

Les battements hypernormaux des artères n'ont le plus souvent qu'une durée passagère en rapport avec la cause qui les a fait naître.

émotion soudaine, impressions morales, surexcitation intellectuelle; elles peuvent avoir une persistance plus grande lorsqu'ils sont sous la dépendance d'une cachexie générale, d'un affaiblissement de la constitution, qui ont ouvert la porte aux divagations nerveuses.

Le TRAITEMENT se règle donc sur l'étiologie, et l'on peut dire qu'il est assez en rapport avec celui des palpitations du cœur.

IRRITATION DES NERFS ARTÉRIELS — SPASME DES ARTÈRES

L'étude des diverses manifestations morbides du système ganglionnaire nous conduit à dire aussi un mot du spasme des artères, cet autre mode de l'activité exagérée des muscles lisses inhérents à la composition des parois artérielles. Au dire de Bouillaud, Laënnec a certainement trop développé l'influence de ce qu'il appelle le spasme des artères pour l'explication *des bruits de soufflet et de frémissement cataire*; mais, ajoute Bouillaud, ce serait peut-être exagérer que de conclure que ce spasme n'existe jamais. « Je n'affirme pas que chez les sujets chlorotiques, anémiques, etc., dans les artères desquels j'ai mille et mille fois constaté les bruits de souffle et les sifflements sous toutes leurs formes, l'état spasmodique ne concourt en aucune façon et pour aucune part à la production de ces bruits; mais j'ai quelque peine à croire que ce concours, s'il existe réellement, soit bien puissant, quand je réfléchis que c'est ordinairement pendant la diastole ou dilatation artérielle que les bruits dont il s'agit se font entendre à leur maximum d'intensité. Des recherches ultérieures pourront seules nous apprendre si le spasme des artères est une affection bien réelle, et, en cas d'affirmative, quels en sont les signes propres et caractéristiques. » (Bouillaud).

Postérieurement à ces réflexions, le professeur Trousseau a fait connaître son opinion sur ce point, et voici ce qu'il écrit dans sa *Clinique médicale de l'Hôtel-Dieu*, à propos de la chlorose, t. III, p. 538 : « Il faut admettre que chez les chlorotiques le système nerveux vasomoteur est modifié d'une manière toute spéciale, et que cette modification est indépendante, dans une certaine mesure, de la constitution du sang. Elle n'est point en rapport avec le plus ou moins de globules rouges, puisque d'une part les anémiques ont rarement le bruit de souffle à double courant, et que d'autre part, les chlorotiques après la reconstitution de leur sang, présentent encore ce signe pendant longtemps. »

Trousseau indique alors les conclusions d'un mémoire de Peter, confirmatives de ses propres idées :

« M. Peter, dit-il, établit aussi que les souffles vasculaires peuvent disparaître et reparaître en quelques heures chez le même malade, sans que, évidemment, la crase du sang ait pu être modifiée d'une façon sensible. Puis donc que, avec une composition normale du sang, le souffle vasculaire peut être entendu, que inversement, il peut n'être pas perçu alors qu'existent les troubles fonctionnels de l'anémie et de la chlorose, qu'enfin le souffle paraît et disparaît dans le cours d'une même exploration sans qu'il y ait nécessairement de modification actuelle et possible du sang, il faut bien, pour un certain nombre de cas, chercher ailleurs que dans la composition du sang la cause productrice du souffle vasculaire. Peut-être cette cause est-elle dans l'état des vaisseaux, dans la contraction de leurs parois, ce qui revient à l'opinion de Laënnec qui attribuait le souffle vasculaire des hypochondriaques *au spasme* de leurs vaisseaux, *spasme* qui pour lui comme pour nous, paraît dépendre de l'action du système des nerfs vasomoteurs. »

Dans son *Traité clinique des maladies du système nerveux*, Rosenthal parle de phénomènes de spasme vasculaire se liant à des troubles vaso-moteurs eux-mêmes déterminés par l'influence du froid. Nothnagel a particulièrement étudié ces phénomènes. Ils se rencontrent surtout chez les femmes aux avant-bras, aux mains après des lavages à l'eau froide. Les symptômes que l'on observe sont les suivants : engourdissement, raideur des membres, douleurs névralgiques, diminution de la sensibilité, difficulté pour les petits mouvements, pâleur ou blancheur des doigts et des mains, abaissement réel de la température. Le froid provoque le spasme artériel d'où procèdent l'anémie locale et les autres troubles de l'innervation que l'on peut qualifier de névroses vasculaires rhumatismales. Le frisson de la fièvre se lie pareillement à un spasme vasculaire avec pâleur consécutive des téguments. Le stade de chaleur correspond au contraire à la dilatation des vaisseaux et à l'exagération de l'afflux sanguin qui entraîne la rougeur de la peau et la transpiration. Il est ajourd'hui légitime de placer le point de départ de ces phénomènes dans les centres spinaux de l'innervation vasculaire, dans ceux principalement de la moelle allongée. Cl. Bernard considère la fièvre comme une parésie du grand sympathique.

Le principe du TRAITEMENT de ces névroses vasculaires doit tendre à relâcher le spasme des vaisseaux. On a pour cela, dit Rosenthal, les frictions énergiques, les liniments volatils, et surtout le courant continu que l'on emploie pendant 3 à 5 minutes (Nothnagel) des vertèbres cervicales au plexus brachial.

e. *NÉVROSES ACTIVES OU IRRITATIONS DES NERFS DES CAPILLAIRES ARTÉRIELS*

L'étude toute moderne des vaso-moteurs montre que les ramifications les plus ténues des nerfs ganglionnaires, accompagnent les dernières divisions artérielles jusque dans le système capillaire et pénètrent avec lui dans la profondeur des organes. Avant que l'on connut ce département nouveau des vaso-moteurs, Bouillaud avait déjà formulé sur ce point des présomptions pathologiques qui rentrent parfaitement dans le champ de notre étude.

« La raison, dit-il, à défaut de l'observation directe, veut que nous rattachions aux *capillaires nerveux* du grand sympathique, qu'on me permette cette expression, les lésions dont les capillaires sanguins sont eux-mêmes le siége dans cet état morbide universellement connu sous le nom *d'irritation en général*. De l'aveu de tous les auteurs, c'est dans les systèmes capillaires sanguins et surtout dans les capillaires artériels, que se passent les phénomènes de l'irritation et de l'inflammation, la première n'étant, selon eux, que le premier degré de la seconde. Or, si l'action organique et vitale qui s'accomplit dans les capillaires est sous l'influence du système nerveux ganglionnaire, il s'ensuit clairement que l'irritation elle-même, simple modification de l'action organique et vitale dont il s'agit, aurait pour principe immédiat un excès de l'influx, quelle qu'en soit la nature dont les capillaires nerveux du système ganglionnaire sont les agents dans les capillaires sanguins. De cet excès d'influx d'un degré inférieur à celui qui allume en quelque sorte l'inflammation proprement dite, résulte un excès correspondant dans les actes dont les systèmes capillaires sont le siége, tels que la circulation du sang à l'intérieur même de nos organes, le dégagement de chaleur qui en est la suite, les sécrétions, etc. De là des afflux, des congestions de sang ou hyperémies, des hypercrinies, des hyperpyries ou des chaleurs anormales, etc. Quelle que soit l'influence du cœur sur le cours du sang dans les capillaires, cette influence est secondée par une puissance inhérente aux capillaires eux-mêmes, et dont les nerfs qu'ils reçoivent du grand sympathique sont probablement l'agent ou l'instrument. Si les effets de cette puissance sont obscurs, difficiles à démontrer dans l'état normal, il n'en est plus ainsi dans l'état pathologique. »

Mais les recherches de Virchow ont modifié la doctrine qui correspond aux idées que nous venons d'exposer sur l'inflammation. S'appuyant sur ce fait que l'inflammation peut se produire dans les organes dépourvus de vaisseaux sanguins, la cornée, le cristallin, le corps vitré, les cartillages, etc. Virchow pose en principe que le point de départ de l'inflammation n'est pas dans un désordre vasculaire, mais dans un trouble de la vie cellulaire, lequel est véritablement l'origine du processus inflammatoire. D'où cette définition, dans laquelle le professeur Jaccoud développe sa pensée en disant :

L'inflammation est un désordre de nutrition qui est provoqué dans le tissu vivant par une impression anormale dite irritante, et qui est constitué par l'exagération temporaire de l'activité nutritive dans le territoire organique soumis à l'irritation (Traité de pathologie interne, t. I, p. 64).

Voici alors ce qui se passe : l'irritation du territoire organique intéressé envahit à la fois les éléments histologiques de cette région, et ceux qui concourent à la composition des parois vasculaires. Les éléments terminaux des nerfs vaso-moteurs appartenant à ces vaisseaux ressentent le contre-coup de l'irritation née autour d'eux ; d'où, par action réflexe, l'apparition d'une modalité anormale du système ganglionnaire qui, réagissant à son tour, vient entretenir et activer le processus inflammatoire qu'il peut entraîner dans une gravité exceptionnelle, comme il arrive dans la péritonite lorsqu'il y a participation des grands plexus viscéraux. Cette suractivité de la vie nutritive sollicite la prolifération des cellules, et avec elle la constitution de vaisseaux nouveaux (à parois embryonnaires), dans les organes non-vasculaires, comme dans ceux déjà pourvus naturellement de vaisseaux. L'hyperplasie vasculaire est alors la conséquence de l'irritation et de la suractivité de la vie des cellules qui composent la paroi vasculaire.

Nous avons vu déjà que c'est aux vaso-moteurs, c'est à dire aux filets ganglionnaires enlaçant les dernières ramifications artérielles, qu'il faut rapporter ces troubles de la circulation périphérique dans lesquels on voit, surtout chez les sujets nerveux, dans les diverses émotions de l'âme, le sang arriver en abondance dans certaines parties du corps, au visage particulièrement, ou se retirer subitement, pour laisser le visage couvert de pâleur. Quelle cause différente serait-il possible d'invoquer ? Est-ce le défaut de résistance des parois des capillaires dû à une solution de continuité de ces parois (Bouillaud) ? Mais ce défaut ne serait qu'un accident ; il ne se produirait pas à titre de renouvellement constant. Ce n'est pas davantage l'action du cœur ; « en supposant qu'elle fût augmentée, elle ne se bornerait pas à faire affluer plus de sang dans un seul point quelquefois très-circonscrit. A quoi donc rapporter ce singulier phénomène sinon à l'augmentation de cette puissance qui seule, ou de concert avec le cœur, préside à la circulation capillaire, modification vitale qui constitue une véritable *névrose active* dont le siége est dans les capillaires soit artériels seulement, soit artériels et veineux » (Bouillaud, *Nosographie médicale*).

C'est aussi à l'action des vaso-moteurs sur les capillaires sanguins qu'il faut rapporter les hyperémies actives ou chroniques, les hypercrinies, les hypertrophies dans les différents organes et tissus. Ce sont là des états anatomiques qui relèvent de l'irritation des ramifications nerveuses ganglionnaires communes à toutes les parties organisées (Bouillaud).

Il faut donc accorder aux filets ganglionnaires et particulièrement aux vaso-moteurs une part importante dans les inflammations et subinflammations, dans l'activité comme dans la stase sanguine, et par suite, dans les transformations et modifications de texture dont les divers organes peuvent devenir le siége.

Il est certain aussi, qu'ils ont un rôle actif dans toutes les perturbations nutritives qui s'accomplissent au sein de l'économie et qu'ils concourent pour une part notable dans l'expression symptomatique des organes de la vie végétative ; mais il faut reconnaître que, si réelle que soit cette intervention, elle est mal connue et difficile à préciser. Cependant, l'induction et la saine interprétation des données physiologiques, permet d'établir que tous les appareils et tous les organes en sont justiciables. Il est fort légitime de rattacher à l'influence du système ganglionnaire certaines formes de catarrhe bronchique, certaines gastorrhées, certains flux biliaires, intestinaux ou urinaires qui ne peuvent relever en effet que d'une atteinte portée à l'exercice régulier de la vie nutritive. Pour l'appréciation de tous ces faits nous restons sans doute encore sur le terrain de la théorie; mais un jour viendra où, mieux éclairés par la clinique et la physiologie pathologique, ils rentreront avec plus d'autorité dans les cadres nosologiques.

Faut-il rapporter au grand sympathique les phénomènes douloureux qui se passent quelquefois dans différents organes naturellement insensibles. Laënnec a décrit une névralgie pulmonaire annoncée par des douleurs profondément fixées entre la colonne vertébrale et l'omoplate, et s'irradiant de façon à faire croire qu'elles ont leur siége dans le grand sympathique. Bouillaud contestant cette localisation, affirme que cette affection n'a pas son siège dans les nerfs ganglionnaires des poumons mais bien dans les nerfs intercostaux eux-mêmes ou dans leurs ramifications (Bouillaud, *Nosographie médicale*, t. III, p. 502.) Nous avons eu plusieurs fois déjà l'occasion de dire qu'il convenait d'admettre dans les nerfs ganglionnaires lorsqu'ils sont l'objet d'une excitation violente, une sensibilité accidentelle qu'ils ne montrent pas dans l'état normal. Aussi, nous sommes disposés à croire que Laënnec a bien observé sur le point dont il s'agit, et que son interprétation est mieux d'accord que celle de Bouillaud avec les données de la physiologie pathologique.

L'influence que le grand sympathique exerce sur la grande et la petite circulation, soit par les ganglions et le plexus cardiaques, soit par les vaso-moteurs, amène nécessairement des troubles variés dans la marche du sang à travers les différents organes. Il importe donc de faire une part notable au système ganglionnaire dans les diverses fluxions et hyperémies viscérales qu'on rencontre en clinique, et certainement ces troubles de circulation jouent un rôle dans les modifications de tissu, les altérations de texture et les transformations organiques dont on rencontre trop souvent des exemples.

Nous ne saurions passer en revue toutes ces congestions partout où elles se produisent. Bornons-nous à indiquer les troubles de circulation que l'innervation vicieuse du sympathique amène du côté du cerveau; là, en effet, ils sont particulièrement dignes d'intérêt en raison de l'importance des fonctions cérébrales.

Il est légitime de penser que les vaso-moteurs des artères encéphaliques interviennent dans un grand nombre de cas par le resserrement vasculaire intrâ-crânien, ou par la dilatation, pour expliquer les divers phénomènes d'anémie ou de congestion cérébrale qu'on a l'occasion d'observer. Les expériences de François Franck ont confirmé cette prévision de la théorie. Nous les résumons d'après la *Gazette des hôpitaux* du 24 août 1878 :

1° L'excitation du bout supérieur du sympathique cervical d'un côté, produit comme on sait, un resserrement des vaisseaux fournis par la carotide correspondante. Cet effet vaso-moteur se traduit par l'élévation de la pression dans le bout périphérique de la carotide mis en rapport avec un manomètre enregistreur;

2° La pression s'élève aussi, mais plus tardivement dans le bout périphérique de la carotide opposée. Il ne s'agit plus ici d'un resserrement vasculaire produit par une influence nerveuse, mais bien de l'afflux collatéral d'une plus grande quantité de sang dans le département carotidien opposé au département carotidien resserré. On est dès lors amené à regarder comme anémié l'hémisphère correspondant au sympathique excité, et comme hyperémié l'hémisphère opposé. L'excitabilité corticale du cerveau diminue très-notablement pendant l'excitation du sympathique cervical, et *vraisemblablement*, sous l'influence du resserrement vasculaire intrà-crânien, lequel est du reste directement démontré dans certaines expériences de l'auteur par l'exploration du volume du cerveau. L'excitation corticale amène des modifications circulatoires dans le réseau carotidien correspondant à l'hémisphère excité.

f. *NÉVROSES ACTIVES OU IRRITATIONS DES PLEXUS ET NERFS GANGLIONNAIRES DES POUMONS ET DES BRONCHES*

Ainsi que le remarque Bouillaud, on peut admettre avec Longet, que les nerfs ganglionnaires exercent une influence sur l'hématose et la sécrétion des mucosités bronchiques ; et on peut supposer en conséquence que certains flux sécrétoires des bronches indépendants d'une bronchite proprement dite, peuvent dériver d'une irritation de ces nerfs. Mais comme les poumons et les bronches reçoivent aussi de nombreux filets du pneumo-gastrique, on ne saurait, dans l'état actuel de la science, faire exactement la part de ce qui revient à chacun de ces deux ordres de nerfs dans les fonctions d'hématose, de nutrition et de sécrétion qui appartiennent aux bronches et au tissu pulmonaire.

ASTHME SPASMODIQUE

On ne songe point à nier l'existence de l'asthme proprement dit, c'est-à-dire d'une dyspnée indépendante d'une lésion anatomique véritable des organes respiratoires ; mais quelle en est la cause ? Existe-t-elle dans un simple vice de l'innervation régulière ? Où faut-il admettre qu'elle est due à un spasme, à une contraction spasmodique des bronches terminales et des vésicules pulmonaires, spasme qui serait occasionné par la stimulation des nerfs ganglionnaires qui s'y distribuent ? Cette contraction spasmodique a été admise, mais nous sommes encore sur ce point dans le domaine de l'hypothèse ; d'autant plus que, d'après Longet, ce serait au pneumo-gastrique que devraient être rattachés les faibles mouvements que l'on suppose au tissu contractile des bronches. Quoi qu'il en soit de l'interprétation, Laënnec n'hésite pas à admettre l'existence du spasme pulmonaire et de l'asthme spasmodique, et il ajoute que d'autre part il a rencontré un grand nombre d'asthmatiques avec catarrhe sec, pituiteux ou muqueux, trop léger ou trop peu étendu pour qu'on pût regarder ces affections comme la vraie cause de l'asthme (Bouillaud). La question appelle de nouvelles recherches. L'augmentation souvent très-intense du besoin de respirer qui s'observe chez les asthmatiques indépendamment de toute lésion appréciable des organes pulmonaires, est due sans doute à une modification de l'innervation ; mais la nature de cette modification est inconnue dans son essence, et ici encore, il est difficile de savoir si elle a pour siége exclusivement le grand sympathique ou le nerf vague, puisque le poumon reçoit ces deux ordres de nerfs.

Il est toutefois légitime de supposer que les vaso-moteurs du système pulmonaire venant à être intéressés dans l'asthme, il s'ensuit un effacement du calibre des vaisseaux, un amoindrissement de l'irrigation sanguine, une raréfaction des matériaux et du champ de l'hématose, et finalement, comme dernier terme du processus, la dyspnée.

g. *ANGINE DE POITRINE*

Syncopa anginosa, *sternalgie*, *sténocardie*; *diaphragunti-gout* (anglais).

Quelle que soit l'idée que l'on veuille adopter sur le caractère et la pathogénie de l'angine de poitrine, on peut tout d'abord constater que cette affection, assez rare d'ailleurs et diversement interprétée, a pour principaux symptômes ; une douleur violente et ordinairement subite au bas de la région sous-sternale, douleur qui revient par accès irréguliers et intermittents à la façon des névralgies et s'accompagne d'un tel sentiment d'angoisse qu'il semble au malade que sa vie est immédiatement menacée. Avant d'entrer dans les quelques développements que nécessite le sujet, nous pouvons dire dès à présent, sauf à justifier tout-à-l'heure cette première notion pathogénique, que la soudaineté, l'intermittence, la forme paroxystique de la douleur, l'absence fréquente de toute complication anatomique vers le cœur ou le poumon, sont de légitimes raisons de ranger cette affection parmi les névroses douloureuses, plutôt que dans toute autre partie du cadre nosologique. Mais la complication, les rapports de connexion, les origines diverses du réseau nerveux qui se distribue aux organes thoraciques, le cœur en particulier, l'obscurité, à beaucoup de points de vue, qui couvre encore les fonctions de ce réseau, rendent difficile à fixer le siége de cette névrose ; et pourtant, l'observation attentive des faits cliniques appuyée sur les données de la physiologie, permet de dégager de la situation d'importants éléments d'appréciation. De ces enseignements on a le droit de conclure que les cordons et plexus nerveux ganglionnaires intrà-thoraciques jouent sans doute le principal rôle dans l'angine de poitrine. Cette affection assez étrange et en quelque sorte mystérieuse avec les anciennes théories, s'éclaircit notablement si l'on admet son point de départ dans le grand sympathique, et en particulier dans le plexus cardiaque à la formation duquel le sympathique prend une part prépondérante. Les esprits modernes inclinent volontiers vers cette genèse ganglionnaire.

TABLEAU DE LA MALADIE — SYMPTOMES. — La maladie a une invasion soudaine. A propos d'une circonstance fortuite, ou bien sans cause connue, une douleur aiguë se fait sentir derrière le sternum au niveau de la région du cœur ; cette douleur s'accompagne d'un sentiment d'anxiété déchirante. L'individu pâlit, sa peau se couvre d'une sueur froide ; il arrive en quelques secondes à un état de défaillance et d'anéantissement qui lui donne l'idée d'une fin prochaine. Souvent, la douleur s'étend vers le cou, aux bras et jusqu'aux membres inférieurs par l'intermédiaire des plexus cervical, brachial ou lombaire. Mais la sensibilité n'est pas toujours seule intéressée ; les grandes fonctions voisines, la respiration et la circulation prennent quelquefois une certaine part à l'expression morbide. Les phénomènes du côté de l'appareil respiratoire sont peu marqués et d'ailleurs variables. En général, la respiration est libre ou peu gênée ; aucun obstacle réel n'existe à son accomplissement ; mais parfois elle est ralentie ou au contraire accélérée. D'après Jurine, la moyenne des inspirations est d'environ 24 par minute. Parry a soutenu assez justement que les modifications qu'on y observe se produisent uniquement sous l'influence de la douleur. Ce qui caractérise la maladie c'est la douleur thoracique et l'anéantissement général ; ce n'est pas la difficulté de respirer. Il faut noter pourtant que la plupart des sujets ralentissent ou suspendent la respiration pour ne pas augmenter la douleur par les mouvements de l'expansion thoracique. Les phénomènes moteurs, c'est-à-dire les troubles de l'activité du cœur sont, comme le désordre respiratoire, moins réguliers et d'ailleurs moins accentués que ceux de la sphère sensible. Assez souvent, l'activité du cœur reste normale; lorsqu'elle est troublée, on la trouve ou exagérée, l'impulsion cardiaque étant alors plus forte et le pouls plus plein, ou au contraire amoindrie ; et dans ce cas le pouls est plus faible, parfois aussi plus fréquent. C'est de ce dernier mode qu'est née la théorie qui attribue l'angine de poitrine à une crampe du cœur avec contractions affaiblies et incomplètes, d'où le nom de sténocardie. L'action du cœur paraît quelquefois plus vive, alors qu'en réalité l'organe est sans puissance, car, malgré la force apparente de la contraction centrale, les artères radiales ne dénotent qu'une faible élévation et une faible tension.

Les modifications qui se produisent dans l'activité du cœur ont fourni à divers auteurs le point de départ de la maladie. Stokes et Moinet décrivent l'angine de poitrine comme une faiblesse extrême du cœur par dégénération graisseuse avec hyperesthésie. Bamberger, au contraire en fait une exagération de l'activité cardiaque compliquée du même trouble de la sensibilité ; Von Dusch, une hyperesthésie avec crampe du cœur. Moins exclusifs, Eulenburg et Guttmann considèrent l'angine de poitrine comme une névrose sensitivo-motrice.

Ces résultats contradictoires, en ce qui concerne les symptômes fournis par le cœur et le poumon, ont été particulièrement signalés par Eichwald (*Nature de la sténocardie et ses rapports avec la sub-paralysie du cœur*, Journal médical de Wursbourg, 1863). Il établit que chez le même malade, on peut rencontrer les états les plus opposés des fonctions circulatoires et respiratoires suivant le moment de l'examen et la durée des accès. Eulenburg et Guttmann acceptent cette manière de voir, et disent aussi qu'on peut observer chez les mêmes sujets une activité puissante et orageuse du cœur aussi bien qu'un affaiblissement fonctionnel ; une grande dyspnée, comme une respiration calme. Plus l'accès de sténocardie est violent, plus les contrastes peuvent être accusés. Au moment du paroxysme la puissance du cœur est ordinairement affaiblie ; dans les intervalles calmes des accès on peut la voir activée.

Dans une note à l'académie de médecine (Séance du 29 janvier 1878), le docteur Armaingaud, de Bordeaux, prétend que l'angine de poitrine est assez souvent cause de la mort chez les nouvelles accouchées.

CARACTÈRES ANATOMIQUES — ÉTIOLOGIE. — Les interprétations n'ont pas manqué pour chercher à fixer la nature de la maladie. On a considéré l'angine de poitrine comme un spasme des viscères contenus dans le thorax (Heberden) ; comme une affection goutteuse dégénérée et déplacée (Elsner et Butter) ; comme une affection des nerfs pulmonaires déterminant l'asphyxie (Jurine) ; comme une variété d'asthme (Darwin) ; comme le résultat d'un trouble subit dans les organes centraux de la circulation, d'où résulteraient l'état syncopal, l'angoisse thoracique, et l'imminence de mort subite qui caractérisent les accès. Les partisans de cette opinion ont placé tour à tour le point de départ de ce trouble subit dans une ossification des artères coronaires avec gêne de la nutrition du cœur (Parry, Kreysig) ; dans une maladie chronique organique du cœur, hypertrophie, dilatation des cavités, dans une lésion du péricarde ou des gros vaisseaux qui avoisinent le cœur; dans une modification en plus ou en moins de l'activité cardiaque, ainsi que nous venons de le dire.

Une observation plus attentive a dû faire éloigner ces diverses théories, et rattacher l'angine de poitrine à une névrose cardiaque, à une névralgie des nerfs sensibles du cœur.

Cependant, les anastomoses nombreuses et la diversité d'origine des filets nerveux qui se distribuent au cœur, sont une difficulté pour préciser les nerfs qui sont intéressés dans les accès. La difficulté augmente de l'état encore imparfait de nos connaissances sur l'innervation normale du cœur.

On a accusé, sans beaucoup d'autorité, les nerfs intercostaux, le nerf phrénique, les nerfs du bras dont l'excitation retentirait ensuite sur les plexus thoraciques. L'anatomie et la physiologie fournissent de bien meilleures raisons pour mettre en cause le nerf vague, et surtout le grand sympathique. Romberg, Parrot, Gairdner, Poincaré, d'autres encore, admettent que l'angine de poitrine bien caractérisée a son siége principal dans le plexus cardiaque. Sans doute, on ne saurait ici relier la douleur à son agent direct avec la même sûreté qui fixe la névralgie sur le trajet des nerfs sensibles de la périphérie ; mais on a de justes motifs d'accuser le plexus cardiaque en considérant que la douleur a son siége dans la région même de ce plexus, en arrière et au-dessus de la crosse aortique, et que si elle n'y reste pas bornée, elle y présente du moins son maximum d'intensité. L'importance et l'étendue des ramifications du nerf vague lui assignent aussi un rôle dans l'expression symptomatique de la maladie, principalement en ce qui concerne les troubles circulatoires du cœur. Son intervention d'ailleurs s'explique directement par l'existence de ce rameau fourni par la dixième paire au plexus cardiaque et isolé par Ludwig et Cyon sous le nom de nerf dépresseur du cœur. Poincaré observe avec raison que l'ébralement né sur place ne peut devenir *douleur* que s'il est transmis au centre sensitif; or, le vague et le sympathique sont les deux seules voies qui lui sont offertes pour gagner le sensorium. L'auteur que nous citons est porté à penser que l'ébranlement choisit plutôt cette dernière direction lorsque la douleur consiste simplement en une forte pression, et qu'il a pris au contraire la voie du pneumo lorsque la souffrance est aiguë et se rapproche des douleurs névralgiques des nerfs cérébro-rachidiens. Il se peut aussi que dans cette circonstance le nerf soit irrité lui-même et vienne exagérer l'ébranlement né dans le plexus. L'exaltation de ce plexus n'est pas toujours dynamique et constituée par une simple névrose. Elle peut avoir sa source dans une véritable lésion anatomique. Gairdner cite un fait où l'autopsie montra que le plexus cardiaque était directement et exclusivement compromis. Lancereaux a rencontré une altération intrinsèque des nerfs cardiaques. Je ne sache pas qu'on ait signalé aucune lésion du nerf vague dans la névralgie cardiaque simple. L'angine de poitrine peut être aussi symptomatique d'une tumeur développée dans le voisinage, anévrysme de la crosse, tumeur du médiastin, hypertrophie ganglionnaire, altération organique du cœur. Elle se montre notamment dans les maladies valvulaires, dans la sténose de l'orifice aortique, dans l'insuffisance des valvules de ce vaisseau, dans la dégénération graisseuse du muscle cardiaque, mais principalement paraît-il dans l'ossification et le rétrécissement des artères coronaires; mais il faut bien reconnaître que ces diverses lésions ne se rattachent qu'indirectement à la névralgie du cœur, car on a souvent occasion de les constater pendant la vie ou après la mort chez des sujets qui n'ont jamais souffert de crise sténocardiaque.

Néanmoins, le professeur Peter, le docteur H. Viguier, (*Mémoire sur l'angine de poitrine,* Archives générales de Médecine, décembre 1873) admettent qu'il existe deux sortes d'angine de poitrine, l'une liée à des lésions cardiaques, aortiques, peut-être même pulmonaires ou gastriques, ou résultant de la propagation de la lésion de quelque source qu'elles viennent aux nerfs cardiaques et phréniques; l'autre purement névralgique, survenant sous la dépendance d'un état diathésique accidentel ou constitutionnel, ou provoquée par des agents toxiques (ou excitants) : tabac, café, thé, alcool.

D'après Poincaré, les phénomènes moteurs quand ils existent, sont le plus souvent de nature réflexe et la conséquence de la douleur.

Eulenburg et Guttmann résument leur opinion sur l'angine de poitrine dans cette conclusion très-acceptable : l'ensemble des symptômes peut être déterminé par des influences très-diverses et siégeant même en dehors du cœur. Tous les nerfs de cet organe ainsi que ses ganglions sont plus ou moins intéressés. La diversité des symptômes chez les différents malades peut tenir à la participation plus ou moins considérable des nerfs qui concourent à la formation du plexus cardiaque. Le sympathique est vraisemblablement le plus interessé car il a la part principale dans la formation de ce plexus.

On peut se demander comment le cœur si peu sensible dans l'état normal, comme tous les organes qui échappent à l'influence de la volonté, peut être cependant le siége de la névralgie qui constitue l'angine de poitrine. L'observation montre que l'état pathologique fait naître des conditions nouvelles de sensibilité : c'est ainsi que se produisent les crises aiguës de douleur dans d'autres organes également innervés par le sympathique : l'estomac, l'intestin, le foie, le rein, l'utérus; et l'on sait la violence qu'atteignent parfois les coliques localisées en ces divers points. L'excitation pathologique des nerfs sensibles du cœur traduit un fait du même ordre.

Quoi qu'il en soit des diverses interprétations pathogéniques dont il vient d'être question, Lartigue établit que la maladie non observée dans l'enfance, est rare jusqu'à l'âge de 25 ans. Elle augmente à partir de cette époque, et a son maximum de fréquence entre 50 et 60 ans; à partir de cet âge elle diminue notablement. Les hommes en sont beaucoup plus souvent affectés que les femmes. On sait peu de chose sur l'influence de l'hérédité, des professions, de la constitution, du tempérament. La maladie paraît plus fréquente dans les villes que dans les campagnes; le vice rhumatismal et le vice goutteux seraient une cause prédisposante. Les accès sont surtout provoqués par les mouvements violents du malade, par l'équitation, la colère, les émotions vives, les écarts de régime. Les auteurs citent volontiers comme une cause déterminante la marche contre le vent, surtout si elle est rapide, la progression sur un plan incliné, l'action de monter un escalier. Il faut sans doute ne pas voir là une influence spéciale, et considérer l'angoisse suffocante qui se produit en pareil cas comme provoquée par l'exagération des mouvements du cœur et l'oppression consécutive, ou par l'action aiguë du froid avec ses conséquences névralgiques et rhumatismales. Le docteur H. Viguier a signalé surtout les rapports du rhumatisme avec l'angine de poitrine qui ne serait souvent qu'une localisation de la maladie rhumatismale. (Mémoire cité.)

DIAGNOSTIC. — L'angine de poitrine a donc pour symptômes caractéristiques les phénomènes suivants : elle atteint de préférence les personnes âgées ; elle s'annonce d'une manière subite par une douleur sous-sternale violente, douleur qui s'irradie dans les bras, sur les côtés du cou, et quelquefois jusque dans les membres inférieurs, et qui s'accompagne d'un état syncopal et d'une angoisse thoracique inexprimables, parfois avec faiblesse et ralentissement du pouls. La maladie est essentiellement intermittente et paroxystique ; elle existe sans aucun dérangement notable de la respiration, sans toux, sans altération de la voix, etc. La santé est complète dans l'intervalle des accès et la mort fréquente au milieu d'eux.

Aucune autre maladie ne présente l'ensemble des caractères qui appartiennent à celle-ci.

Dans l'asthme toute la scène se passe du côté du poumon ; la gêne de la respiration est le fait capital. Les accès beaucoup plus longs que ceux de l'angine de poitrine durent habituellement plusieurs heures. La douleur thoracique est nulle ou faible, sans irradiations vers les plexus cervical, ou brachial, ou même lombaire. Les douleurs de la névralgie intercostale n'ont jamais le caractère de violence et de gravité qui caractérise la névrose sténo-cardiaque. Les affections organiques du cœur ou de l'aorte, les épanchements de la plèvre ou du péricarde ont un type continu, des symptômes propres et une indolence relative qui les séparent des accès de l'angine de poitrine.

MARCHE, DURÉE, TERMINAISON. — L'accès ne dure souvent pas plus de quelques secondes à quelques minutes ; mais il peut s'étendre à plusieurs heures et même à plusieurs jours au dire d'Heberden. Les accès violents se bornent rarement à une seule crise ; ils se montrent en général sous la forme de plusieurs paroxysmes séparés par des intervalles d'accalmie. Les accès faibles peuvent ne présenter qu'un seul paroxysme.

La maladie une fois déclarée, les accès se reproduisent à des intervalles variables ; ils reparaissent après quelques heures, après quelques jours, ou après un temps beaucoup plus considérable, sans qu'il y ait d'ailleurs rien de régulier dans leur retour ; ils se montrent la nuit ou le jour. A mesure qu'on s'éloigne du début, les accès en se répétant deviennent plus graves, l'anéantissement du malade plus complet, la suspension de la vie plus imminente. Dans leur intervalle, le malade jouit d'une bonne santé ; il n'éprouve pas de douleur sa respiration est libre, et il peut facilement vaquer à ses occupations.

Rien n'est fixe ni dans la *durée* ni dans la *marche* de l'angine de poitrine; il est rare de n'observer qu'un seul accès; ordinairement un premier accès en appelle un certain nombre d'autres.

PRONOSTIC. — L'angine de poitrine se terminant, dans un grand nombre de cas par la mort, constitue une affection toujours très-sérieuse ; sa gravité est d'ailleurs d'autant plus grande que la maladie est plus ancienne, le sujet plus âgé, les accès plus violents et plus rapprochés. Les circonstances sont moins favorables encore si la maladie n'est pas simplement névralgique, s'il existe en même temps une lésion organique du cœur ou des gros vaisseaux. La guérison est possible pourtant, soit par les seuls efforts de la nature, soit par leur combinaison avec les moyens de l'art. Lorsque la mort doit avoir lieu, elle est soudaine et arrive soit au début, soit au millieu d'un accès violent ; lorsque, par exception, le malade guérit, les accès diminuent d'abord de fréquence et de gravité et finissent par disparaître tout-à-fait.

TRAITEMENT. — Deux indications sont à remplir : 1° combattre les accès ; 2° traiter l'affection qui leur donne lieu :

1° On a souvent employé, pour rompre l'accès, des moyens perturbateurs violents ; c'est ainsi qu'on a essayé les saignées répétées, les vésicatoires, les sinapismes promenés en divers points de la surface du corps, et même la cautérisation avec le fer chaud ou l'eau bouillante. On a voulu, dans d'autres cas, agir de la même manière, mais avec des moyens moins énergiques, en recommandant les vomitifs, les purgatifs drastiques, afin de déterminer une révulsion active du côté de l'estomac et de l'intestin.

Au symptôme douleur on opposera les narcotiques, les antispasmodiques, l'opium, l'extrait thébaïque, l'éther, le musc, l'oxyde de zinc, les préparations de jusquiame, de belladone, l'eau de laurier-cerise, les injections sous-cutanées de morphine, le chloral, les inhalations de chloroforme s'il n'y a pas tendance à la syncope. Si, au contraire, il y a menace de défaillance, on se trouvera bien de l'excitation électro-cutanée de la poitrine (Aran, Duchenne).

Si l'accès s'accompagne d'un refroidissement marqué avec dyspnée légère, on conseillera utilement à titre d'excitant diffusible l'acétate d'ammoniaque à la dose de 6 à 8 grammes combiné avec les autres modes de réfocillation intus et extrà.

2° Dans l'intervalle des accès, et pour en prévenir le retour, on a insisté sur l'emploi des calmants et des antispasmodiques. Heberden donnait avec succès 10, 15 ou 20 gouttes de teinture thébaïque dans une potion au moment du coucher, et il augmentait graduellement cette dose. Bricheteau conseillait volontiers les feuilles de jusquiame, de belladone, de datura stramonium, qu'il faisait fumer à ses malades en guise de tabac. On a associé la valériane au quinquina (Jurine et Wichmann). On a soumis les sujets pléthoriques à des émissions sanguines plus ou moins fréquentes, à des purgatifs répétés. On a cherché à agir sur la constitution tout entière par les toniques généraux, les ferrugineux, les eaux minérales, les bains froids ou tièdes, les soins d'un bon régime et d'une bonne hygiène. Laënnec conseillait l'usage de la flanelle, l'application de plaques aimantées sur le thorax. Bricheteau regardait comme utile d'entretenir une dérivation permanente sur divers points de la poitrine, à l'aide de vésicatoires, de frictions avec une pommade ammoniacale ou stibiée, avec l'huile de croton tiglium, et surtout par l'emploi de cautères entretenus en suppuration. Smith, de Dublin, Darwin, paraissent s'être très-bien trouvés d'appliquer et d'entretenir des cautères aux cuisses. Le bromure de potassium associé à la belladone a été regardé comme particulièrement efficace. Le malade devra surtout éviter toutes les circonstances que l'on sait provoquer d'habitude les retours de la maladie; les émotions vives, les secousses de la colère, les mouvements et les exercices violents, les écarts de régime.

En choisissant parmi tous ces moyens ceux qui paraissent le mieux indiqués, on aura fait tout ce que permet l'état actuel de la science; mais pourra-t-on véritablement se flatter de raccourcir un accès ou de prévenir les retours de la maladie?

E. MALADIES DU SYMPATHIQUE ABDOMINAL

a. *NÉVROSES ACTIVES OU IRRITATIONS DES PLEXUS ET NERFS GANGLIONNAIRES DE L'ESTOMAC ET PAR EXTENSION DE L'ŒSOPHAGE ET DU PHARYNX*

Les mouvements de l'estomac, ceux aussi de l'œsophage et du pharynx, comme les sensations dont ces organes peuvent être le siége, paraissent être surtout régis par les nerfs émanés du système cérébro-spinal.

Nous n'avons point à examiner ici le trouble survenu dans la motilité de ces organes non plus que dans les sensations internes qu'ils fournissent. Mais s'il est vrai comme la physiologie l'enseigne « que les nerfs ganglionnaires de l'estomac, de l'œsophage et du pharynx président à la sécrétion de la membrane muqueuse de ces parties, à leur circulation capillaire, en un mot à tous les actes de leur vie végétative ou nutritive, leurs irritations doivent nécessairement donner lieu à des hyperémies, des hypercrinies, etc., des organes dont il s'agit, telles qu'on les observe d'ailleurs au degré près, dans les phlegmasies de ces derniers » (Bouillaud). Voilà pour le principe ; mais il est certainement difficile d'apprécier ces variations de l'activité ganglionnaire qui se traduisent par des modifications physiologiques dans la profondeur des tissus.

b. *NÉVROSES ACTIVES OU IRRITATIONS DES PLEXUS ET NERFS GANGLIONNAIRES DES INTESTINS*

En ce qui concerne l'intestin grêle, « puisque d'après les expériences de Longet, les filets ganglionnaires de l'intestin grêle exercent une influence incontestable sur les mouvements de cet intestin, il est très-vraisemblable que certaines contractions spasmodiques ou convulsives dont il est quelquefois le siége dépendent d'une irritation de ces nerfs. Les invaginations que l'on rencontre dans les circonvolutions de l'intestin indiqué, soit dans les cas d'entéro-mésentérite typhoïde, soit dans d'autres cas, ne pourraient-elles pas être considérées comme des effets de la névrose qui nous occupe ? Les mouvements *antipéristaltiques* qui, dans l'*iléus nerveux* de certains nosologistes, et dans quelques autres cas, donnent lieu au vomissement de matières fécales, ne seraient-ils pas le résultat d'une névrose active des intestins grêles ? Nous ne possédons pas encore les éléments nécessaires à la solution de cette question et de beaucoup d'autres relatives aux lésions de circulation, de sécrétion et de nutrition dont la membrane muqueuse et les autres tissus de l'intestin grêle sont souvent le siége. » (Bouillaud). Les progrès de la science moderne ont déjà en partie comblé le *desideratum* exprimé ici par le professeur Bouillaud. Les plexus d'Auerbach et de Meissner sont parsemés de ganglions microscopiques qui peuvent être considérés comme de petits centres d'innervation ganglionnaire, et on lit à ce propos dans le Cours de physiologie de Küss et Mathias Duval la phrase suivante : « Ces derniers ganglions serviraient de centre aux mouvements partiels des muscles viscéraux et régleraient par exemple les contractions péristaltiques des parois intestinales. »

Nous aurons occasion de dire en traitant de la migraine, que souvent un des premiers phénomènes de l'accès qui se prépare, consiste en une garde-robe facile déterminée sans doute par l'accroissement des sécrétions et peut-être de la motilité intestinale sous l'influence de la névrose ganglionnaire, bien que la constipation soit habituelle aux migraineux. D'autres fois, c'est une salivation insolite qui annonce l'imminence de la migraine par l'excitation de la corde du tympan et des autres agents ganglionnaires qui tiennent sous leur dépendance la fonction salivaire, tel en particulier que le ganglion sous-maxillaire, ainsi qu'il résulte des expériences de Cl. Bernard.

Quant au gros intestin, les mouvements spasmodiques ou convulsifs dont il peut être affecté ne dépendent-ils pas aussi d'une irritation de ses nerfs ganglionnaires ? Bouillaud nie que les douleurs dont l'un et l'autre intestin sont le siége dans la colique puissent être rapportées au grand sympathique. Il est permis de penser pourtant, nous ne saurions trop le redire, que les rameaux du grand sympathique frappés il est vrai d'insensibilité dans l'état ordinaire, deviennent le siége d'une véritable douleur sous l'influence d'une excitation insolite et violente ; n'est-ce pas de cette façon par exemple que peuvent être expliquées les douleurs aiguës de l'accouchement, alors que pourtant la matrice est physiologiquement dépourvue de la sensibilité dite animale ? La colique de plomb n'aurait-elle pas la même cause, sous l'influence de l'excitation apportée aux nerfs ganglionnaires par le poison saturnin ?

En attendant les révélations des faits ultérieurs, Bouillaud soutient que les coliques ou les névralgies du gros intestin ne sont qu'une preuve de la présence de nerfs rachidiens dans cet intestin. Il importe, il est vrai, de ne pas oublier l'association habituelle des deux ordres de rameaux, les uns fournis par l'axe cérébro-spinal, les autres émanant du système sympathique, mais le professeur Bouillaud, en niant la sensibilité accidentelle de l'élément ganglionnaire, est à coup sûr trop exclusif, et rétrécit, contre l'enseignement des faits, le champ de la physiologie pathologique.

c. *NÉVROSES ACTIVES OU IRRITATIONS DES PLEXUS ET NERFS GANGLIONNAIRES DU FOIE, DE LA RATE, DU PANCRÉAS, DES GLANDES SALIVAIRES*

Puisque les sécrétions des organes glandulaires sont directement sous la dépendance des filets sympathiques, il est tout-à-fait légitime de rapporter à une stimulation accidentelle de ces derniers, l'exagération sécrétoire des divers organes que nous venons d'indiquer. En traitant du choléra, de la fièvre pernicieuse, nous verrons qu'il y a lieu de rapporter à un excès d'action du système ganglionnaire, le flux bilieux et le débordement digestif qu'on rencontre toujours dans la première de ces affections et accidentellement dans la fièvre pernicieuse lorsqu'elle revêt la forme bilieuse, cholérique, dysentérique.

Le mercure exerce sur les nerfs des glandes salivaires une action du même ordre. L'analogie permet de supposer dans certains cas, une excitation semblable des nerfs et des sécrétions du pancréas ; mais ici le produit sécrété tombe moins directement sous l'observation des sens, et la fonction pathologique est moins facile à saisir. Le gonflement de la rate, qui joue un rôle si remarquable dans l'histoire des fièvres intermittentes, ne peut-il pas être, ainsi que le signale Bouillaud, l'effet d'une fluxion sanguine exagérée due à l'irritation des nombreux nerfs ganglionnaires de l'organe splénique ? C'est aussi l'interprétation que nous donnons plus loin de ce phénomène.

d. *NÉVROSES ACTIVES OU IRRITATIONS DES NERFS GANGLIONNAIRES DES REINS*

Les réflexions qui précèdent s'appliquent encore àla sécrétionrénale; mais ce point particulier de physiologie pathologique réclame aussi des observations et des recherches nouvelles. Il serait intéressant en effet, de savoir plus exactement, quelle part il convient de faire à l'excitation nerveuse ganglionnaire dans ces diurèses abondantes que l'on a si souvent occasion de constater, et, comme le remarque Bouillaud, il serait curieux de savoir si certains diabètes, certaines albuminuries, ne sont pas, jusqu'à un certain point, sous l'empire de quelque affection irritative des nerfs des organes sécréteurs de l'urine ?

En rattachant le diabète directement aux affections du sympathique, nous avons obéi à une idée semblable, et nous avons cru pénétrer dans une voie féconde à la fois pour la science et pour l'enseignement clinique; nous renvoyons donc à l'article du diabète pour faire connaître ce que nous avons dit de l'influence exercée par les vaso-moteurs et la circulation rénale sur les modifications apportées dans les qualités de l'urine.

e. *NÉVROSE ACTIVE OU IRRITATION DU PLEXUS COELIAQUE*

Le plexus cœliaque qui résume anatomiquement les plexus coronaire stomachique, hépatique et splénique, doit aussi résumer leurs actions physiologiques et morbides, surtout au point de vue de l'innervation vaso-motrice.

La même réflexion s'applique au plexus solaire qui commande sans doute à tous les plexus qui précèdent. Mais, si l'induction légitime permet de rattacher à ces divers plexus les grandes fonctions organiques de ce département, il faut reconnaître qu'il règne encore beaucoup d'obscurité sur le sujet, et que la physiologie comme la clinique ont beaucoup à attendre de l'avenir pour préciser les faits. Il est acquis cependant que les impressions morales et les sentiments affectifs ont un retentissement marqué sur le plexus solaire et ses divisions, et ce retentissement en troublant la physiologie des organes animés par ce plexus ou ses divisions, joue le premier rôle dans la pathogénie de la migraine, ainsi que nous l'avons indiqué déjà et que nous le répéterons à l'article spécial consacré à cette affection. Au point de vue physique, on sait qu'un choc au niveau du creux de l'estomac, c'est-à-dire dans la région du plexus solaire atteint ainsi au travers des viscères abdominaux, développe une impression douloureuse spéciale, accompagnée, si le choc est violent, d'un sentiment d'anxiété qui peut aller à la syncope et même jusqu'à la mort. Lobstein en cite un exemple que nous avons mentionné précédemment.

f. *COLIQUE VÉGÉTALE*

Déjà, en traitant du sympathique périphérique, nous avons parlé de la névralgie du sympathique intestinal sous le nom d'hyperesthésie mésentérique et cœliaque. Arrivé maintenant à la pathologie spéciale du sympathique abdominal, nous sommes conduit à revenir sur cette question à propos d'une maladie très-commune dans certaines zones des pays chauds, grave en même temps, sur la nature de laquelle il règne encore des divergences. Nous entendons cette affection décrite sous les noms divers de *colique végétale*, du Poitou, de Madrid, de Surinam, Béribéri, et qui sévit avec fréquence et intensité à Cayenne dans notre colonie de la Guyane française, dans l'Inde. Le docteur Ségond, qui observa longtemps à Cayenne, n'hésite pas à considérer cette affection comme une névralgie du grand sympathique abdominal (*Essai sur la névralgie du grand sympathique, Paris* 1837). La maladie n'est pas de nature inflammatoire; ce n'est pas une gastro-entérite. L'alimentation et en particulier les fruits, les crudités, les boissons de mauvaise qualité, ont peu ou point d'importance dans son étiologie. La maladie est liée aux conditions climatériques et se trouve surtout dans l'influence des transitions brusques de l'atmosphère. La vraie cause est encore celle des névralgies. Elle se trouve surtout dans l'action des vents froids sur la peau préalablement ouverte par la transpiration. Toutes les causes qui affaiblissent la constitution, et aussi les impressions morales, la nostalgie, ont une influence prédisposante. Les nègres sont atteints comme la race blanche. La douleur et tout l'appareil morbide, dit Ségond, s'établissent dans l'abdomen, de là retentissent sur les lombes et les membres pelviens, puis s'étendent aux organes de la poitrine, saisissent la partie correspondante de la moelle et les membres thoraciques; bientôt le cou est pris à son tour et la voix fléchit ou s'éteint. Enfin, le cerveau, dernier terme possible de la névralgie sympathique, vient s'y associer à sa manière, et la vision, l'audition, ainsi que les actes qui lui sont plus intimes et plus intrinsèques, témoignent de leur perversion et du trouble apporté dans les fonctions viscérales.

La maladie débute souvent par le frisson, la céphalalgie, des alternatives de constipation et de coliques, la petitesse et la concentration du pouls. La douleur se concentre autour de l'ombilic, à l'hypogastre; ou bien elle se répand dans les membres, du côté du rachis, des lombes et jusque vers les régions plantaire; elle est plus ou moins aiguë, quelquefois atroce et se montrant, à la manière des névralgies, sous la forme de crises ou de paroxysmes. Elle a ce caractère de ne point augmenter par la pression qui au contraire parfois la soulage. Relativement à son siége, elle peut être rapportée au colon, à l'intestin grêle, au duodenum, au foie, à la vessie; chez quelques sujets, elle se complique de lésion du mouvement, soubresauts, convulsions, tremblement, paralysie; la sensibilité générale est augmentée, diminuée, pervertie. La langue est saburrale, plutôt décolorée que rouge, les urines rares, difficiles, accompagnées de ténesme, la constipation opiniâtre comme la douleur. Au cours de la maladie le pouls n'est point fébrile ; il est plein ou déprimé, souvent irrégulier et lent ; la peau chaude et sèche, le sommeil nul, le découragement profond. A ces phénomènes se joignent aussi des nausées, des vomissements, des vents, des éructations, la coloration sub-ictérique des conjonctives et de la peau, une lassitude générale extrême. La durée de la maladie est souvent longue, surtout si le traitement a été mal administré ou interrompu par des écarts de régime et de conduite ; elle est alors souvent de plusieurs mois. La résolution est ordinairement difficile et incomplète avec la prolongation du séjour dans les localités où la maladie est endémique. Lorsque la maladie a duré longtemps, elle laisse à la suite de graves altérations du mouvement, le marasme et la paralysie des membres.

Dans plusieurs autopsies, le docteur Ségond a trouvé les ganglions thoraciques, ceux de l'abdomen, tuméfiés, rouges, durs, leurs rameaux de communication, et les plexus secondaires plus volumineux et plus apparents que dans l'état normal. Les ganglions semi-lunaires, le plexus solaire, lui ont offert aussi des dispositions analogues. Il a vu les ganglions semi-lunaires comme cartilagineux.

TRAITEMENT. — L'expectation et les moyens antiphlogistiques n'ont que de mauvais effets ; les meilleurs moyens sont, avec la diète ou une alimentation légère, les préparations d'opium à l'intérieur, en lavement, en injections hypodermiques contre la douleur ; les évacuants, les cholagogues, les lavements simples calmants ou laxatifs, les embrocations calmantes, les vésicatoires morphinés sur l'abdomen ou la région lombaire, les grands bains tièdes, simples ou vinaigrés sinapisés, sulfureux, le petit lait tartarisé, les boissons délayantes, l'enveloppement de tout le corps dans la flanelle, mais surtout le changement de climat dès que la sédation des accidents rend le voyage possible.

g. *MIGRAINE*

Névropathie du plexus solaire — Névrose sympathique

La migraine peut passer pour être le type des névroses tant que l'on acceptera cette forme nosologique. C'est une affection essentiellement intermittente et revenant par accès qui ont une durée variable et se répètent à des intervalles plus ou moins rapprochés pendant un espace de temps toujours long, qui répond souvent à la plus grande partie de la vie des malades. Son nom, dérivé de Hémicrânie, rappelle l'un de ses caractères *habituels* mais *non permanents*, qui consiste, en effet, dans la présence d'une douleur circonscrite et superficielle dans l'une ou l'autre moitié de la tête.

La migraine à sa cause première dans l'action nerveuse ganglionnaire viciée, insuffisante ou nulle, distribuée ou non fournie aux organes de l'appareil digestif. Ses manifestations principales sont dans ces organes. Elle a son point de départ et son rayonnement dans le système nerveux du grand sympathique.

Nous allons essayer de démontrer ces propositions. Le pneumogastrique, qui a de nombreuses connexions avec le grand sympathique dont il partage les fonctions de nerf viscéral, a également un rôle dans les troubles fonctionnels de la migraine.

Celle-ci est d'ailleurs une affection très-commune, la plus fréquente à coup sûr et la plus incommode de toutes les névroses, si elle n'en est pas la plus grave.

ÉTIOLOGIE. — Pour bien saisir son origine et son principe, considérons un instant les fonctions dévolues aux plexus et renflements ganglionnaires qui composent le système du grand sympathique. Ici encore la physiologie va éclairer la pathologie. C'est un fait bien établi que le grand sympathique tient sous sa dépendance les fonctions des viscères de la vie organique. L'estomac, l'intestin, le foie, le poumon, le cœur, sont animés surtout par les ganglions et filets de ce centre nerveux, et il n'est plus douteux que c'est dans ces ganglions et en particulier dans le plexus solaire que se fait le retentissement des émotions et des sentiments affectifs. On n'a pas assez médité ce que Bichat dit sur ce point dans le beau style qui lui appartient : « L'impression vive ressentie au pylore dans les fortes émotions, le sentiment de resserrement qu'on éprouve dans toute la région de l'estomac, au cardia en particulier ; dans d'autres circonstances les vomissements spasmodiques qui succèdent quelquefois tout-à-coup à la perte d'un objet chéri, à la nouvelle d'un accident funeste, à toute espèce de trouble déterminé par les passions ; l'interruption subite des phénomènes digestifs par une nouvelle agréable ou fâcheuse, les affections d'entrailles, les lésions organiques des intestins, de la rate, observées dans la mélancolie, l'hypochondrie, maladies qu'accompagnent et que préparent presque toujours de sombres affections, tout cela n'indique-t-il pas le lien étroit qui enchaîne à l'état des passions celui des viscères de la digestion. » (*Recherches sur la vie et la mort*, p. 4). Dans ses notes à l'ouvrage de Bichat, le docteur Cerise insiste sur l'idée qui précède. La disposition du plexus solaire, dit-il, ses relations avec les viscères thoraciques et abdominaux, montrent comment de nombreuses irradiations, disséminant l'impression ganglionnaire, portent le retentissement émotif aux différents viscères de la vie organique, et comment ce sont tantôt les organes digestifs, tantôt le système circulatoire, quelquefois les viscères appartenant aux sécrétions qui éprouvent un changement, un trouble dans nos affections morales. (Docteur Cerise, notes à Bichat). Si l'œuvre de Bichat ne subsiste pas toute entière, les grands traits de ses tableaux pourtant ont été validés par l'observation moderne. On s'accorde volontiers pour admettre le retentissement dans l'appareil splanchnique, des émotions, des secousses morales et des sentiments affectifs; chacun d'ailleurs est mis à même, à tout instant, de contrôler ce principe. A qui n'est-il pas arrivé dans les émotions diverses, inséparables de l'agitation de chaque jour, de ressentir ce choc épigastrique, vulgairement traduit dans le mot de coup, de barre à l'estomac?

Luys exprime les mêmes idées de physiologie pathologique : « Qui ne sait comment l'appareil digestif est directement associé aux ébranlements du sensorium? L'estomac, en particulier, est en connexion intime (comme le cœur) avec les phénomènes de l'activité cérébrale; comme le cœur il supporte à chaque instant les effets du choc en retour de nos émotions et devient comme lui le souffre-douleur de toute notre sensibilité. Tout le monde ne sait-il pas que les digestions sont troublées par des émotions morales? Que les vomissements accompagnent fréquemment les maladies de l'encéphale? Et que dans certains endolorissements localisés du sensorium (migraines), alors qu'une excitation extérieure trop forte est venue mettre en jeu sa sensibilité, c'est sur l'estomac que s'opère la décharge du *sensorium* en éréthisme, et que c'est lui en quelque sorte qui sert de porte de sortie à la surexcitation nerveuse réfléchie du côté des appareils de la vie végétative. » (*Le cerveau et ses fonctions*, p. 248).

Les données qui précèdent ont une sanction clinique. Nous n'hésitons pas à poser ce principe à la pathogénie de la migraine : la migraine, dans un très-grand nombre de cas, a son point de départ et son germe dans l'émotion qui a impressionné et perverti les actes nerveux de la vie organique; nous entendons la vraie, la grande migraine, celle à perpétuels retours et à fin indéterminée. On comprend alors comment les secousses et l'agitation quotidiennes, l'inquiétude, le souci, le chagrin, l'amertume constante, les passions sourdes, en retentissant et se concentrant sur les foyers nerveux organiques, vont jeter le désordre d'une manière plus ou moins profonde dans les fonctions digestives, troubler aussi le cœur ou le poumon, la sécrétion des glandes annexes de la digestion ; comment, une fois l'équilibre fonctionnel rompu, la répétition, soit des secousses et des émotions même les plus légères, soit seulement des circonstances capables d'impressionner directement la sensibilité de l'estomac, ramène avec une si triste facilité le désordre organique sous la forme de la migraine ; comment la thérapeutique, qui a si peu d'action jusqu'ici pour conduire, exciter, modérer les fonctions végétatives de nutrition, est si désarmée aussi contre la névrose rebelle dont nous essayons d'esquisser les traits ; comment enfin il n'est que juste de regarder la migraine, dans sa forme commune, comme l'apanage ordinaire de ceux qu'on peut appeler les blessés de la vie. Nous sommes sûr d'être bien compris par ceux qui, pour leur malheur, ont pu étudier la migraine sur eux-mêmes, ou l'observer de près autour d'eux avec l'attention et la sollicitude qu'éveille le sentiment de la famille.

Mollendorf cherche à préciser la question en admettant dans la migraine une paralysie du système sympathique. Ferrand, Dubois-Reymond, bien inspirés quand ils placent le siége de la migraine dans le système nerveux de la vie organique, n'expriment plus qu'une partie de vérité en la localisant dans les ganglions et filets supérieurs du grand sympathique, entraînés qu'ils sont par la considération trop exclusive des troubles de la vue et du jeu de l'iris, des phénomènes oculo-pupillaires, comme on le dit en physiologie, ainsi que des troubles vaso-moteurs accusés par la pâleur de la face, l'exagération des battements artériels de cette région. Et nous ne saurions accepter comme suffisante la définition de Ferrand qui considère la migraine comme une névrose douloureuse, une névralgie des parties supérieures du grand sympathique.

Lorsque le docteur Galezowski élève au rang de migraine qualifiée d'*ophthalmique* (*Archives génér. de médecine*, 1878), les divers troubles nerveux que l'on peut observer dans le département oculaire, il exagère également la valeur de ces troubles spéciaux. La migraine peut les déterminer ; elle n'est point caractérisée par eux. Elle a son principe dans le trouble digestif et n'existe pas en dehors de cette base. Les symptômes variés de la névrose oculaire, la douleur hémicrânienne ne sauraient lui appartenir s'ils existent sans concomitance plus ou moins accusée de perturbation gastrique.

La même réflexion s'adresse à la théorie de Piorry, qui rattache la migraine à une névrose de l'iris, à une irisalgie de nature vertigineuse.

Galezowski n'est pas mieux inspiré lorsqu'il établit, dans la migraine dite *ophthalmique*, des formes diverses tirées de la prédominance de tels ou tels symptômes oculaires et qu'il décrit au nombre de quatre, sous les noms de : 1° hémiopie périodique ; 2° scotome scintillant ; 3° amaurose migraineuse ; 4° photophobie migraineuse. Ce serait sans nul doute apporter dans le sujet une regrettable confusion, que d'admettre comme des variétés de migraine ces diverses expressions symptomatiques.

Hervez de Chégoin a bien associé aussi la migraine au grand sympathique, mais la pathogénie d'ensemble lui échappe pareillement. Il se borne, en effet, à considérer la maladie comme une névrose artérielle. Il rétrécit le champ de son action en limitant son siége anatomique aux filets nerveux qui accompagnent les artères, et ses phénomènes matériels à la dilatation de ces vaisseaux, symptôme auquel il ajoute celui fort hypothétique aussi de la compression produite sur le cerveau. S'il est pour nous une vérité médicale claire et indéniable c'est celle-ci : la migraine a son siége anatomique et son point de départ dans le plexus solaire et dans ses divisions splanchniques. Avec cette notion pathogénique tous les phénomènes de la maladie s'expliquent avec une netteté qui n'appartient à aucune des autres théories qui prétendent rendre compte de cette névrose.

Après cet exposé, l'étiologie générale n'est plus que secondaire. Le système nerveux répond diversement, selon les aptitudes individuelles, aux sollicitations morbides qui lui viennent soit de l'extérieur, soit de sa propre substance. C'est ainsi qu'il traduit sa personnalité en faisant naître dans des circonstances analogues ou semblables, ici la migraine, là des névralgies ou viscéralgies diverses, chez d'autres les phénomènes de l'asthme, chez d'autres encore l'incertitude musculaire et un tremblement continu.

Et la liste n'est qu'ébauchée ; les manifestations morbides dynamiques du système nerveux sont, pour ainsi dire, infinies, comme ses expressions fonctionnelles.

La migraine, pour ne considérer qu'elle, dérive donc d'une perversion dans les actes nerveux de la digestion. Quel que soit le point de départ et la nature de la cause morbide, l'effet est le même. L'impression retentit sur le plexus solaire et ses rameaux digestifs pour troubler leurs actes physiologiques. Il est alors facile de prévoir qu'elle frappe surtout les sujets qui sont doués du tempérament nerveux toujours facile aux divagations, et par conséquent les femmes, les valétudinaires, les anémiques, les chlorotiques, tous ceux dont la constitution épuisée met en relief ce viel adage : *sanguis moderator nervorum.* Elle est fréquente chez les gens sédentaires, chez ceux que tourmentent l'inquiétude des affaires, les soucis de l'ambition, chez les hommes de cabinet pour qui la vie recluse et l'exercice trop actif de la pensée exalte la vie nerveuse aux dépens des actes nutritifs, et constitue une entrave aux fonctions régulières de l'estomac. Elle se lie étroitement aux divers actes organo-physiologiques qui réagissent sur l'appareil sensitif et excitent vivement les sympathies nerveuses. C'est pour cela qu'on la rencontre si souvent chez les jeunes filles à l'époque de la puberté, chez les femmes au moment des règles, surtout s'il y a dysménorrhée, et qu'on peut avec de justes motifs rapprocher d'elle les troubles digestifs de la grossesse — qui modifie si profondément la physiologie de la femme — quand ils ne s'élèvent pas jusqu'à la migraine franche et complète. Rare avant la puberté, cette affection ne s'observe guère non plus dans la vieillesse ; son maximum de fréquence est entre 30 et 50 ans, l'époque précisément la plus agitée de l'existence. Mais elle n'est pas très-rare chez les enfants, ceux surtout qui sont fils de migraineux. La migraine est surtout une névrose émotive ; c'est le plus souvent par le système nerveux sensitif qu'elle fait invasion et se maintient dans l'organisme. On n'aurait qu'une idée fort imparfaite de la question en rattachant la migraine à une affection rhumatismale des méninges ou du péricrâne, à une lésion locale et passagère du cerveau, à une affection névralgique de la cinquième paire, etc. Le rhumatisme et les névralgies de la tête ont des caractères qui ne sont point ceux de la migraine. Elle a bien quelque retentissement sur les divisions du trijumeau, retentissement accusé par une douleur localisée sur tel ou tel rameau de cette paire nerveuse, les divisions oculaires principalement, par la sensibilité générale des téguments de la tête, mais ce n'est là qu'un épiphénomène de rayonnement qui représente seulement un détail dans l'ensemble. Plus justement on peut en faire l'expression diathésique de la goutte, des hémorrhoïdes. Souvent la migraine est héréditaire. Certaines circonstances particulières ramènent les accès : telles sont les veilles tardives, l'action soutenue du froid, la grande fatigue physique, etc., tout ce qui agite le système nerveux. Les odeurs fortes, surtout si elles persistent la nuit dans la chambre où l'on est couché, la vapeur de charbon, même diffuse, qui s'exhale d'un fourneau domestique, suffisent aussi parfois à ramener la migraine. Le vague reçoit alors l'impression faite sur la muqueuse aérienne. Les relations étroites de ce cordon avec le sympathique, son épanouissement dans le plexus solaire, rendent la pathogénie de l'accès facile à comprendre. Au lieu de naître par une atteinte primitive aux plexus digestifs la migraine fait indirectement son invasion par le pneumo-gastrique.

Il nous paraît donc bien établi que la migraine a son véritable siége dans les plexus viscéraux du grand sympathique; elle est le type le plus accusé de la pathologie du système nerveux ganglionnaire; mais il faut reconnaître aussi que les fonctions du cerveau s'associent dans une certaine mesure à l'expression morbide née de la vie végétative. La sensibilité morale, les facultés intellectuelles et affectives, la mémoire surtout, ordinairement modifiées, affaiblies; l'obtusion des organes des sens pendant l'accès, la prostration générale, la céphalalgie indiquent une participation non douteuse du système cérébro-spinal à la maladie. Pourquoi s'étonnerait-on de cette solidarité quand on sait les relations qui unissent au système ganglionnaire celui des fonctions de relation, et que l'on connaît les divisions crâniennes du sympathique supérieur? Pourquoi refuserait-on d'admettre dans les fonctions nerveuses une synergie analogue à celle si bien établie dans les fonctions musculaires, en raison de l'échange de communications sans cesse existant entre l'appareil cérébro-spinal et celui du grand sympathique dans tous les départements anatomiques et viscéraux?

L'anatomie fournit d'ailleurs directement l'explication de ces rapports organiques. Jacubowitch a établi que le système nerveux cérébro-spinal a pour éléments les trois ordres de racines: motrices, sensitives et sympathiques. Ces trois ordres de cellules et de nerfs sont caractérisés anatomiquement par leur forme, leur taille, leur névrilème. Chaque cellule communique avec d'autres cellules par des filets connectifs et est en rapport avec les parties périphériques par les tubes nerveux primitifs. Les cellules ganglionnaires ou sympathiques sont ovales, bi-polaires ou diclones, de taille moindre que les cellules motrices. Elles se trouvent dans la moelle, entre les cornes antérieures et postérieures de la substance grise, surtout au voisinage de la commissure postérieure. On les rencontre non-seulement dans la moelle épinière et la moelle allongée, mais encore dans le cervelet, les tubercules quadrijumeaux, etc. Enfin, le cerveau et le cervelet renferment dans la substance corticale les trois ordres de cellules unies par ce que Jacubowitch appelle les couches en baguette. Les phénomènes dès lors s'enchaînent de la façon la plus naturelle, du centre solaire au centre cérébral, et l'anatomie vient encore ici au secours de la clinique. Sans nous faire juge des détails de disposition anatomique signalés par Jacubowitch, tout au moins pouvons-nous dire que la clinique comme l'anatomie forcent à reconnaître les connexions intimes des deux systèmes ganglionnaire et de relation, dans toute la hauteur de l'axe cérébro-rachidien.

La douleur de tête en particulier, n'est que le retentissement de l'état de souffrance du sympathique digestif; elle a son interprétation dans la continuité ganglionnaire. Pourquoi serait-elle plus difficile à comprendre pour la distance entre les points intéressés, que celle du genou, de la jambe ou du pied dans la sciatique, ou que celle des autres névralgies ascendantes si l'on considère la direction centripète de la réaction douloureuse?

Si l'on veut préciser plus intimement le rôle du sympathique dans la migraine, on arrive à mettre en cause l'appareil vaso-moteur. On sait que cet appareil a une influence manifeste sur les sécrétions; il est donc permis de penser, que, sous l'influence des impressions qui engendrent la migraine, la circulation de l'estomac se trouble et modifie en même temps la sécrétion du suc gastrique. L'arrivée du sang peut alors être assez réduite pour ne pas permettre à la sécrétion du suc gastrique de se faire en quantité suffisante; comme il peut arriver en d'autres circonstances, dans certains états cachectiques, que l'altération du sang ne permette plus qu'une sécrétion viciée de la membrane muqueuse de l'estomac.

Les vaso-moteurs peuvent également expliquer la douleur par un mécanisme analogue à celui qui se produit dans les névralgies. Si en effet, les vaso-moteurs sont frappés d'atonie (*forme angio-paralytique* d'Eulenburg et Guttmann), il en résulte la congestion et la compression des filets nerveux cérébro-spinaux dont la sensibilité alors exaltée vient accroître la douleur que le processus pathologique a déjà développée dans le système sympathique.

La migraine est un réflexe qui se spécifie, nous ne saurions trop le redire, dans les troubles des fonctions nerveuses qui président à la digestion; il n'y a pas de migraine sans le trouble digestif. On entend dire à chaque instant: la migraine vient de l'estomac; cette locution n'est vraie qu'à moitié. L'action et les sécrétions de l'intestin, du foie, du pancréas sans doute, sont également intéressées. C'est bien l'innervation gastro-intestinale qui périclite; ce n'est pas l'estomac lui-même qui souffre. S'il était altéré dans sa texture par un état congestif, inflammatoire ou de toute autre façon, les accidents auraient une fixité qui leur manque, tant au point de vue de la persistance que de la régularité de leurs manifestations; ils suivraient immédiatement le repas tandis qu'ils ne se montrent d'habitude qu'un certain temps après, lorsque l'acte digestif réclame le concours de l'innervation supprimée. Mais de quelle façon se traduit la suspension de cette innervation? Est-ce par un trouble simplement dynamique? Est-ce par une perversion dans les actes sécrétoires ou musculaires du ventricule? Les uns et les autres de ces actes sont sans doute atteints. La chose est certaine en ce qui concerne les fonctions de sécrétion, ainsi que le prouvent la salivation, les vomissements aqueux ou bilieux, les selles parfois plus faciles au moment de l'accès, les gaz qui circulent bruyamment dans l'abdomen, l'altération consécutive de l'urine, etc.

Mais les actes musculaires eux-mêmes paraissent compromis. Chez certaines personnes, la mauvaise disposition de l'estomac, l'imminence de la migraine est annoncée par un bruit de gargouillement qui se fait sentir après le repas au niveau de l'estomac, dans la marche, surtout si elle est un peu rapide, dans les divers mouvements un peu brusques du corps; il semble alors que la tunique musculaire de l'estomac, frappée d'inertie, a cessé de se contracter sur les aliments et les boissons renfermés dans le ventricule, laissant ceux-ci ballotter librement, et gargouiller comme l'eau dans une carafe à moitié remplie si on vient à l'agiter. C'est par le nerf vague associé avec le grand sympathique, dans la pathogénie de la migraine, que le phénomène se produirait. Les expériences tentées autrefois par Cruveilhier sur les animaux, lui ont en effet démontré que la section des deux pneumogastriques éteignait la contractilité de l'estomac et de l'œsophage; on comprend donc que le nerf vague, intéressé dans la migraine, devienne cliniquement la cause de résultats semblables à ceux de la vivisection.

Un seul auteur à notre connaissance, Lobstein, a réellement bien saisi la pathogénie de la migraine. Il n'hésite pas à en faire une maladie du sympathique abdominal. Il la place en tête des maladies de ce groupe, et voici la première phrase par laquelle il en aborde l'étude : *Convertimus nos ad morbos sympathicos quorum fons atque sedes in abdomine existit. Innumera sunt symptomata, quæ, quanta sit inter caput et imi ventris viscera conspiratio aperte ostendunt. Mil-*

lenæ enim observationes docent nullam affectionem, sive dynamicam, sive organicam, dictorum viscerum esse, quæ non aliquando caput in consensum duxerit. Rien n'est donc plus clair, et nous sommes étonné que depuis l'époque où Lobstein publia son livre (1823), cette vue si juste de l'origine de la migraine n'ait pas mieux fixé l'attention des observateurs. Lobstein cependant, mal servi par l'état de la science de son temps, ne donne pas à cette vue le développement que la situation comporte, mais il fait ressortir exactement les principaux symptômes de la maladie : les muscles du cou et des épaules sont contractés ou agités de mouvements spasmodiques; l'œil du côté malade est saillant, il a perdu son éclat, il est enfoncé dans l'orbite ou au contraire fait saillie hors de cette cavité ; la lumière l'incommode, la pupille est contractée, la sécrétion lacrymale et nasale est augmentée, les paupières rougissent, etc. On connaît en effet, dit-il, les étroites relations du sympathique avec le nerf vague, la cinquième paire et les nerfs du cou, etc.

Trois circonstances reproduisent des effets analogues à ceux de la migraine, et en particulier le vertige, l'état nauséeux et le vomissement. Pourquoi ? parce qu'elles impressionnent semblablement le grand sympathique et amènent dans ses fonctions un trouble du même ordre. Ces trois conditions sont : le balancement du vaisseau, les oscillations de l'escarpolette, la progression rapide devant la longue file des barreaux d'une grille. On pourrait ajouter le mouvement giratoire, qui consiste à tourner plusieurs fois et rapidement sur soi-même surtout si on garde les yeux ouverts.

Ceux qui ont navigué, connaissent la sensation étrange d'angoisse et d'indicible malaise qui se fait sentir au creux épigastrique, lorsque le bâtiment s'élève sur le dos des vagues, qu'il retombe dans leur profondeur ou qu'il roule de droite à gauche sur sa base mobile. Cette sensation, rapidement accompagnée du vertige, de l'état nauséeux et du vomissement, se passe évidemment dans le plexus solaire et ses divisions viscérales, confirmant ainsi d'une manière toute expérimentale le siége de la migraine dans ce département anatomique. La participation de la vue aggrave notablement les impressions reçues. Le sujet qui considère le mouvement du navire, le balancement des mâts, est à coup sûr beaucoup plus malade que si, évitant au contraire ce spectacle, il porte au loin ses regards à l'horizon. Aussi, le meilleur moyen d'atténuer les effets du mal de mer est-il mieux encore de se coucher vers le centre du bâtiment s'il se peut, et de fermer les yeux. Quel rôle jouent donc les yeux en pareil cas ? C'est un rôle purement et simplement de physiologie pathologique. Par le ganglion ophthalmique ils transmettent l'impression à tout l'arbre sympathique. Les accidents sont moindres si la vision n'apporte pas ce concours à l'évolution morbide; mais l'annulation de la vue ne fait qu'amoindrir les accidents; ils peuvent s'entretenir par le retentissement direct que le balancement par lui-même opère sur le centre ganglionnaire.

Les mouvements de l'escarpolette ont pour la même cause les mêmes conséquences. On atténue encore l'impression en fermant les yeux, mais leur occlusion n'empêche pas l'angoisse étrange de retentir au centre épigastrique à chaque oscillation.

Nous aurons à parler plus loin d'un sens particulier qui a reçu le nom de sens musculaire, et qui nous donne, sans le concours de la vue, le sentiment exact de la contraction de nos muscles, de la position des membres et des mouvements du corps. C'est lui qui intervient ici, et qui suffit à transmettre au plexus solaire l'impression pathogénique à laquelle succèdent ses effets habituels, mais par un autre mécanisme. La marche rapide devant les barreaux d'une grille agit uniquement sur le ganglion ophthalmique, de sorte qu'en forçant un peu les mots, mais assimilant avec raison les troubles de ces divers états avec ceux de la migraine, on arrive à dire que l'on gagne ici la migraine par les yeux.

Les ébranlements physiques communiqués au département du plexus solaire, sont aussi une cause fréquente de migraine, sans doute parce qu'ils apportent une secousse préjudiciable à l'exercice régulier de l'innervation digestive. Les personnes qui observent de près cette névrose, ou qui en sont victimes, savent qu'elle a souvent son origine dans les mouvements rapides qui s'exécutent après les repas, dans l'action de courir, de sauter, de faire seulement un mouvement brusque, de se baisser, d'élever les bras avec force, de marcher vite, de monter à cheval surtout. Une émotion morale, une impression vive après avoir mangé, ont les mêmes conséquences.

Je me suis longtemps demandé comment les secousses physiques de l'ordre que nous venons d'indiquer pouvaient agir sur le développement de la migraine. Voici, je crois, une interprétation au moins logique du phénomène : lorsque l'estomac contient des aliments, les secousses qui lui sont communiquées retentissent mécaniquement sur le réseau nerveux qui lui est propre, et en particulier sur les réseaux intermusculaires et sous-muqueux d'Auerbach et de Meissner. Le contenu gastrique représente jusqu'à un certain point une façon de corps étranger qui vient heurter soudainement la couche nerveuse.

Celle-ci subit une sorte de commotion, sinon de contusion, et dans son état habituel de susceptibilité demi-morbide, de disposition facile à la divagation, le choc dont elle est l'objet trouble son action physiologique dans le sens habituel où cette action périclite, et la migraine devient imminente.

La migraine peut aussi être métastatique. Tissot cite des migraines qui ont alterné avec un asthme spasmodique, des crampes aux bras, aux muscles lombaires et abdominaux. Les métastates les plus fréquentes seraient l'asthme, les névralgies intercostales ou dorso-lombaires principalement.

La migraine se rencontre souvent chez les goutteux, et des accès aigus de vraie goutte succèdent parfois à la migraine. Trousseau en cite plusieurs cas. Les rapports de la goutte avec la fonction digestive expliquent sans doute cette relation pathogénique.

SYMPTOMES. — La migraine n'est pas une affection toujours une et identique avec elle-même. Elle a des traits qui varient selon les personnes et selon les accès chez la même personne; mais elle reste chez tous avec un fond de symptômes communs qui se fusionnent aisément dans une même description, et qui suffisent à lui donner le caractère d'une entité morbide bien distincte et bien déterminée. Expression d'un état pathologique du système nerveux central, la migraine doit troubler et trouble en effet les divers actes de la physiologie cérébro-ganglionnaire en accentuant le désordre dans les fonctions du grand sympathique.

Elle a pour principal caractère d'être une affection diurne. Il arrive sans doute qu'après le choc d'une circonstance fortuite, après un repas pris mal à propos dans une disposition gastrique déjà mauvaise, elle éclate vers la fin de la journée, donnant pendant la nuit toute son intensité; mais habituellement elle se montre le matin au réveil. Souvent elle est annoncée par un peu d'agitation et quelques rêvasseries pendant la nuit, ou au contraire par un sommeil plus lourd et plus prolongé. Souvent une selle un peu plus facile, signe du trouble qui s'accomplit dans les sécrétions digestives gastro-intestinales, une certaine excitation de la sécrétion salivaire, sont un premier avertissement de l'accès qui couve encore.

La crise commence par un malaise léger, une certaine pesanteur de corps et d'esprit, et de l'inappétence. Ces phénomènes ne tardent pas à augmenter. La céphalalgie se prononce. Elle se borne souvent à un point circonscrit vers la région temporale droite ou gauche, ou elle envahit, avec des nuances d'intensité, une région plus étendue ou même toute la tête si l'accès est violent. Elle peut s'expliquer dans une certaine limite, par la participation des filets du trijumeau qui se prennent par synergie pathologique, mais elle a surtout sa raison d'être dans la présence de cette colonne de substance sympathique qui règne dans toute la hauteur de la moelle et jusque dans l'intérieur du crâne. L'ébranlement parti des centres nerveux digestifs, lorsqu'il atteint un certain degré de violence, rayonne en dehors de son lieu d'origine et se transmet par voie de continuité ganglionnaire jusqu'au sensorium. De là il lui est facile de gagner la sphère sensible du trijumeau; c'est ainsi qu'on le voit si souvent se localiser douloureusement sur les diverses branches de cette paire nerveuse, telles en particulier que les divisions temporales, frontales, sus et sous orbitaires, ophthalmique, etc.

Le trijumeau n'est pas le seul nerf crânien sur lequel retentit l'impression morbide. Le nerf auditif traduit sa participation à la migraine par des bruits insolites de cloche, de musique, des sifflements, ou au contraire par l'obtusion de l'ouïe ; et nous allons voir dans un instant le facial intéressé dans un des symptômes principaux de la maladie, la salivation. Bientôt le malaise général, la prostration physique et intellectuelle, la douleur céphalique sont à l'état aigu ; le malade est incapable d'agir et de penser. Les téguments du crâne sont le siége d'une hyperesthésie manifeste qui rend sensible la racine des cheveux. Des baillements répétés annoncent l'imperfection de l'hématose. C'est la manière dont le vague fondu avec le sympathique dans la formation du plexus solaire révèle sa participation à l'état morbide. L'éternuement, le hoquet traduisent l'exitation du phrénique lié anatomiquement avec le ganglion cervical inférieur. Le trouble de l'innervation vaso-motrice amène d'autres effets. La température du corps s'abaisse, la face pâlit; on observe des frissons répétés, des battements insolites dans les artères de la tête. Parfois une tendance à la syncope marque aussi le désordre de la circulation centrale. Les organes des sens participent au trouble général. L'ouïe, nous venons de le dire, est obtuse, troublée par des sensations confuses, la vision alourdie, paresseuse, l'œil blessé par la lumière.

La sécrétion urinaire est modifiée de diverses façons. En général l'urine est rare, foncée en couleur et sédimenteuse, soit au moment, soit surtout à la fin et le lendemain de l'accès; ses caractères sont alors ceux qu'on observe à la suite d'un trouble subit et rapide de la digestion. Mais l'accès de migraine s'accompagnant le plus souvent d'un refroidissement général du corps, l'urine est au contraire, dans cette circonstance, abondante, aqueuse et limpide, comme il arrive toutes les fois que la surface cutanée subit un abaissement de température, le rein suppléant les fonctions ralenties de la peau. Toutes choses égales d'ailleurs, l'urine subit dans sa quantité l'atténuation qui correspond pendant la crise à la diète nécessaire et à la raréfaction des boissons. Si la maladie est ancienne et à fréquents retours, les facultés génitales sont amoindries.

Les symptômes gastriques s'élèvent de la nausée au hoquet et au vomissement. Celui-ci est unique ou se répète plusieurs fois ; les matières vomies sont tantôt blanches, claires, muqueuses, très-acides en même temps ; tantôt bilieuses ou composées des derniers aliments absorbés. Et dans ce dernier cas on peut voir reparaître à peu près intacts les derniers aliments qui ont été pris vingt-quatre heures auparavant.

La région épigastrique est le siége d'un endolorissement plus ou moins marqué qui répond au siége du plexus solaire, et qui survit encore parfois le lendemain de l'accès si celui-ci a été violent. Le malade est incapable de tout travail intellectuel, même l'attention. Il cherche le repos, le silence et l'obscurité. Les moindres bruits, les moindres circonstances extérieures lui causent une secousse pénible. A la longue, la répétition des accès finit par altérer sensiblement la mémoire.

Un des phénomènes les plus incommodes consiste dans l'exagération de la sécrétion salivaire. Le malade, dont la bouche se remplit incessamment de salive, est obligé à une sputation continuelle. La salive est quelquefois épaisse et visqueuse au début ; elle est ensuite claire et fluide. Une courte digression anatomique est nécessaire pour faire comprendre la salivation exagérée qui se produit dans la migraine. On s'accorde à reconnaître que l'activité des trois glandes salivaires, parotide, sous-maxillaire et sub-linguale est sous la dépendance de la 7e paire. Mais il convient d'expliquer l'intervention de ce cordon nerveux. Le nerf facial nait dans la fossette sus-olivaire du bulbe, en compagnie du nerf intermédiaire de Wrisberg dont Claude Bernard affirme la nature sympathique. Ces deux nerfs se portent côte à côte, mais pourtant isolés, à la rencontre du ganglion géniculé dans lequel s'épanouit et se perd le nerf intermédiaire. Le nerf facial se détache alors seul de ce ganglion ; il parcourt le canal de Fallope dont il émerge par le trou stylo-mastoïdien. Un instant avant sa sortie, il fournit un rameau récurrent connu sous le nom de corde du tympan. Celle-ci pénètre dans l'oreille moyenne d'où elle s'échappe par la scissure de Glaser. Elle fournit alors des filets aux deux glandes sous-maxillaires et sub-linguale. Elle se termine ensuite en deux ordres de rameaux ; les uns accompagnent le nerf lingual, branche du nerf maxillaire inférieur fourni par le trijumeau ; les autres se perdent dans le ganglion sous-maxillaire.

Du ganglion géniculé se détache aussi le nerf petit pétreux superficiel qui, après avoir traversé le ganglion otique, se distribue avec la branche auriculo-temporale du trijumeau à la glande parotide.

La physiologie admet donc comme un fait établi que le nerf facial, par lui-même ou par ses divisions, régit la sécrétion salivaire. Et comme il nous paraît certain d'autre part que la migraine a véritablement une origine sympathique, il devient facile de comprendre comment, dans cette affection, l'élément sympathique, mis de toutes parts en éveil par l'état de souffrance des plexus digestifs, traduit ici sa participation par les troubles sécrétoires propres au département du facial. La filiation est simple en effet : en sortant du ganglion géniculé ou s'est perdu le nerf (sympathique) de Wrisberg, le nerf facial est devenu imprégné d'activité sympathique ; par la corde du tympan et le petit nerf pétreux superficiel, il distribue alors cette innervation aux trois principales glandes salivaires, parotide, sous-maxillaire et sublinguale. D'après Vulpian, la glande sous-maxillaire reçoit aussi des fibres excito-salivaires par le cordon cervical du grand sympathique.

Mais on peut à la vérité se demander, comment le nerf de Wrisberg a pris son caractère sympathique en dehors de tout centre au moins apparent d'innervation ganglionnaire. Dans sa doctrine précédemment exposée, Jacubowitch a répondu à cette question en soutenant que la moelle comprend dans toute sa hauteur, à la fois les trois éléments sensitif, moteur et sympathique. Le nerf de Wrisberg puise alors son activité spéciale dans la substance sympathique de la partie supérieure de la moelle.

Les baillements répétés qu'on observe dans la migraine sont également faciles à expliquer. En raison des connexions que le vague contracte avec le sympathique dans le plexus solaire, les rameaux que le nerf vague distribue à l'estomac et aux autres organes digestifs s'associent à l'état de souffrance dont les plexus ganglionnaires de ces mêmes régions sont le siége ; par les synergies de la physiologie pathologique, ces rameaux viscéraux mettent en jeu la participation des rameaux pulmonaires de la dixième paire, et tandis qu'en ce qui concerne les rameaux gastriques émanés du vague, les troubles digestifs fournis par eux se confondent avec le désordre fonctionnel directement occasionné par les plexus ganglionnaires, les rameaux pulmonaires traduisent plus manifestement leur souffrance par le trouble spécial de l'innervation qu'ils régissent, et le baillement répété vient annoncer l'imperfection de l'hématose. Il faut remarquer d'ailleurs que le grand sympathique intervient directement pour une part dans la fonction respiratoire par le plexus pulmonaire ; il est alors naturel que la respiration soit compromise dans la migraine puisqu'elle a comme elle sa source dans les centres sympathiques.

Quant au vomissement, il se conçoit clairement par l'excitation que les filets moteurs du vague transmettent à la couche musculeuse de l'estomac.

De même le frisson, quant au tremblement, dérive par influence réflexe de l'impression exercée par la cause morbide directement sur les centres du mouvement, et la sensation de froid qui l'accompagne se lie à la contraction spasmodique des vaso-moteurs.

La fin de l'accès s'annonce par la cessation graduelle du malaise général et de la céphalalgie, par des pandiculations, des bouffées de chaleur à la figure ou en d'autres points de la surface du corps. Ce dernier phénomène marque les oscillations que parcourt la physiologie du sympathique avant de revenir à son type normal. Quelquefois au contraire, dans les grandes crises, la céphalalgie augmente à la fin de l'accès. L'appétit ne reparait pas non plus tout d'abord; l'estomac, si violemment troublé, reste silencieux, et le malade qui a vu cesser les principaux accidents se trouve dans l'embarras de savoir, à la persistance ou même à l'accroissement du mal de tête, s'il peut ou non manger. S'il se trompe, si l'estomac n'a pas encore assez repris son aptitude physiologique et qu'on lui donne trop tôt des aliments, le malade retombe dans la migraine par erreur de régime; c'est la migraine à répétition. Un phénomène le guide dans cette appréciation parfois difficile de son véritable état. Il a vraiment besoin de prendre des aliments s'il se trouve aux prises avec une sensation de délabrement profond qui annonce le besoin impérieux de la réparation organique. Si, méconnaissant ce cri de souffrance émané des profondeurs de la vie cellulaire, le malade persiste dans l'abstinence maintenant fâcheuse, il ne tarde pas à constater le retour d'une céphalalgie nouvelle qui augmente d'instant en instant pour céder au contraire à l'ingestion de quelques aliments. Le lendemain, un peu de fatigue épigastrique, un léger degré d'inaptitude intellectuelle, une certaine paresse physique survivent au grand trouble de la veille, après quoi tout rentre dans l'ordre jusqu'à un nouvel accès.

MARCHE, DURÉE. La marche de la maladie est essentiellement intermittente; les accès reparaissent à des intervalles inégaux et plus ou moins éloignés; ils peuvent se montrer toutes les semaines et même plusieurs fois par semaine, tous les mois, surtout chez les femmes; ou bien, plusieurs mois se passent avant qu'ils se reproduisent. Ils durent selon leur intensité, de quelques heures à douze, vingt-quatre, trente-six et même quarante-huit heures. Volontiers, ils se terminent pendant le sommeil. On les voit quelquefois affecter un retour périodique. Ils reviennent sans cause apparente, ou bien ils suivent le choc d'une impression morale, l'oubli ou l'inconscience d'une disposition mauvaise de l'estomac qui va faire se cabrer son système nerveux contre un repas un peu trop attendu ou un peu trop copieux, quoique modeste, pour l'impressionnabilité du moment. Dans l'intervalle des accès, la santé reste généralement bonne au point de vue tout au moins des phénomènes propres à la migraine, à moins que toutefois les circonstances qui ont fait naître celle-ci n'aient assez profondément ébranlé l'organisme pour laisser des traces durables de leur intervention. La maladie a presque toujours une durée de plusieurs années et souvent elle persiste presque toute la vie. En général pourtant, à mesure que la vieillesse approche, les accès deviennent moins rapprochés, moins longs, moins violents, et ils finissent par disparaître tout-à-fait.

La migraine n'a pas les mêmes allures chez tous ceux qu'elle frappe; les troubles digestifs prédominent chez les uns, chez les autres ce sont les phénomènes nerveux. Tantôt l'impressionnabilité du sujet est extrême et la plus petite circonstance suffit pour ramener les accidents; tantôt au contraire l'organisme ne verse dans la migraine qu'à la suite ou d'une secousse vive, ou d'un incident bien tranché. Les individus les mieux partagés ont une santé parfaite dans l'intervalle des accès et rien ne les avertit d'une nouvelle atteinte jusqu'au moment où une circonstance fortuite spéciale vient en effet ramener la maladie; d'autres au contraire passent leur vie dans une constante préoccupation de ce qui doit leur arriver le lendemain; des troubles variés, fugaces, incertains, mais continuels du côté de l'estomac, du côté de la tête ou de la susceptibilité générale, leur sont une perpétuelle menace du retour de leur mal, et ils ont à s'interroger chaque jour pour savoir s'ils vont ou non échapper à une nouvelle rechute.

Il y a aussi des degrés dans l'évolution des accidents. La migraine complète exprime la névrose à son maximum de puissance ; mais elle peut ne pas donner tout son développement et réserver une partie de ses manifestations ; ou, si l'on veut, le trouble ganglionnaire dont elle est l'expression lorsqu'il atteint son maximum d'intensité, ne s'élève pas toujours jusqu'à la névrose complète. Le tableau clinique est alors écourté. On peut admettre quatre degrés dans la maladie : 1° la grande la haute migraine avec la céphalalgie violente et généralisée, la prostration des forces, l'incapacité intellectuelle et physique absolue, le trouble des organes des sens, le refroidissement général, les battements artériels de la tête, le vertige, l'état nauséeux et le vomissement ; c'est la scène complète ; 2° le mal de tête est encore très-marqué, mais il se borne à une surface étroite de l'un ou l'autre côté (hémicrânie) ; les autres phénomènes subsistent mais à un moindre degré ; l'état nauséeux remplace le vomissement ; 3° la céphalalgie existe encore, mais elle est vague et très-légère comme les phénomènes généraux qui se bornent à l'inappétence sans la nausée ; 4° enfin, il n'y a plus ni mal de tête ni trouble dans les fonctions générales ; la scène se réduit à de l'inappétence avec un peu d'embarras d'estomac, nouvelle preuve que la migraine dérive bien du vice de l'innervation digestive puisque le trouble digestif reste le dernier acte de ses manifestations lorsque manquent tous les autres symptômes et en particulier la céphalalgie.

Si donc la céphalalgie manque en réalité dans les formes amoindries de la migraine, que faut-il penser de la théorie de ceux qui localisent cette névrose dans une névralgie de la cinquième paire, dans une affection rhumatismale des méninges, etc. ? ?

La migraine se présente donc avec des variations d'intensité selon l'impression plus ou moins profonde qu'a reçue le sympathique, depuis le simple silence de l'appétit jusqu'au désordre convulsif de l'estomac en passant par les degrés intermédiaires du vertige, de la céphalalgie circonscrite ou généralisée, de la prostration physique et morale, de l'état nauséux, et tel accès qui commence avec le mode bénin passe aisément à une forme plus sévère sous l'influence d'une nouvelle secousse nerveuse, d'une veille ou d'une fatigue mal supportées, d'une alimentation intempestive.

DIAGNOSTIC. — L'irrégularité, l'intermittence, le caprice des accidents, la constance des troubles digestifs, et les autres phénomènes qui se réunissent ordinairement pour compléter la scène morbide, font à la migraine un ensemble de symptômes qui n'appartiennent qu'à elle et la font toujours aisément reconnaître. Il nous paraît donc superflu d'insister sur son diagnostic différentiel. Répétons seulement qu'on ne saurait, sans erreur, lui assimiler une affection rhumatismale des téguments de la tête, ou la douleur vers la tempe, l'œil ou l'occiput d'une névralgie de la cinquième paire. Ces affections sont des formes pathologiques distinctes qui manquent des accidents propres à la migraine et n'ont avec elle qu'un rapport secondaire de siége. Ce qu'il faut surtout retenir, c'est que la migraine est inséparable de la participation de l'estomac, et que toute affection qui ne trouble pas sensiblement la digestion, ne saurait être la migraine.

Le cachet ganglionnaire de la migraine se tire des caractères suivants : 1° son association constante avec le trouble digestif ; 2° son origine ordinairement émotive à la suite des divers ébranlements du sensorium, ou tout au moins dans les conditions diverses qui peuvent éveiller la participation des plexus nerveux de l'abdomen ; 3° la localisation des phénomènes morbides dans tout le département sympathique et en particulier dans les plexus viscéraux de la digestion ; 4° la participation désordonnée des vaso-moteurs qui détermine le refroidissement général, la pâleur et les battements artériels de la face, les alternatives de bouffées de chaleur ou de circulation languissante en divers points de l'économie ; 5° le retentissement douloureux dans la région du plexus solaire.

PRONOSTIC. — La migraine si incommode souvent par la fréquence de ses retours, par les embarras et les obstacles qu'elle apporte dans les habitudes de la vie, par le découragement où elle jette le malade, est cependant presque toujours sans aucune gravité. Il y a toutefois des circonstances où le pronostic peut devenir moins bénin. A la suite de continuels accès, l'estomac si constamment troublé, ne suffit plus à entretenir convenablement les fonctions de nutrition ; l'état général s'altère, et une véritable phthisie pulmonaire née de la misère physiologique peut alors prendre naissance. Nous avons vu un exemple de ce genre se produire sous nos yeux chez une femme jeune encore qui primitivement avait une santé robuste.

TRAITEMENT. — Il s'adresse aux accès ou à la maladie elle-même. Pendant l'accès les malades recherchent spontanément, comme premier moyen de soulagement, le silence et le repos dans un milieu faiblement éclairé, à l'abri de toutes les circonstances extérieures capables d'impressionner avec quelque vivacité le système nerveux.

L'abstinence complète d'aliments et même de boissons est en général imposée par l'état de l'estomac. Il ne faut pas oublier que la migraine consiste dans la suspension temporaire complète, ou dans le labeur des digestions. C'est le dérèglement de l'innervation digestive; et tant qu'il reste sous son influence, l'estomac ne se prête à rien absorber, ou du moins le plus léger travail qu'on lui demande ne se fait guère sans augmenter le malaise général, l'état nauséeux et la céphalalgie. Toutefois certains sujets peuvent prendre avec avantage quelques tasses de café noir ou d'une infusion aromatique de thé, de tilleul ou de fleur d'oranger. Chacun puise dans son expérience quelques indications dont il sait faire son profit. Un bain tiède, quelques pédiluves sinapisés rendent à l'occasion quelques services.

Sur la question de modifier la maladie elle-même, il s'agit de ramener à son type normal l'innervation viciée des plexus ganglionnaires du grand sympathique. L'indication est plus facile à poser qu'à résoudre. Assurément, quand la migraine succède à l'anémie, à la chlorose, à la dysménorrhée, à l'état hémorrhoïdaire, au rhumatisme, à la goutte, à l'épuisement de la constitution par de mauvaises conditions hygiéniques, à une diététique vicieuse, on obtient de bons résultats en corrigeant par les moyens appropriés ces influences pathogéniques. En dehors de ces circonstances, le traitement de la migraine est d'une désespérante inefficacité. C'est ce qui arrive surtout dans la véritable migraine, celle qui est d'origine émotive, et qui tient aux ébranlements profonds du sensorium à la suite d'émotions de l'âme poignantes et réitérées. Ceux qui souffrent de cette forme particulièrement cruelle de la névrose, ont trop souvent épuisé sans succès toute la gamme thérapeutique, le fer, le sulfate de quinine, l'arsenic, les antispasmodiques, les eaux minérales, le café, l'hydrothérapie et certains alcoloïdes réputés comme une sorte de spécifique dans la doctrine du professeur Burggræve, la caféine, l'aconitine.

C'est surtout d'une bonne hygiène que l'on peut espérer les meilleurs secours. Ce qu'il faut surtout aux névropathes que leur vie trop émue a fait verser dans la migraine, ce qu'il leur faut avant tout c'est le silence des impressions si nombreuses capables d'agiter les plexus épigastriques et de troubler par eux l'harmonie des actes digestifs; mais le moyen de réaliser ce programme!

Les malades surveilleront avec soin leur régime alimentaire, ils s'astreindront à une grande sobriété, à une alimentation régulière. Le repos et l'immobilité, l'absence tout au moins de mouvements brusques, de la marche rapide, seront utiles à ceux que trouble l'agitation physique après les repas. Certains malades ont trouvé tout-à-coup un soulagement manifeste dans le séjour complet au lit pendant plusieurs semaines ou même plusieurs mois. Il est bien probable ici que ce n'est pas seulement le repos physique qui favorise la digestion ; il faut certainement invoquer aussi le calme bienfaiteur qui succède alors, pour le malade, aux agitations de la vie quotidienne transformée. C'est de la même façon que souvent le passage de la ville à la campagne, le séjour à la mer, les voyages, d'autres fois l'exercice, la gymnastique ont de bons effets chez ceux dont une vie trop recluse a rendus paresseux les organes de la digestion.

En Allemagne, quelques succès ont été obtenus par la galvanisation du sympathique au cou, l'action médicale agissant certainement aussi sur le nerf vague dans cette région. Le docteur Arthuis, qui manie avec habileté l'électricité statique, assure qu'il a guéri par ce moyen des migraines anciennes et rebelles. Il a obtenu un beau succès chez un goutteux. Mais nous avons vu aussi dans ses mains, l'action électrique consciencieusement employée rester tout-à-fait impuissante.

PÉRITONISME.

Le professeur Gubler a étudié sous le nom de péritonisme, l'ensemble des phénomènes graves et souvent mortels qui viennent compliquer les lésions diverses des organes tapissés par le péritoine, et il rattache ces phénomènes à une perturbation nerveuse apportée dans l'exercice fonctionnel du grand sympathique. Son travail a été inséré dans le *Journal de thérapeutique,* 1876 et 1877. Nous en résumons l'esprit qui rentre absolument dans notre sujet.

Tous ceux qui observent attentivement les faits cliniques ont pu constater que parmi les cas de péritonite plus ou moins circonscrite, il en est qui, bien que suppuratives, sont néanmoins exemptes du cortége formidable des symptômes cholériformes qui appartiennent communément aux phlegmasies de la séreuse abdominale, tandis que d'autres au contraire, à lésions légères et peu étendues, éveillent par retentissement sur les plexus viscéraux du grand sympathique, une série de troubles graves qui ont pour principales manifestations les désordres gastriques avec nausées et vomissements muqueux ou bilieux, la dépression de l'innervation cardiaque et vasculaire, la perturbation de l'hématose et de la température générale.

C'est la participation ou l'indifférence du système nerveux ganglionnaire dans ces cas opposés, qui fait la diversité de leur expression symptomatique, et c'est aux formes où se remarquent les troubles les plus accentués dans les grandes fonctions organiques que le professeur Gubler applique le nom de péritonisme. Ce n'est pas seulement l'inflammation réelle du péritoine qui peut provoquer ces grands désordres. Les sympathies redoutables dont il s'agit peuvent naître également à l'occasion du simple contact d'un corps étranger avant que celui-ci ait eu le temps de développer un travail phlogistique appréciable. Il n'est même pas nécessaire que le corps étranger soit doué de propriétés réellement irritantes; il suffit que par ses qualités insolites il cause une vive impression sur la surface séreuse. Le sang par exemple, de sa nature médiocrement offensif, peut provoquer par sa présence un péritonisme foudroyant. L'eau pure elle-même est capable de devenir pour le péritoine un irritant dangereux. Gubler en cite un exemple emprunté à la pratique de Trousseau. On voit aussi des accidents de péritonisme suraigu suivre parfois une simple ponction exploratrice et la chute, dans le péritoine, de quelques gouttes de sérosité non albumineuse provenant d'un kyste hydatique. La lésion localisée ou l'accident local sert alors, pour ainsi dire, de prétexte à la révolte d'un système nerveux splanchnique trop impressionnable, trop facile aux divagations. Le vice de l'innervation domine, complique et absorbe l'influence du retentissement local.

Ruysch et Boerhaave, cités par Gubler, avaient déjà entrevu les mêmes faits et la même interprétation ; et les travaux des physiologistes modernes permettent de substituer avantageusement pour l'intelligence des symptômes, le mécanisme des actions réflexes à la notion trop vague des sympathies nerveuses.

L'influence prépondérante du système nerveux dans la production des accidents étant admise, il reste à expliquer par quel mécanisme les désordres fonctionnels se produisent à l'occasion de la lésion péritonéale. Dira-t-on que l'atteinte portée aux grandes fonctions et aux sources de la vie, est le résultat d'un choc nerveux? Mais en réalité il manque l'ébranlement violent, mécanique ou sensitif, que comporte le mot de choc nerveux, et qui se produit parfois à l'occasion d'un choc sur l'épigastre ou d'une secousse morale. Il faut donc chercher une autre interprétation. Mais d'abord quels sont les principaux symptômes de l'état morbide qui nous occupe?

Dans les cas simples, la scène pathologique ne dépasse pas l'abdomen; la douleur et le gonflement sont localisés. A un degré plus intense, le météorisme et la douleur s'étendent à toute la masse intestinale. La respiration s'embarrasse et devient costo-supérieure par l'obstacle que la sensibilité du ventre apporte aux contractions du diaphragme; elle s'accélère ainsi que le pouls, qui faiblit et se rapetisse. En même temps, hoquets, vomissements, abaissement de la température, cyanose des extrémités, état grippé de la physionomie, excavation des orbites, etc. La peau se couvre d'un sueur froide et visqueuse, les évacuations alvines se suppriment ; les urines de plus en plus rares et foncées contiennent peu d'urée, beaucoup d'albumine et des matières dites extractives. Pendant que les fonctions cérébrales demeurent intactes, les forces s'épuisent, la voix faiblit et la vie s'éteint au milieu de l'asystolie, de l'algidité et de la cyanose progressives. Comment donc s'enchaînent tous ces symptômes? La douleur et le météorisme localisés sont faciles à comprendre; toute inflammation provoque de la douleur, celle-ci plus obtuse dans les organes pourvus de nerfs ganglionnaires, plus vive au contraire dans les régions animées par des nerfs sensitifs émanés de la moelle et de ses prolongements. La douleur se comprend donc mieux lorsqu'elle a pour siége le cæcum, les colons ascendant et descendant, ou le rectum, tous organes innervés par des nerfs rachidiens, que si elle occupe l'intestin grêle placé sous la dépendance du plexus solaire. Rappelons toutefois que la sensibilité du sympathique lui-même, s'éveille aussi dans certaines circonstances morbides.

Le météorisme dérive sans doute à la fois de l'exhalation anormale de gaz, et du relâchement de l'intestin qui se laisse distendre sans opposer de résistance active, la paralysie envahissant les fibres musculaires enflammées. Les symptômes éloignés et généralisés qui constituent le péritonisme proprement dit sont moins faciles à interpréter. Quelques-uns s'expliqueraient par l'extension, de proche en proche, des troubles fonctionnels. Ainsi l'arrêt paralytique des matières au niveau de la portion enflammée du cylindre intestinal, donne lieu à un mouvement antipéristaltique qui se communique à tout l'intestin jusqu'à l'estomac; d'où, les régurgitations, les borborygmes, les vomissements de matières diverses et même de matières fécales. Cependant, si l'on tient compte de l'intensité et de la généralisation rapides des troubles fonctionnels de l'appareil digestif et de ceux qui naissent presque simultanément dans les appareils de circulation, de calorification et d'hématose, on est conduit à rattacher leur développement à la théorie des actions réflexes. On peut admettre qu'une excitation violente partie de la surface péritonéale se propage le long des filets et des cordons nerveux sympathiques, vers les ganglions semi-lunaires, les ganglions thoraciques et jusqu'aux masses ganglionnaires encéphaliques, pour se réfléchir de là sur les organes contractiles du canal alimentaire, des appareils respiratoire et circulatoire. Cette excitation, devenue centrifuge, rencontrera toujours sur son chemin, avant de parvenir à destination, des cellules sympathiques : ici les ganglions interposés entre les deux feuillets du mésentère; là les ganglions situés dans l'épaisseur de la substance charnue du cœur ; et dès lors elle troublera le fonctionnement des organes auxquels elle doit aboutir. Etant donnée une lésion péritonéale capable d'ébranler au loin le système nerveux, si l'excitation est faible, il n'y aura que des phénomènes actifs propres à la sphère des organes abdominaux ; si l'excitation est forte, les troubles limités encore à la cavité abdominale consisteront en phénomènes passifs représentés par la paralysie musculaire de l'intestin et ses conséquences ; enfin, si l'irritation est très-intense, elle se fera sentir jusque dans les viscères thoraciques qu'elle frappera d'inertie relative.

Au premier degré se rapportent les mouvements spasmodiques de l'intestin, les bruits insolites qui en annoncent souvent l'existence, et le retour du contenu intestinal vers les parties supérieures du canal alimentaire. Le deuxième degré est caractérisé par la stase des matières alvines et le ballonnement du ventre, phénomènes éminemment paralytiques dont la nature a été bien mise en relief par le professeur Henrot de Rheims. Dans le troisième degré, qui est aussi le plus grave, les grandes fonctions de circulation, d'hématose et de calorification sont plus ou moins compromises, et la vie est mise en péril par suite de l'affaiblissement paralytique des poumons, du cœur et des vaisseaux de tout calibre. En général, les échos sympathiques éveillés par les lésions du péritoine s'arrêtent dans les ganglions du système splanchnique ; les centres nerveux de la vie de relation n'en sont point ébranlés. Lorsque ceux-ci sont tardivement affectés, c'est par l'intermédiaire des altérations du sang et de la nutrition consécutives aux troubles de la circulation, de la respiration et des glandes hématopoiétiques. Dans quelques cas exceptionnels pourtant, l'irritation péritonéale franchit les limites du système ganglionnaire pour atteindre d'emblée la moelle rachidienne et donner lieu à des accidents tétaniques : tel est le tétanos consécutif à l'ovariotomie.

« La diversité des centres auxquels vont aboutir les ébranlements nerveux du péritonisme semble indiquer la multiplicité des points de départ ; et l'on est porté à penser que l'excitation communiquée à la moelle doit faire suite à une impression sur un nerf de sentiment proprement dit, tandis que l'excitation d'un ganglion sympathique doit être partie de l'extrémité d'un filet nerveux appartenant au système végétatif. Toutefois il est permis de supposer qu'une impression énergique effectuée sur des nerfs sympathiques peut déterminer un ébranlement qui franchit les ganglions du trisplanchnique pour atteindre le centre spinal lui-même. Il y aura lieu, dans l'avenir, de chercher la vérification de l'une ou l'autre de ces deux hypothèses, à savoir : l'unicité de point de départ avec la bifurcation de l'ébranlement nerveux ; ou bien la distinction primitive des courants en rapport avec la dualité de leurs origines à la périphérie. On trouvera peut-être, conformément à cette seconde hypothèse, que les troubles du système ganglionnaire sont principalement suscités par les impressions que subissent l'intestin grêle et le colon transverse, tandis que ceux de la moelle épinière ont pris naissance dans les régions mixtes où les organes tapissés par le péritoine reçoivent, par un côté, des émanations du plexus lombaire. » (Gubler.)

Voilà donc comment on peut comprendre le mécanisme pathogénique des complications de la péritonite : mais comment se développe le péritonisme lui-même, à l'égard duquel, ainsi que nous l'avons vu, le traumatisme et l'inflammation ne jouent à vrai dire que le rôle de cause déterminante ou occasionnelle?

Si le pincement et l'irritation de l'intestin dans la hernie étranglée, si l'envahissement du péritoine par des substances plus ou moins nocives comme le sang, l'urine, un liquide kystique, ou même non irritantes de leur nature comme l'eau distillée, si ces circonstances diverses peuvent, ainsi que l'observation le démontre, faire naître les accidents du péritonisme, il faut admettre qu'en dehors de la lésion locale il existe une prédisposition individuelle capable de donner l'impulsion morbide à l'organisme et de l'entraîner dans le développement de ces phénomènes sympathiques si redoutables. Avec cette prédisposition, toute circonstance capable de développer de la douleur ou d'une manière plus générale d'émouvoir fortement la sensibilité du péritoine, la condition la plus légère, peut devenir une cause de perturbation générale pour le système nerveux sympathique et donner lieu aux graves complications du péritonisme ; mais il faut pour que le tumulte organique se produise que le système nerveux soit déjà tout prêt à répondre à la provocation.

D'où vient donc cette prédisposition?

« Peut-être existe-t-il des divisions de l'appareil nerveux (et par conséquent des départements organiques) qui ressentent plus vivement les impressions morbides, et qui possèdent en même temps le pouvoir de les transmettre plus rapidement et plus intégralement aux centres ganglionnaires.

« Il me semble que les lésions de l'intestin grêle jouissent à un plus haut degré que les autres de ce fâcheux privilége : la moindre solution de continuité de cet intestin, sa constriction momentanée, en un mot la plus légère offense adressée à cette portion du canal alimentaire, suffit pour éveiller les plus douloureuses sympathies et amener les plus funestes conséquences. Il en est à peu près de même pour le colon transverse, pour la surface de l'utérus tapissée par le péritoine et pour l'appareil tubo-ovarique, tandis que le gros intestin en général, surtout le rectum, montre une tolérance relative vis-à-vis des blessures et des altérations spontanées. Quoi qu'il en soit, ce n'est pas dans cette localisation qu'on trouvera la raison suffisante des orages excités dans tout l'organisme, à l'occasion d'un traumatisme ou d'une phlegmasie abdominale ; cette raison doit être principalement déduite des aptitudes spéciales du système nerveux en rapport avec les conditions générales de la santé. Chez tel sujet l'impressionnabilité est exquise, et les échanges sympathiques se font avec une extrême activité ; chez tel autre, ce jeu fonctionnel s'exécute lentement et pour ainsi dire dans un mode mineur. Les différences dépendent de dispositions organiques spéciales attachées à ce qu'on pourrait appeler la constitution native ou acquise. Voyons en quoi cela consiste :

« D'abord je constate que, toutes choses égales d'ailleurs, la facilité de production des accidents du péritonisme est en rapport direct avec le degré d'intégrité des forces et de la santé générale. Cela est si vrai que les péritonites aigues, foudroyantes, se produisent fréquemment à la suite des traumatismes parfois les plus simples, mais survenus chez des hommes bien portants, tandis que la phlegmasie péritonéale évolue souvent avec calme et régularité chez des individus préalablement affectés d'une maladie aiguë, fébrile et principalement chez ceux qui souffrent d'une maladie chronique épuisante. Les choses ne se passent pas différemment pour les grandes opérations, d'autant plus périlleuses, on le sait, qu'elles sont pratiquées sur des hommes plus vigoureux, en quelque sorte surpris au milieu d'une santé florissante, et dont les suites prochaines se montrent particulièrement bénignes chez des sujets anémiés et affaiblis par une longue suppuration.

« Ces résultats, en apparence paradoxaux, trouvent aisément leur explication si l'on considère d'une part : que l'intensité des actions réflexes est proportionnelle à la puissance de la neurilité et de la force excito-motrice des centres réflecteurs ; et que d'autre part le niveau de ces propriétés du système nerveux va d'ordinaire s'abaissant ou s'élevant avec celui des forces générales en suivant les oscillations de la santé elle-même. C'est donc parce que dans certains cas les réactions sont plus énergiques et parfois d'une excessive violence, que les lésions péritonéales donnent lieu plus facilement à ces profonds désordres qui, selon les cas et les points de vue théoriques, prennent les noms de saignée nerveuse, de commotion, de choc ou de péritonisme. Mais dans le produit qui représente un acte réflexe ordinaire d'origine spéciale et de nature positive, la valeur de chaque facteur peut changer tour-à-tour : ici c'est la sensibilité qui s'exalte; là c'est la force excito-motrice ; ailleurs c'est l'énergie des organes contractiles. Les mêmes causes de variations se retrouvent nécessairement dans les actions réflexes ayant pour siége le système ganglionnaire avec des effets négatifs : névrolyse, paralysie, état adynamique. Il est donc permis de supposer que la prédisposition aux troubles sympathiques émanés du péritoine résultera tantôt de l'impressionnabilité des nerfs eisodiques (nerfs centripètes), et tantôt de l'énergie réactionnelle des ganglions nerveux. Le problème se réduit par conséquent à trouver les circonstances physiologiques ou morbides qui font varier ces deux termes, à savoir : la vivacité des impressions périphériques et celle des réactions centrales. » (Gubler.) Il existe certainement sous ce double rapport de grandes différences individuelles ; mais elles sont difficiles à expliquer maintenant et elles doivent être provisoirement reléguées dans la région nébuleuse des idiosyncrasies. En ce qui concerne l'âge, le sexe, le tempérament, rien n'est bien établi. La péritonite, beaucoup plus fréquente chez la femme, ne prouve rien en faveur de la prédisposition du sexe au péritonisme ; elle s'explique par la multiplicité des chances de phlegmasie abdominale que préparent l'état puerpéral et la fonction menstruelle.

Le tempérament nerveux n'est pas davantage une incitation de l'économie au péritonisme, puisque nous avons dit au contraire que la force et la santé, exclusives en général de l'exagération nerveuse, semblent rendre plus imminentes et plus graves les réactions du trisplanchnique.

L'influence de l'âge n'est pas non plus déterminée : les enfants comme les adultes et les vieillards, dans des conditions seulement peut-être qui leur sont plus communes, ont aussi leur part des perturbations nerveuses qui constituent le péritonisme. Ainsi, tandis que les accidents de l'iléus et de la hernie étranglée appartiennent surtout à l'âge mûr et à la vieillesse, ce sont ceux de la péritonite puerpérale et ceux qui appartiennent à la phlegmasie des ganglions lymphatiques dans le carreau, qui frappent surtout l'âge adulte et l'enfance. Il se pourrait toutefois, qu'une statistique ultérieure vint un jour mettre en relief la propension plus marquée de l'âge moyen de la vie au développement excessif des sympathies nerveuses ganglionnaires qui rendent si dangereuses les lésions des organes revêtus par le péritoine. Les occasions si nombreuses de troubles nerveux qui existent à cet âge expliqueraient cette disposition morbide spéciale.

Si l'on jette un coup-d'œil dans le domaine de la pathologie comparée, on constate que les animaux, même les plus rapprochés de l'homme, sont bien peu exposés aux complications nerveuses et inflammations abdominales qui font le péritonisme. Les chiens en particulier, ont sous ce rapport une tolérance manifeste que les expérimentateurs dans les laboratoires (et les chasseurs lorsque les chiens sont éventrés par la bête de suite) ont souvent occasion de constater. L'extrême susceptibilité réactionnelle du sympathique abdominal est donc spécialement dévolue au genre humain, et même elle est loin de se retrouver au même degré dans toutes les variétés du type primitif. Très-modérée dans la race éthiopique en général, elle se montre chez les nègres de l'Afrique occidentale aussi réduite que chez les mammifères domestiques dont nous venons de parler. En réalité elle est plus particulièrement l'apanage de la race caucasique. Cette tolérance du grand sympathique abdominal dans la race noire, paraît se lier aux caractères spéciaux du système nerveux général dans cette race. On sait en effet combien les nègres sont sujets au tétanos ; cet accident vient compliquer presque toutes leurs blessures. Le tétanos n'a jamais été signalé parmi les conséquences du choléra indien ; Gubler n'en a observé qu'un seul cas dans cette affection, et il l'a rencontré chez le seul nègre qui soit entré dans son service pendant l'épidémie de 1865-66. (On connaît d'autre part l'immunité de la race nègre à l'égard de la fièvre jaune et des autres fièvres infectieuses des pays chauds).

A ne relever que la propension convulsive à la première de ces affections, on peut admettre que la race noire offre une propension exceptionnelle aux actions réflexes positives d'origine ganglionnaire ou spinale. Et comme l'aptitude prédominante des centres nerveux à restituer, sous forme de convulsions toniques, les excitations provenant de la périphérie est, dans une certaine mesure, exclusive de leur propriété paralysante réflexe, on peut trouver dans cette circonstance la raison de la résistance des nègres au développement des symptômes névrolytiques qui sont l'essence même du péritonisme. Ce que nous disons ici des complications nerveuses de la péritonite et des autres lésions de la séreuse abdominale, se retrouve également dans les autres départements organiques où l'on voit aussi le système nerveux intervenir pour modifier gravement les phénomènes de la maladie principale, le plus souvent d'une manière disproportionnée avec l'étendue de la lésion locale. Les réactions du système nerveux sont partout si importantes à considérer, que nous insisterons sur ces faits toutes les fois que l'étude clinique nous y conduira. Pénétré du même point de vue, Gubler poursuit son étude en signalant les accès pernicieux qui se produisent par sympathies nerveuses, durant l'évolution d'un grand nombre d'affections viscérales, particulièrement des pneumonies, des néphrites et des splénites ; sans parler des maladies générales, toxiques ou infectieuses.

Considérant en particulier les troubles sympathiques nombreux et divers qui sont excités par les souffrances de l'appareil uro-génital, l'honorable professeur continue ainsi : « On connait bien la fièvre intermittente consécutive au cathétérisme uréthral ; on admet généralement la relation causale qui existe entre l'uréthrite et l'état rhumatoïde d'où résultent des manifestations articulaires semblables à celles de l'arthritis ; seulement, les cliniciens ne s'accordent pas sur le mécanisme physiologique à l'aide duquel se produisent ces différents états morbides secondaires. Pour moi, ce sont des phénomènes sympathiques dûs à l'ébranlement du système nerveux ganglionnaire par la lésion des organes génitaux, et à la répercussion de cet ébranlement sur le trisplanchnique ou même sur le système vaso-moteur tout entier. Et j'apporte à l'appui de cette manière de voir une preuve tirée de mon observation personnelle, mais dont l'importance n'échappera à personne : c'est que les affections uro-génitales qui sont capables de donner naissance soit à des accès fébriles, soit à des inflammations articulaires, ont aussi le pouvoir d'amener, dans la nutrition et la crase sanguine, des modifications tout-à-fait comparables à celles qui résultent des affections abdominales et en partie semblables à celles des fièvres et des maladies générales empreintes d'un caractère de malignité. Effectivement, j'ai découvert dans l'urine des sujets atteints de rhumatisme blennorrhagique, la matière colorante bleue caractéristique de la fièvre typhoïde, du choléra, de l'entérorrhée cholériforme, du péritonisme, etc., en sorte que l'indigose urinaire, toujours absente dans le rhumatisme vrai, constitue un élément précieux de diagnostic différentiel entre les deux affections. »

Les maladies des organes digestifs ont aussi leur part dans cette série d'accidents morbides intercurrents. Parmi ces troubles, il en est de passagers qui appartiennent manifestement à la catégorie des phénomènes sympathiques dont il s'agit.

« On peut même en distinguer deux séries d'après le point de départ : à l'intérieur du canal alimentaire ou bien dans l'enveloppe séreuse. Si c'est la muqueuse qui est intéressée, on observe des malaises subits et fugaces ; un sentiment de défaillance, de la nausée et du ptyalisme, le vertige sur lequel Trousseau a si justement insisté, l'angoisse précordiale, la faiblesse et l'intermittence du pouls, l'extinction de voix et même la syncope. J'ai eu l'occasion d'étudier plusieurs cas de dyspepsie syncopante. Quelquefois les lésions de l'appareil digestif provoquent un ébranlement encore plus profond et plus compliqué que la syncope, une sorte de sidération comparable à celle du chloroformisme toxique : alors la mort subite peut survenir comme dans les cas heureusement très-rares de fièvre typhoïde cités par M. Dieulafoy.

« Quand la face péritonéale est en cause, le tableau, comme on vient de le voir, se rembrunit encore, et l'on assiste à des désordres ordinairement plus profonds, plus rebelles et trop souvent funestes des fonctions les plus indispensables à la vie.

« En définitive, il reste démontré que toute lésion viscérale aiguë ou même chronique peut éveiller des troubles fonctionnels dans les grands appareils de l'économie, et que les phénomènes morbides s'étendent au loin ou se généralisent par voie de sympathie nerveuse. Les symptômes propagés par l'intermédiaire du système nerveux ne font pas nécessairement partie des manifestations régulières de la lésion organique primordiale ; ils viennent à l'occasion se superposer au syndrôme obligatoire.

« Mais, tandis que certaines affections viscérales évoluent habituellement sans donner lieu à aucun retentissement sur les centres nerveux de la vie végétative, d'autres au contraire comptent les troubles réflexes parmi leurs symptômes en quelque sorte classiques. Les affections des organes respiratoires restent ordinairement simples ; les maladies du cœur sont souvent compliquées. Enfin, celles des organes tapissés par le péritoine ont presque toujours leurs signes propres modifiés ou même entièrement masqués par les désordres sympathiques qu'elles suscitent trop facilement dans les grandes fonctions. »

Les notions générales qui précèdent ont leur importance à l'égard du TRAITEMENT. Si les désordres nerveux ganglionnaires se développent principalement sous l'influence d'une prédisposition nerveuse spéciale, sans rapport pour ainsi dire avec la nature ou l'étendue de la lésion, s'il en est ainsi, on comprendra que, lors même que l'origine est inflammatoire, il ne faut compter que modérément sur l'action du traitement antiphlogistique. Sans le proscrire, car il peut être utile en atténuant le stimulus morbide, on n'en fera qu'une application restreinte. On se contentera par exemple, dans le cas de péritonite franche, d'appliquer une dizaine de sangsues sur le ventre, ou de tirer, au moyen des ventouses, 200 gram. de sang, les scarifications devant ensuite saigner sous un cataplasme. En même temps, onctions résolutives avec une pommade composée, à parties égales, d'onguent mercuriel double, d'axonge et d'extrait de belladone ; cataplasmes ou flanelles imbibées de guimauve et recouvertes d'une feuille de tissu imperméable. Il sera bon de favoriser le cours des matières, et d'exciter les sécrétions naturelles du tube digestif en administrant les purgatifs doux à petites doses : 15 grammes de sel de Seignette, un verre d'eau de Pullna, de Birmenstorf ou de Hunyadi-Janos, une cuillerée d'huile de ricin. Le calomel aura aussi son indication soit à titre de cholagogue à la dose de 0,20 à 0,30, soit en qualité d'altérant, aux doses fractionnées de 0,05 répétées cinq ou six fois dans les 24 heures.

Les préparations anesthésiques d'opium, de chloral, auront l'avantage de calmer la divagation nerveuse en apaisant la douleur qui en est une des principales causes. Le large vésicatoire volant, sur une grande partie de l'abdomen, peut donner aussi de bons effets. Il en est de même des enduits imperméables, et en particulier du collodion élastique, appliqués sur une plus large surface encore d'après la méthode du docteur Robert de Latour. Si l'on n'a pas vite réussi à enrayer les accidents inflammatoires, l'objectif doit alors être surtout de conjurer les sympathies morbides et les accidents nerveux qui se placent en première ligne pour menacer l'existence. Il faudrait agir dans ce sens dès que se prononce l'atteinte aux grandes fonctions de la circulation, de l'hématose et de la calorification, par la petitesse du pouls, le refroidissement général et les autres manifestations de l'adynamie. Peut-être arrivera-t-on à connaître un jour des moyens capables d'influencer directement le système ganglionnaire abdominal pour en régler les divagations. Aujourd'hui ils font défaut. L'indication vise la restauration dynamique du système nerveux. L'expérience des siècles a prononcé sur la valeur de l'opium contre les accidents graves des lésions du bas-ventre; on donnera donc surtout la morphine qui, à dose moyenne ou faible, constitue un agent de stimulation pour les fonctions élevées et multiples dont le réseau capillaire sanguin est le siége, à savoir : les échanges gazeux, la combustion respiratoire et la calorification; puis en second lieu l'importation des matériaux plastiques destinés à la réparation des tissus et l'exportation des déchets provenant de l'usure organique (Gubler). On l'emploiera en potion, par la méthode endermique au moyen d'un vésicatoire, en injections sous-cutanées. Le laudanum à doses moyennes et réitérées, est aussi d'un excellent effet dans les accidents péritoniques et les complications nerveuses qui s'y ajoutent. Dix gouttes de laudanum de Sydenham, équivalant à 1/2 centigr. de chlorhydrate de morphine, répétées trois ou quatre fois et davantage dans les vingt-quatre heures, donnent les meilleurs résultats (Gubler). Pour relever les forces on conseillera aussi dans la mesure convenable, les vins d'Espagne ou leurs analogues, les préparations de safran, de girofle, de canelle, les infusions stimulantes de thé, de mélisse, de café, de rhum. L'algidité sera combattue par les moyens habituels de réfocillation. Dans les formes les plus graves du désordre nerveux, on soumettra le malade aux inhalations sidérantes d'éther ou de chloroforme dont l'effet sera d'aller droit à la dominante morbide.

Le docteur Ledentu accepte aussi la doctrine du péritonisme, et il en cite un cas observé par lui dans les circonstances suivantes : un jeune homme de 23 ans avala pour se suicider, en juin 1877, une certaine quantité d'ammoniaque. Il s'ensuivit un rétrécissement infranchissable de l'œsophage pour lequel Ledentu crut devoir pratiquer la gastrotomie par le procédé de Verneuil. Le malade succombe deux jours après l'opération. A l'autopsie on ne trouve dans le péritoine ni dans aucun autre endroit de l'abdomen, aucune trace des lésions ordinaires de la péritonite, ni sérosité, ni pus, ni fausses membranes. Seulement tous les organes abdominaux sont très-vascularisés. D'après Ledentu il convient d'expliquer la mort ainsi : l'irritation causée par l'opération a retenti sur le plexus solaire et déterminé un état particulier d'épuisement nerveux qu'il appelle péritonisme dépressif, et que l'on observe, dit-il, chez tous les malades qui meurent par l'abdomen, c'est-à-dire à la suite d'une opération pratiquée sur cette cavité, ou d'une lésion grave des viscères qu'elle renferme. (*L'Union médicale*, 24 avril 1879).

ILÉUS NERVEUX

L'étude si intéressante et si clinique du professeur Gubler sur le péritonisme, nous permet de rapprocher de cette forme de troubles ganglionnaires les phénomènes de ce qu'on a appelé l'iléus nerveux. Jaccoud, dans son *Traité de Pathologie interne* (5e édition, t. II, p. 271), cite un exemple curieux de cette dernière affection ; et, bien que dans le récit qu'il en donne il ne fasse pas intervenir le grand sympathique pour en rendre compte, on peut cependant regarder cette étiologie comme légitime d'après ce qui a été dit précédemment. C'est l'explication qui permet le mieux de comprendre l'enchaînement des phénomènes, si l'on considère surtout qu'il s'agit là d'une femme atteinte d'hystérie, affection où le système ganglionnaire présente de si nombreuses perturbations. Voici d'ailleurs l'observation de Jaccoud :

« On nie généralement aujourd'hui la réalité de la maladie que les anciens ont décrite sous le nom d'iléus nerveux, passion iliaque vraie (Sydenham) ; ils entendaient par là, un état morbide caractérisé par la plupart des accidents de l'occlusion intestinale, y compris les vomissements stercoraux, *mais sans obstacle mécanique* au cours des matières ; un spasme ou la contraction antipéristaltique de l'intestin était pour eux la cause de ces phénomènes. Je ne discuterai pas les observations peu précises de nos devanciers, je me bornerai à dire ce que j'ai vu. En 1867, je reçus dans mon service à l'hôpital Saint-Antoine, une jeune femme atteinte d'hystérie convulsive. Au bout d'une quinzaine de jours, cette malade fut prise de constipation complète, et sans météorisme notable, elle se mit à vomir des matières stercorales, non pas les matières fécaloïdes de l'occlusion ordinaire, mais de véritables excréments condensés, solides, cylindriques, de couleur brune, d'odeur normale : il suffisait d'un coup d'œil pour être certain qu'ils provenaient du gros intestin. Connaissant l'esprit de supercherie des hystériques, sachant d'autre part que la physiologie n'admet pas le renversement de la valvule de Bauhin, j'établis autour de la malade une surveillance occulte ; mais il fallut se rendre à l'évidence, d'autant mieux que le troisième ou quatrième jour, un de ces vomissements eut lieu devant nous, le matin à la visite : les matières étaient semblables à celles des jours précédents ; c'étaient des excréments purs et pour tout dire en un mot c'était une défécation par la bouche. Je m'attendais à voir survenir l'état grave de l'occlusion intestinale : il n'en fut rien ; ces vomissements survenaient une fois, deux fois au plus en vingt-quatre heures, et sauf le dégoût passager qui les suivait, l'état de la malade était satisfaisant ; elle mangeait comme d'habitude, les digestions étaient bonnes, et pendant la durée de cette singulière attaque elle n'eut pas un seul accès convulsif. Le huitième jour mit fin à cette défécation buccale ; les matières reprirent leur cours naturel. Dix jours plus tard cette femme est prise de fièvre typhoïde grave : elle succombe dans le troisième septénaire, et à l'autopsie nous trouvons les lésions ordinaires du typhus abdominal, mais rien absolument rien qui puisse expliquer le renversement du cours des matières : la valvule iléo-cæcale avait ses dimensions et sa disposition ordinaires. De ce fait, qui a été observé avec la plus scrupuleuse attention tant par moi que par le docteur Dieulafoy, alors mon interne, découlent les conséquences suivantes : l'iléus nerveux, l'occlusion par spasme intestinal est une réalité. En l'état pathologique, la valvule de Bauhin peut être forcée et l'on peut observer des vomissements stercoraux, une véritable défécation buccale. La contraction antipéristaltique de l'intestin est démontrée, et il est établi en outre qu'elle est assez puissante pour provoquer le rejet des matières par les voies supérieures. Ce fait peut aussi mettre fin aux controversions sans nombre auxquelles a donné lieu le mécanisme des vomissements fécaloïdes dans l'occlusion mécanique.

« Je n'ai pas observé d'autre cas semblable au précédent ; mais un peu plus tard j'ai vu dans mon service, à l'hôpital Lariboisière, une femme très-nerveuse qui a présenté pendant plusieurs jours l'ensemble des accidents de l'occlusion commune, avec les vomissements fécaloïdes ordinaires ; plusieurs traitements avaient échoué, et déjà l'opportunité de l'intervention chirurgicale était discutée lorsqu'une médication antispasmodique (belladone, castoréum, camphre) rétablit le cours des matières.

« Je ne crois pas que l'occlusion spasmodique ait été observée chez l'homme ; le sexe féminin, le tempérament nerveux, l'hystérie, sont des éléments diagnostiques de premier ordre pour distinguer cette variété extrêmement rare ; on peut y ajouter la marche plus lente des accidents, le développement plus tardif des symptômes graves, notamment les vomissements fécaloïdes, et l'absence de toutes les conditions pathogéniques qui peuvent amener l'occlusion commune. » (Jaccoud, *Pathologie interne*.)

Voici un autre fait tendant à montrer que l'iléus nerveux peut également se produire chez l'homme. Le professeur Axenfeld nous a autrefois raconté l'histoire d'un malade observé par lui au début de sa clientèle et qu'il jugeait avoir été atteint d'un iléus spasmodique. Le fait se rapporte à un homme âgé alors de moins de quarante ans, dans une grande situation sociale et mêlé par lui-même et par sa famille à la vie nerveuse et agitée de la politique. Chez ce sujet on vit paraître tout-à-coup, sans cause connue et dans le cours d'une bonne santé, tous les phénomènes de l'occlusion intestinale. Les accidents devinrent promptement si graves que le malade fut mis à deux doigts de sa perte. Il guérit pourtant en quelques jours, d'une manière complète, avec l'emploi large et réitéré de la belladone, et depuis près de 20 ans ce personnage, que nous connaissons du reste, n'a pas cessé de se bien porter au moins à ce point de vue. Peu familiarisé alors, comme la plupart des médecins, avec la pathologie du grand sympathique, nous n'avons pas prêté à ce fait, dans le moment, une grande attention; mais ce qui reste parfaitement dans notre esprit, c'est qu'Axenfeld ne croyait pas à un volvulus et en faisait nettement un cas d'iléus spasmodique.

DIABÈTE-GLYCOSURIE

DIABÈTE : de διαβήτης, mot dérivé de διαβαίνω, *je passe à travers.*

Il s'agit ici d'un phénomène qui a son principe dans l'exercice régulier d'un acte physiologique, mais qui souvent s'exagère pour prendre les proportions d'une véritable maladie. La présence du sucre dans l'urine ne suffit pas en effet pour constituer le vrai diabète, de même que la maladie de Bright ne saurait être toute entière dans l'albuminurie. C'est là tout d'abord une distinction nécessaire à la clarté du sujet. Le diabète n'existe, et nous le dirons plus loin aussi pour la maladie de Bright à propos de l'albuminurie, qu'à la condition de présenter une persistance et un ensemble de phénomènes de l'ordre de ceux qui menacent sérieusement la santé. Le passage éphémère du sucre dans l'urine, sous l'influence des conditions multiples qui font naître la glycosurie, ne saurait répondre à l'idée que l'on se fait communément du vrai diabète.

Le grand physiologiste dont la science et le pays déplorent la perte, Cl. Bernard, a, il y a plus de vingt ans, éclairé vivement cette question de la glycosurie par de remarquables travaux qui sont restés le fond de son histoire. Ce sont ces travaux qu'il convient d'analyser avant tout autre développement.

PHYSIOLOGIE PATHOLOGIQUE ET PATHOGÉNIE DU DIABÈTE. — On a cru longtemps que les principes immédiats rencontrés dans l'économie animale, le sucre en particulier, provenaient directement du règne végétal, soit qu'ils fussent absorbés en nature par l'alimentation, soit qu'ils fussent le résultat d'une transformation des matières féculentes alimentaires en une variété de sucre, par l'action des sucs digestifs, ou d'un dédoublement des matières albuminoïdes. On n'admettait pas que la matière sucrée pût se montrer chez les carnivores nourris seulement de matières azotées ou graisseuses, incapables de subir la transformation sucrée sous l'influence des agents naturels de la digestion. Il était réservé à Cl. Bernard de démontrer (Voir *Ses recherches sur une nouvelle fonction du foie*) que la glande hépatique a physiologiquement la propriété de former du sucre de toutes pièces, et que le diabète a véritablement son point de départ dans l'exagération fonctionnelle du foie. Le sucre hépatique résulte de la transformation d'une substance amylacée qui prend naissance dans le tissu même du foie d'une manière constante. Cette matière amylacée hépatique, appelée par Cl. Bernard matière glycogène, se transforme dans le foie en dextrine et en glycose sous l'influence d'un ferment diastasique, comme cela se voit dans certaines parties des végétaux et en particulier dans une graine en germination. Il y a donc identité du mécanisme de ce phénomène dans les deux règnes (Bernard). Cette propriété de faire du sucre de toutes pièces est inhérente aux fonctions du foie ; elle n'est pas subordonnée au mode particulier d'alimentation ; elle s'exerce indépendamment de l'introduction d'aliments féculents dans l'économie et persiste quel que soit le genre de nourriture, qu'elle soit exclusivement végétale, animale ou mixte. La sécrétion du sucre hépatique est si bien une fonction propre du foie qu'elle continue même d'avoir lieu pendant un certain temps, malgré une abstinence complète. Il y a plus, Bernard a constaté sa présence dans le sang d'animaux qui n'avaient point encore vécu de la vie extérieure, chez les fœtus par exemple, et aussi bien chez les fœtus d'oiseaux que chez ceux des mammifères. C'est aux dépens de la matière glycogène et des matériaux du sang que se fait cette sécrétion, comme c'est aux dépens de ce liquide que se fait la sécrétion de toutes les autres glandes. Le sucre ainsi fourni par le foie n'est ni le sucre de lait, ni le sucre de canne, il ressemble au sucre de raisin, à la glycose ; mais il se rapproche surtout du sucre de diabète que Cl. Bernard regarde comme différent de la glycose au point de vue physiologique. Le foie ne possédant aucun canal excréteur pour éliminer le sucre qu'il secrète ; celui-ci passe dans les veines sus-hépatiques qui le portent au cœur droit par l'intermédiaire de la veine cave supérieure ; du cœur droit, il est conduit aux poumons où il est brûlé incessamment dans l'acte de la respiration. La production du sucre dans le foie se fait d'une manière continue, mais elle est plus ou moins active ; comme la sécrétion biliaire, elle augmente pendant la digestion ; deux ou trois heures après le repas, la quantité produite dépasse celle qui se détruit, et cette prédominance dure à peu près trois ou quatre heures ; cinq à six heures après le repas, l'équilibre entre la formation et la destruction du sucre est rétabli ; si alors on retient sans nourriture l'animal qui fait le sujet de l'expérience, l'équilibre ne tarde pas à se rompre de nouveau, mais cette fois en sens inverse, c'est-à-dire au désavantage de la production du sucre, qui diminue peu à peu pour cesser tout à fait lorsque les principes du sang qui servaient à cette sécrétion ont été épuisés.

En se rappelant ce que nous avons dit plus haut de la conversion préalable en glycose des matières féculentes livrées à l'absorption dans le tube digestif, on voit que le sucre qui existe dans l'économie reconnaît deux origines : 1° il est fourni directement par le foie ; 2° il résulte de la métamorphose que les matières féculentes subissent dans l'intestin. Le premier se trouve surtout dans le parenchyme du foie, dans les veines sus-hépatiques, dans la veine cave et dans les cavités droites du cœur ; le second existe principalement dans les veines mésentériques et dans les divisions de la veine porte. Toutefois, le sucre n'a cette double origine que chez les animaux dont la nourriture est mixte et chez les herbivores ; chez les animaux exclusivement carnivores, le foie est la source unique du sucre. Il semble rationnel, tout d'abord, de penser que le sucre puisé dans l'intestin après la digestion des matières féculentes, et distribué par la veine Porte à tous les points du parenchyme hépatique, doive s'ajouter à celui fourni directement par le foie, et augmenter d'autant la quantité de matière sucrée que les veines sus-hépatiques emportent vers le poumon. Il n'en est rien cependant ; Bernard l'affirme du moins. Selon lui, l'alimentation féculente, et par conséquent la glycose absorbée par les veines mésentériques ne concourent nullement à augmenter la quantité de sucre versée par les veines sus-hépatiques dans la grande circulation ; des expériences sur les animaux lui ont montré que cette quantité de sucre incessamment jetée dans le torrent circulatoire demeure toujours à peu près la même, qu'elle ne diminue pas par l'usage exclusif de la viande, et qu'elle n'augmente pas non plus par une alimentation entièrement féculente ; d'où cette conclusion : 1° que le sucre contenu dans les veines sus-hépatiques provient uniquement du foie, et 2° que celui qui existe dans les vaisseaux de la grande circulation et qui va se détruire dans le poumon dérive de la même source et n'a pas d'autre origine. Mais alors que devient la glycose qui passe du tube digestif dans les veines mésentériques et dans la veine Porte? Bernard admet qu'arrivé au foie il subit lui-même une modification en vertu de laquelle il perd ses caractères de sucre, et se transforme, au moins partiellement, en une matière grasse *spéciale*.

La découverte de Bernard a fait tomber une grande partie de l'obscurité qui règne encore dans l'histoire du diabète. Au mois de septembre 1877 l'illustre physiologiste disait à l'Académie des Sciences : « Il n'y a rien à changer aux résultats que je fis connaître en 1855 ; j'appelle aujourd'hui l'attention de l'académie sur un seul point : le mécanisme habituel de la formation du sucre par l'amidon chez les animaux et les végétaux, est constitué en réalité par deux mécanismes corrélatifs : 1° mécanisme de la formation de la matière amylacée (amidon ou glycogène) ; 2° mécanisme de la formation du sucre (glycose). De ces deux mécanismes celui de la formation du sucre à l'aide de l'amidon nous est parfaitement connu, et nous constatons dans ce phénomène le plus parfait parallélisme entre le règne animal et le règne végétal. Le mécanisme de la formation de la matière amylacée nous est au contraire tout-à-fait inconnu chez les végétaux comme chez les animaux, et c'est le problème qui s'impose actuellement aux investigations des chimistes et des physiologistes. En poursuivant cette étude, trouverons-nous entre les animaux et les végétaux le même parallélisme que nous avons constaté pour le mécanisme de la production du sucre? Les théories et les hypothèses ne suffisent pas pour juger la question ; il faut des faits positifs et des expériences décisives. J'ai depuis longtemps entrepris des recherches et expériences sur le mécanisme de la formation du glycogène chez les animaux. J'en entretiendrai l'Académie. »

La mort venait bientôt briser la vie et l'œuvre du savant qui restera une gloire de la France.

On s'accorde à reconnaître que la fonction sécrétoire du foie comme celle de toutes les glandes est sous la dépendance du système nerveux. Le foie, organe de la vie végétative, est animé surtout par les nerfs du système ganglionnaire; les vaso-moteurs activent ou ralentissent la circulation du sang dans son parenchyme, et lorsqu'ils agissent pour amener son hyperémie, la sécrétion du sucre s'exagère en même temps, d'après ce principe que l'activité des glandes est d'autant plus énergique qu'elles reçoivent une plus grande quantité de matériaux d'élaboration. C'est donc en dernière analyse le système des vaso-moteurs qui intervient essentiellement dans le mécanisme de l'hyperémie hépatique et de la glycosurie. Les expériences de Bernard et de ses imitateurs sur les animaux, ne laissent aucun doute sur ce point. La piqure du quatrième ventricule, qui fut pour Bernard la révélation du diabète artificiel, ne s'écarte pas de la loi ci-dessus, puisque ce ventricule est situé au voisinage de la moelle allongée, ou bulbe rachidien, qui est le foyer de l'appareil vaso-moteur. La piqure du bulbe blesse le centre de toute l'innervation vaso-motrice, active ainsi les courants sanguins dans les divers tissus et provoque un travail de désassimilation considérable. D'autres expériences ont confirmé cette première observation.

On voit le diabète suivre la blessure des divers territoires d'où partent les vaso-moteurs; ainsi il se montre après la blessure du ganglion cervical supérieur (Navy), du ganglion cervical inférieur, et du ganglion thoracique supérieur (Eckard), et même après les sections de la moelle dans tout l'espace compris depuis la moelle allongée jusqu'aux vertèbres lombaires, car c'est dans cette portion de la moelle que se rendent les nerfs vaso-moteurs qui viennent du sympathique cervical, du sympathique thoracique, et les splanchniques. Rosenthal mentionne ce fait que, dans un cas de diabète sucré rapporté par Munk (*Congrès des naturalistes allemands*, Inspruck, 1869), Klebs trouva une atrophie du ganglion solaire, avec intégrité des filets nerveux destinés à l'artère hépatique. Dans un autre cas, Lubimoff a constaté une *sclérose des cellules du ganglion cœliaque*. Schiff a montré que la glycosurie expérimentale peut être produite par les lésions de la protubérance annulaire et des pédoncules cérébraux, mais alors elle n'est pas constante, et elle est beaucoup moins considérable que celle qui se produit dans l'expérience de Cl. Bernard (Vulpian). Après la section des nerfs sciatiques dont le cordon contient un grand nombre de nerfs vaso-moteurs, on voit encore survenir le diabète. La même chose a lieu dans les troubles notables de la circulation, après la ligature de gros troncs vasculaires et sous l'influence de certaines substances toxiques. Le diabète qui se produit dans ces cas peut être rapporté au moins en partie à des troubles vaso-moteurs déterminés par l'impression de ces substances et à la congestion passive du foie qui en est la conséquence. De même, l'irritation des vaso-moteurs du foie, par la galvanisation, produit la glycosurie, comme on la voit suivre chez les grenouilles l'empoisonnement par la strychnine ou l'opium, ou bien un état tétanique prolongé. De ces diverses considérations il résulte, d'après Schiff, que la glycosurie reconnaît deux origines : une origine irritative, une autre paralytique. La première succéderait aux lésions du quatrième ventricule et aux irritations stimulantes du département vaso-moteur abdominal. Dans ce cas, l'excitation nerveuse détermine la tonicité contractile et la sténose artérielle et secondairement la stase veineuse, l'hyperémie passive du foie et la glycosurie. Celle-ci n'est alors que passagère, parce que c'est une loi de physiologie que l'excitation du système nerveux a vite épuisé ses effets et ne peut amener que des résultats temporaires de physiologie pathologique. Si au contraire on coupe les cordons antérieurs de la moelle par lesquels passent les filets sympathiques destinés aux organes de l'abdomen, la piqure du quatrième ventricule cessera d'amener la variété irritative de la glycosurie parce que l'excitation ne sera plus transmise au foie. L'éthérisation aura le même effet négatif en éteignant l'action de ces filets nerveux. Il en sera de même pour les excitations artificielles diverses des agents nerveux en rapport avec le foie. La seconde espèce de glycosurie aura sa cause dans toutes les lésions capables de produire la paralysie des vaso-moteurs hépatiques.

Dans ses expériences, Schiff détermine cette glycosurie paralytique en coupant les cordons antérieurs de la moelle et conséquemment les faisceaux des nerfs vaso-moteurs appartenant à cette région. La section doit être faite au niveau de la quatrième vertèbre cervicale ou en un point plus rapproché du bulbe. Les vaisseaux du foie privés de la stimulation contractile des nerfs vaso-moteurs se laissent alors distendre, hyperémier, et les animaux deviennent glycosuriques d'une façon persistante ou du moins plus prolongée que dans le cas précédent. Le diabète proprement dit, souvent si rebelle, serait donc probablement d'origine paralytique, tandis que la glycosurie proprement dite reconnaîtrait plutôt une cause irritative. Mais il importe de remarquer avec Vulpian (t. II, p. 39) que dans toutes les expériences qui ont pour effet de faire passer le sucre dans les urines, on n'arrive à produire que la glycosurie ; et celle-ci n'est qu'un symptôme du diabète vrai ou constitutionnel qu'on est impuissant à faire naître.

Dans les expériences dont il vient d'être parlé, les nerfs vaso-moteurs qui se rendent au foie se trouvent intéressés ; la lésion de ces nerfs détermine la dilatation paralytique des vaisseaux du foie, organe très-vasculaire, et par suite de cette dilatation, un afflux plus considérable de sang vers la glande, d'où l'excès de production du sucre. Les observations de Cyon et de Aladoff tendent à montrer en effet, que le diabète ne résulte pas de la suractivité des nerfs sympathiques mais de leur paralysie. Outre les nerfs qui lui viennent du plexus solaire, le foie reçoit encore beaucoup de filets qui lui sont fournis par le pneumo-gastrique; ils pénètrent dans le foie en accompagnant l'artère hépatique. En agissant sur le pneumo-gastrique et sur les parties du cerveau qui lui donnent naissance, on agit donc en réalité sur les nerfs du foie. Or, voici ce que Bernard a constaté sur les animaux : la section des pneumo-gastriques arrête la production du sucre; celui qui existait dans le foie au moment de la mutilation n'étant plus renouvelé s'use rapidement, et, après trois quarts d'heure ou une heure, il n'en reste plus de traces. Si, au lieu de couper les nerfs vagues, on se contente d'irriter mécaniquement soit un point de la longueur de ces nerfs, soit les parties du cerveau qui confinent à leur origine, on active au contraire considérablement la sécrétion du sucre. On obtient toujours ce dernier résultat en irritant le plancher du quatrième ventricule et les corps olivaires ; la sécrétion du foie s'exagère ; le sucre, trop abondant, ne peut plus être détruit en totalité dans le sang par la respiration et passe dans l'urine ; l'animal est rendu encore artificiellement diabétique. Ce diabète artificiel guérit spontanément au bout de quelques jours; c'est d'ailleurs non directement, mais par une action réflexe que le pneumo-gastrique agit sur la sécrétion sucrée du foie. Il faut, pour que cette sécrétion soit influencée, que l'impression soit transmise par la dixième paire au centre encéphalique, et se réfléchisse de là, par la moelle et les ganglions du plexus solaire, sur le foie. En effet, si, le pneumo-gastrique étant divisé, on excite seulement son fragment périphérique, l'excitation n'active pas la sécrétion sucrée ; si au contraire on agit sur l'extrémité centrale, le sucre apparaît aussitôt avec abondance. Le rôle que Bernard attribue au vague est donc indirect, ce cordon agit seulement d'une manière réflexe et à titre de nerf sensitif. Il apporte au bulbe une impression née du contact de l'oxygène sur la muqueuse pulmonaire. Cette impresssion stimule le centre glycogénique qui réagit en augmentant le travail des cellules hépatiques (Poincaré). Mais si le pneumo-gastrique concourt à animer le foie, il se distribue surtout au poumon; aussi voit-on expérimentalement les diverses excitations portées sur le poumon retentir sur le pneumo-gastrique et venir accroître la sécrétion sucrée du foie; ainsi, quand on fait respirer à un animal des vapeurs irritantes, comme celles d'éther, de chloroforme, d'ammoniaque, d'acide phosphorique, etc., le sucre ne tarde pas à paraître dans l'urine; l'animal est encore rendu artificiellement diabétique.

Il faut donc aussi accorder au pneumo-gastrique une intervention réelle dans la production du sucre. Des résultats obtenus sur les animaux, on peut conclure à ce qui doit se passer chez l'homme. L'influence de la respiration sur la production de la glycosurie se traduit encore par ce fait que les diverses affections de l'ordre asphyxique déterminent le passage du sucre dans l'urine, sans doute en amenant la stagnation du sang dans le poumon ou le foie. C'est ainsi qu'on l'a vu succéder à l'empoisonnement par l'oxyde de carbone, et c'est probablement de cette façon que les diverses affections chroniques de la poitrine font sentir leur influence. Le diabète résulte donc d'une suractivité fonctionnelle du foie, elle-même occasionnée par une excitation plus vive émanant des parties nerveuses qui, dans l'état physiologique, président à cette sécrétion; c'est une maladie active consistant dans une hypersécrétion du sucre hépatique; il ne procède pas de la non-destruction dans l'acte respiratoire des matières sucrées que jette la digestion dans le courant sanguin; ou, si cette combustion insuffisante est en réalité pour quelque chose dans le phénomène, elle n'a qu'un rôle adjuvant et secondaire.

La fonction glycogénique du foie est bien sous la dépendance du système nerveux. Cette lésion de l'innervation inconnue dans son essence peut affecter les différents points du système nerveux en communication avec le foie, et en particulier le pneumo-gastrique et ses divisions, l'origine centrale de ce nerf et surtout les plexus ganglionnaires du grand sympathique. Si le système nerveux est réellement la source du diabète, toutes les affections qui porteront le trouble dans son harmonie fonctionnelle ou anatomique deviendront une cause de glycosurie. Tel est en effet le résultat qu'ont établi les enseignements de la clinique. Dès les premiers moments où l'attention fut éveillée sur ce point, Reynoso signalait à l'Académie des Sciences, le 31 janvier 1853, la présence du sucre dans l'urine des épileptiques et des hystériques après des attaques violentes; et depuis on l'a mentionnée dans les accès d'asthme, dans l'hydrophobie, dans diverses névroses; nous l'avons observée nous-même dans l'ataxie locomotrice. Le docteur Burdel, de Vierzon, a signalé la glycosurie pendant le trouble nerveux des accès de fièvre palustre. Grisolle trouva du sucre dans l'urine d'une femme de cinquante-deux ans atteinte d'hémiplégie (*l'Union médicale*, 1853, n° 31). Szokalski vit une véritable glycosurie traumatique succéder, chez un homme de trente-huit ans, à une fracture des os du crâne compliquée d'hémiplégie, et dipsaraître au bout de quelques semaines avec la paralysie (*l'Union médicale*, 1853, n° 48). Lallier cite pareillement dans sa thèse, l'exemple d'une femme qui, à l'hôpital de la Charité, rendit de l'urine sucrée le lendemain d'une chute sur la nuque; enfin, d'après Fauconneau-Dufresne (*l'Union médicale*, juin 1849), chez un homme qui mourut à la Charité, après avoir fourni des urines sucrées, on rencontra de petites taches noires sur les côtés du quatrième ventri-cule, à l'endroit même qu'il faut intéresser pour provoquer la glycosurie. E. Leudet a signalé aussi plusieurs faits qui confirment l'influence des maladies cérébrales sur la production du diabète (note àl'Académie des Sciences, séance du 2 mars 1857).

Dans son mémoire sur le diabète consécutif aux traumatismes (Archives de Médecine, 1862), Fischer rapporte 21 cas de diabète ayant succédé à des lésions traumatiques du crâne et de l'encéphale. Il en cite d'autres où la glycosurie a suivi des coups sur le dos, sur les lombes, sur les bras, sur le thorax, sans doute par le fait d'une commotion de la moelle et du plexus cervical retentissant par synergie fonctionnelle sur le département sympathique; d'autres aussi qui ont succédé à la contusion des viscères abdominaux et où il faut invoquer la commotion des plexus ganglionnaires de l'abdomen; d'autres enfin où le diabète est survenu après des efforts violents, et qui, moins faciles à comprendre, permettent de supposer soit le tiraillement de quelque branche nerveuse pendant l'effort, soit une congestion des organes digestifs et du foie, soit une hyperémie avec ou sans exsudation légère de l'encéphale ou de la moelle. On possède en outre des observations assez nombreuses aujourd'hui de diabète survenu à la suite de myélite, de traumatismes ou d'apoplexie de la moelle, de tumeurs du canal rachidien. Il peut être lié à la névralgie de certains nerfs périphériques. Brown, Eulenburg et Guttmann l'ont vu accompagner la névralgie sciatique et disparaître avec elle. La clinique est donc d'accord avec les résultats précités obtenus chez les animaux.

Mais comment comprendre ce phénomène toujours le même de la stimulation hépatique et de la glycosurie succédant à des états si divers du système nerveux, altérations de texture en des points variés, influences dynamiques, impressions émotives, etc. Il faut sans doute en voir la raison dans la solidarité qui unit entre elles les diverses parties de l'appareil nerveux, dans les actions réflexes qui ramènent sur une région déterminée de cet appareil, le département vaso-moteur, l'excitation portée d'abord sur un point plus ou moins éloigné; dans le retentissement que les impressions morales, les émotions vives exercent sur les appareils de la vie organique. Cette interprétation est logique tout au moins, sinon démontrée.

Mais il faut indiquer de quelle façon les affections du système cérébro-spinal retentissent sur le département vaso-moteur du foie; et mettre en évidence l'intimité des liens anatomiques qui unissent l'appareil cérébro-spinal au système ganglionnaire.

Une courte digression est ici nécessaire. D'après Jacubowitch, dont nous avons déjà exposé les idées en traitant de la migraine, le système cérébro-spinal a pour éléments les trois ordres de racines, motrices, sensitives et *sympathiques,* auxquels correspondent trois ordres de nerfs, moteurs, sensitifs et *sympathiques.* Abrégeant un peu ce que nous avons déjà dit sur ce point d'anatomie, nous nous bornons à reproduire quelques détails plus particulièrement applicables à notre sujet. Les cellules sympathiques se trouvent dans la moelle entre les cornes antérieures et postérieures de la substance grise, surtout au voisinage de la substance postérieure. On les rencontre non-seulement dans la moelle épinière et dans la moelle allongée mais encore dans le cervelet, les tubercules quadrijumeaux, etc. Enfin le cerveau et le cervelet renferment, dans la substance corticale, les trois ordres de cellules unies par ce que Jacubowitch appelle les couches en baguette. L'existence d'un système sympathique intrà-spinal est donc certain. Dans toute la longueur de la moelle, au voisinage de l'épendyme, se montre la substance grise dite sympathique renfermant une grande quantité de cellules et de nerfs sympathiques. Des anastomoses constantes font communiquer les éléments de ce cordon sympathique. Arrivé au plancher du quatrième ventricule, le faisceau végétatif se résout en filaments rayonnant en tous sens pour former le foyer des nerfs de la vie organique qui régissent le système vaso-moteur viscéral, celui en particulier du foie, des reins. Du plancher du quatrième ventricule le système sympathique paraît se prolonger dans les parois du troisième ventricule et de là rayonner dans les couches optiques et les corps striés. Enfin, par l'intermédiaire des prolongements du corps strié, le système sympathique serait en connexion avec les fibres et cellules sympathiques de la substance corticale de l'encéphale. Ces données anatomiques montrent comment les affections si diverses de l'encéphale, de la moelle ou même des nerfs périphériques retentissent sur la sécrétion du foie pour produire le diabète, puisque les cellules sympathiques, leurs nerfs, leurs cordons de communication se retrouvent dans tout l'encéphale et la relation avec le diabète de ces affections spontanées ou traumatiques, devient un principe rigoureux de clinique. Par les nerfs vaso-moteurs, le grand sympathique agit sur l'ensemble de la circulation et des appareils glandulaires. Il peut donc par eux fournir les effets les plus variés de physiologie pathologique. Si une excitation vient à être portée, soit au-dessus, soit au-dessous de l'amas central de cellules sympathiques existant dans le plancher du quatrième ventricule, elle se transmet au système vaso-moteur de tel ou tel viscère. Suivant que l'action vulnérante aura lésé certaine série de cellules sympathiques, l'excitation retentira sur le foie pour augmenter la sécrétion du sucre, sur le rein pour amener la polyurie, sur les glandes salivaires, ou sur tous ces viscères à la fois, si la blessure a intéressé des cellules à rôle physiologique différent, ou seulement si elle est de nature à éveiller la solidarité physiologique des divers segments nerveux. Suivant toute probabilité, dit Vulpian, c'est surtout par les nerfs splanchniques et par les diverses branches nerveuses qui émanent de la moelle lombaire pour se rendre au plexus solaire que l'influence des lésions du bulbe rachidien se transmet au foie. La glycogénie hépatique est donc soumise, dans une certaine mesure, à l'influence du système nerveux central, d'où, les exemples de diabète consécutif à des contusions de la tête, tumeur, avoisinant le quatrième ventricule, apoplexies de la protubérance et même lésions de la moelle cervicale.

L'action non traumatique du système nerveux cérébral intervient au même titre dans la production de divers troubles qui se rattachent plus directement à l'influence du sympathique et du département vaso-moteur ; c'est ainsi que le diabète peut succéder à de violents chagrins, à des peines profondes ; Rayer l'a vu se développer après une grande colère ; beaucoup d'individus sont pris d'un besoin d'uriner pressant sous l'influence d'émotions morales, la frayeur, une préoccupation, une impression vive. On a observé aussi, dans des circonstances de ce genre, l'invasion subite de la polydipsie comme celle de la polyurie.

Cette affectation du sympathique à des organes divers, et sa solidarité avec tout l'appareil nerveux, montrent comment des symptômes variés dans le domaine ganglionnaire peuvent alterner les uns avec les autres ; comment en particulier la polyurie accompagne l'excès de production du sucre, comment la glycosurie et la polyurie simple peuvent se substituer l'une à l'autre dans le cours du diabète, comment il y a lieu d'admettre une parenté étroite entre le diabète, la polyurie simple et la polydipsie, soit que celle-ci résulte d'une impression ganglionnaire directe, soit qu'elle traduise seulement le besoin de réparation aqueuse déterminé par la polyurie. Rien n'empêche que l'excitation ou l'impression morbide se spécialise aux filets sympathiques urinaires, au lieu d'atteindre ceux qui, directement ou indirectement, régissent la sécrétion sucrée.

Les considérations qui précèdent nous paraissent placer dans son jour le plus vrai la genèse de la glycosurie.

Mais le foie est comme le poumon un agent d'hématose et par conséquent de nutrition. En raison des connexions anatomiques et physiologiques qui unissent ces deux organes, il n'est pas rare de voir les troubles de la respiration donner lieu au passage du sucre dans les urines. On a constaté que diverses influences impressionnant le système nerveux pulmonaire, comme un accès d'asthme, une asphyxie passagère, déterminent chez certains sujets une glycosurie momentanée. On s'est aperçu que les urines contiennent du sucre chez un bon nombre de phthisiques et dans diverses affections chroniques de la poitrine. On se trouve ici, pour expliquer la glycosurie, en présence de deux interprétations : ou bien l'affection pulmonaire met en jeu le pneumo-gastrique dont l'excitation retentit par les voies physiologiques sur l'appareil vaso-moteur et le plexus hépatique ; ou bien c'est le poumon, qui, troublé par la maladie dans ses réactions habituelles, est incapable de brûler selon la mesure accoutumée, la proportion de sucre renfermée dans le sang ; et peut-être ces deux explications s'associent dans le résultat.

L'action des organes digestifs intervient aussi dans quelques cas à titre de cause occasionnelle. Les excitations que reçoit la glande hépatique, soit directement, soit par l'intermédiaire du tube digestif, deviennent également la cause de l'hypersécrétion du sucre. Dans le domaine expérimental, on a vu le sucre passer dans l'urine chez des animaux à qui on avait injecté dans les vaisseaux de la veine Porte une substance irritante, l'ammoniaque étendue ou l'éther (Harley), ou qu'on avait empoisonnés avec l'azotate d'uranium donné à petites doses (Leconte).

Dans le domaine clinique, le diabète qu'on observe chez les gens obèses, goutteux, gros mangeurs, appartient certainement à la seconde influence, la suractivité des actes digestifs. Le pancréas a son rôle dans la physiologie de la digestion, et les cas observés ou réunis par le docteur Lancereaux, dans lesquels le diabète a coïncidé avec une altération de cet organe, sont d'autres faits de glycosurie d'origine digestive. Le pancréas aurait même un rôle spécial dans le diabète. Lancereaux met en relief cette circonstance qu'il y a deux types de diabète : le diabète gras et le diabète maigre. Le premier se manifeste par l'obésité entre 20 et 30 ans, s'accompagne peu à peu de polydipsie, de polyphagie, de polyurie avec glycosurie légère ou intermittente ; il affecte une marche essentiellement chronique, et a une durée indéterminée. La mort est accidentelle et arrive à la suite d'un anthrax, d'un phlegmon, de gastrorrhagie, rarement par le fait de la phthisie pulmonaire. A l'autopsie on ne trouve pas de lésion constante.

Le diabète maigre a d'autres caractères : son début est brusque au milieu d'une bonne santé; on constate l'apparition rapide de la polydipsie, de la polyphagie, de la polyurie et de la glycosurie, une émaciation et un affaiblissement rapides ; la durée, relativement courte, est de un, deux, trois, six ans au plus, et la terminaison, toujours fatale, se lie souvent à la complication d'une phthisie pulmonaire. Deux fois, dans cette forme, Lancereaux a rencontré la *destruction du pancréas*. Il établit que la diabète maigre représente un type spécial en clinique et il admet l'existence de relations probables entre cette forme du diabète et les lésions destructives du pancréas. C'est une question qui appelle de nouvelles recherches.

Bernard et Trousseau ont vu également d'autre part un diabète accidentel survenir à la suite d'une contusion sur la région du foie, d'un coup de pied de cheval dans le flanc droit. L'observation montre toutefois que l'hypersécrétion du sucre hépatique ne se produit qu'à la condition que l'excitation restera modérée. La sécrétion du sucre diminue si l'excitation dépasse la mesure que marque la physiologie pathologique. C'est ainsi qu'on voit la glycosurie diminuer ou disparaître sous l'influence d'un état fébrile ou de maladies aigues survenant dans le cours du diabète. En résumé, sécrétion exagérée du sucre hépatique, telle est véritablement *la cause prochaine du diabète* ; il n'est plus besoin d'aller la chercher dans les réactions chimiques qui se passent, soit dans le tube digestif, soit dans les vaisseaux sanguins, réactions de la chimie vivante bien différentes d'ailleurs de celles que l'on est maître de produire dans les verres à expériences et auxquelles on a eu la prétention de les assimiler (Trousseau, *Clinique médiale*).

N'oublions pas que la production du sucre est un fait complexe. L'excès des matériaux féculents apportés par l'alimentation peut ajouter ses effets à ceux de la stimulation nerveuse hépatique. S'il y a une abondante ingestion de féculents, la combustion respiratoire ne pourra détruire tout le sucre de fécule qui passera dans le sang et la glycosurie apparaîtra. On l'a vu survenir à la suite de l'usage abusif des fruits, et Cl. Bernard dit qu'on peut le faire naître à volonté, en prenant à jeun une grande quantité de sirop. C'est à l'abus des féculents qu'il faut rapporter aussi la glycosurie qui se montre dans certains pays, en Thuringe par exemple. C'est à la même cause qu'est due probablement la glycosurie qui se produirait dans certains ordres religieux. Nous empruntons ce détail à l'auteur d'une analyse du Traité sur le Diabète, par le docteur Lécorché (*l'Union médicale*, 4 décembre 1877). Elle se montre également chez les personnes obèses; elle est fréquente chez les alcooliques. Mais dans tous ces cas elle ne dépasse pas les proportions d'un simple phénomène hypercrinique.

Nous avons peu de chose à dire des causes communes. Le diabète est plus fréquent chez l'homme que chez la femme, et se montre surtout dans la période moyenne de la vie, celle qui répond précisément aux plus grands troubles de l'activité nerveuse. On a des exemples tendant à établir qu'il peut être héréditaire. Vernois a cité le fait d'une femme de soixante-dix ans dont le fils, âgé de 48 ans, était diabétique en même temps que sa mère. Le diabète appartient aussi à l'évolution d'un grand nombre de maladies chroniques dans lesquelles la nutrition est toujours plus ou moins altérée.

Le docteur Lécorché étudie avec soin cette affection dans l'enfance où elle existe, sans être commune. Au-dessous de quinze ans le diabète peut se manifester à tout âge, mais surtout de neuf à douze ans. On l'a observé chez des sujets de huit mois. Avant quinze ans, il est plus fréquent chez les sujets du sexe féminin que chez ceux du sexe masculin, ce qui est le contraire de ce qu'on voit à l'âge adulte. Il est d'ailleurs sensiblement moins commun dans l'enfance que dans l'âge adulte. Dans les deux cas il peut dériver d'une influence héréditaire ou succéder à l'infection palustre. On l'a signalé chez des enfants nés de parents goutteux. Blot a signalé une glycosurie physiologique chez les nourrices, les femmes en couches et les femmes enceintes. Gubler reprenant cette question de la glycosurie temporaire dans l'état puerpéral, a formulé sur ce point les conclusions suivantes :

1° La glycosurie n'est pas un phénomène normal de l'état de lactation ; 2° elle se montre à l'occasion de la suspension prématurée de l'allaitement, à la condition que la nourrice soit bien portante : 3° en d'autres termes la glycosurie n'apparaît que comme la conséquence d'une rupture d'équilibre entre la production et la consommation, donnant lieu d'abord à une lactosémie comparable à la superalbuminose sanguine d'où dérive l'albuminurie dyscrasique. On peut se demander pourquoi la suspension de la sécrétion du lait ne donne lieu qu'à l'élimination d'un seul de ses principes immédiats par les glandes rénales, car Gubler n'a jamais vu d'albuminurie transitoire accompagner la glycosurie dans ces conditions pathologiques : c'est que le passage du sucre, corps cristalloïde et dialysable, est beaucoup plus facile que celui de l'albumine, corps colloïde, et qui ne traverse pas les dialyseurs. L'albuminurie suppose toujours au moins une hyperémie rénale qui confine au premier degré de l'inflammation, tandis que la glycosurie s'effectue sans modification anatomique du rein. Enfin la résorption du lait ne ramène dans le sang qu'une petite proportion de matériaux albuminoïdes, tandis qu'elle réintroduit dans la circulation une grande quantité de sucre de lait. (Extrait de l'*Union médicale* du 30 août 1877).

En résumé, le vrai diabète, comme la glycosurie simple, a son principe dans un acte physiologique, l'hypersécrétion glycogénique du foie ; la fonction hépatique, comme toutes les sécrétions glandulaires et les autres actes de la vie végétative, est régie par le système du grand sympathique, lequel est en étroite communication avec l'appareil cérébro-spinal, ce qui ouvre le champ aux troubles de la sécrétion du foie par toutes les causes qui ébranlent le système ganglionnaire soit directement, soit par le choc en retour que lui apportent les impressions reçues d'abord par l'appareil de la vie de relation. C'est ainsi que nous semble pouvoir être résumée en deux mots la notion pathogénique du diabète. Il est dès lors facile de comprendre la diversité des conditions qui font passer le sucre dans les urines, l'indifférence du point de départ dans la vie de relation ou dans la vie nutritive, l'inégalité de la valeur clinique des accidents qui se règle sur l'atteinte plus ou moins profonde, mais ordinairement insaisissable qu'ont subie les agents nerveux.

Nous avons exposé la théorie qui nous paraît le mieux rendre compte du diabète, mais d'autres théories ont été proposées qu'il convient de résumer rapidement : 1° Rollo, Bouchardat, Contour, ont placé dans l'estomac le siége du diabète. La maladie provient uniquement des féculents fournis par l'alimentation. C'est une transformation exagérée des aliments en glycose dans l'appareil digestif sous l'influence d'un ferment trop abondant ou trop énergique ;

2° Théorie Mialhe. L'auteur a formulé deux opinions : dans la première, la matière sucrée provient encore de l'alimentation ; quand elle arrive dans le torrent circulatoire, le sang, trop peu alcalin, ne peut plus en opérer la combustion ; elle n'est plus brûlée par l'oxygène des globules et en dernier ressort transformée en acide carbonique et en eau, d'où son élimination. Plus tard, dans une note à l'Académie de Médecine, le 1er mai 1866, l'auteur considérant surtout l'influence du système nerveux sur les sécrétions, se rapproche à ce point de vue de l'opinion de Bernard, et regarde le diabète comme une névrose générale, une névropathie chronique affectant tous les nerfs qui président aux sécrétions. Cette manière de voir expliquerait les perturbations profondes que les diabétiques éprouvent dans les divers appareils organiques ;

3° Théorie Reynoso. La glycosurie tient non à un excès de combustible, mais à un défaut de comburant. La piqure du quatrième ventricule fait naître en réalité un défaut d'oxygène parce qu'elle atteint par le pneumo-gastrique la sphère d'action du centre respiratoire. L'amoindrissement de la respiration entraîne l'élimination du sucre en nature ;

4° Théorie Schiff. Le foie ne crée pas une matière glycogène qui se transforme en sucre. Il renferme de l'inuline qui lui permet de fournir le sucre diabétique, mais seulement dans des circonstances pathologiques. Il faut pour cela qu'il apparaisse dans le sang un ferment particulier qui ne se montre que sous l'influence de la mort ou pendant la vie, par le fait d'une gêne quelconque de la circulation, même temporaire. Le ferment se répand ensuite dans la circulation générale et venant au contact des cellules hépatiques, il transforme leur inuline en sucre. Ce ferment se forme après la mort et aussitôt le sucre se révèle dans le foie. Pendant la vie, ce ferment peut se former pathologiquement par le ralentissement partiel ou général du sang, et la glycosurie apparaît ;

5° Théorie Marchal (de Calvi). L'auteur pense que le vrai diabète appartient à la même famille morbide que la gravelle acide et la goutte. Chez tous les diabétiques, comme chez les goutteux et graveleux, il y a un excès souvent considérable d'acide urique. Celui-ci, dans le diabète comme dans la goutte, agit en vertu de l'acidité qu'il communique au sang. C'est la première théorie de Mialhe éclairée par la cause qui amène la diminution de l'alcalinité du sang ;

6° Théorie du docteur Gigon, d'Angoulême. L'auteur établit d'abord que l'élimination par la voie rénale des divers liquides absorbés par l'estomac commence immédiatement, c'est-à-dire quelques secondes après leur ingestion, et il conclut : le diabète est une exagération de fonction du foie produisant une plus grande quantité de sucre ; il est accompagné d'une soif ardente qui oblige le malade à boire une quantité de liquide bien supérieure à celle de l'état normal ; ce liquide, en traversant la veine Porte et ses ramifications dans le foie, entraîne du sucre en abondance. Lorsque le liquide sucré surabondant arrive dans la veine Cave, il se divise en deux courants : l'un est poussé par la contraction de la veine vers le cœur, puis il va par l'artère pulmonaire vers le poumon où le sucre est brûlé, ce qui fait qu'on n'en trouve pas trace dans le sang ; l'autre suit *la voie courte*, traverse le filtre rénal et se trouve immédiatement dans les urines. Le rein est à la fois une glande et un filtre. Si, à l'état normal, les liquides qui traversent le foie et qui sont toujours plus ou moins sucrés, ne produisent pas d'urines sucrées, c'est parce qu'à l'état normal il passe très-peu de liquide par la voie courte (voie rénale), qui n'est qu'une voie supplémentaire. Il ne peut donc y avoir normalement qu'une infime quantité de sucre dans l'urine ; le filtre rénal n'admet que peu ou point le passage du sucre comme il n'admet que peu ou point le passage de l'albumine. Cependant il paraît prouvé que l'urine, à l'état normal, contient toujours une minime proportion de sucre (ainsi que l'ont montré en particulier les expériences de Bruëck, de Vienne) ; comme aussi elle renfermerait des traces d'albumine, ce qui permet d'avancer sûrement qu'il existe une glycosurie et une albuminurie normales très-faibles dont le diabète et l'albuminurie pathologique ne sont que l'exagération.

Le sucre en excès que l'alimentation extra-féculente introduit dans le sang, a fait naître une théorie soutenue par Voit en Allemagne et qui diffère un peu de celle de Bernard. Dans l'une et l'autre il y a un excès de sucre dans le sang. Mais pour Bernard, cet excès ne doit pas être rapporté à une combustion incomplète ; celle-ci peut être normale, exagérée même, mais elle reste insuffisante par suite d'une production trop considérable de sucre. Voit admet, au contraire, que la production du sucre peut ne pas être exagérée, mais la combustion est moindre. Le sucre alors s'accumule dans le sang. La proportion en dépasse bientôt la limite physiologique et produit ainsi la glycosurie. Pour Cl. Bernard, la glycosurie est due à une hypersécrétion glycogénique ; pour Voit elle est le fait d'une combustion incomplète. De ces deux théories, l'une est celle de l'hypersécrétion, l'autre celle de l'épargne. Ces deux théories sont probablement vraies toutes deux ;

seulement l'une, celle de Voit, s'appliquerait à la glycosurie simple, l'autre, celle de Cl. Bernard, expliquerait le diabète proprement dit. Telle est du moins la conclusion que formule l'auteur déjà cité de l'analyse du livre de Lécorché.

SYMPTOMES. — Nous savons que la glycosurie est temporaire ou permanente, et que cette dernière existe sous deux formes, l'une bénigne et l'autre grave. La présence du sucre dans l'urine ne suffit pas à caractériser le vrai diabète ; celui-ci ne peut être affirmé que par un ensemble de phénomènes apportant pour la santé une menace immédiate ou prochaine. La glycosurie éphémère qui succède aux diverses influences morbides superficielles dont nous avons parlé, dépasse à peine la limite physiologique et ne comporte pas de symptomatolgie spéciale. Elle n'éveille aucune réaction dans l'organisme et disparaît sans laisser de traces. La glycosurie permanente est déjà plus sérieuse ; mais malgré sa durée, elle peut n'être qu'une simple hypercrinie et n'exclut pas nécessairement le maintien relatif de la santé. Le vrai diabète comporte seul une description. On paraît avoir établi, ainsi que nous l'avons dit déjà, que le sucre existe physiologiquement en quantité minime à la vérité dans le sang (Brüeck, de Vienne, Bock et Hoffmann), et dans l'urine Brüeck et Pollak). Si le sang ne renferme pas plus de 2 ou 3 millièmes de glycose, ce produit lié normalement aux phénomènes de nutrition demeure dans le sang et circule avec lui. Au-delà de ce chiffre, il devient corps étranger et doit être éliminé. Il est donc difficile de préciser le point où commence la glycosurie pathologique et le premier moment où elle se fait. D'après le docteur Lécorché il est permis de dire qu'il y a glycosurie morbide toutes les fois qu'on peut aisément, à l'aide des réactifs ordinaires, constater la présence du sucre dans l'urine et on le peut lorsque l'urine contient au moins 0,50 de sucre par 1,000 centim. cubes.

L'excès de sécrétion de l'urine et la présence du sucre dans ce liquide sont les deux faits saillants de la maladie. Toutefois, la polyurie n'existe pas nécessairement ; elle appartient d'ailleurs seulement à la forme aiguë ; elle manque ou est peu marquée dans le diabète chronique (Lécorché). La quantité d'urine rendue en vingt-quatre heures peut rester à peu près normale et ne pas excéder deux ou trois litres ; mais elle est communément plus considérable et sensiblement supérieure à celle des boissons. En général elle ne dépasse pas 6 ou 7 litres, mais elle peut atteindre 10, 12, 15 kilogr. ou même davantage L'hypersécrétion urinaire n'atteint d'ailleurs son maximum qu'à une époque plus ou moins reculée du début. L'urine diabétique est inodore, transparente, moins foncée en couleur que celle de l'état sain, d'une teinte jaune-paille, d'une saveur douce et sucrée. Sa densité s'élève au contraire de 1,015 ou 1,020 qui représente le chiffre habituel, à 1,030, 1,040, 1,050 ; Bouchardat l'a vue atteindre celui de 1,074. Elle est proportionnelle à la quantité du sucre contenu. Le degré d'acidité varie du reste avec la dilution de l'urine et avec le genre d'alimentation. C'est surtout après les repas que l'acidité présente sa plus grande intensité (Lécorché).

La réaction est acide comme celle de l'urine normale ; mais tandis que l'urine saine devient bientôt alcaline par la décomposition de l'urée en carbonate d'ammoniaque, l'urine diabétique augmente spontanément d'acidité au bout de quatre à cinq heures, par l'acide carbonique et l'acide acétique qui se forment dans la fermentation sucrée.

La miction, plus fréquente que dans l'état sain, répond à l'abondance de la sécrétion. Pendant longtemps elle reste indolente; mais après un temps variable, des douleurs se font sentir dans la région lombaire, au col de la vessie, le long du canal de l'urèthre. Elles sont dues à l'excès d'action des organes sécréteurs et expulseurs de l'urine. La quantité de sucre varie : 1° selon les sujets, 2° aux diverses époques de la maladie, et même 3° aux différentes heures de la journée. Elle est toujours plus considérable pendant le temps de la digestion; au début elle n'a même le caractère sucré que pendant le travail digestif. C'est donc à ce moment qu'il faut rechercher le sucre dans les cas douteux. C'est le matin que le sucre est le moins abondant. La proportion de la matière sucrée peut être seulement d'un trentième ou de moins d'un trentième du poids de l'urine, ou s'élever jusqu'au septième de ce poids. Les analyses modernes de Chevreul et Bouchardat, ont établi que l'urée existe chez les diabétiques comme dans l'urine de ceux qui ne le sont pas, et que dans les deux circonstances, sa proportion se règle sur la quantité des aliments azotés. L'albuminurie n'appartient pas au diabète ou du moins elle ne s'y montre qu'à titre de complication de ses dernières périodes.

L'urine diabétique cristallise par l'évaporation à la chaleur, mais à condition de ne pas élever la température du liquide au-delà de 70° centigr. Si on pousse jusqu'à l'ébullition, l'urée et la matière extractive de l'urine réagissent sur le sucre et le convertissent en une matière noirâtre qu'on ne peut plus faire cristalliser. Le sucre diabétique est analogue au sucre de fécule ou de raisin. Enfin, l'urine sucrée dévie à droite le plan de polarisation de la lumière, propriété que l'on a mise à profit pour déceler la présence du sucre dans l'urine.

La quantité absolue du sucre rendu est variable. L'élimination dans les vingt-quatre heures peut être de 200, 300, 500 gram. Elle peut exceptionnellement atteindre 1,000 gram. dans le même espace de temps. Lécorché, Féréol ont même observé une proportion plus forte (1,200 gram., 1,376 grammes). Pour Lécorché c'est cet état glycosurique excessif qui caractérise surtout le vrai diabète. Il permet de distinguer cette maladie de la glycosurie simple, par le fait seul que la quantité de sucre éliminée par l'urine peut dépasser la quantité de sucre que forme journellement le foie à l'état normal. Pour apprécier la quantité du sucre rendu, il faut toujours opérer sur la totalité de l'urine expulsée dans les vingt-quatre heures.

La quantité par litre est de 30, 40, 50, 100 gram., quelquefois davantage. L'urine, abondamment chargée de sucre, ressemble à un sirop clair. Déposée sur le linge et sur les habits, elle les rend poisseux ou raides selon qu'ils sont humides ou séchés. Les abeilles s'arrêtent parfois sur l'urine répandue sur le sol (Trousseau).

Le sucre n'existe pas seulement dans l'urine ; on constate encore sa présence dans le sang, dans la salive, dans la sueur, dans la plupart des liquides de l'économie. L'urée et l'acide urique continuent d'exister dans l'urine des sujets atteints de diabète. L'excrétion du premier de ces produits est même augmentée et constitue l'azoturie. Le fait est aujourd'hui généralement accepté. C'est un signe de dénutrition qui répond à la gravité des phénomènes observés.

C'est Christison, qui, le premier, paraît-il, en 1830, constata la présence de l'urée en excès dans le sang des diabétiques. Mais si l'azoturie est un des traits cliniques réguliers du diabète, elle n'appartient pas indistinctement à toutes les phases de la maladie. Constante à la période d'état, mais rare au début, elle manque tout-à-fait à la période de termison (Rémond) (*Revue critique sur le Diabète, Archiv. de Méd.*, décembre 1877). La quantité d'urée excrétée est habituellement de 40 à 50 gr. mais elle peut s'élever jusqu'à 80 et 100 gr. par jour (Mosler, Uhle, Thierfelder), 110 gr. (Lécorché). L'azoturie diabétique ne provient point du régime des malades ; elle subsiste en dehors de toute alimentation azotée. Gœthegens a constaté qu'un diabétique rendait dans un temps donné 1,025 gr. 91 d'urée, alors qu'un homme sain soumis au même régime n'en perdait que 707 gr. En réduisant l'alimentation azotée chez l'un et chez l'autre et même en les supprimant tout-à-fait, il a vu le chiffre rester toujours supérieur chez le diabétique et même ne pas descendre dans les mêmes proportions que chez l'homme sain.

Ses rapports avec la polyurie sont peu marqués. L'azoturie peut compliquer des cas de diabète chronique dans lesquels la polyurie est nulle ou insignifiante. Ses relations avec la glycosurie sont plus directes et la proportion qui existe entre le chiffre de l'urée rendu et celui du sucre éliminé serait plus constant encore (Falk, Kulz), s'il n'existait certaines circonstances qui, ayant prise sur l'azoturie, laissent la glycosurie indifférente et *vice versà*. Ainsi, la fièvre est susceptible d'augmenter le chiffre de l'urée ; l'alimentation ne l'influence que légèrement tandis qu'elle peut, lorsqu'elle est amylacée, augmenter le chiffre du sucre. Lorsqu'il n'existe aucune circonstance accidentelle capable de faire varier la proportion qui paraît exister entre le chiffre de l'urée et celui du sucre, on peut admettre comme une règle à peu près fixe que la quantité du sucre rendu est le double de celui de l'urée. Ce qui explique ce rapport c'est que la formation de l'urée n'est qu'une des conséquences de la production du sucre. Elle se montre seulement comme un déchet résultant de la formation du sucre aux dépens des matières azotées. Lorsque cette formation vient à baisser vers la fin de l'existence, alors que l'amaigrissement est considérable et que le malade a tiré de son économie toutes les substances qu'il pouvait utiliser, on comprend cette diminution de l'azoturie, et par suite finalement sa disparition. L'azoturie indique donc un âge encore peu avancé du diabète ; elle indique en outre que les forces de l'individu diabétique sont encore considérables (Rémond). Comme la polyurie, l'azoturie diabétique n'est qu'une des variétés symptomatiques de l'azoturie en général dont Lécorché décrit une autre manifestation à propos du diabète insipide.

La fièvre qui se montre incidemment dans le cours du diabète augmente encore la quantité d'urée. L'urine n'est pas seulement augmentée de quantité, le rhythme sécrétoire est lui-même modifié. Le docteur Rémond développe comme il suit cette proposition :

Ce n'est plus comme en état de santé, à une époque rapprochée des repas et pendant le jour que se fait la plus grande partie de l'élimination. La quantité d'urine sucrée rendue la nuit est supérieure à celle fournie le jour. Il est vrai d'ajouter que cette modification ne se produit qu'à une époque avancée de la maladie, et encore à l'occasion d'un certain genre d'alimentation. Si en effet celle-ci est surtout féculente, la sécrétion du jour peut dépasser encore l'émission de la nuit, et les maxima de l'excrétion correspondre aussi à l'heure des repas. Mais, si la nourriture est principalement azotée, la polyurie se fait la nuit. L'excrétion présente bien encore deux maxima, comme à l'état physiologique, mais ils ne correspondent plus aux maxima normaux. Ainsi, chez des malades qui font deux repas, l'un vers onze heures du matin, l'autre vers quatre heures du soir, ces maxima se montrent l'un à sept heures, l'autre à quatre heures de l'après-midi. Cette modification peut servir à indiquer l'ancienneté du diabète puisqu'elle n'existe qu'à cette période, chez les diabétiques dont les pertes en sucre ne sont plus que faiblement modifiées par la nature de l'alimentation. L'accroissement nocturne de la glycosurie peut d'ailleurs se comprendre. La quantité de sucre fabriquée par le foie étant alors uniformément égale, il en passera d'autant plus par les urines que les combustions seront moins considérables. Or, c'est la nuit qu'elles atteignent leur minimum. Aussi, à une période avancée du diabète, trouve-t-on souvent plus de sucre dans l'urine du matin que dans celle du soir. L'élimination n'est alors que peu ou pas influencée par le régime (Lécorché). Si la glycosurie est plus ou moins active aux différentes heures de la journée, elle ne cesse pas pour cela d'être continue. Cette dernière circonstance est d'accord avec la formation du sucre qui se fait par le concours des substances azotées comme par celui des substances féculentes, aux dépens du malade comme aux dépens des aliments. Les mictions sont d'ailleurs plus fréquentes qu'à l'état physiologique. Elles peuvent, dans une certaine mesure, s'expliquer par la constitution anormale du liquide, et donner l'idée d'un calcul par l'incommodité ou la souffrance qu'elles déterminent. Naturellement aussi elles doivent conduire à soupçonner l'existence du diabète. La polyurie diabétique se présente donc avec des allures qui la séparent des autres variétés de la polyurie ou diabète insipide.

Il n'est pas très-rare de constater, au début du diabète, l'anorexie et le dégoût pour les aliments; mais après ce phénomène s'il s'est montré d'abord, ou même habituellement, sans qu'il ait paru, on remarque une exagération notable de l'appétit; les malades engloutissent d'énormes quantités d'aliments. Cependant, ils digèrent assez facilement et n'éprouvent que par exception des douleurs épigastriques et des vomissements. La soif est ardente autant que le besoin de manger est impérieux. Toutefois, la voracité des diabétiques n'est pas continue; l'appétit se modère de temps à autre et souvent il est tout-à-fait nul dans les dernières périodes de la maladie. La constipation est habituelle au début et dans le cours du diabète ; le dévoiement accompagne au contraire assez souvent la cachexie terminale. La salive est rare, visqueuse, très-acide. Par le fait de cette acidité, les gencives deviennent fongueuses et se ramollissent, les dents se déchaussent et tombent, l'haleine est fétide.

Chez la plupart des sujets, la sécrétion cutanée se fait mal, et la peau est habituellement sèche, surtout vers la fin de la maladie. La règle pourtant n'est pas absolue, et au dire de Graves, Trousseau, Poincaré, quelques sujets gardent une disposition à des sueurs abondantes. Lorsque la transpiration cutanée a cessé, la peau est sèche, rugueuse et se couvre parfois d'éruptions diverses. Le passage incessant de l'urine amène des démangeaisons habituelles chez l'homme à l'extrémité de l'urèthre, chez la femme aux parties génitales externes, démangeaisons souvent accompagnées dans ce dernier cas d'une éruption eczémateuse persistante. Du côté de l'appareil nerveux, des troubles variés peuvent se produire vers la sensibilité, la motilité, ou dans la sphère psychique. La force musculaire est nulle, les désirs vénériens sont amoindris dans les deux sexes, avec l'impuissance, l'aménorrhée et la stérilité pour conséquences naturelles. Le goût s'émousse, en partie peut-être à cause de la sécheresse de la muqueuse buccale. Des troubles se montrent aussi du côté de la vision et parfois ils sont le premier signe qui frappe l'attention du malade. L'affaiblissement de la vue est le résultat naturel de la pénétration des humeurs de l'œil par la matière sucrée, mais la transparence des milieux peut s'altérer aussi par la formation d'une véritable cataracte d'origine diabétique. Le docteur Lécorché a fait une étude sépéciale de cette complication. Ces troubles sont faciles à comprendre si l'on songe que la nutrition de l'œil est sous la dépendance du système nerveux comme celle des autres tissus.

Des complications importantes se montrent du côté des organes respiratoires. Chez la plupart des sujets, des tubercules se forment dans les poumons, par la spoliation qu'éprouvent les grands appareils organiques, ou, selon la théorie correspondante, par le fait du travail exagéré auquel est obligé le poumon pour détruire l'excès de matière sucrée qu'il reçoit. Dans certains cas, un catarrhe, une bronchite accompagnent ou remplacent les tubercules qu'une pneumonie vient parfois compliquer. La faiblesse, l'amaigrissement, le marasme vont croissant à côté de la polyphagie, et restent avec elle parmi les grands traits du véritable diabète ; mais le pouls demeure sans fréquence et la peau sans chaleur jusqu'au moment où s'allume la fièvre hectique.

Pour Durand-Fardel (Traité du diabète), les accidents généraux (anaphrodisie, amblyopie, troubles cérébraux, tuberculisation, cachexie, etc.) sont le résultat de l'imprégnation de l'organisme par la matière sucrée, d'une intoxication sucrée analogue à celle de l'intoxication urique dans la goutte. Le sucre nuisible n'est pas tant le sucre éliminé que le sucre retenu.

On doit à Marchal de Calvi d'avoir signalé le premier le développement d'une gangrène externe liée à la cachexie diabétique, et bien d'autres observateurs ont rencontré cet accident après lui. La mortification frappe de préférence une portion circonscrite des membres inférieurs, le pied, une partie des téguments de la cuisse ; elle peut se montrer sous forme de nombreux furoncles en diverses régions. Il n'est pas sans exemple qu'elle ait occupé le poumon (Trousseau). Ainsi que le disait Marchal, la présence du sucre dans le sang apporte à la membrane interne des vaisseaux un élément inflammatoire persistant, et comme la résistance vitale est affaiblie chez les diabétiques, l'irritation ainsi produite naît avec une tendance nécrosique.

Le docteur Lécorché, étudiant les symptômes du diabète chez l'enfant, a consigné sur ce point d'utiles remarques. La forme chronique du diabète, si fréquente chez l'adulte, est assez rare chez l'enfant, qui présente surtout la forme aiguë. Les symptômes sont les mêmes que chez l'adulte, faim, soif exagérée, polyurie considérable ; mais au contraire l'appétit s'efface lorsque se montrent les complications gastro-intestinales, si fréquentes dans le cours du diabète infantile. Relativement à la polyurie, la quantité d'urine rendue dans les vingt-quatre heures est proportionnellement aussi considérable que chez l'adulte. Les quantités de sucre peuvent être élevées : on a constaté de 7 à 12 gr. pour 100 de sucre dans l'urine d'enfant de tout âge. On comprend à raison de ces pertes subies par l'enfant, l'amaigrissement rapide qu'il présente. Ordinairement la température est abaissée. La complication de l'anthrax est plus rare chez l'enfant.

Au contraire les complications pulmonaires et rénales sont plus fréquentes ; celles-ci sont trahies par la présence de l'albumine dans l'urine ; les autres par les signes habituels de la tuberculose. On observe aussi l'amblyopie et différents troubles nerveux qui parfois marquent la fin de l'existence (coma, convulsions).

La durée de la maladie est moins longue chez l'enfant que chez l'adulte ; il est assez rare qu'elle atteigne 2 ans, 3 ans, 3 ans 1/2. Il n'existe pas d'exemple de diabète chez l'adulte ayant commencé dans l'enfance ; c'est la preuve que le diabète de l'enfant ne comporte pas les allures de chronicité qu'il revêt chez l'adulte (Lécorché). C'est d'ordinaire en quelques semaines ou en quelques mois que le diabète infantile parcourt ses périodes.

La marche, ordinairement continue, ne présente que par exception des temps d'arrêt suivis de recrudescence. On peut dire que la terminaison est habituellement fatale. Le docteur Lécorché est disposé à croire que la plupart des prétendues guérisons de diabete infantile se rapportent en réalité à la glycosurie plutôt qu'au diabète. Le traitement est parallèle à celui de l'adulte. On donne ou on essaie de donner les mêmes médicaments ; mais on arrive peu à modifier le caractère de la maladie. Chacune des complications réclame les moyens spéciaux qui lui conviennent.

Les deux principaux phénomènes cliniques, la polyurie et l'azoturie présentent un intérêt particulier.

MARCHE, DURÉE, TERMINAISON. — S'il s'agit du vrai diabète, les accidents vont toujours s'aggravant peu à peu, mais non d'une manière continue. On voit souvent la maladie suspendre sa marche, et, après avoir rétrogradé d'une manière sensible, demeurer stationnaire pendant un temps plus ou moins long, quelquefois pendant plusieurs années ; mais, tôt ou tard, une rechute se déclare, caractérisée par l'aggravation de l'état général et par l'augmentation de la quantité de sucre de l'urine, ou par sa réapparition dans ce liquide s'il avait à peu près cessé de s'y montrer. Ces rechutes, qui peuvent avoir lieu sans cause connue, accompagnent ordinairement les écarts de régime et surtout le retour du malade aux aliments féculents. Chronique de sa nature, on l'a vu se montrer sous une forme intermittente lorsqu'il est lié à une névrose qui revêt cette forme. La règle est que le diabète parcourt lentement ses périodes et dure le plus habituellement un certain nombre d'années, après quoi il se termine presque invariablement d'une manière funeste. La mort arrive dans le marasme et la fièvre hectique, ou elle est due à une complication incidente et en particulier à celles qui se déclarent du côté de l'appareil respiratoire. Il n'est pas rare de voir la marche de la maladie traversée par des améliorations temporaires, parfois assez prononcées pour donner l'espoir trompeur d'une véritable guérison. Cependant, la glycosurie, même permanente, ne s'accompagne pas nécessairement des grands accidents généraux qui appartiennent au vrai diabète. Trousseau, dans sa Clinique médicale, cite le fait d'une glycosurie qui durait depuis dix ans et qui cessa subitement et définitivement le jour où le malade fut frappé d'accidents cérébraux dus probablement à une hémorrhagie du cerveau suivie de ramollissement, nouvelle preuve de l'influence qu'il faut accorder à l'élément nerveux sur la production du diabète. Trousseau, qui cite d'autres faits semblables, ne manque pas de remarquer combien il est curieux de voir le diabète qui succède manifestement à certaines lésions nerveuses, guérir d'autres fois au contraire à la suite d'affections du même ordre, et il fait la même réflexion pour l'albuminurie.

Au lieu de s'éteindre peu à peu par l'aggravation successive des accidents, on voit parfois les diabétiques succomber tout-à-coup alors que rien d'apparent dans leur état n'annonçait une fin si prochaine. Dans quelques cas ils sont emportés par une congestion pulmonaire, une pneumonie, une hémorrhagie cérébrale. L'affection diabétique prépare ces accidents par l'état particulier du sang et des vaisseaux, mais ces complications n'ont rien de spécial et sont depuis longtemps connues.

Le docteur Jules Cyr, examinant la question à un point de vue nouveau, a fait de la mort subite ou très-rapide dans le diabète l'objet d'une étude particulière.

Cet accident est beaucoup plus fréquent dans la jeunesse que plus tard, ce qui est en rapport avec les allures du diabète en général, lequel est d'autant plus grave, toutes choses égales d'ailleurs, que le sujet est moins avancé en âge. Le docteur Cyr résume comme il suit les causes qui peuvent être données de cette terminaison funeste *Archives de Médecine*, décembre 1877) : 1° Le sucre fourni a besoin d'être éliminé après sa formation ; il devient cause de grands dangers s'il reste dans le sang ; c'est ainsi qu'on a vu bien des fois la diminution brusque dans la quantité du sucre éliminé être suivie de graves accidents et d'une fin rapide. L'hyperglycémie ou la rétention du sucre dans l'organisme constitue donc une sorte d'intoxication spéciale ou du moins quelque chose d'analogue à une action toxique ; si le sucre ne détruit pas les hématies, il change la composition du sérum et rend impossible la vie des corpuscules sanguins ; il produit en un mot l'anoxémie ; 2° La rétention soit des principes extractifs de l'urine, soit de la partie aqueuse de cette sécrétion, ou des uns et de l'autre ensemble, compliquée ou non d'hyperglycémie, amène également ou une intoxication spéciale qui n'est pas prouvée, ou une hydropisie des ventricules, ou l'œdème du cerveau ; 3° L'atrophie du cœur peut aussi être invoquée, attendu que cet organe participe au marasme général de l'organisme, à cette consomption lente qui mine si souvent les diabétiques sans se trahir par des phénomènes bien marqués ; 4° on pourrait quelquefois aussi accuser la syncope ou le coma, suite de l'anémie cérébrale ; 5° Enfin et surtout sous l'influence de conditions à peu près inconnues, le sucre se transforme en acétone dans l'organisme, et cette dernière substance amène une intoxication aiguë par acétonémie ayant beaucoup d'analogie avec l'empoisonnement par le chloroforme.

Lécorché et Rémond développent d'une manière intéressante cette question nouvelle de l'acétonémie. Les troubles nerveux que mentionne Lécorché sous le nom d'acétonémie diffèrent notablement de ceux qui appartiennent d'autre part au diabète. Ces derniers sont en rapport avec des lésions bien précises soit des centres cérébraux ou médullaires, soit des nerfs périphériques, tels que les nerfs optique et auditif. Les troubles nerveux de l'acétonémie n'ont pas ce caractère de localisation : ils sont diffus, marqués surtout par de l'agitation et du coma et se terminent habituellement d'une manière fatale. Ils paraissent causés par une altération du sang due à une transformation de ses principes sucrés. Petters est le premier qui fit mention de l'acétonémie ; mais c'est à Kussmaul, Rupstein et Biste qu'on doit les observations les plus intéressantes à ce sujet (Lécorché, Rémond). Les troubles de l'acétonémie appartiennent beaucoup plus au diabète chronique qu'au diabète aigu, bien qu'on puisse pourtant les observer dans cette dernière forme. Elle peut débuter brusquement, sans phénomènes précurseurs ; mais d'autres fois elle est précédée de certains signes qui peuvent en faire redouter l'apparition ; ainsi, tantôt elle s'annonce par des troubles digestifs, tantôt par une notable diminution dans la quantité de l'urine rendue. Lécorché indique les moyens de constater dans l'urine la présence de l'acétone, mais il arrive que cette recherche est superflue, car l'acétone traduit quelquefois sa présence par l'odeur éthérée très-prononcée qu'elle communique à l'urine. Les symptômes caractéristiques de l'acétonémie sont fournis par les appareils respiratoire, circulatoire, nerveux : dyspnée, fréquence des mouvements respiratoires, toux, agitation, sans que l'auscultation apprenne rien sur la cause des accidents. Le pouls est petit, faible et très-fréquent, 120 à 140 par minute, mais régulier. La température s'abaisse au-dessous de la normale ; elle oscille entre 35° et 36°. La sensibilité est émoussée. Au bout d'une heure ou davantage apparaît le coma qui augmente peu à peu jusqu'à entraîner la mort dans un laps de temps qui varie de 18 à 43 heures (Lécorché). Pendant tous ces troubles l'urine ne présente d'autre modification que d'être diminuée et de renfermer de l'acétone. Le sucre y existe jusqu'à la fin, et on n'a pas été à même de constater une diminution de l'urée. Cette circonstance met à néant l'opinion de ceux qui ont voulu nier l'acétonémie en disant que les troubles décrits sous ce nom n'étaient que des troubles urémiques. On sait d'ailleurs combien sont rares les faits d'urémie se produisant dans le cours du diabète. L'acétonémie, dont les symptômes sont très-prononcés, est toujours mortelle. C'est à elle, sans nul doute, qu'il faut rapporter certains cas de mort rapides survenus chez des diabétiques et qui jusqu'à présent paraissaient inexplicables (Lécorché). L'acétonémie à phénomènes peu marqués ne compromet pas la vie et se borne à produire des troubles nerveux légers, vertiges, céphalalgie. S'il n'est plus possible aujourd'hui de nier l'existence de l'acétonémie, il reste à déterminer la provenance de l'acétone. Les uns lui assignent une origine gastrique et prétendent que formée aux dépens de la fécule, elle est absorbée et portée ensuite vers les centres nerveux. D'autres veulent qu'elle se produise directement dans le sang. Il paraît du reste que cette transformation des principes sucrés en acétone peut se continuer dans l'urine rendue. Cette transformation ne se ferait même qu'en partie dans le sang, et on pourrait constater le passage dans l'urine du sel de Gunther qui constitue une des métamorphoses que doivent subir les matières sucrées avant d'arriver à produire l'acétone. (*Archives de Médecine*, décembre 1877).

Mais comment se produisent les phénomènes graves dans le diabète qui se montre si souvent à l'état de glycosurie temporaire et innocente, et qui est d'ailleurs si souvent sans véritable gravité alors même qu'il a revêtu la forme permanente. La question est difficile à résoudre. Il y a là sans doute une modalité pathologique spéciale dans la délicatesse des réactions nerveuses de la vie végétative, un fait d'idiosyncrasie analogue à ceux dans lesquels on voit telle ou telle maladie prendre, chez certains individus, un caractère particulier de gravité, alors que pourtant, dans la généralité des cas, elle est inoffensive. Pour apprécier cette différence dans les résultats, il faudrait pouvoir mesurer l'atteinte plus ou moins profonde portée à la vie cellulaire par la perversion des actes vaso-moteurs, et doser la façon dont l'organisme réagit devant cette perversion. Nous sommes loin d'un tel progrès dans nos moyens d'observation.

CARACTÈRES ANATOMIQUES. — Aucun caractère anatomo-pathologique n'est exclusivement propre au diabète. Toutes les altérations que l'on trouve dans les organes sont plutôt le résultat des symptômes que de la nature même de la maladie (Littré et Robin). Le foie est communément augmenté de volume. La charpente et les trabécules fibreux qui soutiennent son tissu sont épaissis. Les granulations hépatiques sont grossies et plus apparentes. Au lieu de cet aspect des deux substances jaune et rouge qui lui appartiennent normalement, le foie n'offre plus dans toute son étendue qu'une teinte rouge uniforme, indice manifeste d'une hyperémie très-intense (Andral). Tous ces phénomènes sont en rapport avec l'excès d'action de l'organe sécréteur pour fournir le sucre. Les reins sont eux-mêmes souvent altérés. L'hypertrophie, la plus commune de leurs lésions, porte en général également ou inégalement sur les deux reins à la fois, plus rarement sur un seul : mais cette lésion n'est que secondaire ; elle résulte de la suractivité des reins, de la polyurie qui accompagne le diabète. Ordinairement elle est unie à une congestion simple ou phlegmatique de leur tissu. Chez quelques sujets, les reins sont atrophiés, ramollis, friables ; chez d'autres ils n'offrent aucune altération sensible. Les uretères et la vessie offrent souvent une augmentation notable de leurs dimensions. Du côté de l'estomac et de l'intestin, on rencontre une dilatation analogue due certainement à la grande quantité d'aliments qui les parcourt pendant la vie ; on peut voir au contraire ces organes rétrécis et légèrement phlogosés (Contour). Fréquemment, ils sont le siége d'une prolifération épithéliale. La muqueuse aussi est épaissie. Parfois l'hypertrophie s'étend à la couche musculeuse. Cette déviation de la nutrition est assurément l'effet du surcroît de travail imposé aux organes digestifs. Souvent aussi le pancréas est atteint ; on le trouve petit, aminci, sans consistance (Lécorché). L'atrophie dont il est affecté peut être si considérable qu'on l'a vu remplacé par une simple masse de tissu connectif (Flès cité par Lécorché). Sans être aussi prononcée l'atrophie peut l'être assez pour lui enlever toute trace d'organisation glandulaire (Hartsen). Dans le mode de pathogénie que nous avons indiqué comme étant celui qui rend le mieux compte des accidents, c'est dans le système nerveux qu'il faut chercher les lésions propres du diabète. La profondeur, la ténuité, la multiplicité des agents du système ganglionnaire rendent cette voie difficile à explorer. On y a pourtant recueilli déjà des indications précieuses. Le docteur Duncan a rapporté, dans l'*Edinburgh clinical Reports*, l'observation d'une autopsie diabétique dans laquelle toute la portion sous-mésentérique du grand sympathique avait offert des dimensions quadruples du volume naturel. Ce fait, que nous avons déjà mentionné dans la première édition des *Éléments de médecine clinique*, est, après les développements qui précèdent, une nouvelle justification du classement du diabète parmi les maladies du système ganglionnaire. Rayer a signalé l'hypertrophie du plexus rénal. Le système nerveux cérébro-spinal participe aux altérations. Fauconneau-Dufresne a constaté chez un homme mort du diabète, l'existence d'une lésion évidente sur les côtés du quatrième ventricule. Dickinson, Recklinghausen, cités par Lécorché, ont observé la stéatose des éléments nerveux, le ramollissement inflammatoire du bulbe du quatrième ventricule, des foyers hémorrhagiques dans le cerveau. On a vu les pneumo-gastriques comprimés et atrophiés par des concrétions calcaires (Duben, Huss et Nyman, cités par Jaccoud). On a signalé aussi de graves altérations de la moelle.

Le cœur est souvent atrophié, chargé de graisse. Ce dernier fait se rencontre surtout lorsque le malade succombe de bonne heure, avant que l'embonpoint n'ait disparu dans la cachexie diabétique. Richardson, Bischoff, Broca ont rencontré des lésions vasculaires, inflammatoires, athéromateuses, graisseuses. Le sang et les divers organes sont envahis par la matière sucrée. Au lieu de la quantité infinitésimale de l'état physiologique le sang renferme une quantité pondérable de glycose qui a varié, dans les diverses analyses, de 0,90 (Ambrosiani) à 2 pour 1,000 (Drummond). Cette altération vraiment spéciale coïncide presque toujours avec une augmentation considérable des matières grasses. Jaccoud, qui signale ces faits, observe en même temps que cette dernière modification appartient sans doute à la période consomptive de la maladie et s'explique par la dénutrition des tissus qui charge le sang de cette matière grasse.

Le serum, toujours alcalin, ne présente point l'acidité dont Mialhe avait besoin pour étayer sa théorie (Lécorché).

Nous n'avons qu'à indiquer les lésions spéciales aux diverses complications : tubercules pulmonaires, pneumonie, épanchements dans les cavités séreuses, etc.

La pesanteur spécifique de l'urine est communément augmentée dans la proportion du sucre qu'elle contient. Ce caractère est absent ou peu marqué lorsque la polyurie est considérable, le sucre étant alors dilué dans une grande quantité de liquide, ou lorsqu'il survient une maladie intercurrente fébrile qui fait baisser la sécrétion glycosurique du foie.

DIAGNOSTIC. — Il nous faut répéter que la présence du sucre dans l'urine ne suffit pas pour caractériser le vrai diabète ; celui-ci n'existe que si la glycosurie est permanente et accompagnée d'un ensemble de phénomènes capables de menacer vraiment la santé. L'exagération de la faim, de la soif, le dépérissement, la tuberculisation pulmonaire, etc., n'appartiennent pas au fait éphémère de la glycosurie simple. Celle-ci ne s'accompagne pas d'une augmentation des sulfates et des phosphates et on n'y rencontre pas non plus, dans l'urine, un excès d'urée qui paraît être le caractère distinctif entre les deux affections. Mais comment fixer la limite de l'une et de l'autre? Elle est sans doute un peu arbitraire. On peut toutefois la chercher avec une certaine précision dans la quantité du sucre rendu avec l'urine. Quand un malade élimine une quantité notable de sucre par jour, il y a lieu de penser, si cette excrétion persiste, qu'elle touche à l'état morbide et sujet de craindre bientôt l'invasion des grands accidents propres au vrai diabète. On a pu longtemps confondre le diabète avec la polyurie simple et la polydipsie; mais si dans ces deux cas la soif est exagérée et l'urine abondante on ne rencontre dans ce liquide aucune trace de sucre.

Moyens de reconnaître le sucre dans l'urine. — Ces moyens sont nombreux, mais ils ne sont ni également faciles ni également précis.

1° L'urine qui contient du sucre donne au goût une saveur douce et sucrée ;

2° L'évaporation et la cristallisation permettent de recueillir le sucre en nature ;

3° La fermentation alcoolique trahit également sa présence ;

Mais il répugne toujours de rechercher le sucre par le premier de ces moyens ; les autres sont lents et compliqués. On s'adresse donc habituellement à d'autres procédés.

4° *Lait de chaux.* Bouchardat emploie volontiers ce réactif. On fait bouillir à la lampe, dans un tube, parties égales de lait de chaux et d'urine ; la liqueur prend par la caramélisation du sucre, s'il en existe, une couleur jaune rougeâtre ou brune ; la coloration est d'autant plus foncée que le sucre est plus abondant.

5° Mialhe découvre la matière sucrée en ajoutant à l'urine, au lieu de lait de chaux, *un excès d'une dissolution de potasse caustique.* Le liquide prend également, par l'ébulition, une couleur rougeâtre ou brune, que ne présentent aucune des autres urines soumises à la même expérience ; il est important d'ajouter toujours un excès d'alcali.

6° *Procédé de Maumené.* Une bande de mérinos blanc est plongée pendant quelques minutes dans une solution aqueuse de bichlorure d'étain et séchée ; on verse sur l'étoffe une goutte de l'urine suspecte que l'on expose à la chaleur d'un charbon rouge, d'une lampe ou d'une bougie; s'il y a du sucre, une tache noire très-visible se forme sur le point imprégné d'urine.

7° *Procédé de Frommherz*, de Berlin. Une petite quantité d'urine est versée dans une éprouvette ; on ajoute au liquide d'abord une quantité suffisante de potasse caustique, solide ou liquide, pour le rendre très-alcalin, puis un petit fragment de deutosulfate de cuivre; on chauffe le mélange. Si l'urine contient du sucre, celui-ci réduit le sel de cuivre, qui, de l'état de deutoxyde, passe à celui de protoxyde, et l'on voit se former un précipité jaune-rougeâtre de protoxyde de cuivre: on emploie surtout le réactif de Frommherz à l'état liquide. Il se prépare en mêlant deux dissolutions à parties égales de tartrate de potasse et de deutosulfate de cuivre, et ajoutant au mélange la quantité de potasse caustique nécessaire pour dissoudre le précipité qui se forme ; le réactif ainsi préparé a une belle couleur bleue. On en verse quelques gouttes dans l'urine, on chauffe et on obtient, selon la quantité du sucre, un précipité jaunâtre de protoxyde de cuivre hydraté, ou rougeâtre de protoxyde de cuivre anhydre ; si l'urine ne contient pas de sucre, il ne se fait aucun précipité et la liqueur reste bleue. Cependant, il est une cause d'erreur qu'il faut indiquer : l'acide urique possède, comme le sucre diabétique, la propriété de réduire l'oxyde de cuivre ; si donc l'acide urique existait en abondance dans l'urine, il pourrait laisser croire à la présence du sucre ; on élimine cet acide, quand il existe, à l'aide de l'acétate de plomb, dont on enlève l'excès par l'acide sulfurique ou un sulfate soluble (Pelouze et Frémy, *Chimie générale*, t. III) ; alors on décante et on agit selon les procédés ordinaires.

8° *Procédé de Bareswill*. Le réactif qu'emploie Bareswill est préparé à un degré de concentration déterminé, de manière que 100 centimètres cubes du réactif soient exactement décolorés par 1 gramme de glycose ; on fait bouillir 100 centimètres cubes de la solution cuivreuse alcaline dans une capsule de porcelaine ; le liquide à essayer est contenu dans une burette graduée, on en verse peu à peu dans la capsule, jusqu'à ce que la décoloration soit complète ; les degrés marqués sur la burette donnent le chiffre de la quantité employée, et celle-ci contient 1 gramme de glycose.

9° *Appareil de Biot*. L'appareil de Biot indique, d'une manière plus exacte encore et surtout plus facile, la proportion relative du sucre contenu dans l'urine ; il se fonde sur la propriété que possède l'urine diabétique de dévier à droite le plan de polarisation de la lumière. Si l'urine ne contient pas de sucre, le plan de polarisation n'est pas dévié; si au contraire elle en renferme, il subit une déviation qui se mesure par un certain nombre de degrés tracés sur l'appareil; la déviation en plus ou en moins permet d'apprécier les variations quotidiennes du sucre diabétique.

10° Rappellerons-nous enfin un procédé d'une extrême simplicité, qui, au défaut des moyens précédents, peut avoir son utilité; on le doit au docteur Piégu. Il consiste à verser quelques gouttes d'urine dans le creux de la main, et à frotter légèrement les deux faces palmaires l'une contre l'autre; si les deux mains tendent à adhérer ensemble, l'urine contient du sucre.

PRONOSTIC. — C'est surtout ici qu'il faut se rappeler la diversité d'expression de la glycosurie, tantôt absolument éphémère, tantôt plus persistante, mais ne dépassant pas les bornes d'un simple accident sans portée, et qui tantôt enfin s'élève au rang d'une véritable maladie. Cette variété de signification, avons-nous dit aussi, s'applique pareillement à l'albuminurie qui n'est parfois qu'un simple incident de physiologie pathologique et qui tantôt se lie à une profonde désorganisation du rein.

La distinction des diverses espèces de glycosurie commande le pronostic. La glycosurie temporaire liée à un trouble superficiel des fonctions hépatiques est sans gravité, et celle même qui a un certain caractère de permanence, reste, chez bien des malades, à l'état de simple hypercrinie; mais le véritable diabète, avec son cortége de complications et l'atteinte profonde qu'il porte aux grandes fonctions de l'organisme, est une affection des plus graves et le plus souvent mortelle.

TRAITEMENT. — La dominante est de viser le redressement, à son type physiologique, de l'innervation ganglionnaire, dont le trouble, en exagérant la fonction glycogénique du foie, amène la glycosurie morbide; mais il faut malheureusement reconnaître que la thérapeutique est, à ce point de vue, dans le plus complet dénument. Le médecin n'a point à intervenir dans les cas si nombreux de glycosurie temporaire où le passage du sucre dans l'urine doit être considéré seulement comme un fait d'hypercrinie sans valeur pathologique et sans conséquences. Il doit réserver son action aux circonstances où la glycosurie permanente devient l'occasion d'un trouble immédiat ou prochain pour la santé.

Dans une affection qui intéresse au premier chef les organes digestifs et qui s'accroît notablement de certaines conditions alimentaires, le régime a besoin d'être méthodiquement combiné. Le professeur Trousseau a formulé sur ce point d'utiles préceptes. On sait que les aliments féculents augmentent, chez les diabétiques, la proportion du sucre rendu par les urines, tandis qu'une nourriture surtout animale diminue au contraire la glycosurie. Cet effet du régime animal ne vient pas de ce que ce régime exclut les substances qui fournissent le plus de matériaux sucrés. Le sucre qui provient des aliments féculents ou sucrés se transforme dans le foie en une matière spéciale très-différente du sucre de diabète, et celui-ci, produit de la sécrétion hépatique, est fourni par les substances animales comme par les substances végétales, mais en moindre quantité. Si la nourriture animale doit être préférée au régime végétal c'est que ce dernier, surtout s'il est féculent, augmente en même temps la suractivité fonctionnelle du foie et celle des reins, et que les substances végétales sont beaucoup plus diurétiques que les substances animales. On reste donc d'accord avec les données de la physiologie, en conseillant aux diabétiques une nourriture surtout animale, mais c'est aller trop loin que de refuser à ces malades toute autre espèce d'alimentation. On peut, sans craindre de voir augmenter la glycosurie, leur permettre l'usage des végétaux verts, les épinards, l'oseille, les choux, le cresson et les fruits dits acides, tels que les groseilles, les fraises, les cerises. Cette variété d'alimentation, en éloignant le dégoût d'un régime entièrement animal, a pour avantage de ménager les fonctions digestives si fort troublées dans le diabète. Trousseau permettait encore les poires, les pommes et même le raisin qui contient pourtant une si grande quantité de glycose. Trousseau n'interdisait pas non plus le pain d'une manière absolue. Il conseillait le pain de froment ou de seigle, et non le pain de gluten si peu agréable et qui, prescrit en vue d'une théorie chimique, n'offre, disait-il, en réalité aucun avantage.

Les alcalins ne sont pas plus que le régime entièrement animal, un spécifique de la maladie. Ils ont une incontestable utilité, mais à vrai dire ils n'agissent pas en tant qu'alcalins, c'est-à-dire en opérant dans l'économie les réactions de nos laboratoires.

C'est un fait que les sucres *de la seconde espèce*, parmi lesquels le sucre de diabète, sont détruits par les alcalins caustiques, la potasse, la soude, la chaux, et changés en acides bruns particuliers, d'autant plus rapidement que ces alcalins sont plus concentrés et la température plus élevée. De là est née une des théories pathogéniques du diabète. Si, chez l'homme bien portant, a-t-on dit, le sucre ne se retrouve pas dans les urines, c'est que la matière sucrée qui, dans cette théorie, dérive toute entière des substances alimentaires est détruite dans le sang assez alcalin pour opérer cette transformation, tandis que la glycosurie dépend de ce que le sang n'est plus assez alcalin pour que la destruction du sucre ait lieu. Cette théorie, purement chimique, n'a pu prévaloir, mais il est acquis néanmoins que les alcalins sont d'une réelle utilité dans le traitement du diabète. Durand-Fardel (*Traité du diabète*) les considère aussi comme le principal médicament à employer. La soude est pour lui un véritable médicament de l'assimilation. On peut donner l'eau de chaux, le bi-carbonate de soude ou la magnésie en poudre, ou les eaux minérales de Vichy, de Pougues, de Vals, d'Ems, de Carlsbad, les bains alcalins. Les alcalis agissent en qualité de modificateurs puissants de l'appareil digestif dont ils régularisent les fonctions; ils opèrent non en guérissant le diabète, mais en replaçant les malades dans des conditions particulières de nutrition en vertu desquelles la production anormale exagérée du sucre n'aura plus lieu. Si la théorie qui veut alcaliser le sang pour guérir le diabète était vraie, il faudrait donner les alcalis largement et pour ainsi dire indéfiniment. Ce serait alors, dans les idées de Trousseau, nuire au malade; on ne doit, dit-il, donner les alcalins qu'à titre d'adjuvants, à doses modérées, et seulement pendant un certains temps, huit à dix jours de suite chaque mois par exemple.

L'hydrothérapie, un exercice actif et régulier, comme moyens de stimuler les grandes fonctions générales, rendront aussi de véritables services. On pourra conseiller également les frictions, le massage, les bains de vapeur. Kratschmer, Külz et Jaccoud assurent que l'opium à la dose de 10 à 15 centig. par jour et la morphine ont une action prompte et certaine pour diminuer la glycosurie; mais ces agents fatiguent souvent l'estomac. Jaccoud, à l'exemple de Semmola (de Naples), recommande aussi la strychnine sous forme de sulfate dissous dans l'eau distillée, en proportion telle que 5 gr. de liquide, c'est-à-dire une cuillerée à café contiennent 5 millig. de sel. En raison de la détestable saveur de cette solution, il la fait prendre dans 50 à 60 gr. de sirop d'écorces d'orange. Commençant par une dose quotidienne de 5 millig. (une cuillerée à café) il arrive selon l'effet produit et selon la tolérance à 2 centigr. 2 cent. 1/2 (quatre à cinq cuillerées à café). Souvent, dit-il, ce médicament fait cesser la glycosurie, au moins pour un temps, et s'il ne donne pas ce résultat il maintient aux fonctions digestives une énergie qui permet au malade de tirer parti des aliments qu'il prend. On a recommandé aussi les inhalations d'oxygène, médication basée sur l'insuffisance de la respiration chez les diabétiques. Schultzen, d'après une théorie à lui, emploie la glycérine à l'intérieur à la dose de 30 à 50 gr. par jour, donnée comme il suit : glycérine très-pure 30 à 50 gr., eau de fontaine 1,000 gr., acide citrique ou tartrique 5 gr., à prendre en une journée. Schleich augmente même cette dose; il l'élève à 100 gr. de glycérine additionnés de 60 gr. de liqueur alcoolique sans autre mélange (30 de rhum et 30 g. d'arac). Jaccoud assure que cette médication fournit de bons résultats, non pas tant en raison de la diminution de la glycosurie, qu'en raison de l'amélioration de l'état général et des combustions organiques auxquelles la glycérine apporte un élément compensateur de celui qui est pathologiquement éliminé par l'urine. L'honorable professeur recommande l'emploi du lait, dont il a constaté les avantages. Il regarde comme certain que l'usage du lait à hautes doses (diète lactée) n'amène pas chez les diabétiques les fâcheux effets que la théorie indique, et nous nous souvenons d'avoir lu quelque part une note sur les bons effets du lait écrémé comme base de l'alimentation dans le diabète.

L'emploi de l'arsenic a été aussi très-vanté par Devergie et Foville; ils préfèrent la liqueur de Fowler qu'ils donnent de la manière suivante : le premier jour une goutte matin et soir, le lendemain trois gouttes, puis quatre, et ainsi de suite en augmentant jusqu'à douze ou quatorze par jour. Ils continuent cette dernière dose sauf à interrompre de temps en temps, pour recommencer après un certain repos par la moitié de la dose à laquelle on était arrivé en dernier lieu. L'arsenic ne serait pas également utile dans toutes les formes du diabète et il ne paraît pas encore possible d'indiquer les formes auxquelles il serait surtout approprié. Enfin, les rapports du diabète avec un désordre de l'innervation soit périphérique, soit centrale, posent tout au moins l'indication de chercher à agir sur le système nerveux pour le redresser. Mais le précepte est difficile à remplir. Toutefois, si le diabète succédait à une névrose curable, à de grands chagrins, à des peines profondes, on ferait bien d'attaquer la complication, de conseiller la distraction, l'exercice, le changement de lieu, le passage de la ville à la campagne, l'hydrothérapie, etc., d'instituer en un mot le traitement des névroses.

POLYURIE - DIABÈTE NON SUCRÉ

A côté du diabète, se place naturellement une autre affection qui s'en rapproche par l'émission d'une urine abondante, par l'intensité de la soif et par une localisation nerveuse voisine, c'est la polyurie ou polydipsie ; ces deux phénomènes, l'augmentation de la soif et l'hypersécrétion urinaire, étant liés étroitement l'un à l'autre, sans qu'on puisse dire exactement quel est celui qui ouvre la marche.

La physiologie expérimentale a établi que la piqure du bulbe pratiquée dans un point plus élevé que celui qui fait naître la glycosurie, détermine une hypersécrétion d'urine sans addition de sucre. C'est ainsi que Claude Bernard a pu, en lésant certaines parties du plancher du quatrième ventricule, faire naître soit de l'albuminurie, soit un diabète sucré, soit la polyurie simple montrant ainsi que ces maladies ont un lien commun dans le désordre nerveux encore inconnu dont elles procèdent.

La clinique reproduit spontanément les résultats de l'expérimentation. On observe en effet chez certains malades, l'excrétion d'une quantité considérable d'urines claires, d'une faible densité, quelquefois légèrement albumineuses, mais sans sucre, avec ou sans excès d'urée ; une soif ardente existe parallèlement à l'hypersécrétion urinaire et les symptômes généraux d'épuisement du diabète accompagnent ces premiers accidents. « Cette polyurie est certainement, comme le diabète, d'origine sinon bulbaire du moins encéphalique, car on la voit souvent se déclarer à la suite de lésions traumatiques du crâne, dans le cours d'affections aigues ou chroniques de l'encéphale, dans la plupart des névroses etc. On l'attribue généralement à une paralysie des vaisseaux du rein. Par suite de cette paralysie, la pression sur les parois internes des glomérules deviendrait plus grande, d'où une filtration plus rapide de la partie aqueuse du sang. La soif serait ensuite la conséquence naturelle de la grande déperdition d'eau éprouvée par le sang. Cela donne à supposer, ce que nous enseignait déjà la physiologie, que le bulbe préside à la circulation rénale. Je crois qu'il y a dans ce segment du système nerveux, deux centres distincts qui peuvent être affectés soit isolément soit simultanément : un centre rénal ou urinaire à action vaso-motrice, et un centre glycogénique. Dans la polyurie, le premier seul est atteint. Dans le diabète, les deux sont le plus souvent mis en cause, et il y a deux éléments pathogéniques qui se combinent entre eux dans des proportions variables, l'élément urinaire qui fait la quantité et l'élément glycogénique qui fait la qualité du liquide excrété ; mais parfois, ou tout au moins à certains moments, le centre glycogénique peut être seul troublé, car il est des diabétiques qui rejettent une urine qui est très sucrée, mais qui comme abondance est même au dessous de la normale » (Poincaré.)

La polyurie ressemble encore à la glycosurie par ses rapports avec les névroses dont elle est souvent une des expressions, et par le caractère absolument passager qu'elle présente dans beaucoup de cas. C'est ainsi qu'elle accompagne souvent l'hystérie, et qu'on la voit se produire tout à coup à propos d'une émotion vive ou d'une simple préoccupation ; on a même traduit cette rapidité d'action dans le langage vulgaire en disant par exemple à propos d'une résolution soudaine : cela vous prend comme une envie de pisser. Mais en dehors de ces conditions générales, ses causes directes sont difficiles à préciser ; elles doivent être cherchées cependant dans une modalité vicieuse, mais inconnue du système nerveux ganglionnaire, puisque c'est lui qui préside à tous les actes végétatifs ; et nous savons déjà combien on recueille de faits intéressants pour la clinique en interrogeant avec soin et persistance la physiologie pathologique de ce remarquable système. L'âge ne paraît créer ni une prédisposition ni une immunité ; il est certain que la maladie est fréquente dans la jeunesse.

La soif ardente et l'émission d'une quantité considérable d'urine claire aqueuse et non sucrée, sont le caractère principal de la maladie. Les malades absorbent quinze, vingt, trente litres de liquide et urinent en proportion. L'appétit peut être en même temps sensiblement augmenté.

En dehors de cette exagération de l'appétit et de la soif, les facultés digestives peuvent continuer de s'accomplir avec régularité, et rester satisfaisantes comme la santé générale ; mais d'autres fois les conditions ne restent pas aussi favorables. Bientôt, à la boulimie succède une anorexie insurmontable, de la diarrhée, et l'amaigrissement se prononce de plus en plus inquiétant ; la peau se flétrit et devient terreuse, l'haleine est fétide, et, comme dans le diabète sucré, on voit se manifester les symptômes de la phthisie tuberculeuse (Trousseau.) Quelques sujets présentent au niveau de la région lombaire, des douleurs persistantes qui peuvent bien tenir à la fluxion et à l'excès de sécrétion rénale, et, comme dans le diabète aussi, l'impuissance est habituellement observée.

En raison certainement de leur analogie de provenance, la polyurie, le diabète sucré et parfois aussi l'albuminurie peuvent succéder l'un à l'autre chez le même individu, et il n'est pas rare de voir des enfants atteints de diabète non sucré, quand leurs ascendants avaient été glycosuriques ou albuminuriques (Trousseau.)

PRONOSTIC. — La polydipsie ou polyurie, affection de même ordre que la glycosurie, paraît cependant comporter une gravité plus grande que cette dernière. « Tandis que j'ai pu, dit Trousseau, voir un grand nombre de glycosuriques conserver longtemps la plénitude de leur santé, sans que j'intervinsse par un traitement fort actif, j'ai eu la douleur au contraire de voir presque tous les polyuriques que j'ai eu à traiter dépérir rapidement, et arriver au terme de leur vie beaucoup plus vite que les diabétiques; si, dans quelques cas heureux et rares la polydipsie ne trouble pas gravement la santé, du moins elle résiste avec une opiniâtreté désespérante aux médications les plus diverses et les plus rationnelles. » (*Clinique de l'Hôtel-Dieu.*)

TRAITEMENT. — En raison de l'origine nerveuse de la polydipsie, on a essayé les antispasmodiques. La médication par la valériane paraît être le meilleur mode de traitement. Trousseau prescrivait l'extrait de valériane rapidement porté à hautes doses, même jusqu'au chiffre énorme de trente grammes par jour en commençant par six, huit ou dix grammes; à ces dernières doses au lieu de l'extrait on peut donner la poudre à doses plus élevées que l'extrait, naturellement. Mais la quantité de substance nécessaire est alors un inconvénient. On a prescrit aussi l'opium, la belladone, les alcalins, les martiaux, la teinture de noix vomique, les eaux minérales, les bains de mer, l'hydrothérapie. Il est vrai que l'on voit souvent la soif et la sécrétion urinaire diminuer rapidement par l'action de la valériane ; mais les malades se fatiguent de son emploi et l'amélioration obtenue par l'un ou l'autre moyen n'est pas habituellement de longue durée.

MALADIE D'ADDISON — MALADIE BRONZÉE

MÉLANODERMIE ASTHÉNIQUE — ASTHÉNIE SURRÉNALE (Jaccoud).

Le docteur Addison, médecin de Guy's hospital, à Londres, a décrit le premier, en 1855, sous le nom de *bronzed disease*, une maladie de l'ordre asthénique ou cachectique, singulière et aujourd'hui encore imparfaitement connue. Elle a pour phénomènes constants une teinte brune et comme enfumée de la peau, des troubles digestifs variés, des douleurs lombo-abdominales plus ou moins vives, des troubles profonds du système nerveux ganglionnaire et cérébro-spinal, un état croissant de faiblesse et d'anémie, et pour état anatomique habituel, des altérations diverses dans les capsules surrénales et dans le domaine du grand sympathique. Les altérations des capsules surrénales sont si fréquentes, qu'elles ont été considérées dès le début, comme liées à l'existence même de la maladie. Nous verrons plus loin ce qu'il convient de penser sur ce point; celles du sympathique, de connaissance plus récente, conduisent avec une grande apparence de vérité à placer directement dans le système ganglionnaire, la genèse des accidents, et c'est la doctrine que nous allons essayer de faire prévaloir en analysant avec soin les divers travaux contemporains sur la matière.

DESCRIPTION DE LA MALADIE — SYMPTOMES. — C'est en recherchant l'origine de certaines formes d'anémie, dont il ne pouvait trouver l'explication dans aucune des causes habituelles de cet état morbide, que le docteur Addison rencontrant à peu près constamment une lésion des capsules surrénales associée à ces formes cachectiques, arriva à découvrir la maladie qui porte son nom et qu'il décrivit sous le nom de *bronzed disease*. D'autres médecins anglais, Hutchinson en particulier, vinrent bientôt confirmer ses recherches.

En France, le docteur Lasègue, un des premiers, étudia les maladies des capsules surrénales dans leurs rapports avec les idées d'Addison (*Archiv. de Méd.*, mars 1856).

Dans ses leçons à l'Hôtel-Dieu (août 1856), dans une communication du même moment à l'Académie de médecine, le professeur Trousseau signala de son côté l'affection nouvelle en lui imposant justement le nom du médecin qui l'a découverte; et, comme il se plaisait à le répéter, cette désignation qui est déjà un acte de justice, a en outre l'avantage de ne rien préjuger sur la nature des accidents.

Des observations plus ou moins confirmatives des idées d'Addison, furent bientôt recueillies chez nous par Trousseau lui-même, par Malherbe, médecin de l'Hôtel-Dieu de Nantes, S. Ferréol, à ce moment interne des hopitaux de Paris. La maladie était dès lors entrée dans le domaine public. En 1863, le docteur Martineau soutint une thèse importante sur le même sujet. Nous ne voulons point indiquer toute la bibliographie moderne. Les travaux les plus importants sont analysés dans l'article consacré par le professeur Jaccoud à la maladie bronzée (*Dictionnaire de médecine et de chirurgie pratiques*) et dans le traité d'Eulenburg et Guttmann sur la *Pathologie du sympathique*. Nous renvoyons à ces sources pour les développements que ne comporte pas le cadre que nous avons adopté.

Cette singulière affection débute sourdement comme la plupart des affections chroniques. Le malade n'en a pas d'abord conscience, et ce n'est qu'au bout de plusieurs semaines ou de plusieurs mois qu'il arrive à s'apercevoir d'un changement dans son état. Les premiers phénomènes se rapportent à la diminution de ses forces ; il devient mou, languissant, sensible au froid, incapable d'activité physique ou morale. Les troubles digestifs se montrent ensuite ; l'appétit est capricieux, il diminue ou disparaît ; on observe des vomissements qui, chez quelques sujets, s'établissent avec une grande fréquence. Ou bien il survient un dévoiement abondant (Trousseau). Des douleurs se font sentir à l'épigastre, dans la région iléo-lombaire ; le pouls est petit et faible, ou s'il est large, il est en même temps mou et dépressible (Trousseau), des bruits de souffle se font entendre au cœur ou dans les artères, etc. Le malade dépérit graduellement mais sans présenter l'amaigrissement extrême et l'altération spéciale de la physionomie qui appartiennent aux affections de nature maligne.

L'examen clinique ne fait découvrir aucune lésion d'organes. Mais on remarque extérieurement une coloration spéciale des téguments qui est un des traits principaux de cette entité morbide.

Cette coloration occupe le plus souvent toute la surface du corps, mais elle s'accuse davantage à la face, au cou, à l'aisselle, autour de l'ombilic, au pénis, au scrotum. Anatomiquement elle a son siége dans la couche profonde de l'épiderme, dans la couche dite muqueuse de la peau (réseau de Malpighi) ; elle est constituée par un dépôt insolite de pigment. C'est une coloration d'un brun sale (*dirty brown*) qui rappelle le ton du bronze clair, de l'olive, du bistre ou celui de la peau d'un mulâtre. Elle résiste aux ablutions les plus répétées, et chez quelques sujets, contraste d'une manière frappante avec la blancheur des ongles, en sorte qu'on ne peut en chercher la cause dans les impuretés de la peau. On la retrouve aussi parfois à la face interne des lèvres, à la bouche, au palais comme chez certains chiens de race, à l'entrée du vagin, et même accidentellement, en taches diffuses sur le péritoine. Au lieu d'être uniformément répandue, la pigmentation se présente aussi, mais plus rarement, sous forme de plaques isolées qui donnent à la surface du corps un aspect marbré. D'autres fois, certaines parties de la peau sont devenues d'un blanc mat, comme on le voit dans le vitiligo, par l'absence complète sur ces points, de toute matière colorante. C'est d'ailleurs la règle, que les divers troubles organiques précèdent la coloration noire ; c'est seulement par exception que celle-ci marque le début des accidents. La coloration spéciale de la peau se prononce peu à peu. L'anémie, la langueur, le manque d'appétit, les vomissements, l'émaciation, l'affaiblissement du cœur et du pouls augmentent aussi parallèlement. La perturbation du système nerveux s'annonce quelquefois par des symptômes plus spéciaux; tels sont : la céphalalgie, les convulsions, les vertiges, le délire et le coma (Jaccoud). Les appareils de la vie végétative, autres que ceux de la digestion, peuvent aussi prendre part aux troubles de l'innervation cérébro-spinale. Jaccoud signale chez quelques sujets de violents accès de palpitations et une dyspnée véritable à retours plus ou moins fréquents, avec cette remarque qu'il s'agit seulement de malades chez lesquels il n'existait aucune lésion matérielle du cœur ou des poumons.

Examiné au microscope, le sang ne présente que les caractères qu'il offre dans toutes les anémies. Siredey a signalé la diminution de la chaleur qui correspond à l'abaissement de la vitalité. Chez trois malades qu'il a observés, la température, à jeun, était toujours au-dessous de la normale, qui est 37 degrés : chez l'un elle était de 35°7 ; chez un autre 35°4, et chez un troisième de 36 degrés.

Les urines ne sont point albumineuses.

La leucémie a été constatée dans un petit nombre de cas, mais elle doit être considérée comme se rattachant aux altérations organiques concomitantes du poumon, du foie, de la rate, des ganglions lymphatiques, et non comme un symptôme lié directement à l'existence de la maladie (Jaccoud).

MARCHE, DURÉE, TERMINAISON. — Dans la généralité des cas, la maladie va s'aggravant d'une manière régulièrement croissante. On peut voir pourtant les symptômes habituels s'amender temporairement, la coloration bronzée s'affaiblir, l'état général s'améliorer, etc. Mais après un temps variable de cette amélioration passagère la maladie reprend sa marche ascendante vers les accidents et la terminaison fâcheuse qui lui sont propres. Jaccoud regarde la mort comme constante ; elle succède alors à l'aggravation de la cachexie générale, à la prostration des forces, à quelque circontance fortuite, un dévoiement abondant (Trousseau), le délire, le coma, les accès convulsifs (Jaccoud). Cependant Martineau signale la guérison deux fois sur 72 observations.

La DURÉE commune varie surtout de quelques mois à deux ou trois ans. Mais elle peut excéder cette dernière période ou au contraire ne pas dépasser six semaines (Jaccoud).

CARACTÈRES ANATOMIQUES — ÉTIOLOGIE. — Au début, lorsque l'on eut constaté que l'altération des capsules surrénales accompagne presque toujours la coloration bronzée et les autres accidents, on considéra ces lésions capsulaires comme la cause même de la maladie. L'obscurité de la physiologie sur les fonctions capsulaires ne permettait pas de saisir le rapport entre les deux phénomènes; on acceptait néanmoins cette solidarité en attendant de nouveaux faits pour l'expliquer. Brown Séquard, à la suite d'expériences sur les animaux, dans lesquelles il enlevait les capsules surrénales, vit toujours ses opérés succomber rapidement, et leur sang chargé de plaques de pigment. Il supposa dès lors que les capsules surrénales avaient pour mission de détruire une substance organique destinée à se transformer ultérieurement en pigment et qui prendrait constamment naissance sous l'influence des mutations chimiques de l'économie. Les capsules malades ne pouvant plus détruire le pigment fourni, et l'insolubilité de celui-ci ne lui permettant plus de s'échapper par les divers émonctoires de l'économie, il s'amasserait dans le sang d'une manière uniforme, ou en plaques inégales à l'extrémité du réseau capillaire, mais cette théorie ne put résister au contrôle des faits ultérieurs et aux objections surtout qui naquirent d'autres expériences tentées par Philippeaux et Châtelain. Il fallut chercher autre chose.

On ne saurait contester que la maladie bronzée est le plus souvent accompagnée de lésions capsulaires; mais d'abord il y a une grande diversité dans ces altérations. En effet, les capsules ont été vues tuberculeuses, cancéreuses, calcaires, graisseuses, caséeuses, pénétrées de foyers apoplectiques, envahies par le processus inflammatoire ou atteintes seulement d'atrophie ou d'hypertrophie simples. Il faut comprendre comment ces altérations diverses sont toujours suivies des mêmes résultats cliniques, après le juste abandon de la doctrine due à Brown Séquard. Cette concomitance des lésions capsulaires avec les symptômes de la maladie d'Addison, ne suffit pas pour consacrer l'idée d'une relation de cause à effet entre les divers phénomènes; elle est d'ailleurs susceptible d'une autre interprétation que nous développerons tout-à-l'heure. Si, l'ablation des capsules est suivie d'une mort rapide, il faut en chercher la raison dans la richesse de l'appareil nerveux départi à ces organes et dans le trouble nécessaire qui suit cette mutilation nerveuse. Mais surtout on a vu de profondes altérations des capsules sans coloration bronzée de la peau ; Jaccoud mentionne 58 cas de cette sorte. Il en a réuni 17 autres où la mélanodermie existait au contraire sans lésion des capsules ; ce n'est donc vraiment pas l'altération capsulaire qui fournit la clef des accidents. Nieskowski a observé dans le service de Ferréol un cas où il y avait un gonflement généralisé des ganglions lymphatiques et la couleur bronzée de la peau. L'autopsie démontra l'intégrité parfaite des capsules surrénales, mais il y avait dans l'abdomen, vers le pancréas, le plexus cœliaque et le mésentère, de gros paquets de glandes lymphatiques. Il rattache alors la couleur bronzée de la peau à la compression exercée sur le plexus ganglionnaire par les glandes hypertrophiées.

Le professeur Sée a voulu localiser la maladie dans une altération des glandes hématopoiétiques et vasculaires, et en particulier des capsules surrénales.

Le docteur Duclos, de Tours, s'appuyant sur la doctrine de Brown Séquard, a pensé que les divers symptômes du *bronzed diesease*, la faiblesse croissante, la mort enfin sont la conséquence d'un intoxication générale de l'économie par la matière pigmentaire qui a cessé d'être détruite selon le mode physiologique par les capsules altérées. Cette dernière théorie doit suivre le sort de la doctrine de Brown Séquard qu'elle résume, et quand à celle du professeur Sée, il faut reconnaître qu'elle est hypothétique et ne rend pas un compte satisfaisant des faits.

Une interprétation mieux assise sur les données physiologiques ne tarda pas à se produire, qui considère l'affection des capsules surrénales comme étant en réalité secondaire et rattache la maladie à un trouble du système nerveux et spécialement de la masse des plexus abdominaux sympathiques. La richesse des filets ganglionnaires fournis aux capsules et conséquemment les relations nerveuses de celle-ci avec les plexus de l'abdomen, permet ainsi de comprendre le désordre qui, par un enchaînement direct, peut se montrer dans la vie végétative à la suite des lésions capsulaires ; mais alors ces lésions cessent d'être un fait protopathique et n'ont plus qu'une valeur de second ordre. Déjà, Addison lui-même avait attiré l'attention sur les rapports des capsules surrénales avec les plexus ganglionnaires voisins, et il avait cru pouvoir rapporter la prostration qu'on observe dans cette maladie à une affection des ganglions semi-lunaires ; mais s'il admettait que la maladie bronzée se lie habituellement à l'existence d'une lésion des capsules surrénales, il ne prétendait pas que cette lésion fût la cause de la maladie, pas plus que l'altération des glandes de Peyer n'est la cause de la fièvre typhoïde, selon la remarque si juste de Trousseau.

En fait, on a aujourd'hui réuni en France, en Allemagne ou dans d'autres pays, un grand nombre d'observations dans lesquelles on a constaté anatomiquement l'existence, dans la maladie bronzée, d'altérations diverses dans le domaine du grand sympathique.

Eulenburg et Guttmann résument 10 observations dans lesquelles on a trouvé :

La dégénérescence graisseuse ou l'atrophie, ou le gonflement du plexus solaire (Queckett); la rougeur et l'hypertrophie des nerfs splanchniques (Monro);

L'atrophie des filets nerveux émanant des ganglions semi-lunaires et se rendant aux capsules surrénales (Lovegrawe) ;

Celle du tronc du sympathique dans le voisinage de l'aorte abdominale (Schmidt) ;

La rougeur du ganglion cœliaque et des filets ganglionnaires se rendant aux capsules surrénales (Recklinghausen) ;

Les nerfs partant du ganglion semi-lunaire pour aboutir aux capsules doublés de volume (Greenhow) ;

L'effacement total des filets nerveux et des cellules ganglionnaires aboutissant aux capsules surrénales, elles-mêmes dégénérées (Meinhardt);

La dégénérescence graisseuse et l'atrophie des ganglions semi-lunaires et des nerfs correspondants (Bartsch) ;

Les ganglions semi-lunaires et les nerfs correspondants enveloppés dans un tissu adénoïde (Sanderson) ;

Les ganglions semi-lunaires gros, durs et de couleur blanche (Guttmann) ;

Les nerfs du plexus solaire ainsi que les ganglions semi-lunaires et les filets nerveux noyés dans un tissu conjonctif abondant, quelques-uns présentant des dilatations ampulliformes (Wolff) ;

La dégénerescence graisseuse des filets nerveux se rendant aux capsules (Kuhlmann);

L'envahissement par le tissu conjonctif, avec ramollissement putride et foyer purulent, du plexus solaire (Frankel);

L'épaississement des ganglions semi-lunaires, du plexus solaire et des troncs nerveux correspondants; toutes les autres divisions principales du sympathique rouges et gonflées. Les deux ganglions cervicaux supérieurs du sympathique étaient rouges et gonflés. Le microscope faisait voir en même temps dans les ganglions et les troncs nerveux du sympathique, des extravasats sanguins, anciens ou récents, (Burresi, de Sienne) ;

La dégénération caséeuse des ganglions semi-lunaires et des capsules surrénales (Southey).

Ainsi, voilà 19 cas dans lesquels on constate nettement, à l'autopsie, des lésions variées du plexus solaire, des ganglions semi-lunaires du tronc, des ganglions ou des filets du grand sympathique, lésions accompagnant ou non des lésions semblables dans les capsules surrénales.

Ces 19 cas ont une importance d'autant plus grande, à notre point de vue, que selon la remarque d'Eulenburg et Guttmann, dans les 150 autopsies de maladie bronzée faites jusqu'en 1872, le sympathique n'a été examiné que dans 29 cas. Les mêmes auteurs remarquent à la vérité que dans dix autres cas, l'autopsie n'a révélé aucun désordre dans le domaine du sympathique ; mais il faut dire que les recherches de ce genre sont difficiles, délicates ; que des altérations légères peuvent passer inaperçues ; que l'étendue considérable du système ganglionnaire peut faire méconnaître certains changements de texture ; que, dans l'espèce, les faits positifs ont une valeur certainement supérieure à celle des faits négatifs ; que les troubles du système nerveux ne se révèlent pas toujours par des lésions de substance, et que les troubles dynamiques, les névroses, dont le champ pourtant se rétrécit chaque jour, tiennent encore une large place à côté de ceux qui dérivent d'une lésion manifeste de tissus.

On a constaté aussi la tuméfaction et l'infiltration générale des follicules isolés et agminés de l'intestin.

Schmidt, de Rotterdam, paraît être le premier qui rattache la maladie d'Addison à l'action pervertie du grand sympathique, opinion marquée au coin de la plus saine doctrine de physiologie pathologique, et bientôt partagée par Jaccoud et Martineau. Dans cette manière de voir, les phénomènes de la maladie n'ont plus rien d'étrange. Les altérations du grand appareil nerveux qui préside à l'exercice de la vie végétative, permettent facilement de comprendre les désordres qui surviennent de ce côté pendant la vie, la faiblesse, les troubles gastriques, l'amaigrissement, la cachexie, les douleurs lombo-abdominales et les divers accidents nerveux consécutifs dans la sphère de la circulation et de l'état cérébral. Jaccoud fournit à cet égard des développements intéressants pour la clarté du sujet : la doctrine d'une perturbation initiale et directe du système nerveux se justifie par l'asthénie croissante, les douleurs épigastriques et lombaires, les vomissements parfois incoercibles, les palpitations, les syncopes, les vertiges, qui sont, avec la mélanodermie, l'expression symptomatique ordinaire de la maladie et se développent sans s'accompagner d'aucune lésion viscérale importante. L'exagération de la sécrétion pigmentaire ne se lie pas à une altération préalable du sang puisqu'elle n'envahit pas au même instant et avec la même intensité toute l'étendue de la peau ; elle résulte d'un travail morbide qui a lieu sur place et doit être rapportée à une modalité vicieuse de cette partie du système nerveux qui intervient dans les actes sécrétoires et spécialement des nerfs vaso-moteurs. Ceux-ci reçoivent le contre-coup de l'excitation qui a son principe dans les glandes surrénales ou dans tel autre département sympathique, et l'hyperémie pigmentaire sur la muqueuse et dans les viscères, est le résultat de cette modalité fonctionnelle morbide. L'abaissement de température et les troubles circulatoires relèveraient aussi de la fonction vaso-motrice pervertie. La congestion fréquente vers les organes de l'abdomen serait due soit à une paralysie directe des nerfs vaso-moteurs viscéraux, soit à une paralysie réflexe de ces même nerfs consécutive à l'altération des capsules. L'afflux du sang vers les organes abdominaux, en troublant le cours général du sang, permettrait de comprendre la faiblesse générale, la petitesse et la dépressibilité du pouls, et les phénomènes de pâleur générale liés à l'amoindrissement de la circulation ; de son côté l'anémie spéciale des centres nerveux amènerait la céphalalgie, le malaise, l'apathie, les symptômes psychiques de nature dépressive, les hallucinations, les convulsions, les névralgies, les hyperesthésies, etc., l'affaiblissement de l'intelligence et de la mémoire, le vertige, la somnolence ou l'insomnie, etc. Quoiqu'il en soit, il faut savoir qu'à la suite de violentes impressions du système nerveux central la pigmentation noire de la peau peut survenir d'une manière aiguë. Rostan a cité le fait d'une femme qui, condamnée à mort sous la Terreur et non exécutée, vit au bout de quelques jours une coloration noire envahir toute la surface de son corps. La multiplicité des lésions anatomiques constatées dans le domaine du grand sympathique fournit incontestablement, à l'appui de notre thèse, un argument de rigoureuse valeur. Les glandes surrénales se rattachent directement au grand sympathique par l'abondance des filets ganglionnaires dont elles sont pourvues ; toutes les fois donc qu'elles sont altérées dans leur substance médullaire, c'est le sympathique lui-même qui est lésé ; mais la maladie bronzée peut exister en dehors d'une lésion capsulaire.

Il reste, il est vrai, à montrer comment la lésion de l'appareil nerveux surrénal produit les symptômes caractéristiques de la maladie bronzée. Il est difficile d'admettre que l'inertie fonctionnelle de ce département nerveux limité, puisse expliquer suffisamment les symptômes ; mais tout processus morbide, évoluant dans les capsules et notamment dans leur substance médullaire, devient une cause permanente d'excitation qui, née sur la périphérie du plexus solaire, va retentir par continuité anatomique sur l'ensemble de ce vaste plexus en impressionnant d'abord les ganglions semi-lunaires, centre d'innervation des nerfs surrénaux, et secondairement les rameaux si nombreux qui émanent de ces ganglions pour se distribuer aux viscères abdominaux, notamment à l'estomac, au foie, à la rate, au mésentère, à l'intestin ; mais en outre, les rapports des nerfs surrénaux avec le petit splanchnique, branche des ganglions thoraciques, les connexions des divers territoires du grand sympathiques les uns avec les autres, ainsi qu'avec la moelle et même l'encéphale, enfin les relations anatomiques des capsules et des ganglions semi-lunaires avec les pneumogastriques, montrent que les voies réflexes de l'excitation anomale subie par ces ganglions s'étendent bien au-delà de la cavité abdominale et peuvent n'avoir d'autres limites que celles du système nerveux lui-même.

Les différents symptômes s'expliquent alors par l'impression morbide exercée sur le département nerveux correspondant. Les douleurs gastriques, hypochondriaques, intestinales et lombaires, les vomissements, les nausées reflètent l'excitation morbide des plexus stomachiques, hépatiques et mésentériques. La tuméfaction des ganglions mésentériques et des glandes intestinales, liée communément à un excès d'activité nutritive, relève probablement de la même cause, opinion que tend à confirmer la découverte des plexus intestinaux sous-muqueux de Meissner et des plexus mésentériques d'Auerbach. Les palpitations sont dues au retentissement de l'ébranlement jusque dans les ganglions thoraciques et cervicaux ; les syncopes et la mort par syncope peuvent être imputées à l'inertie subite des ganglions semi-lunaires et cardiaques ou à la contraction vaso-motrice avec anémie secondaire des vaisseaux cérébraux provoquée par l'impression que le vague vient puiser dans le ganglion cœliaque ; la dyspnée a sa source dans les rapports des glandes surrénales et des ganglions cœliaques avec les nerfs vagues ; l'asthénie elle-même tient à ce que l'excitation accidentelle inusitée du sympathique entraîne une dépense de force nerveuse qui finit par épuiser l'axe cérébro-spinal d'où ce nerf tire toute sa puissance.

Les lésions des capsules surrénales ne déterminent donc les symptômes de la maladie d'Addison qu'indirectement, par l'influence qu'elles exercent sur le plexus solaire. A ce titre, d'autres lésions abdominales peuvent amener les mêmes symptômes en impressionnant de la même façon les nerfs et les ganglions cœliaques ; et, si les capsules surrénales sont plus souvent l'occasion de la maladie c'est parce qu'elles ont avec le plexus solaire des connexions plus nombreuses. Parmi les divers symptômes, la mélanodermie est celui dont l'apparition exige le plus de temps par la nécessité d'une longue modification des sécrétions naturelles de la peau ; les douleurs, les vomissements, la faiblesse suivent de bien plus près la perturbation nerveuse. On comprend de cette façon les cas où l'autopsie a fait découvrir des lésions capsulaires sans qu'il y ait eu pendant la vie coloration bronzée ; celle-ci probablement n'avait pas encore eu le temps de se produire. L'objection n'est pas plus grave qui consiste à opposer à la théorie sympathique les circonstances dans lesquelles la coloration bronzée a existé sans que l'autopsie ait révélé de lésions capsulaires. D'abord le système général du grand sympathique a bien d'autres points de rayonnement que celui qui se fait vers les capsules ; il peut être intéressé en des sections diverses de son étendue et fournir par les complications réflexes des désordres analogues, ou tout au moins du même ordre, à propos de lésions frappant tel ou tel point de son parcours. On sait en outre que la névrose d'un département nerveux y amène des réactions parfois tout aussi puissantes que ses lésions matérielles. En réservant la question de ce que pourrait donner dans l'espèce un examen plus approfondi, rien n'empêche d'admettre que dans certaines conditions difficiles sans doute à préciser, les ganglions semi-lunaires ou les autres divisions du système végétatif deviennent l'objet d'une irritation névrosique analogue dans ses effets à ceux que déterminent les lésions matérielles des capsules ou des diverses branches du sympathique, le plexus solaire et ses dépendances en particulier.

Jaccoud observe d'ailleurs avec raison que le nom de maladie d'Addison est préférable à celui de maladie bronzée, ce dernier ayant l'inconvénient de prendre pour caractéristique un symptôme qui peut manquer, du moins temporairement. La désignation d'asthénie surrénale lui paraîtrait meilleure encore, à condition d'y attacher l'idée d'une maladie liée à une perturbation de l'appareil nerveux surrénal et du plexus solaire.

Du côté du cerveau et de la moelle, les altérations sont nulles ou insignifiantes.

Après les explications qui précèdent, l'étiologie commune n'a plus qu'un médiocre intérêt. Disons pourtant que la maladie bronzée atteint beaucoup plus souvent l'homme que la femme; elle est rare mais on l'a rencontrée au-dessous de dix ans; c'est de 20 à 40 ans qu'elle a son maximum de fréquence; elle décroît après cet âge. Jusqu'ici elle s'est montrée beaucoup plus répandue en Angleterre que dans toute autre contrée, sans que l'on puisse encore indiquer la cause de cette préférence (Jaccoud); assez souvent on l'a observée consécutivement à l'invasion de la scrofule, de la tuberculose ou du cancer; mais elle peut être aussi spontanée et primitive, et se montrer chez des individus libres de toute autre affection. On a cru voir aussi quelque relation entre le trouble des fonctions menstruelles et la mélanodermie; il ne manque pas d'une certaine ressemblance entre la mélanodermie et les éphélides de la grossesse, et Rayer plaçait volontiers ces dernières sous l'influence de l'aménorrhée.

Le DIAGNOSTIC ressort de la concomitance des phénomènes que l'on peut appeler les symptômes cardinaux de la maladie, savoir: la teinte bronzée générale ou circonscrite, les troubles digestifs et en particulier les vomisssements, les douleurs lombo-abdominales et l'apparition consécutive de la cachexie, de l'anémie, des troubles circulatoires et nerveux indépendamment de toute lésion anatomique des organes de la tête et de la poitrine. Le diagnostic est assez facile lorsque la maladie est simple; l'embarras est plus grand si elle est secondaire et compliquée d'une autre affection asthénique, la scrofule, la tuberculose ou le cancer. Il faut alors une attention spéciale pour dégager le fait particulier au milieu de la complication, et à ce point de vue l'apparition ou l'accentuation de la mélanodermie, fournit un renseignement significatif. La mélanémie qui se produit quelquefois à la suite des fièvres intermittentes de longue durée n'a qu'une ressemblance éloignée avec la maladie d'Addison; elle est répandue uniformément sur la peau; jamais elle n'envahit le tégument interne; sa coloration est moins foncée; les antécédents périodiques, le gonflement de la rate, les autres signes de l'infection palustre seront toujours des signes suffisants pour éviter une méprise. Mais il faut accorder qu'une certaine analogie rapproche les deux affections; dans l'une comme dans l'autre cas il s'agit d'une hypergenèse pigmentaire; dans la mélanodermie d'Addison, le produit morbide siége à la surface de la peau et la colore ainsi directement; dans la mélanémie il est dans le liquide en circulation, et la coloration anormale qui en trahit la présence est une coloration par transparence ; c'est pour ainsi dire un phénomène indirect. Il est permis de penser d'autre part, que les corpuscules pigmentaires que l'examen microscopique du sang a révélés dans l'intoxication palustre, se rencontrent aussi dans un bon nombre de cas de maladie bronzée, et il est probable que la mélanémie et la maladie d'Addison coexistent plus fréquemment qu'on ne l'a cru jusqu'ici (Jaccoud).

C'est le cas de rappeler ici, qu'une forme de la maladie d'Addison se traduit au contraire par une décoloration partielle de la peau. En pareille circonstance, les phénomènes généraux propres à la maladie d'Addison écarteraient la pensée d'un simple vitiligo. Les selles abondantes que l'on a vues terminer fâcheusement et rapidement la maladie, ne seront point rapportées au choléra, parce qu'elles manquent du caractère spécial, de la suppression d'urines, de l'extinction de la voix et des autres symptômes qui appartiennent à cette dernière affection.

La coloration spéciale qui suit l'usage prolongé des préparations de nitrate d'argent sera rapportée à sa véritable cause par les commémoratifs. Quelle que puisse être la nuance de certains ictères, on verra toujours en pareil cas, la conjonctive prendre une teinte plus ou moins jaune et l'urine entraîner des produits biliaires.

Enfin, le cancer mélanique, la mélanose sous-cutanée peut être à la rigueur un sujet de méprise ; on remarquera pourtant que la coloration de la peau ne se fait ici que par transparence ; la coloration n'est que partielle. Les taches brunes reposent sur une induration du tissu cellulaire sous-cutané appréciable à l'œil ou au toucher. Il existe des douleurs au niveau des points malades, et souvent le produit morbide s'est étendu à d'autres viscères.

PRONOSTIC. — Nous avons dit déjà que les cas de guérison sont tout-à-fait exceptionnels ; le pronostic est donc de la plus haute gravité.

Que peut être le TRAITEMENT dans une maladie encore si imparfaitement connue ; et que pourrait-on lui demander au cas même où, comme il est probable, il faudrait rattacher la genèse de la maladie aux lésions du système nerveux affecté dans les profondeurs de l'organisme à l'activité de la vie nutritive ?

Réduit à faire la médecine du symptôme, l'homme de l'art doit se borner à combattre l'état anémique, à soutenir les forces par les moyens qui conviennent dans toutes les cachexies, à veiller aux complications possibles.

Le quinquina, l'iodure de potassium seront indiqués si l'on soupçonne une infection palustre ou syphilitique ; les injections sous-cutanées de morphine contre les douleurs gastriques.

Jaccoud pense que l'on pourrait au début combattre l'influence du processus local au moyen de vésicatoires ou de cautères dans la région des glandes surrénales, et que dans l'asthénie torpide de la dernière période, on pourrait utilement recourir à l'électricité dans le but de soutenir l'excitabilité défaillante du système nerveux central.

F. MALADIES DU SYMPATHIQUE GÉNÉRAL

CHOLÉRA

Le choléra, maladie essentiellement infectieuse, développe vers le tube digestif ses premiers symptômes qui consistent surtout en une violente révolte gastrique et un catarrhe intestinal suraigu, avec abondantes évacuations alvines de nature séreuse. La perturbation du système nerveux par le miasme cholérique, la concentration du sang qui succède à la spoliation de ses parties les plus fluides, deviennent la cause d'une série d'autres accidents qui troublent l'exercice des grandes fonctions organiques et arrivent rapidement à compromettre l'existence ou à entraîner une terminaison funeste.

Ce tableau succinct s'applique surtout au choléra épidémique. Mais en dehors des temps où la maladie se montre sous cette forme particulièrement grave, on observe assez souvent, à l'état isolé, une affection ayant de grandes analogies avec la première dont elle se distingue pourtant par une physionomie et un caractère beaucoup moins sérieux. D'où, la nécessité d'étudier successivement le choléra épidémique et le choléra sporadique ou choléra *nostras*.

Le CHOLÉRA SPORADIQUE est surtout une affection de la saison chaude; il se montre principalement à l'occasion des écarts de régime que l'on est exposé à commettre dans cette saison, et en particulier de l'abus des fruits, de l'ingestion d'une grande quantité de boissons froides le corps étant en sueur, de l'usage immodéré de vins, cidres ou bières de mauvaise qualité. A l'exemple de Sydenham et depuis lui, on a remarqué qu'il est surtout fréquent à la fin de l'été et à l'approche de l'automne, alors que des nuits fraîches et humides succèdent à des nuits très-chaudes.

Les **symptomes** sont, avec une intensité moindre, ceux du choléra épidémique. L'invasion de la maladie peut être brusque et violente; d'autres fois elle est annoncée par les phénomènes suivants : ce sont un frisson général, de la céphalalgie, une sensation de poids au creux épigastrique, des éructations fréquentes, des nausées pénibles et des coliques très-douloureuses. Les vomissements et les selles se succèdent avec une grande rapidité ; les matières vomies sont d'abord composées d'aliments plus ou moins modifiés, surtout si l'époque du repas n'est pas éloignée ; puis, les matières vomies sont muqueuses et bilieuses ; leur saveur est fortement acide, et leur odeur suffit pour ramener les nausées et les vomissements. Les matières alvines ont la plus grande analogie avec celles qui sont rejetées par la bouche ; d'abord muqueuses et filantes, elles sont liquides, mal liées ; bien rarement elles sont formées par du sang noirâtre ; presque toujours elles sont bilieuses. Aux évacuations, se joignent des accidents qui augmentent l'anxiété des malades : ce sont des secousses douloureuses qui agitent le diaphragme et les muscles abdominaux ; la cardialgie, qui s'était montrée au début, redouble d'intensité ; les lèvres sont sèches ; la langue pointue, animée ; les papilles hérissées ; les malades éprouvent à la gorge une sensation d'ardeur qui s'accompagne d'amertume et d'une soif intense ; mais les boissons ingérées sont rejetées immédiatement. Des gaz parcourent l'intestin dans tous les sens et produisent des tumeurs passagères et des borborygmes ; les éructations sont incessantes. Il y a une émission continuelle des gaz intestinaux par l'anus. Toutes les fonctions sont troublées ; la respiration est courte, suspirieuse; la voix est faible, rauque ; le pouls est fré ent, serré, et quelquefois d'une petitesse remarquable ; les urines sont peu abondantes, mais il est rare qu'elles soient entièrement supprimées.

Au début, la face est animée, mais peu à peu une grande pâleur l'envahit ; les yeux sont profondément excavés et entourés d'un cercle noir ; les tempes et les joues sont creusées, le nez est effilé, le front ridé transversalement, l'expression générale de la face accuse la douleur et l'anéantissement ; les membres sont le siége de crampes qui arrachent des cris aux malades ; une grande partie de la surface du corps est baignée par une sueur froide, et la température des extrémités s'abaisse rapidement ; ce n'est que dans les cas très-graves que la langue et l'haleine se refroidisssent ; l'abattement moral est extrême.

MARCHE, DURÉE, TERMINAISON. — La marche de la maladie sporadique est en général continue ; cependant Meyzerey, Torti et Morton parlent d'un choléra intermittent à type tierce, ou plutôt d'une affection intermittente dont le choléra est l'un des phénomènes. En général les symptômes débutent, comme nous l'avons dit, d'une manière brusque ; ils acquièrent rapidement leur plus haut degré d'intensité et les malades peuvent alors être enlevés en quelques heures. Quelquefois les accidents cessent tout-à-coup, et, chose digne de remarque, la convalescence est alors très-rapide. Cette heureuse issue est ordinairement annoncée par des sueurs abondantes et non interrompues. On a vu, dans certains cas, une inflammation des premières voies etre la suite du choléra *nostras*. Les récidives sont fréquentes chez certains individus, et entretiennent ainsi un état maladif presque continuel de l'estomac et du tube intestinal.

ALTÉRATIONS ANATOMIQUES. — Les opinions les plus diverses et les plus contradictoires ont été émises au sujet des lésions constatées sur les sujets qui avaient succombé au choléra sporadique ; aussi est-il difficile, au milieu de cette discordance, de préciser l'anatomie pathologique de cette maladie.

Plusieurs auteurs, en faisant connaître les lésions qu'ils avaient rencontrées, ont voulu les considérer comme caractéristiques du flux bilieux ; mais les désordres constatés après la mort sont le résultat du choléra et non sa cause. Nous y reviendrons tout à l'heure à propos du choléra épidémique.

DIAGNOSTIC. — Parmi les affections qui peuvent simuler le choléra-morbus, nous citerons certains empoisonnements par des substances âcres, l'invagination intestinale, l'étranglement interne, l'hépatite, la péritonite.

Dans les cas d'empoisonnement, on trouve souvent sur les mains, sur les lèvres et sur la muqueuse buccale des malades, des taches et même des eschares qui sont autant de traces de la causticité du poison ingéré. Les vomissements précèdent en général de plusieurs heures les déjections alvines ; celles-ci peuvent même, dans quelques cas, ne pas exister. Il y a rarement des crampes.

Une constipation opiniâtre, le ballonnement du ventre, la présence de matières stercorales dans les vomissements, ne permettront pas de rester longtemps dans le doute sur l'existence d'une invagination ou d'un étranglement de l'intestin.

Dans l'hépatite et dans les inflammations aiguës des voies biliaires, la douleur a pour siége l'hypochondre droit; la percussion révèle une matité plus étendue que normalement; le plus souvent, il survient de l'ictère; enfin, il n'est pas rare d'observer de la constipation.

Dans la péritonite, la douleur est superficielle, très-vive et s'accompagne souvent de constipation.

La nature caractéristique des selles, la cyanose, l'absence de l'urine dans la vessie, sont autant de signes qui permettront de distinguer le choléra asiatique du choléra *nostras*.

PRONOSTIC. — Ce que nous avons de plus certain et de plus pratique à dire relativement au pronostic, c'est qu'il faudra redouter une issue funeste quand on verra le choléra se développer chez des individus qui depuis longtemps sont en proie à des accidents du côté du tube digestif.

On a dit que le pronostic est plus grave chez les hommes que chez les femmes, chez les vieillards et chez les enfants que chez les adultes; que le choléra qui se développe à la suite d'une indigestion se dissipe plus vite que s'il avait été engendré par d'autres causes; mais ce sont là bien plutôt des assertions que des résultats établis sur des faits précis.

TRAITEMENT. — Les anciens, qui voyaient dans les matières des déjections autant de produits âcres et irritants dont il était bon que l'économie se débarrassât, respectaient pendant un certain temps les vomissements et les selles.

Sydenham, dans la relation si remarquable et si instructive qu'il nous a laissée du choléra-morbus de 1669, résume sa pratique en disant qu'il doit ses succès les plus nombreux à un emploi simultané et successif des évacuants et des narcotiques qui atténuent les humeurs. Mais, ajoute-t-il quelques lignes plus loin, si le médecin, en arrivant auprès du malade, le trouve anéanti par les déjections et les vomissements, si les extrémités sont froides, *hoc inquam casu, omissis aliis quibuscumque auxiliis, recto cursu ad sacram hujus morbi anchoram, laudanum intelligo, confugiendum est.*

Cette méthode nous semble encore aujourd'hui la meilleure. Il faudra administrer l'opium par la bouche et par l'anus; son action sera secondée par l'usage des boissons acidules et glacées contre le vomissement, ou alcooliques et stimulantes contre la dépression des forces si elle existe.

En même temps, on recommandera aux malades l'immobilité; on fera sur les membres des frictions aromatiques et on rappellera la chaleur aux extrémités en les entourant de boules d'eau chaude. Les doses d'opium devront être d'autant plus considérables et plus rapprochées que les douleurs seront plus vives et les spasmes plus forts.

Il arrive assez fréquemment que l'introduction des médicaments, dans le tube digestif, provoque des évacuations immédiates; alors il faut se hâter d'appliquer sur le ventre un vésicatoire à l'aide de l'ammoniaque, et d'user de cette voie pour introduire dans l'économie de la morphine.

Mieux encore on peut donner ce médicament en injections hypodermiques.

Choléra épidémique. — Endémique dans l'Inde, où il avait exercé de grands ravages, surtout vers la fin du siècle dernier, le choléra asiatique ne nous était connu que par le récit des voyageurs et de quelques médecins anglais, lorsqu'en 1832 il fit pour la première fois son apparition en France; il était parti de Jessore en 1817, près des bouches du Gange et employa quinze ans à parcourir le globe.

Symptomes. — Le choléra épidémique peut avoir une invasion soudaine; d'autres fois, et c'est là ce qu'on observe le plus souvent, il est annoncé par une série de symptômes, variables pour leur intensité, et dont l'ensemble constitue cet état morbide que l'on a considéré comme une première période du choléra et auquel on a donné le nom de *cholérine*. Ces accidents sont un sentiment de malaise, une débilité générale, de l'anorexie, de la soif, des coliques, des borborygmes, avec des déjections diarrhéiques, jaunes, blanchâtres ou muqueuses. Si la diarrhée est le principal des symptômes prémonitoires, il faut noter aussi les accidents vertigineux, la lassitude générale qui montrent la participation du système nerveux dans l'imprégnation morbide. L'anéantissement des forces peut atteindre un degré extrême et même déterminer la mort selon quelques observations de Magendie. Le pouls s'accélère, perd son ampleur normale, et l'on voit bientôt survenir des frissons irréguliers, des sueurs et des défaillances.

Dans le choléra caractérisé, nous distinguerons, avec la plupart des auteurs, deux périodes :

1re *période* dite *algide, phlegmorrhagique, cyanique, asphyxique*. Les phénomènes que nous avons indiqués comme appartenant à la cholérine augmentent d'intensité ; les nausées se renouvellent à chaque instant, puis surviennent des vomissements et des déjections alvines qui se répètent avec une fréquence excessive. Les matières expulsées sont d'abord muqueuses ou bilieuses, mais elles ne tardent pas à se montrer avec des caractères que l'on a considérés comme pathognomoniques ; c'est un liquide blanchâtre, grumeleux, que l'on a comparé à une décoction de riz, à du petit-lait non clarifié, dont l'odeur fade rappelle celle du sperme. Cependant le débordement digestif si habituel qu'il soit, n'est pas absolument constant. On rencontre parfois des choléras *secs*, c'est-à-dire marqués seulement ou surtout par la période algide sans l'hypersécrétion gastro-intestinale. La maladie est alors tout-à-fait comparable aux fièvres pernicieuses algides et témoigne de l'atteinte profonde portée aux centres nerveux et à leurs fonctions.

Il n'est pas rare de voir les malades rejeter, en même temps, des lombrics en plus ou moins grand nombre. La soif est vive ; le ventre, aplati, mat dans presque toute son étendue, est le siége de douleurs très-vives qui ont leur maximum à la région épigastrique, et qui s'exaspèrent par la pression. La langue est large, blanche, humide. La sécrétion des liquides qui, à l'état normal, humectent la bouche, est considérablement diminuée. Le pouls s'accélère à mesure qu'on s'éloigne du début de la maladie ; petit, concentré, il peut devenir imperceptible. Les battements du cœur sont faibles, et on perçoit quelquefois à la région précordiale un bruit de souffle dont on ne peut se rendre compte qu'en admettant l'obstruction des orifices par du sang coagulé. La respiration est pénible, entrecoupée de soupirs et de gémissements ; sa fréquence est variable. L'haleine ne tarde pas à se refroidir ; souvent elle répand une odeur analogue à celle des matières rejetées par le vomissement. La voix commence à s'altérer, elle perd sa force et son timbre. Il y a de la céphalalgie, des vertiges, des bourdonnements d'oreille ; en même temps, les malades sont tourmentés par des crampes qu'ils ressentent dans les membres et surtout dans les mollets. Il n'est pas rare d'observer des mouvements spasmodiques dans les doigts et les orteils qui s'abaissent et se recourbent.

Quand les accidents en sont arrivés là, les forces sont complètement anéanties ; les malades ne peuvent se tenir debout, les traits sont profondément altérés, la face est hippocratique, les yeux excavés et bordés d'un cercle noir.

Bientôt la peau se refroidit, le corps tout entier est considérablement amaigri, phénomène qu'il est naturel d'attribuer à la résorption des liquides qui, à l'état physiologique, imbibent les différents tissus. La face prend une teinte violacée ; il en est de même de la pulpe des doigts et des orteils; la peau de ces dernières parties est ridée, comme si elle avait longtemps macéré dans de l'eau chaude. Si on vient à faire un pli à la peau sur un point quelconque du corps, il garde longtemps sa forme.

Les sécrétions sont taries ; l'urine qui, au début, était encore sécrétée, quoiqu'en petite quantité, est, à cette époque, complétement supprimée. Quand on en trouve dans la vessie, les réactifs appropriés y décèlent une grande quantité d'albumine.

Quand la période algide est arrivée à son apogée, la cyanose est générale, la température de la peau s'abaisse rapidement et peut descendre jusqu'à 14°, comme l'ont observé Gérardin et Gaimard. L'enveloppe cutanée est couverte d'une sueur visqueuse; on voit quelquefois des ecchymoses sur la sclérotique ; la cornée est flétrie, terne et comme dépolie ; les narines sont pulvérulentes, les sens sont considérablement émoussés ou même tout à fait perdus, mais l'intelligence conserve le plus souvent son intégrité. Les déjections sont moins fréquentes et les matières ont perdu les caractères que nous avons signalés précédemment ; la langue est froide et cyanosée, la température de l'haleine s'est abaissée, et, suivant Davy et Rayer, l'air expiré renfermerait plus d'oxygène qu'à l'état normal, et par conséquent moins d'acide carbonique (Doyère). Il y a une diminution dans la contraction des ventricules du cœur ; le pouls disparait. Les veines ne font aucune saillie au-dessus de la surface cutanée ; si on vient à les ouvrir on n'obtient le plus souvent que quelques gouttes d'un sang noir, visqueux, qui ne s'oxyde pas à l'air, et dont le caillot a l'aspect et la consistance de la gelée de groseille. La cyanose et l'asphyxie sont les symptômes qui donnent au choléra sa physionomie extérieure la plus accusée. L'asphyxie relève de causes multiples. En premier lieu, sans doute, il faut citer l'atteinte profonde portée par le miasme cholérique aux centres nerveux dès lors impuissants à fournir aux différentes fonctions le stimulus nécessaire. On tiendra compte aussi de la contraction spasmodique des bronches qui fait obstacle à la pénétration de l'air dans les voies respiratoires et du catarrhe symptomatique des petites bronches ; il ne faut pas non plus méconnaitre la déformation des globules, l'altération spéciale et la concentration du sang qui gênent son artériolisation, sa pénétration dans les vaisseaux pulmonaires et la liberté de l'hématose. Le caractère fondamental du choléra se trouve dans une profonde perversion du système nerveux ganglionnaire, laquelle a pour principales manifestations la révolte de l'estomac, l'hypersécrétion séreuse de l'intestin, les crampes musculaires, l'inertie du poumon et la suspension de l'hématose qui font passer noir le sang dans les artères, d'où résultent l'asphyxie, la cyanose et le refroidissement.

La mort est en général la conséquence de ces phénomènes : tantôt elle est précédée d'une agonie plus ou moins longue ; dans d'autres cas, elle survient brusquement, comme si elle était le résultat d'une syncope traduisant ainsi la gravité de l'atteinte nerveuse.

2° *période* dite *de réaction* ou *œstueuse*. Lorsque les malades ne succombent pas dans la période algide, leur état change d'une manière rapide, et ils entrent dans la période de réaction.

Le pouls redevient perceptible et acquiert assez rapidement de l'ampleur, la température se relève, la respiration devient large et plus profonde, la coloration livide de la peau disparaît, la face est animée, les yeux s'injectent et deviennent brillants, la voix est forte et brève ; la maigreur disparaît et est même quelquefois remplacée par un peu de bouffissure. Les sécrétions se rétablissent, la présence de l'urine dans la vessie est constatée par la percussion, et la miction reparaît ; les évacuations sont moins fréquentes et ne renferment plus de matière cholérique ; le sang reprend peu à peu ses caractères naturels, et contient d'autant plus de sérum qu'on s'éloigne davantage de la période algide. Quand aucun accident ne vient entraver la marche de ces phénomènes, les malades entrent rapidement en convalescence ; malheureusement il n'en est pas toujours ainsi, et lorsque la réaction est incomplète, les troubles de la période cyanique se reproduisent avec une nouvelle intensité. Si, au contraire, les phénomènes réactionnels sont trop violents, les différents organes deviennent le siége de congestions et même de véritables apoplexies ; des inflammations latentes peuvent se développer, et il n'est pas très-rare de trouver à l'autopsie des pneumonies dont on n'avait pas soupçonné l'existence pendant la vie. Chez certains individus, ce sont des accidents typhoïdes qui viennent entraver la convalescence : la fièvre s'allume, la muqueuse buccale est sèche et la soif vive; la langue et les dents se recouvrent de fuliginosités noirâtres ; il y a un hoquet presque continuel ; la face est hébétée, la prostration profonde. Le malade tombe dans le coma ; il y a des contractures et des soubresauts de tendons (choléra typhoïde des Allemands). La mort arrive alors au bout d'un ou de deux septénaires. Si les malades reviennent à la santé, ce n'est en général qu'au bout d'un temps très-long.

On a encore observé, pendant la période réactionnelle, certaines éruptions cutanées (éruptions rubéolique, scarlatiniforme; roséole, urticaire, érysipèle), quelquefois des parotides et fréquemment aussi de l'ictère qui a été considéré comme un signe très-favorable. (M. Lévy).

Le tableau de la maladie, tel que nous venons de le présenter, est celui que l'on observe le plus fréquemment; mais tous ces phénomènes ne se manifestent pas chez tous les sujets avec une régularité aussi constante. On a observé fréquemment des cas dans lesquels les accidents les plus graves de la période algide se montrent d'emblée; les malades étaient emportés en quelques heures. C'est la forme que l'on a appelée foudroyante. D'autres fois il n'y a pas eu de déjections; on a dit alors qu'on avait affaire à un choléra sec. Mais cette dénomination ne saurait être conservée si l'on observe que l'autopsie a toujours révélé dans ces cas l'existence d'une grande quantité de matières cholériques dans les intestins, et que souvent, au moment de la mort, ces matières s'en échappent brusquement.

DURÉE, TERMINAISON. — La durée du choléra est variable. Comme nous venons de le dire, il peut emporter les malades en quelques heures; le plus souvent, il ne se prolonge pas au-delà d'un septénaire.

Les malades qui survivent ont en général une convalescence assez longue; celle-ci est du reste modifiée par la constitution des sujets et par l'intensité des accidents qu'ils ont subis. Chez certaines personnes, on voit persister pendant un temps quelquefois très-long des troubles du côté des organes digestifs dont l'intégrité fonctionnelle peut même rester à jamais compromise. Les rechutes ne sont pas rares.

Le choléra ne laisse pas que d'exercer une influence très-marquée sur les maladies, soit aiguës, soit chroniques, dans le cours desquelles il se développe; on a vu, en effet, des hydropisies, des phlegmasies, des affections cutanées rebelles, et même des fièvres éruptives, arrêtées par l'invasion du choléra.

Chez les tout jeunes enfants, jusqu'à deux ans, le choléra diffère de celui des enfants plus âgés; il ressemble à l'entérite cholériforme et en a l'extrême gravité. Chez les enfants en général, les crampes paraissent être moins fréquentes ou moins fortes, et dans la période de réaction, à côté des formes typhique et comateuse, on observe assez souvent une forme convulsive (Fernet, l'*Union médicale* 23 et 30 janvier 1866).

CAUSES, PATHOGÉNIE. — Le trouble si profond apporté aux grandes fonctions de la vie végétative devait naturellement conduire à placer le point de départ du choléra dans le grand sympathique, qui règle ces fonctions. Il y a plus de trente ans que le docteur Auzoux émettait positivement cette opinion devant l'auditoire qui assistait à ses démonstrations anatomiques. Cette pathogénie si légitime a pour elle aussi l'autorité de Cl. Bernard disposé à voir dans cette maladie un état d'éréthisme exagéré du système sympathique. Marey, Poincaré, adoptant la même manière de voir, ont interprété les phénomènes avec les données de la physiologie et fourni sur ce sujet des considérations intéressantes à reproduire. Nulle méthode en effet, nous le répétons encore, ne saurait être plus utile que d'éclairer la clinique par l'anatomie et la physiologie; le médecin, comme le chirurgien, ne peut avoir un meilleur guide.

Voici comment s'exprime Poincaré :

Dès que le poison cholérique est venu exciter le sympathique, son premier effet est d'amener un spasme vasculaire qui tend à intercepter le passage de l'ondée sanguine, et affaiblit ou supprime le pouls dans les vaisseaux contractés. Les tissus privés de l'abord du sang diminuent de volume; c'est ainsi qu'on peut comprendre l'amincissement du nez, l'enfoncement des yeux dans l'orbite et le refroidissement des organes superficiels, pendant que d'autre part le refoulement du sang vers les viscères augmente leur température et la maintient élevée, même après la mort, avec une persistance insolite. L'hématose mal réglée par l'action nerveuse est incomplète, et les fibres musculaires des bronches sont envahies aussi par le même état spasmodique; d'où, obstacle à la pénétration de l'air, défaut d'oxygénation du sang et teinte cyanosée. Le sang chargé d'acide carbonique apporte avec lui un nouveau poison aux centres nerveux; de là, résultent les crampes.

La seconde période s'explique par la réaction et la dilatation des vaisseaux qui succèdent à leur effacement et ramènent ainsi la chaleur et les actes physiologiques dans les tissus.

La stagnation du sang vers l'intestin se joint au désordre des actes vitaux pour amener la pluie séreuse et le trouble des sécrétions qui se font à la surface intestinale. L'abondance du flux diarrhéique, en diminuant la masse du sang qui revient vers le cœur, concourt à troubler la circulation. Il en est de même de l'irritation des nerfs intestinaux propagée à travers la moelle jusqu'au bulbe, qui se trouve ainsi entraîné à exagérer son action d'arrêt sur le cœur. Il est difficile de dire sur quel point du système nerveux porte tout d'abord l'action du poison cholérique ; ce n'est pas sans doute le système cérébro-spinal, mais faut-il mettre primitivement en cause le tronc du sympathique, les ganglions splanchniques ou le système vaso-moteur ? Quel que soit le point de départ, et à plus forte raison si ces divers départements sont intéressés ensemble, il n'est pas possible de mettre en doute l'intervention dominante du sympathique, et c'est là surtout ce qui importe à notre sujet.

Le choléra devient facile à comprendre par la perturbation que le poison détermine dans l'exercice de la vie cellulaire. Déterminer la nature même du poison n'a plus qu'un intérêt de second ordre. Si la question reste curieuse à fixer au point de vue dogmatique, il est pratiquement moins utile de savoir si le poison est dû à des parasites spéciaux, ou plus probablement à un miasme à la vérité invisible, insaisissable, que nos moyens d'investigation les plus délicats n'ont jamais isolé, mais qui se révèle sans conteste par les effets mêmes qu'il produit et par les propres allures de la maladie.

« Il est probable que l'intoxication est générale, que le sang en est le véhicule et que ce liquide toxique va forcément imprégner le système nerveux ; mais il est probable aussi que le poison n'agit pas seulement sur ce système, car il se répand partout avec le sang et il imbibe tous les tissus à la fois ; il en résulte que la vie cellulaire peut aussi être mise directement en cause. Du reste tous les actes de la vie à l'état pathologique, comme à l'état normal supposent toujours deux facteurs, l'organe, c'est-à-dire l'élément cellulaire, et l'élément nerveux. Mais l'élément dominant peut être tantôt l'un et tantôt l'autre. A mes yeux un poison mérite d'être dit du système nerveux lorsqu'il trouble ce système plus encore que les unités histologiques elles-mêmes, et non pas quand il agit exclusivement sur ce système, ce qui n'est peut-être pas possible ; il suffit que ce dernier joue le principal rôle ; or c'est ce qui arrive dans le choléra. »

Rien n'empêche d'admettre que les nerfs sécréteurs, à un certain moment, prennent eux-mêmes part à l'évolution pathologique.

« Le resserrement des vaisseaux périphériques est certainement sous l'influence du système nerveux. Ce n'est pas là un simple retrait des parois vasculaires dû à l'amoidrissement de la colonne sanguine, car parfois il éclate avant le flux intestinal, et dans tous les autres cas, il se montre avant que la transsudation ait pu produire une déshydratation suffisante. Du reste, la simple cholérine qui amène une perte de sérosité tout aussi considérable, ne donne pas lieu au même phénomène vasculaire; c'est même l'absence d'algidité qui différencie surtout les deux affections. Dans le choléra, les vaisseaux de la périphérie sont incontestablement le siége d'une contraction tétanique. C'est un véritable spasme tonique.

On dirait à tort que la contraction des vaisseaux intestinaux ne saurait se concilier avec la diarrhée, qui suppose au contraire une circulation locale plus active. Mais il faut bien que le sang reflue quelque part, et il est probable que, comme dans la fièvre, les vaisseaux périphériques sont seuls en contraction. Il est à supposer que dans le choléra et dans le frisson fébrile le malaise que le reflux du sang périphérique fait éprouver au cœur est immédiatement transmis par le nerf de Cyon aux centres vaso-moteurs qui, sous l'influence de cette excitation sensitive, forcent les vaisseaux abdominaux à se dilater malgré la surexcitation vaso-constrictive générale, de sorte que le système sympathique vient lui-même favoriser la pluie séreuse qui doit le débarrasser du poison qui l'excite.

Comme les souffrances abdominales ont une grande aptitude à provoquer d'une manière réflexe le spasme des vaisseaux cutanés, ainsi qu'on le constate dans la crampe de l'estomac, les coliques hépatiques et néphrétiques, on pourrait se demander si ce n'est pas par le même mécanisme indirect qu'il se montre dans le choléra, mais il est plus probable qu'il est dû à l'intoxication directe du système vasomoteur, car les douleurs abdominales ne sont pas très-vives dans cette maladie.

De plus, il n'a pas lieu dans la cholérine qui est tout aussi douloureuse. Mais tout en admettant un spasme des vaisseaux résultant de l'excitation des centres vaso-moteurs par le poison, je crois qu'il faut aussi tenir compte du retrait par simple tonus qui est la conséquence presque mécanique de l'atténuation de la colonne sanguine qui épuise sans cesse la transsudation intestinale. Toutefois ce n'est là qu'un complément qui intervient tardivement et qui se montre d'une manière isolée à la fin de la cholérine et du choléra infantile.

« Le spasme des vaisseaux qui n'est pas toujours régulier, emprisonne le sang dans certains points, et contribue par là à la production de la cyanose caractéristique du choléra; mais il n'est qu'un des facteurs de ce phénomène dont la genèse est sans doute très-complexe. La perte d'eau qui résulte de l'abondance des vomissements et des selles porte le sang à un très-haut degré de concentration et prive les globules du milieux séreux nécessaire à leur fonctionnement dans l'hématose. Cette cause d'asphyxie capillaire, sur laquelle Hayem a beaucoup insisté, doit être prise en grande considération, d'autant plus que quand on concentre la masse sanguine d'une grenouille vivante en la plongeant dans du sel marin, on observe des effets qui rappellent les conditions de l'hématose chez les cholériques. Il faut aussi tenir un grand compte de l'altération qu'éprouvent les globules dans cette affection et dans l'empoisonnement par l'arsenic. Feltz et Ritter, dans ce dernier cas, les ont trouvés agglomérés ensemble et crénelés. Chez les cholériques plusieurs observateurs ont signalé la présence dans le sang de petits globules rouges qui ont été regardés comme résultant d'une atrophie progressive des globules normaux. Il est vrai qu'Hayem déclare avoir vu là des fragments de globules et non des globules atrophiés ; mais qu'ils soient fragmentés et atrophiés, ils n'en sont pas moins malades et il est possible qu'ils perdent leur aptitude à fixer l'oxygène.

« Enfin, il ne faut pas négliger non plus l'état du mécanisme même de la respiration. J'ai toujours été frappé, chez les cholériques que j'ai eu à soigner, soit de la lenteur, soit de la faiblesse des excursions respiratoires, soit de ces deux conditions à la fois. Par moments on dirait que le malade ne respire pas du tout ; d'autres fois il paraît haletant, mais il n'exécute qu'un simulacre de respiration, comme dans la mimique de certaines émotions ; avec cet ensemble de conditions, il n'est pas étonnant que la revivification du sang ne s'opère pas, et comme les combustions ne sont complètement enrayées que lorsque tout l'oxygène du sang est épuisé, on comprend qu'il se fasse dans ce liquide une accumulation d'acide carbonique. Il est possible que cette substance toxique soit pour quelque chose dans la production des crampes, mais elles peuvent tout aussi bien être dues à l'action du ferment cholérique sur les centres nerveux. C'est sur le terrain de la motilité animale, la reproduction de ce qui se passe du côté de la motilité végétative. Quant à la suppression de la sécrétion urinaire elle n'est probablement que la conséquence de l'insuffisance de la désassimilation et avant tout de la surabondance de l'élimination d'eau par l'intestin ; c'est l'application de la loi de l'antagonisme des sécrétions. La période de réaction n'est que l'observation d'une autre loi qui domine la plupart des pyrexies et des empoisonnements. Dans ces états morbides on voit souvent un état paralytique succéder à la période d'excitation. C'est le stade de chaleur de la fièvre compliqué de l'épuisement considérable que le poison a fait éprouver à l'innervation. » (Poincaré).

La genèse de la maladie, par l'existence d'un miasme spécial, explique dès lors aisément ici son explosion soudaine, là son rayonnement autour d'un foyer initial, partout les divers modes irréguliers et capricieux de sa dissémination. Autour d'un cholérique la transmission aux individus qui l'approchent s'opère ou peut s'opérer par l'absorption pulmonaire et cutanée et cette transmission rencontre des conditions d'autant plus faciles que le contact est plus fréquent ou plus prolongé, que la résistance du système nerveux chez les sujets non encore atteints se trouve plus amoindrie par une faiblesse organique concomitante ou par les effets dépressifs de la peur. Si les personnes que leur profession met spécialement en contact avec les cholériques, comme les médecins, les sœurs de charité, les infirmiers, etc., sont moins que d'autres atteints par la maladie, c'est sans doute parce que plus maîtres d'eux-mêmes et moins envahis par la peur ils gardent devant le danger une solidité morale qui les soustrait à une partie des chances mauvaises qu'ils encourent. On comprend aussi comment tel individu, s'échappant d'un foyer infecté, vient tout-à-coup apporter la maladie ou y succomber sur un point éloigné où il s'est rendu ; comment les linges et les vêtements souillés par les déjections cholériques et transportés à distance deviennent l'agent mécanique de la propagation du mal aux personnes qui en reçoivent ultérieurement les émanations ; comment la cargaison et les marchandises arrivant par les navires, à travers de longs espaces, déterminent une explosion soudaine au lieu de débarquement, lorsqu'on vient à les ouvrir et à les distribuer ; comment, enfin. les caravanes sortant des pays où le choléra est endémique emportent avec elles et répandent la maladie sur la route qu'elles suivent.

Les beaux travaux de Pasteur sur les ferments ont démontré l'existence et le danger des germes qui naissent de la décomposition des matières organiques. L'observation établit d'autre part que ces ferments pathologiques, ces proto-organismes invisibles sont multiples et qu'ils varient avec la différence des lieux ; c'est ainsi que le germe du choléra se produit à l'embouchure de Gange, celui de la peste en Egypte, celui de la fièvre jaune dans les terres basses du Mexique, celui du typhus dans les prisons et les camps de l'Europe.

Le choléra est donc éminemment transmissible et le véhicule habituel de la contagion se trouve dans la matière même des déjections ; mais il faut accepter aussi qu'il peut naître spontanément sur tel ou tel point, sans que l'on puisse invoquer l'importation ou la contagion pour expliquer son développement qui parfois se rattache peut-être à l'influence des vents.

Le choléra offre une analogie réelle avec la fièvre intermittente. Nous avons vu qu'il se montre sous deux formes : la cholérine et la forme grave ou sidérante, comme la fièvre intermittente se traduit par l'accès simple et l'accès pernicieux.

CARACTÈRES ANATOMIQUES. — Nous ne saurions mieux faire que d'en emprunter la description au manuel d'anatomie pathologique de MM. Cornil et Ranvier. Si le malade a succombé dans la période de cyanose on trouve la muqueuse de l'intestin grêle congestionnée dans toute la longueur, mais surtout au niveau de l'iléon. Elle présente une coloration rose, lilas ou rouge ; les sommets des plis sont particulièrement colorés par la réplétion des vaisseaux capillaires et des petites veines. La muqueuse est épaisse, turgide, œdémateuse au premier abord. L'intestin est distendu par une grande quantité de liquide blanchâtre, louche, sans odeur, dans lequel sont suspendus de petits flocons opaques (selles riziformes) analogues au liquide rendu pendant la vie.

L'épithelium superficiel des villosités et de la muqueuse est naturellement desquammé après la mort par son contact avec ce liquide, mais les selles cholériques examinées pendant la vie ne confirment pas que l'épithélium cylindrique de l'intestin soit desquammé en abondance pendant l'attaque cholériforme. L'état trouble du liquide est dû non-seulement à des cellules lymphatiques, mais surtout à une quantité considérable de proto-organismes comme on les rencontre dans les liquides en putréfaction. Hayem et Raynaud ont, dans l'épidémie cholérique de 1863, vérifié le fait avancé par Pacini, Davaine, de la présence d'infusoires en grande quantité dans les selles cholériques, mais sans trouver d'infusoire ou de végétal spécial au choléra parmi les dix espèces au moins qui y végètent. Ce sont des variétés des trois genres bacterium, vibrio, bacteridie (Davaine). On trouve en outre des chapelets de spores très-nombreux formant à eux seuls la plus grande masse des flocons blanchâtres, qui probablement répondent à ce qui est désigné par les auteurs allemands sous le nom de micrococcus et qui paraissent ne pas différer de la levure de bière. Tous ces proto-organismes existent dès les premières selles rendues pendant la vie.

L'analyse chimique montre que les matières organiques sont peu abondantes dans les selles. Toutefois, il y a jusqu'à 3 et 4 pour 1,000 d'albumine (Becquerel). On y trouve de l'urée ou son produit de décomposition, le carbonate d'ammoniaque, ce qui rend le liquide alcalin. La proportion des chlorures alcalins et des sels est sensiblement la même que dans le liquide intestinal considéré comme normal.

Très-rapidement après l'invasion du choléra et le début de la période algide, les follicules clos de la muqueuse de l'intestin grêle, surtout ceux de la partie inférieure de l'iléon, sont tuméfiés et se présentent comme de petits grains perlés, saillants, de couleur gris-rose ou grise. Ces petites tumeurs granuleuses qui présentent une apparence d'ouverture à leur centre ne sont autre chose que les follicules de Brunner hypertrophiés. Ils constituent ce qu'on a désigné sous le nom de psorentérie (Serres et Nonat). On a voulu voir d'abord dans cette altération un caractère pathognomonique de la maladie, mais c'est là une erreur; ce développement glandulaire se retrouve dans la plupart des affections qui s'accompagnent de fluxions alvines considérables.

Les altérations de la muqueuse et du tissu conjonctif sous-muqueux étudiés au microscope, sont beaucoup plus profondes et plus intenses qu'on ne pourrait le supposer à l'œil nu. Elles ont été décrites par Kelsch et J. Renaut dans l'épidémie de 1873. Le tissu conjonctif de la muqueuse est infiltré de cellules lymphatiques très-nombreuses, et les fibres du tissu sont peu distinctes. Cette néoformation a lieu dans les cloisons fibreuses qui séparent les glandes en tube et au-dessous d'elles. Elle ne se limite pas à l'intestin grêle, mais elle occupe toute la longueur du tube intestinal depuis le pylore jusqu'à l'anus. Elle existe également, à un degré variable, dans les villosités intestinales. Les glandes de Lieberkühn ne présentent généralement d'épithélium que dans la partie inférieure de leur cul-de-sac (lésion en partie cadavérique), et elles sont souvent distendues par du mucus. Les vaisseaux sanguins qui existent dans la partie superficielle de la muqueuse sont distendus, remplis de sang, et leurs parois sont constituées par un tissu embryonnaire. Il en est de même des vaisseaux du tissu conjonctif sous-muqueux, Les vaisseaux lymphatiques sont remplis soit par des cellules rondes, soit par leur endothelium gonflé, desquammé et situé dans leur cavité.

« La tunique musculaire est normale, mais le tissu conjonctif sous-séreux est hyperémié et infiltré de cellules lymphatiques. Il peut même y avoir en pareil cas une irritation de la séreuse qui se traduit par de minces fausses membranes fibrineuses exsudées à sa surface.

A un stade plus avancé de la lésion, lorsque l'autopsie a lieu pendant la période de réaction d'une attaque intense de choléra, on trouve quelquefois des ulcères folliculaires siégeant soit au niveau des follicules isolés, soit sur les plaques de Peyer. La muqueuse est moins congestionnée, bien qu'on observe à certains points une hyperémie persistante et parfois même au niveau des plis de l'intestin grêle ou irrégulièrement sur le sommet des plis du gros intestin, des ulcérations superficielles. Ces ulcérations peuvent envahir les tissus profonds jusqu'au point d'amener la perforation (Hamernyck). Dans d'autres cas l'intestin est aminci, comme lavé et atrophié. Les caractères physiques du contenu de l'intestin sont complètement différents de ceux observés dans la première période. Il n'y a plus de liquide riziforme privé de gaz comme cela a lieu au début ; le liquide intestinal est coloré par la bile ou de couleur brune ; assez souvent il est fortement coloré par le sang. Le gros intestin renferme des matières dures ou au contraire diarrhéiques.

« Les altérations du sang dans le choléra sont portées à un haut degré pendant la première période ou d'algidité. Le sang est privé de sérum, poisseux ; si bien qu'il ne circule pas librement dans les vaisseaux et que même il s'arrête complètement. Il résulte de cette diminution considérable du sérum sanguin que le chiffre des globules rouges, pour une même quantité de sang, est deux ou trois fois plus grand qu'à l'état normal. Le chiffre des globules blancs augmente dans la même proportion. Les globules rouges sont visqueux, diffluents; un grand nombre d'entre eux présentent un volume beaucoup moindre qu'à l'état normal. Il ne paraît pas y avoir du reste de proto-organismes spéciaux dans le sang des cholériques. Cette viscosité du sang de la période algide due, suivant toute probabilité, à la grande quantité de sérum qui passe dans l'intestin, paraît être la principale cause de la lésion rénale marquée par la diminution des urines qui contiennent de l'albumine et des cylindres, ou même par la suppression complète de l'urination coïncidant avec un état granuleux des cellules des tubuli. Les cellules du foie subissent une altération analogue. Lorsque s'établit la réaction, le sérum revient progressivement à sa quantité normale, et le chiffre proportionnel des globules diminue brusquement. La quantité notable d'urochrome trouvée alors dans les urines, fait supposer qu'un grand nombre de globules rouges sont détruits. Le sang, plus rouge, plus fluide, contient toujours à ce moment une quantité anormale d'urée ou de carbonate d'ammoniaque. C'est ainsi que Chalvet a trouvé jusqu'à 3 grammes d'urée pour 1,000 dans le sang. On observe pendant cette période des lésions multiples dans divers organes, lésions qui sont en partie sous la dépendance de l'urémie. Telles sont les congestions pulmonaires ou hépatiques, les bronchites, laryngites, la pleurésie, qui parfois est purulente, la congestion et l'œdème ou les ecchymoses de la pie-mère; dans des cas plus rares, la suppuration de la parotide, la cystite, la pyélo-néphrite, etc. » (Cornil et Ranvier).

Les séreuses qui, dans la période précédente, étaient sèches, ont repris leur humidité. Le cerveau dont les fonctions régulières ont été remplacées pendant la vie par un état de torpeur à forme typhoïde, présente à la coupe un aspect sablé dû à l'injection de ses petits vaisseaux. Souvent les poumons sont hépatisés. Les follicules isolés de Brunner sont moins saillants ou ne le sont plus du tout. Au contraire les plaques de Peyer sont le siége d'un développement plus ou moins marqué.

La vessie a cessé d'être vide d'urine.

DIAGNOSTIC. — Le choléra épidémique est essentiellement caractérisé par des vomissements et des selles d'une nature spéciale, le refroidissement de la langue et de toute la surface du corps, l'anéantissement du pouls, la coloration cyanique, les crampes, l'aphonie, la suppression de l'urine, et cette expression spéciale de la physionomie qu'il n'est plus possible d'oublier dès qu'on l'a vue une seule fois. Lorsque la maladie se présente avec tous les traits qui lui appartiennent, il n'y a guère lieu de la confondre avec aucune autre. Mais on peut rencontrer certains accidents capables, en temps d'épidémie, de simuler le choléra dans un examen superficiel.

Sous l'influence d'une indigestion, d'une alimentation mal choisie, d'un changement brusque de température, il pourra se développer une irritation gastro-intestinale, une hydrorrhée, que l'on distinguera facilement du choléra asiatique, en tenant compte de l'état du pouls, de la température et de la coloration cutanées.

L'empoisonnement par les substances narcotico-âcres détermine des vomissements fréquents, des garde-robes nombreuses, des coliques violentes, une prostration musculaire très-grande ; mais les matières des évacuations ne présentent aucune analogie avec celles des cholériques.

Nous en dirons autant de l'empoisonnement par l'arsenic, dans lequel on peut observer le refroidissement du corps, l'altération de la voix, le refroidissement des extrémités, la coloration violacée de la peau et la suppression des urines.

La péritonite, soit traumatique, soit puerpérale, ne saurait être non plus l'occasion d'une méprise : pourtant la petitesse du pouls, l'altération de la face, les vomissements, sont de nature tout d'abord à inspirer des doutes surtout lorsque le médecin se trouve tout-à-coup en présence de cette phlegmasie survenue chez des sujets affaiblis par une maladie aiguë ou chronique, fièvre typhoïde, tuberculisation, cancer d'un organe de l'abdomen ; mais en pareil cas la grande scène cholérique est incomplète, les accidents moins rapides, moins intenses, les matières rejetées sont stercorales ou bilieuses, etc.

La moindre attention suffira également pour ne pas se laisser induire en erreur par une hernie étranglée, un iléus, etc.

PRONOSTIC. — Le choléra asiatique, toujours très-grave, fait en général mourir la moitié des individus qu'il frappe ; il paraît plus meurtrier chez les vieillards et chez les enfants que dans la période moyenne de la vie ; chez les hommes que chez les femmes. Les cas qui constituent la première moitié d'une épidémie sont toujours plus graves que ceux que l'on observe à son déclin.

Un refroidissement et une cyanose excessifs, un pouls imperceptible, devront faire porter un pronostic fâcheux. Le choléra qui survient chez des sujets très-affaiblis, les phthisiques par exemple, est presque constamment mortel.

TRAITEMENT. — Si l'on se rappelle que le choléra confirmé est presque invariablement précédé d'une période dite prémonitoire, pendant laquelle l'invasion prochaine de la maladie est annoncée pendant plusieurs jours et même davantage, par des troubles digestifs divers et en particulier par la diarrhée, on comprend que les moyens prophylactiques ont ici un rôle de premier ordre. L'observation rigoureuse des préceptes de l'hygiène s'impose d'une manière absolue ; il faut sévèrement proscrire tous les excès, tous les écarts de régime, toutes les occasions de refroidissement, toutes les causes de débilitation pour le système nerveux.

Dans certains pays, en Angleterre particulièrement, le traitement de la diarrhée prémonitoire, élevé au rang d'une mesure de salubrité publique, a été pour ainsi dire pris en main par l'Administration elle-même. Dans les dernières épidémies, des avis nombreux, des agents spéciaux, sollicitaient sans cesse les habitants de veiller sur leur santé et leur indiquaient les premiers moyens à prendre. Il serait à désirer que ces sages mesures fussent à l'occasion partout adoptées. A Marseille, en 1865, on allumait de grands feux dans les rues; à Barcelone on faisait des fumigations avec du souffre et du goudron. Ces procédés peuvent inspirer quelque sécurité au public; les moyens de prophylaxie individuelle sont autrement efficaces. Il faut donc agir de suite contre la cholérine, car entre celle-ci et le choléra il n'y a d'autre différence que celle qui sépare un cas léger d'un cas grave. A la première apparition des troubles digestifs, le malade devra garder la chambre ou le lit. Il sera mis à une alimentation réduite, bouillons, œufs, potages, ou même à la diète. L'ipéca, à la dose de 1 gr. 50, 2 gr. que l'on peut répéter, a d'excellents résultats au début, lorsque dominent la nausée, l'état saburral, la pesanteur épigastrique. Dans l'opinion de quelques-uns, il aurait aussi pour effet d'expulser le poison morbide. A ces deux points de vue, on a recommandé encore l'emploi d'un laxatif léger, le sulfate de soude ou de magnésie, l'huile de ricin; mais il n'est pas probable que relativement à l'expulsion du poison on tire grand profit de l'usage des purgatifs et ils sont certainement, en pareils cas, un moyen mal compris par le malade et sa famille, et d'ailleurs dangereux peut-être par la mauvaise disposition qu'il peut éveiller du côté de l'intestin.

La diarrhée, soit dans la première période, soit à une époque plus avancée, réclame des moyens analogues, tels que les astringents, le laudanum, les opiacés, le sous-nitrate de bismuth, les boissons mucilagineuses édulcorées avec le sirop de ratanhia, le sirop de coing, le sirop de cachou, etc.

Le spécifique restant inconnu, il faut se borner à faire le traitement rationnel de la maladie. Les indications sont d'apaiser la révolte gastro-intestinale et d'empêcher ou d'amoindrir ainsi la spoliation séreuse, de rétablir la chaleur organique, de calmer les crampes, de soutenir la résistance vitale, de relever les actes circulatoires et le système nerveux en défaillance, de réveiller le travail d'absorption et de réparation. L'ipéca n'a peut-être plus son indication autant que le sous-nitrate de bismuth. On donne ce dernier, selon les cas, à la dose de 0,50 ou de 1 gr., toutes les deux ou trois heures, jusqu'à 2, 3, 4 gr.; et même plus encore. On conseille une potion de 4 gr. de sous-nitrate de bismuth en suspension dans une émulsion avec 30 gr. de sirop thébaïque;

ou des pilules avec : Extrait de ratanhia. . . . 2 gr.
Diascordium . . . . 2 gr.
Extrait gom. d'opium. . . 0,20

pour 12 pilules — 4 par jour ;

ou encore une poudre avec : Sous-nitrate de bismuth. 5 ou 10 gr.
Extrait sec d'opium. . . 0,05

en 10 paquets — 1 paquet toutes les heures.

En même temps, demi ou quarts de lavement d'amidon contenant chacun douze ou quinze gouttes de laudanum et souvent réitérés.

Le docteur Drouet a vanté, comme abortif du catarrhe intestinal, l'emploi sur l'abdomen d'un large badigeon au collodion riciné selon cette formule :

Collodion ordinaire. .	80 gr.	pour cent.
Huile de ricin	20 gr.	

On étend l'application du creux de l'estomac au pubis, et d'un côté à l'autre jusqu'à la partie externe de la masse lombaire.

Si l'estomac ne conserve pas les boissons on répandra quelques gouttes de laudanum sur un morceau de sucre que le malade laissera fondre dans sa bouche. Les docteurs Lisle, Burq et Pellarin ont vanté les bons effets du sulfate de cuivre en solution étendue (10 à 15 centig. de sulfate de cuivre, et 12 à 15 gouttes de laudanum pour 150 gr. de potion édulcorée), principalement contre la diarrhée, les vomissements, l'algidité. Le docteur Isnard a indiqué l'acide phénique comme un astringent énergique supérieur au bismuth, tannin, ratanhia. Il le donne en potion par cuillerée à bouche, à la dose de 0,10, 0,15 ou 0,20, seul ou uni au rhum pour 100 à 150 gr. de véhicule.

Antoine Martin a signalé les bons effets des injections hypodermiques de chlorhydrate de morphine. Ce moyen destiné à calmer les douleurs des membres ou de l'épigastre, ainsi que les crampes et le vomissement, est précieux en effet lorsque la fréquence des évacuations ne laisse place à l'absorption d'aucun médicament. On peut injecter 2 centig. de chlorhydrate de morphine et choisir de préférence la région épigastrique. (Communication à la Société de méd. de Paris, du 27 juillet 1878.)

On prescrit les boissons chaudes et stimulantes de thé, de menthe, de mélisse additionnées de laudanum et de rhum ou d'eau-de-vie, ou bien le grog américain, le vin chaud, le café au rhum. L'alcool est le type des stimulants généraux. Dans la période de refroidissement et de sidération, il est donc au premier rang pour exciter et relever le système nerveux et la circulation. Si la révolte gastrique ne permet pas de le donner par la bouche, on peut le prescrire avec la même efficacité par l'intestin. Il compense encore les effets soporeux du laudanum qui, tout précieux qu'il est contre l'état gastro-intestinal, a pourtant une tendance à augmenter la sidération nerveuse.

Le sulfate de quinine soutient aussi la résistance organique et l'action nerveuse défaillante ; mais la lenteur de ses effets, jointe si souvent à la difficulté de l'absorption intestinale, lui mérite peu de crédit. On a conseillé pourtant les injections hypodermiques avec : sulfate de quinine bibasique, 1 gr., eau distillée, 10 gr., acide tartrique 0,50, en multipliant les piqures là où la chaleur et la vie ne sont pas éteintes, aux aisselles, aux régions latérales du cou et de la poitrine. On emploie simultanément les moyens extérieurs de réfocillation. Le malade sera enveloppé dans une couverture de laine; on l'entourera de cruchons d'eau chaude, de coussins de sable chaud. On lui fera prendre, sous les couvertures, un bain d'air chaud au moyen d'une lampe à esprit dont on dirigera la chaleur dans le lit au moyen d'un tuyau métallique. Des frictions énergiques seront faites sur le tronc et sur les membres avec des flanelles ou des brosses de laine, soit sèches, soit imprégnées d'un liniment térébenthiné, alcoolique ou ammoniacal (soit par exemple 1 partie d'ammoniaque et 4 parties d'alcool de térébenthine), ou bien l'eau de Cologne, la teinture de camphre, de lavande. Les sinapismes promenés sur diverses parties du corps ou maintenus à la base du thorax contribuent à ramener la chaleur et la vitalité de la peau, à modérer les vomissements. On peut, au même titre, conseiller les bains sinapisés avec 1 ou 2 kilog. de farine de moutarde, où le malade reste un quart d'heure, une demi-heure. Il importe d'agir vite pour éviter le moment où la violence des accidents, la continuité des évacuations restreindront sensiblement le nombre et l'utilité des moyens. On essaiera de calmer les crampes à l'aide de frictions avec la teinture de belladone, avec des injections narcotiques sous-cutanées. On fera des frictions sur le rachis avec un liniment stimulant composé de :

Huile de térébenthine . .	30 gr.
Teinture de cantharides .	30 gr.
Alcool camphré	60 gr.
Baume de Fioraventi. . .	150 gr.

Si l'estomac garde une certaine tolérance, on joindra les excitants diffusibles aux stimulants et calmants, pour ramener la diaphorèse, comme dans la potion suivante :

Chloroforme	1 gr.
Rhum ou cognac.	10 gr.
Acétate d'ammoniaque,	10 à 20 gr.
Eau de menthe	120 gr.
Chlorhydrate de morphine	0,20.

une cuillerée à bouche toutes les demi-heures.

ou bien : Eau de menthe . . . . . 100 gr.
Esprit de Mindérérus . . 10 gr.
Ether sulfurique . . . . . 4 gr.
Laudanum de Syd . . . . 20 g[tes]
Sirop d'oranges . . . . . 30 gr.

L'expérience a consacré l'utilité de la glace contre la soif et les vomissements. Le malade placera dans sa bouche quelques fragments de glace, ou bien toutes les 10 ou 15 minutes il prendra une cuillerée à café de glace pilée mêlée à quelques gouttes de rhum ; mais au plus fort de la période algide on ne la prescrira qu'avec modération. Petit, l'ancien médecin de l'Hôtel-Dieu, prescrivait pour rétablir la sécrétion urinaire une potion contenant, pour 250 gr. de julep, 10 à 20 gouttes d'essence de térébenthine à prendre par cuillerée à bouche, d'heure en heure. Pour rendre au sang la fluidité qui lui manque, on a conseillé les injections d'eau tiède dans les veines. C'est là de la thérapeutique mécanique et tardive; ce qui importe surtout c'est d'agir dès le début avec vigueur pour enrayer les accidents qui modifient si profondément la crase du sang par la déplétion séreuse qu'ils lui font subir.

Dès que commence la réaction, l'opium et les stimulants cessent d'être indiqués ; le médecin est aux prises avec d'autres accidents : état fébrile, insomnie, stupeur, léger délire, adynamie, vomissements persistants sous la forme chronique ; on conseille alors des sinapismes aux jambes, des compresses d'eau vinaigrée sur le front, des bains de son ou de tilleul, des laxatifs doux. Si l'état soporeux dominait sans délire, on reviendrait utilement à l'infusion de café noir. Pour remédier à la prostration des forces le docteur Willemin a recommandé le hachish ou la teinture de cannabis indica. Il fait prendre celle-ci à la dose de 20 à 30 gouttes dans une ou deux cuillerées d'eau ou d'infusion de camomille.

Les vomissements subsistent souvent d'une manière opiniâtre dans cette période. Ils peuvent être heureusement modifiés par l'application de vésicatoires à l'épigastre. Le docteur Woillez vante alors aussi les bons effets du hachish (1 gr. de teinture en potion).

Aux phénomènes adynamiques on opposera entre autres moyens une potion avec :

Eau-de-vie . . . . 100 gr.
Infusion de thé . . . . . 150 gr.
Teinture de canelle . . . 4 gr.
Sirop de sucre . . . . . . 30 gr.

à prendre par cuillerée, et à répéter plusieurs jours de suite s'il y a lieu.

Après la violente secousse qu'ont subie les organes digestifs, l'alimentation devra être surveillée avec la plus grande attention. Il suffit ici de poser le principe en songeant bien que l'aptitude digestive est pour un temps profondément pervertie.

Chez les enfants, dans la période phlegmorrhagique, on prescrira quelques gouttes de laudanum dans un verre de malaga, et le sous-nitrate de bismuth (0,30 à 0,60 ou 1 gram.), dans la confiture de coings.

La prudence conseille de chercher à désinfecter les logements et surtout les latrines des maisons où ont résidé des cholériques. Le sulfate de fer est à ce point de vue un agent très-utile, d'ailleurs à bas prix. Il ne coûte guère que 15 ou 20 cent. le kilogr., on en fait préparer une solution au centième que l'on répand dans les fosses d'aissance et que l'on emploie à laver largement les vases, les parquets, les meubles souillés par les déjections cholériques. S'il est vrai, et c'est un fait établi, que le choléra soit endémique à l'embouchure du Gange, ainsi que dans les territoires adjacents, et qu'il rayonne de là pour porter au loin ses ravages, la question se présente naturellement de chercher à le confiner dans son berceau et à empêcher sa dissémination. C'est par ses propres miasmes qu'il se propage ; on peut donc nourrir l'espérance légitime de le circonscrire en exerçant une surveillance active sur les voyageurs, les marchandises, les caravanes, qui communiquent avec les pays infestés et qui le distribuent ensuite aux divers points du globe. C'est là une question internationale de la plus haute gravité, digne, à coup sûr, de toute la sollicitude des gouvernements. Elle est posée, mais il ne semble pas que l'on y donne beaucoup d'attention. Le monde moderne, absorbé par toutes les complications que l'on sait, va toujours au plus pressé. La politique prime les questions sanitaires, et pour revenir plus ou moins sérieusement à l'étude que nous disons, on attendra, sans doute, qu'une nouvelle épidémie généralisée ait fait explosion.

ATROPHIE MUSCULAIRE GRAISSEUSE PROGRESSIVE

Le grand sympathique, agent régulateur de toutes les rénovations organiques, intervient pour modifier de deux façons la vie moléculaire de la fibre charnue : tantôt le muscle se raréfie, tantôt il augmente de volume. A la première de ces deux formes morbides répond une affection curieuse qui a reçu le nom d'atrophie musculaire graisseuse progressive.

La maladie dont il s'agit a pour manifestation clinique un vice particulier de nutrition d'une partie ou de la majorité du système musculaire de la vie animale. Ce vice de nutrition, dont la marche est envahissante, se caractérise par la destruction graduelle des fibres charnues avec substitution graisseuse, et conséquemment, par la diminution graduelle et l'abolition de la myotilité dans toutes les parties malades.

C'est vers 1848 ou 1850 que l'on commence à étudier ce type nosologique. Aran, le premier, en fait l'objet d'un mémoire intitulé : *Recherches sur une maladie non encore décrite du système musculaire (atrophie musculaire progressive)*, (Archives générales de médecine, 4e série, t. XXIV). Duchenne, de Boulogne, s'en occupe longuement dans son Traité de l'électrisation localisée, en lui conservant son nom primitif d'atrophie musculaire progressive. Thouvenet la décrit dans sa thèse inaugurale, 1851, sous la désignation de *paralysie musculaire atrophique*. Cruveilhier en fait ensuite l'objet d'un travail important lu à l'Académie de médecine sous le nom de *paralysie musculaire progressive atrophique*, *paralysie graduelle* du *mouvement par atrophie musculaire*, travail inséré dans les Archives générales de médecine, 1853. Ces dénominations diverses montrent que, dès le début, la nature de la maladie est diversement comprise. Aran, Duchenne, la considèrent comme localisée dans le muscle proprement dit, comme une affection d'origine purement myosique, idée qui doit être reprise plus tard par différents observateurs. A la diminution de volume on croit devoir ajouter ensuite un élément paralytique; Cruveilhier, le premier, est conduit à cette interprétation qui est toute une question de doctrine. Dans une autre phase de la question, on cherche à établir, en France du moins, que l'atrophie musculaire graisseuse a en réalité son point de départ dans une myélite chronique parenchymateuse localisée dans les cornes antérieures de la substance grise et caractérisée par la dégénérescence atrophique des grandes cellules motrices. Ce serait une maladie spinale. Telle est du moins la théorie affirmée avec conviction par Hayem, le professeur Charcot et l'École de la Salpêtrière. Ceux qui tiennent en particulière attention les fonctions nutritives du système ganglionnaire, ont rattaché nettement à l'intervention du grand sympathique et à son influence viciée une maladie qui se caractérise par la déviation trophique de la fibre charnue. L'induction légitime, les révélations nombreuses et parfois saisissantes de l'anatomie pathologique semblent justifier cette manière de voir à laquelle nous nous rattachons, et qui nous permet d'introduire une individualité nouvelle dans le cadre de la pathologie du grand sympathique. En traitant de l'anatomie pathologique, nous essaierons de justifier notre préférence. Résumons d'abord les travaux de nos devanciers et tâchons d'éclairer le sujet de la lumière que comporte l'état actuel de la science.

DESCRIPTION, SYMPTOMES. — D'abord locale, la maladie commence ordinairement dans les membres supérieurs, et le plus souvent dans celui du côté droit. Dans le principe, elle intéresse une fraction seulement plutôt que la totalité de leur étendue. Fréquemment, elle débute par les muscles des éminences thénar et hypothénar, par les interosseux de la main; d'autres fois c'est par les muscles des avant-bras, des bras, par ceux de l'épaule, et principalement par le deltoïde, ou par ceux de la partie supérieure du tronc. Cruveilhier a vu l'atrophie débuter chez deux enfants, par les muscles de la face; chez un adulte il l'a vue limitée à la langue. Dans ce dernier cas, la langue était agitée de mouvements fibrillaires continuels; elle semblait rapetissée; l'articulation des sons était lente, incomplète, la déglutition difficile. On pouvait croire aisément à un commencement de paralysie générale des aliénés. Chez l'enfant où elle est rare, elle commence ordinairement par l'orbiculaire des lèvres; elle s'étend ensuite aux membres supérieurs après être restée longtemps localisée à la face. Le premier phénomène qui frappe l'attention des malades est une certaine faiblesse dans les mouvements auxquels président les muscles affectés. Cette faiblesse survient insidieusement, peu à peu; elle augmente par l'exercice des mêmes muscles; mais elle est d'abord peu remarquée. En même temps, les reliefs musculaires diminuent, les formes naturelles se modifient. Si la maladie existe à la main, le sujet éprouve de la faiblesse dans les mouvements de cette partie, dans ceux d'un ou de plusieurs doigts; les espaces interosseux se creusent; les métacarpiens deviennent plus saillants; une dépression se manifeste à la place occupée par les éminences thénar et hypothénar, etc. — A mesure que les muscles maigrissent, les mouvements deviennent plus faibles, mais ils continuent de s'exécuter tant qu'il reste un nombre de fibres musculaires suffisant pour les produire. Ils ne sont abolis que lorsque la dernière de ces fibres a été détruite; l'inertie est alors complète. Mais il importe bien de remarquer que ce n'est jamais l'impotence fonctionnelle qui ouvre la marche des accidents; elle n'est que consécutive à l'altération des organes du mouvement, et si elle augmente de plus en plus, c'est parce que cette altération devient elle-même graduellement plus générale et plus profonde. La pression au niveau des points où le muscle a disparu ne communique plus à l'observateur cette sensation de résistance et d'élasticité que donne le tissu des muscles que l'on presse. En même temps que disparaissent les muscles envahis par la maladie, leurs antagonistes, s'ils sont restés sains, acquièrent peu à peu une prédominance d'action relative. Cependant la maladie a une grande tendance à envahir sans cesse de nouvelles parties. Elle peut demeurer circonscrite aux premiers points où elle s'est montrée, mais souvent elle se généralise. Si elle a débuté par les membres thoraciques, bientôt les muscles des membres inférieurs se prennent à leur tour; la marche et la station debout deviennent impossibles, l'immobilité nécessaire. L'atrophie s'étend aux muscles du tronc; elle frappe les muscles inspirateurs, le diaphragme lui-même; elle envahit les muscles de la face, le tissu propre de la langue, etc. Tout le système musculaire meurt pour ainsi dire graduellement et en détail.

Des phénomènes différents correspondent à l'atrophie de ces différents muscles. A la face, les traits sont immobiles, la physionomie reste sans expression; Cruveilhier l'a vue conserver d'une manière permanente l'expression du rire sardonique, due à la contraction par antagonisme du muscle grand zygomatique. Cette expression était involontaire, mais la volonté pouvait la rendre très-marquée. L'articulation des mots est incomplète, la déglutition difficile; un embarras plus ou moins grand de la respiration succède nécessairement à l'altération des muscles inspirateurs. Cette fonction ne se fait plus que par le diaphragme, si les intercostaux et les autres inspirateurs du tronc sont frappés d'inertie; et réciproquement, ces derniers muscles concourent seuls à l'entretenir, lorsque le diaphragme est affecté le premier. Lorsque les uns et les autres viennent à être intéressés simultanément, l'expansion thoracique ne se fait plus, et la vie est immédiatement menacée.

On peut aisément se figurer d'autre part les attitudes vicieuses ou les troubles fonctionnels qui succèdent à l'effacement des muscles du tronc, de la tête, ou à l'altération inégale des extenseurs et des fléchisseurs des membres.

Si la maladie s'est étendue aux muscles de la langue, des lèvres, du larynx, il en résulte un groupe symptomatique particulier que l'on a isolé sous le nom de paralysie labio-glosso-laryngée et que nous étudierons dans un article spécial. L'importance que prend ici le trouble fonctionnel met particulièrement en évidence l'inertie musculaire et explique s'il ne justifie l'idée d'une déchéance paralytique substituée à celle d'une lésion purement atrophique. Dans l'opinion de Grasset, la paralysie labio-glosso-laryngée ne serait que le fait de l'extension au bulbe de la maladie qui, limitée à la moelle, représente l'atrophie musculaire progressive, et, dit-il, sans aller trop loin dans l'interprétation des faits, il convient de noter tout au moins l'apparition de phénomènes bulbaires à la fin de l'atrophie musculaire progressive.

D'ailleurs, chose curieuse, tous les muscles sont frappés au hasard, sans aucun ordre, sans que leur situation topographique ou leur destination fonctionnelle puisse annoncer que tel ou tel d'entre eux sera pris après tel ou tel autre. Un muscle sain existe à côté d'un muscle malade, sans qu'il y ait à cela d'autre raison que le seul caprice de la maladie. Cette irrégularité dans la progression des accidents existe non-seulement pour les différents muscles, mais elle se retrouve dans les différentes parties d'un de ces organes presque toujours très-inégalement altérées. C'est ainsi que, dans un même muscle, certains faisceaux musculaires sont très-compromis ou tout à fait détruits, à côté d'autres qui paraissent encore sains ou qui du moins sont à peine touchés par la maladie. — Du reste, ce travail désorganisateur s'accomplit sans donner lieu à la moindre douleur. Telle est du moins la règle commune.

D'autres phénomènes musculaires méritent d'être signalés : ce sont des crampes, des soubresauts de tendons, et surtout des contractions fibrillaires. Les contractions fibrillaires consistent dans la contraction isolée, involontaire, et sans douleur d'un certain nombre de fibres ou de faisceaux charnus. On voit facilement ces contractions se dessiner sous le tégument. Elles se montrent sous la forme de petites cordes tendues dans la direction des fibres musculaires et soulevant ou déprimant alternativement la peau. Ces contractions partielles ne sont point en rapport pour la fréquence et l'intensité avec le degré de l'altération atrophique ; on les constate même dans des muscles qui ne seront jamais atrophiés (Grasset) ; tantôt elles sont nombreuses et très-fréquentes, tantôt au contraire elles n'ont lieu qu'à de rares intervalles. On les fait apparaître ou on les augmente en excitant la partie sur laquelle on les veut voir se produire, ou en donnant au membre une position fatigante. On peut les observer dans tous les muscles ; toutefois elles sont plus communes au bras qu'à l'avant-bras et à la main, à la cuisse qu'à la jambe ; rares à la face on peut les trouver très-distinctes à la langue. Les crampes se montrent parfois dès le début de la maladie; peu communes, elles n'offrent d'ailleurs pas de caractère spécial. Il en est de même des soubresauts de tendons. Dans les idées de l'Ecole de la Salpêtrière, le trouble de la vitalité du muscle, la contracture se prêterait à une double interprétation nosologique et conduirait, selon Charcot, à établir un nouveau type à côté du type primitif. Il y aurait alors : 1° l'atrophie musculaire progressive protopathique d'Aran et Duchenne; 2° la sclérose latérale amyotrophique de Charcot. Il y a souvent un abaissement de température dans les parties atteintes; le malade en a conscience et la main qui explore peut le constater (Grasset).

Tandis que les muscles de la vie de relation sont si profondément altérés, ceux de la vie organique n'offrent aucun changement apparent dans leur texture. Les muscles moteurs du globe de l'œil ont également toujours été respectés.

La peau conserve, dans la plupart des cas, sa sensibilité naturelle. Duchenne a cependant noté quelquefois une anesthésie diminuant des doigts vers l'épaule ou distribuée d'une manière irrégulière. Les fonctions intellectuelles et sensoriales demeurent jusqu'au bout dans l'intégrité la plus parfaite. Les fonctions d'assimilation générales ne cessent pas de s'exécuter régulièrement; l'appétit persiste et souvent il est très-vif; les digestions sont faciles, les évacuations du rectum et la vessie libres et naturelles, etc. Une seule fonction est atteinte dans l'atrophie musculaire progressive, c'est la locomotion.

En dehors des complications, jamais le pouls ne prend un caractère fébrile.

On a recherché ce que devient la proportion de l'urée dans l'atrophie musculaire progressive. Le docteur Laure a constaté chez plusieurs malades, que la destruction d'une partie de la substance musculaire est suivie d'une diminution considérable de la quantité d'urée éliminée dans les vingt-quatre heures, quantité qui se réduit à moins de la moitié de son chiffre normal. Ce fait confirmerait la théorie de Voit, en vertu de laquelle l'urée se formerait dans le tissu musculaire. (*Lyon médical*, 1877, n° 35).

On doit aussi à Duchenne d'avoir constaté la conservation de la contractilité électrique dans les muscles atteints d'atrophie. Tant qu'il reste dans le muscle une fibre intacte, elle se contracte par le courant induit. Quand l'atrophie est déjà très-avancée, il faut supprimer l'action des antagonistes et mettre les muscles malades dans le relâchement pour constater les effets de l'électrisation ; quelquefois alors le courant va par diffusion faire contracter les antagonistes ; ainsi l'électrisation du triceps atrophié peut faire contracter le biceps sain (Jaccoud, Hayem). Legros et Onimus ont en outre constaté que l'excitabilité électrique des muscles s'affaiblit plus vite qu'à l'état normal. Ce qu'il faut retenir, c'est que l'impuissance motrice a pour seule cause la raréfaction musculaire ; le mouvement est faible parce que l'agent contractile a disparu; ce qui reste du muscle continue d'obéir à la volonté. L'innervation motrice volontaire subsiste. Il importe à la vérité clinique de bien établir qu'il ne s'agit nullement ici d'une réelle paralysie. Dans les paralysies, si elles sont *complètes*, les mouvements volontaires sont entièrement abolis; si elles sont incomplètes, les mouvements sont défectueux, sans précision, imparfaitement et à demi-exécutés. Dans l'atrophie graisseuse, au contraire, les mouvements sont conservés tant qu'il reste assez de fibres pour les produire. Ils s'exécutent franchement, seulement ils sont faibles, et si cette faiblesse va sans cesse augmentant jusqu'à l'impossibilité d'agir, c'est parce que les fibres musculaires s'altèrent chaque jour plus profondément. Dans l'atrophie graisseuse, la maladie commence par l'atrophie des muscles. Dans les véritables paralysies, au contraire, l'atrophie des membres succède à leur immobilité ; en outre, elle porte uniformément sur tous les points du membre paralysé ; les muscles frappés d'inertie diminuent de volume, mais ils ne disparaissent point : ou, s'il en est quelquefois ainsi, c'est un fait tout exceptionnel et qui ne se produit qu'au bout de plusieurs années. Au contraire, l'atrophie musculaire graisseuse offre, nous l'avons dit, dans sa marche une irrégularité extrême dans la distribution du processus morbide. Les muscles sont atteints comme au hasard sans qu'on puisse rien saisir encore de la loi qui préside à leur envahissement. Très avancée sur un point, la lésion commence à peine sur un point voisin ; elle détruit quelquefois le tissu d'une manière rapide, tandis que les muscles paralysés ne s'effacent jamais que lentement.

Nous allons dire tout-à-l'heure que l'altération des racines antérieures des nerfs spinaux est un des caractères importants fournis par les autopsies ; elle n'implique pas forcément cette conséquence qu'il y ait ici une paralysie ; en effet, le système nerveux exerce sur les muscles plusieurs sortes d'influence : 1° il excite leur contraction volontaire ; 2° il entretient leur irritabilité; 3° il leur donne la sensibilité ; 4° il préside surtout à leur nutrition. Or la moelle est un des éléments originels du grand sympathique, et plusieurs faits pathologiques semblent démontrer que la nutrition musculaire est placée sous l'influence des cordons antéro-latéraux de l'axe spinal. S'il en est réellement ainsi, il est facile de comprendre qu'une altération émanée de ces cordons doit entraîner l'atrophie et la désorganisation des muscles privés de leur excitation nerveuse habituelle. Si cette hypothèse est erronée, la part de substance sympathique inhérente à la moelle altérée fournit un autre argument ; sa lésion enraie l'action trophique ; dans un cas comme dans l'autre l'acte morbide se résume en un vice de nutrition, non en une paralysie. Celle-ci a bien moins encore de raison d'être si l'atrophie des racines antérieures des nerfs spinaux est consécutive seulement à l'effacement du muscle. On a prétendu en effet, et nous reviendrons sur ce point, que si le muscle devient malade par un travail qui s'accomplit dans l'intimité de sa substance, le système nerveux supérieur, devenu inactif, diminue alors de volume comme tous les organes qui cessent d'agir. Dans la théorie qui rattache l'atrophie musculaire à une lésion des cornes antérieures, non-seulement il n'y a pas de paralysie, mais il y a suractivité motrice. Elle se traduit, dit Poincaré, par ces contractions fibrillaires incessantes dont il a été parlé. Ces petites décharges, qui se répètent à chaque seconde, constituent par leur somme totale une dépense considérable de force motrice. Sous l'influence de l'inflammation subaiguë dont elles sont le siége, les cellules motrices viennent tour à tour traduire d'une façon isolée le maximum de leur exaltation en faisant contracter exclusivement le faisceau qu'elles animent. Ces contractions, si faibles qu'elles soient, n'en finissent pas moins par accumuler des produits d'oxydations et user ce faisceau qui n'a pour ainsi dire pas de repos. De sorte que l'altération du tissu musculaire serait, dans l'atrophie progressive, de la nature de celle que détermine un excès d'excitation, tandis que dans la paralysie infantile elle serait de la nature de celle que peut produire un défaut d'excitation (Poincaré).

Quoi qu'il en soit, l'atrophie peut atteindre des limites extrêmes sans qu'il y ait modification de la striation. En même temps que le muscle diminue, il se fait une prolifération conjonctive d'autant plus abondante que les fibres musculaires sont plus atrophiées.

Selon Robin il y aurait une simple dégénérescence granuleuse.

Cruveilhier, le premier, établit que la maladie n'était pas seulement musculaire. L'autopsie du nommé Leconte, si souvent cité dans les monographies du temps sur cette intéressante question, lui permit de constater *de visu* une grave altération des racines antérieures des nerfs spinaux. Ces racines présentaient une atrophie remarquable. A la région lombaire elles n'avaient peut-être pas le quart ou le cinquième du volume des racines postérieures; à la région cervicale elles n'en représentaient pas la dixième partie. Dans plusieurs paires cervicales ces racines étaient réduites à leur névrilème. Le nerf grand hypoglosse, moteur de la langue, paraissait n'avoir que le tiers de son volume ordinaire, ce qui concordait avec la transformation presque complète de la langue en tissu graisseux.

Frappé du fait, si curieux d'ailleurs à cette époque, que l'autopsie de Leconte venait de lui révéler, Cruveilhier pensa qu'il fallait considérer la maladie comme une *paralysie* directement occasionnée par l'altération des racines antérieures des nerfs spinaux. L'atrophie du muscle ne faisait que suivre le défaut d'influx nerveux.

Nous avons essayé tout à l'heure, de démontrer, que c'est faire une erreur d'interprétation clinique, que d'introduire dans la question un élément paralytique. Nous ne reviendrons pas sur ce point.

Depuis Cruveilhier, l'altération des racines antérieures a été rencontrée plusieurs fois. Elle peut quelquefois s'apercevoir à l'œil nu, surtout si on examine la pièce sous l'eau.

ANATOMIE PATHOLOGIQUE, ETIOLOGIE. — Les premiers observateurs n'ont d'abord établi aucune relation de causalité entre le système nerveux et l'atrophie musculaire graisseuse. Le nom même imposé à la maladie montre bien qu'on la regardait comme localisée dans la fibre charnue. Celle-ci est, en effet, le siége de lésions remarquable sur lesquelles nous allons tout d'abord nous arrêter. La mort n'ayant lieu que dans les cas où la maladie est généralisée, on trouve tous les muscles atrophiés à des degrés divers. Les uns ont une couleur s'éloignant peu de la couleur naturelle, ce sont ceux qui sont le moins affectés et qui, pendant la vie, n'avaient point perdu leur contractilité ; les autres sont : ici, d'une couleur rose pâle ; là, d'une couleur jaune pâle ; ailleurs, jaune peau de daim, jaune de bois ; beaucoup ont passé à l'état graisseux : tous ont perdu une grand partie de leur volume, mais ils conservent leur forme normale, leur isolement individuel, leur disposition fasciculée. Non-seulement les muscles congénères, ou même voisins les uns des autres, sont très-inégalement affectés, mais encore les divers faisceaux qui entrent dans la composition de chacun d'eux n'ont pas subi l'atrophie au même degré. Ainsi, dans le même muscle, à côté de faisceaux rouges, se trouvent des faisceaux d'un rose pâle, et même des faisceaux graisseux ; l'indépendance de nutrition et d'action de chaque faisceau musculaire est donc aussi réelle que l'indépendance de chaque muscle, et il est évident par là que l'atrophie n'envahit pas les muscles en masse, mais qu'elle les frappe isolément, comme elle atteint isolément aussi les divers faisceaux d'un même muscle. La maladie présente d'ailleurs, comme le remarque Cruveilhier, deux degrés bien distincts; premier degré : l'*atrophie par macilence*, qui réduit le poids et la masse du muscle au cinquième, au dixième, et peut-être même au vingtième de son poids et de son volume ordinaires, sans altérer sa structure, et seulement avec une diminution notable dans l'intensité de sa coloration rouge; second degré : l'atrophie par transformation graisseuse, laquelle ne s'empare du muscle que lorsqu'il a subi le premier degré.

Au microscope, on peut suivre les différentes phases par lesquelles passent les fibres charnues avant d'arriver à l'état gras. Le livre de Duchenne contient plusieurs figures destinées à représenter, d'après les recherches de Mandl et de Galliet, ces différents degrés de la transformation graisseuse : 1° les stries transversales de la fibre musculaire physiologique sont d'abord moins distinctes; elles disparaissent çà et là et finissent par s'effacer complètement. Les fibres longitudinales, au contraire, deviennent de plus en plus marquées. 2° le faisceau musculaire ne présente plus que des fibres longitudinales; les stries transversales ont entièrement disparu. En dehors de la fibre musculaire se trouve du tissu adipeux composé de cellules arrondies ou longitudinales. Il existe en outre des gouttelettes de graisse déposées dans la fibre musculaire. 3° les fibres longitudinales deviennent moins distinctes; les molécules graisseuses de plus en plus abondantes, les recouvrent presque entièrement. 4° les fibres longitudinales n'existent plus; on ne voit plus que des molécules graisseuses très-serrées et peu distinctes. 5° On n'aperçoit plus de molécules graisseuses distinctes; le faisceau se compose d'une masse amorphe.

La dégénérescence graisseuse intéresse à la fois la fibre charnue et le tissu conjonctif (Virchow).

Histologiquement, un certain nombre de tubes sont intacts, d'autres sont atrophiés simplement, sans dégénérescence de myéline, avec conservation du cylindre axe et multiplication des noyaux. Beaucoup d'autres sont réduits à la gaine de Schwann avec des noyaux; la myéline et le cylindre axe ont disparu (Grasset). En même temps il y a prolifération conjonctive autour des faisceaux de tubes et aussi dans les faisceaux; les tubes nerveux sont séparés entre eux dans le faisceau par une substance conjonctive finement fibrillaire; quelquefois le faisceau peut conserver son volume, le tissu conjonctif s'étant substitué au tissu nerveux; d'où, l'absence d'atrophie apparente des racines. Hayem a trouvé les nerfs spinaux altérés. A l'œil nu ils gardent leur aspect nacré et leur volume normal, mais l'altération histologique est semblable à celle des racines, surtout dans les nerfs moteurs. La lésion est moins intense dans les nerfs mixtes. Les tubes altérés sont irrégulièrement disséminés. Ainsi qu'on pouvait le prévoir, il y a une relation directe entre les muscles atrophiés et le siége de la lésion spinale. Vulpian l'a deux fois constaté. Dans le premier cas l'atrophie portant sur les extrémités supérieures, il reconnut, à l'autopsie, l'altération isolée des racines antérieures de la moelle cervicale. Dans le second, à une atrophie unilatérale répondait l'affection également distincte des racines du même côté (*l'Union médicale*, 1863, p. 159). La région dorsale est intéressée dans la maladie des muscles du tronc, la région lombaire dans celle des membres inférieurs.

Mais l'Ecole française insiste particulièrement sur les altérations qu'on rencontre dans le centre même de l'axe médullaire. Le professeur Charcot et ses élèves de la Salpêtrière, ont affirmé et ils soutiennent que la lésion capitale primitive, celle qui est le principe même de la maladie, procède de la moelle directement et se trouve dans les cornes antérieures de la substance grise. Pour eux, l'atrophie musculaire progressive a sa vraie cause dans une lésion constante des grandes cellules motrices des cornes antérieures spinales.

D'après Charcot, les cellules nerveuses subissent l'atrophie pigmentaire ou l'atrophie scléreuse. Il y a atrophie en même temps que pigmentation. Le corps de la cellule diminue de volume. Beaucoup de cellules sont six ou sept fois plus petites qu'à l'état normal. Les prolongements s'atrophient et finissent par disparaître. Le noyau s'atrophie en même temps.

Dans l'atrophie scléreuse la cellule diminue de volume et se ratatine dans tous les sens ; les prolongements deviennent secs et grêles, ou même disparaissent. La lésion spinale peut être primitive et se présenter alors sous deux formes : 1° le processus est chronique; il en résulte l'atrophie musculaire progressive ; 2° le processus est aigu ; il donne alors naissance à la paralysie atrophique de l'enfance ou à la paralysie spinale aiguë de l'adulte. Mais la lésion spinale peut être aussi secondaire. Une altération d'un autre point de la moelle peut se propager aux cornes antérieures ; les symptômes de l'atrophie musculaire viennent alors compliquer ceux de la maladie primitive. C'est ainsi que se produisent un certain nombre d'atrophies musculaires secondaires dans les diverses maladies de la moelle. D'où, la nécessité de ne pas envelopper sous le nom d'atrophie musculaire progressive, tous les cas dans lesquels on constate l'atrophie musculaire, et de distinguer les amyotrophies spinales secondaires d'avec la maladie d'Aran-Duchenne (Grasset). A coup sûr, l'assertion qui tend à faire de l'atrophie musculaire progressive une myélite centrale, une myélite chronique parenchymateuse, cette assertion emprunte une valeur considérable à l'autorité des hommes qui s'en déclarent les partisans; et pourtant la critique impartiale a le droit de dire qu'elle n'est pas assez explicite ou qu'elle est trop absolue. Elle est amoindrie par des faits tout aussi précis que ceux qui lui servent de base.

On voit toutes les difficultés qu'il y a de fixer la question étiologique. Cependant, l'anatomie pathologique a mis directement en cause le grand sympathique, et bon nombre d'observateurs parmi les plus autorisés, sont aujourd'hui d'accord pour rattacher aux altérations de ce système la genèse organique de l'atrophie musculaire. Quand on songe au rôle considérable que joue le grand sympathique dans le domaine de la vie végétative et de la nutrition en général, il est bien légitime de vouloir lui rapporter l'origine d'une affection qui trouble si profondément la vitalité et la nutrition de la fibre charnue. Le professeur Jaccoud n'a point méconnu ces relations de physiologie pathologique; il les appuie de détails anatomiques intéressants que nous empruntons à son Traité de pathologie interne (t. I, p. 431).

Outre les filets moteurs et sensitifs, les muscles reçoivent par les nerfs émanés de la moelle, des filets sympathiques ou trophiques qui maintiennent et règlent leur nutrition. Ces trois ordres de filets, réunis et confondus dans les troncs nerveux, y sont alors intéressés ensemble; mais dans certaines régions ils sont séparés et peuvent y être altérés isolément, ce qui explique la lésion distincte du mouvement, de la sensibilité, ou de la nutrition. La région spéciale du mouvement se trouve dans le système spinal antérieur et les racines antérieures jusqu'aux ganglions intervertébraux; celle de la sensibilité répond au système spinal postérieur et aux racines correspondantes. Quant à ce qui est des filets trophiques, ils sont eux-mêmes isolés dans le trajet qu'ils suivent avant leur fusion avec le tronc nerveux périphérique. Ainsi appartiennent d'une façon isolée à la sphère trophique : 1° la substance grise de la moelle (cornes antérieures) où ils prennent naissance; 2° les racines antérieures et postérieures par lesquelles ils sortent de l'axe spinal; 3° les rameaux anastomotiques qui relient la moelle au sympathique; 4° enfin le cordon sympathique lui-même et les branches qui en émanent. Le désordre nutritif peut donc relever d'une lésion particulière de ces divers points nerveux ; mais si l'on considère les fonctions propres de l'appareil ganglionnaire, on est conduit à rapporter la condition anatomique et pathogénique de ce désordre à une lésion du système sympathique soit dans ses origines, soit dans ses branches.

Jaccoud tient donc nettement pour la théorie sympathique. C'est rétrécir et jusqu'à un certain point fausser l'interprétation, que de localiser la maladie absolument dans les cornes antérieures de la moelle ainsi que le fait l'École de la Salpêtrière.

Parmi ceux qui firent les premiers efforts pour interpréter la genèse de la maladie, J. Guérin déjà rattachait l'atrophie musculaire à une affection des rameaux périphériques du système nerveux ganglionnaire, en même temps qu'il faisait intervenir une lésion des filets émanés des racines antérieures spinales pour expliquer la contracture spasmodique liée parfois aux modifications trophiques de la fibre charnue. Les investigations cadavériques montrèrent bientôt d'une manière directe que le grand sympathique est souvent et gravement altéré. Schneevogt est conduit par ses autopsies (*Lancette néerlandaise*, septembre et octobre 1854) à expliquer l'atrophie musculaire par une altération du sympathique, soit isolée, soit combinée avec une lésion des racines antérieures. Chez un homme de 58 ans, mort atteint d'atrophie graisseuse, il put constater en outre d'un ramollissement de la moelle, des altérations remarquables du système ganglionnaire. La partie cervicale du grand sympathique était presque transformée en un cordon graisseux dans lequel les fibres nerveuses étaient remplacées par des cellules graisseuses. La portion thoracique du grand sympathique était elle-même chargée de graisse. Remak soutient la même origine ganglionnaire en s'appuyant sur les recherches cliniques et thérapeutiques (*Journal autrichien pour la médecine pratique*, 1862). En 1864, Jaccoud fait l'ouverture de deux sujets de 57 ans, morts dans le service de Béhier avec l'atrophie graisseuse. Les racines antérieures sont atrophiées dans toute la région cervicale et jusqu'à la troisième ou quatrième paires dorsales. Dans les deux cas, le grand sympathique est envahi par une dégénérescence fibro-graisseuse. Tout le cordon cervical est transformé en un tissu fibro-conjonctif étalé en lames minces et paraissant d'origine ancienne. Des dépôts abondants de graisse existaient par foyers disséminés. Les tubes nerveux ganglionnaires, comprimés au milieu de cette prolifération accidentelle, avaient subi une atrophie notable. Le ganglion cervical ne présentait pour ainsi dire que la première phase de l'altération précédente, c'est-à-dire une hyperplasie du réseau conjonctif cortical et interstitiel; mais les tubes nerveux étaient restés normaux, ainsi que les corpuscules ganglionnaires; l'atrophie consécutive n'avait pas encore eu le temps de se produire. Les *rami communicantes* et les nerfs médians (sympathiques viséraux) offraient des altérations en harmonie avec celles des racines antérieures (Bulletins de la Société médicale, 1864). Jaccoud, s'autorisant de ces lésions, admit que la maladie avait commencé dans la partie cervicale du sympathique pour s'étendre : 1° dans le sens centripète, ainsi que le montrent les altérations des *rami communicantes* et des racines antérieures; 2° dans le sens centrifuge, comme le prouve l'affection des nerfs médians. D'autres faits du même ordre ont été pareillement rencontrés, et on peut chiffrer au nombre de six les exemples de lésions du sympathique rencontrés jusqu'ici. (Jaccoud).

Eulenburg et Guttmann étudient l'atrophie musculaire graisseuse parmi les maladies qu'ils décrivent dans leur livre sur la pathologie du sympathique.

Le docteur Jules Simon, dans un article important du nouveau Dictionnaire de médecine et de chirurgie pratiques, Trousseau, dans sa Clinique de l'Hôtel-Dieu, rattachent également à nne affection du système ganglionnaire l'affection qui nous occupe.

Nicati, cité par Poincaré, regarde la dégénérescence des ganglions et des filets du sympathique comme étant fréquente dans l'atrophie musculaire progressive et dans la paralysie pseudo-hypertrophique, et il la considère comme étant un des facteurs les plus importants de ces maladies. Plusieurs autres observateurs ont aussi prétendu que les maladies de la moelle capables de déterminer l'atrophie des muscles étaient compliquées d'une dégénérescence des ganglions du sympathique pouvant expliquer le trouble trophique des muscles.

Aujourd'hui que l'attention est éveillée, l'anatomie pathologique du système ganglionnaire plus régulièrement interrogée, fournira sans doute des nouveaux faits confirmatifs des idées qui précèdent.

La pathogénie par lésion du sympathique étant celle qui nous parait la plus justifiée, nous mettons sous les yeux du lecteur une figure indiquant les altérations constatées au microscope dans l'un des faits ci-dessus observés par Jaccoud. Cette figure a été dessinée par Renault, interne du service, et nous l'empruntons à l'article de J. Simon, du Dictionnaire de médecine et de chirurgie pratiques.

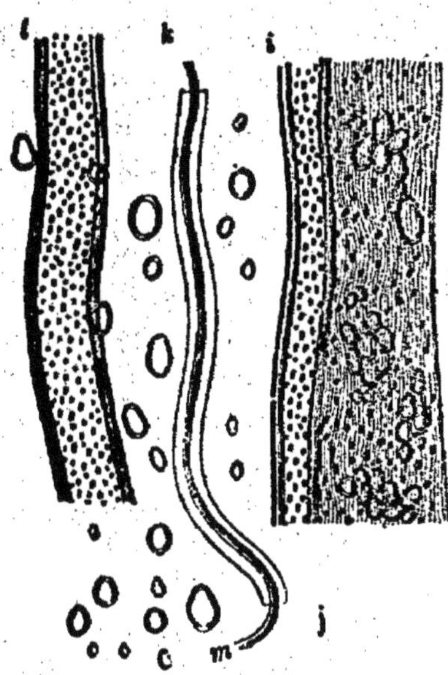

i, k, l, grand sympathique; prolifération fibro-conjonctive et graisseuse. — Le tissu fibreux est composé de faisceaux ondulés très-élégants (*j*); tout le champ du microscope est rempli de vésicules graisseuses (*m*) qui s'échappent des tubes à la moindre pression.

Eulenburg et Guttmann résument comme il suit les diverses altérations nerveuses liées à l'atrophie musculaire progressive :

La lésion des racines antérieures a été vue onze fois par Cruveilhier, Schneevogt, Valentiner, Trousseau et Sappey, Vulpian, Luys, Jaccoud, Grimm, Bamberger et Rosenthal. Elle a manqué dans quinze cas; cinq fois on a trouvé une dégénération de la substance grise centrale (Valentiner, Gull, Clarke, Luys et Grimm). Remarquons toutefois qu'Eulenburg omet les cas de cette sorte qui appartiennent à Charcot et à son école. Quatre fois on a vu la dégénération des cordons postérieurs (Virchow, Dumesnil (2 cas) et Friedreich.) Frommann cite un fait où il y avait ramollissement rouge des cordons antérieurs et latéraux. Joffroy a vu une fois la dégénération des cellules ganglionaires antérieures avec foyer granuleux dans les cornes *postérieures* de la moelle et sclérose des cordons latéraux. L'absence complète de toute lésion de la moelle et des racines spéciales a été constatée chez neuf sujets par Oppenheimer, Meryon, Friedberg, Cohn, Türck, Friedreich (3 cas) et Bamberger. Enfin, il existerait, comme nous venons de le dire, six exemples d'altération manifeste du sympathique.

De l'exposé qui précède, il ressort que le système nerveux peut être atteint dans la sphère végétative ou dans le département cérébro-spinal, et diversement altéré. Mais il faut présenter loyalement tous les faits. On a voulu établir qu'il n'est d'ailleurs pas toujours intéressé. Dans un important travail publié en 1873 sur ce sujet, le professeur Friedreich, de Berlin, réunit ses observations personnelles, et dit avoir constaté deux fois une intégrité absolue de *l'ensemble du système nerveux, tant central que périphérique*. Dans un troisième cas, les altérations du système nerveux étaient bornées aux petits ramuscules intrà musculaires ; dans un quatrième et cinquième cas, les lésions occupaient les troncs nerveux mixtes et en même temps les racines antérieures et les *postérieures ;* une fois il y avait, en outre, dégénérescence grise des cordons postérieurs. (L'altération des cornes grises antérieures n'est point signalée.) De ces faits qui lui sont propres, Friedreich conclut, en opposition avec la doctrine française actuelle, que, dans l'atrophie musculaire progressive, l'altération initiale occupe le tissu musculaire, et que les diverses lésions constatées dans le système nerveux ne sont que les stades successifs de ce processus initial qui, des muscles, atteint les nerfs intrà musculaires, et de là, suivant une marche centripète, la moelle épinière. Bamberger a soutenu une opinion analogue (Clinique de Wursbourg 1869). Il regarde l'atrophie musculaire comme une maladie de la fibre charnue, et il admet que les altérations nerveuses sont seulement consécutives. Tels sont les renseignements variés de l'anatomie pathologique ; il convient de les apprécier.

En résumé, voici une maladie où les lésions sont jusqu'ici fort inconstantes. L'altération occupe tantôt les racines spinales antérieures, tantôt la substance grise, les cornes antérieures de la moelle et même les racines *postérieures* des nerfs rachidiens, tantôt et manifestement le cordon ganglionnaire et les filets du sympathique. D'autres fois enfin, le système nerveux, soit animal, soit de la vie de relation, interrogé avec soin ne laisse découvrir aucune lésion de structure ; à quelle opinion la Clinique doit-elle se ranger, au milieu de ces faits en apparence contradictoires ? Quelle interprétation doit elle adopter sur la genèse anatomique de la maladie ? La question est certainement bien délicate, puisque de part et d'autre, des hommes également considérables ont émis et soutiennent des opinions divergentes. Nous croyons que la vérité est du côté de ceux qui rattachent la maladie à l'intervention du grand sympathique ; l'induction physiologique vient tout d'abord appuyer cette opinion, en raison de l'influence trophique incontestée que le système ganglionnaire exerce sur tous les tissus organiques ; la fibre charnue s'altère parce qu'elle ne reçoit plus de ses nerfs spéciaux la stimulation trophique habituelle. On peut regarder que la démonstration est faite dans les cas où l'autopsie a revélé une altération évidente des ganglions ou des cordons principaux du grand sympathique. L'altération procède ici de l'innervation ganglionnaire centrale ; mais comment comprendre et rattacher à notre manière de voir, les cas où aucune altération n'a pu être constatée dans le système nerveux, ceux qui semblent justifier la doctrine qui fait de l'atrophie graisseuse une affection purement musculaire? Il ne saurait y avoir là un échec sérieux à la doctrine de la pathogénie ganglionnaire. Pourquoi, en effet, la lésion sympathique commencerait-elle toujours par être centrale ? Pourquoi lui serait-il interdit d'avoir un début périphérique, et si la lésion originelle se trouve dans les filets sympathiques les plus ténus qui accompagnent dans la profondeur du muscle les dernières divisions artérielles, si, en raison de sa situation profonde dans l'intimité de la fibre charnue, elle est difficile à constater, faut-il en conclure, en l'absence des autres lésions nerveuses, que la maladie a son principe dans le muscle, qu'elle est réellement d'origine myosique ?

Lorsqu'on trouve une désorganisation de la moelle, est-on bien autorisé à mettre en cause le système cérébro-spinal à l'exclusion du département sympathique? Les recherches de Jacubowitch nous ont montré qu'il existe une colonne de substance sympathique dans toute la hauteur de la moelle ; si donc celle-ci est désorganisée, le trouble matériel doit-il être regardé comme procédant de la vie de relation, plutôt que du système ganglionnaire ? Trousseau qui défend aussi la théorie sympathique, à l'exclusion du département cérébro-spinal de la moelle, Trousseau, disons-nous, fait cette remarque bien juste (*Clinique médicale de l'Hôtel-Dieu*) : Si l'atrophie musculaire avait son point de départ dans le système nerveux de la vie de relation, on verrait toujours le mal procéder par un ensemble de muscles correspondant à la distribution anatomique des nerfs rachidiens ; on verrait par exemple tous les muscles animés par un même nerf ou par un même plexus être frappés à la fois, c'est-à-dire, par régions déterminées ; tandis, au contraire, que la plus grande irrégularité se remarque dans l'envahissement de la maladie, qui atteint isolément et comme au hasard, les différents groupes musculaires sans aucun souci de leurs rapports avec les branches nerveuses ; non-seulement les différents muscles sont frappés sans ordre, mais encore les différents faisceaux dans un même muscle, ainsi que nous l'avons dit déjà.

D'ailleurs, observe encore Trousseau, l'atrophie des racines spinales antérieures, constatée à l'autopsie, ne prouve même pas que la lésion nerveuse de ce côté soit primitive et qu'elle gouverne le trouble fonctionnel d'abord, et plus tard, l'atrophie du muscle et sa transformation graisseuse.

Nous accordons à cette réflexion toute sa valeur. C'est en effet une loi de physiologie pathologique que lorsqu'un organe a cessé d'agir, il s'atrophie, soit dans la totalité ou dans une partie de sa substance, soit plus spécialement dans ses dépendances vasculaires ou nerveuses ; c'est ainsi que les membres s'amaigrissent dans l'immobilité des fractures, que le globe de l'œil s'affaisse lorsqu'il est devenu impropre à la vision, que le nerf optique lui-même s'atrophie, lorsque l'œil est perdu ; pourquoi alors l'altération des racines antérieures spinales, au lieu d'être primitive, ne succéderait-elle pas au contraire, selon le même principe à l'inaction et à la mort des masses charnues correspondantes ?

Luys a fait des observations qui confirment cette manière de voir : « Dans certains cas pathologiques, dit-il, j'ai pu constater comme preuves de l'existence dans la couche corticale de foyers isolés d'excitation motrice, que chez des amputés d'ancienne date, chez des sujets qui depuis longtemps avaient été privés d'un membre supérieur, par exemple à la suite d'une désarticulation de l'épaule, il y avait dans certaines régions du cerveau demeurées depuis longtemps silencieuses, des atrophies concomitantes et très nettement localisées. Nous avons, de plus, constaté que les régions atrophiées du cerveau ne sont pas les mêmes, lorsqu'il s'agit d'une amputation de la jambe, ou d'une amputation des membres supérieurs. » (*Le Cerveau et ses fonctions, Paris*, 1876.)

Ce qu'il faut retenir de cette longue discussion, c'est que la genèse de l'atrophie musculaire par le vice de l'innervation sympathique, est la théorie qui s'impose le plus ici, et par les inductions de la physiologie, et par la fréquence réelle des altérations ganglionnaires, et par l'interprétation rationnelle des autres lésions nerveuses que l'on peut aussi rencontrer. Après ce qui vient d'être dit sur les enseignements de l'anatomie pathologique, les autres conditions étiologiques n'ont plus qu'une importance secondaire. L'atrophie musculaire graisseuse se rencontre surtout chez les sujets jeunes ou adultes. Elle peut succéder à la paralysie infantile (Grasset) ; on l'a vue beaucoup plus souvent chez des hommes que chez des femmes. On a prétendu que la continuité et l'excès de travail manuel, l'exercice violent d'un membre ou d'un groupe de muscles, les professions qui exigent d'une manière soutenue un grand déploiement de forces, prédisposent la fibre musculaire à ce trouble de nutrition qui constitue l'*atrophie graisseuse progressive*. Mais la maladie est si rare pour tant de sujets qui se livrent à des professions pénibles et abusent journellement de leurs forces, qu'il ne faut ajouter qu'un médiocre intérêt à cette influence. Cependant, on a vu plusieurs fois la maladie commencer par des muscles qu'un travail exagéré avait pour ainsi dire surmenés. Il faut aussi remarquer à ce point de vue, son début par des membres supérieurs, et surtout par le membre supérieur droit, ou même par les muscles de la main droite, sa rareté chez les femmes moins livrées que les hommes aux travaux pénibles, etc. Cette considération serait d'accord avec la manière de voir de Friedberg (*Pathologie et Thérapeutique de la paralysie musculaire*, Weimar, 1858), qui considère l'altération du muscle comme identique à celle qui survient dans l'inflammation de la fibre charnue.

La maladie a souvent succédé à l'influence manifeste du froid humide ; on peut l'appeler rhumathismale et son invasion est alors provoquée par un mécanisme réflexe. L'héredité est un autre élément constaté de son étiologie ; d'autres fois, elle se montre sans cause connue.

DIAGNOSTIC. — L'affaiblissement graduel et la disparition des reliefs musculaires, sans motif apparent pour en rendre compte ; la marche irrégulière de l'amaigrissement, qui est d'abord local et porte çà et là, au hasard et sans aucun ordre, sur les différents muscles ou même sur les différents faisceaux d'un même muscle ; la faiblesse musculaire, qui commence avec cet amaigrissement et augmente avec lui pour aboutir à l'inertie complète, lorsque toutes les fibres charnues ont été détruites ; l'évolution de ces phénomènes s'accomplissant sans douleur et coïncidant avec l'entière conservation de la sensibilité générale et des sens spéciaux, avec l'intégrité parfaite de l'intelligence et des fonctions nutritives : tels sont les caractères cliniques de la maladie qui nous occupe. Il suffit d'un coup d'œil pour la reconnaître. Afin d'apprécier en détail l'état du système musculaire, on fera contracter isolément chaque muscle ou chaque groupe de muscles. A cet égard, la faradisation localisée est un moyen d'exploration des plus précieux. On verra sous son influence, les muscles sains se contracter avec énergie, tandis qu'ailleurs la faiblesse ou la nullité des contractions apprendra que le muscle est gravement altéré ou que sa destruction est complète. Le nombre plus ou moins considérable de fibres charnues que fera mouvoir le courant électrique, indiquera nettement le degré auquel est arrivée la maladie dans chaque muscle. On suivra ses progrès en répétant l'exploration sur les mêmes points à divers intervalles.

L'inertie musculaire locale ou généralisée qui succède à l'atrophie musculaire graisseuse progressive, pourrait ête prise pour une paralysie, soit cérébrale ou médullaire, soit de cause hystérique, rhumatismale, saturnine; pour une paralysie occasionnée par la lésion locale d'un nerf. Toutes ces paralysies se distinguent d'abord par la manière uniforme dont elles frappent toutes les parties des membres qu'elles occupent, par un amaigrissement moins complet des muscles privés de mouvement, par une perte au contraire plus grande de la motilité; chacune d'elles a d'ailleurs des caractères particuliers. — Les paralysies de cause cérébrale se montrent presque toujours sous forme d'hémiplégie; quelque autre trouble dans les fonctions du cerveau les accompagne. — Celles qui tiennent à une affection de la moelle existent sous forme de paraplégie, et se compliquent de désordre dans les fonctions du rectum et de la vessie. — Dans les paralysies hystériques ou rhumatismales, la perte des mouvements est habituellement complète. Les paralysies saturnines ont pour siége de prédilection les muscles extenseurs de la main; la coïncidence d'autres accidents empêche qu'on se méprenne sur leur nature. — Celles qui tiennent à une lésion locale d'un nerf se reconnaissent à ce que l'atrophie et la paralysie sont limitées exactement aux muscles desservis par le nerf affecté, etc. Mais, d'après Duchenne, de Boulogne, l'emploi de la faradisation localisée jette en outre une vive lumière sur le diagnostic. La contractilité électrique subsiste dans les muscles envahis par l'atrophie graisseuse progressive; on la retrouve tant qu'il reste une fibre musculaire; elle disparait seulement lorsque le muscle est entièrement détruit. Or, dans les paralysies hystériques et rhumatismales, la contractilité électrique ne subit pas, en aucun moment, de diminution. La conservation de cette propriété permit à Duchenne d'éviter une méprise, dans un cas où les muscles de la main atrophiés par le fait d'un rhumatisme chronique, donnaient l'idée d'une atrophie graisseuse. — La contractilité électrique est, au contraire, complètement abolie, dans la paralysie saturnine et dans celle qui tient à la lésion locale d'un nerf. On pourrait donc, en pareil cas, croire à une atrophie graisseuse parvenue à ses dernières périodes; mais la conservation des masses musculaires éloignerait cette pensée, puisque la contractilité ne disparaît dans l'atrophie graisseuse que lorsqu'il ne reste plus de fibres charnues. Mais il est une autre maladie dans laquelle le système musculaire est aussi frappé d'atrophie, et qui, par conséquent, se rapproche de l'atrophie musculaire graisseuse; cette maladie est le *marasme musculaire essentiel*. Elle ressemble au premier degré de l'atrophie graisseuse dont elle diffère seulement par ce fait que jamais les muscles ne passent à l'état gras. Nous reprendrons d'ailleurs séparément cette autre affection.

MARCHE, DURÉE, PRONOSTIC. — Nous n'avons pas à revenir sur la tendance envahissante de la maladie; ses progrès sur des points particuliers sont quelquefois assez rapides, mais sa marche d'ensemble ne se fait qu'avec lenteur. Dans les cas observés jusqu'ici, il y a toujours eu un intervalle de plusieurs années (deux ou trois ans) entre le moment où elle a paru sur un point et celui où elle a fini par devenir générale. Lorsqu'elle revêt cette dernière forme, sa terminaison est nécessairement fatale, parce qu'un jour ou l'autre la respiration sera suspendue par l'immobilité des muscles qui l'exécutent. La moindre complication thoracique peut d'ailleurs hâter cette terminaison; et, par exemple, une simple bronchite peut amener l'asphyxie, à cause de l'obstacle que l'inertie du diaphragme apporte à l'excrétion des mucosités qui remplissent les bronches. L'existence n'est point compromise lorsque l'atrophie reste locale, mais alors même qu'elle frappe seulement un petit nombre de muscles, elle est déjà très-fâcheuse parce qu'elle prive les malades de l'exercice d'un ou de plusieurs de leurs membres.

TRAITEMENT. — L'iodure de potassium aurait, au dire de Jaccoud, plusieurs fois enrayé la maladie chez des sujets atteints ou non de la diathèse syphilitique. Le docteur Da Silva Lima (*Revue médicale de Toulouse*, 1870), après avoir employé inutilement le fer, l'iodure de potassium, la strychnine, les bains salés et même l'électricité, s'adressa à l'arsenic, dont il assure avoir obtenu les meilleurs effets. Au bout de cinq semaines, il y avait amélioration des douleurs névralgiques (1); après quatre mois, changements musculaires marqués. En un an le malade était guéri et avait repris ses occupations. On peut donner les granules d'arséniate de fer, jusqu'à 8 ou dix par jour, ou la liqueur de Fowler deux fois par jour; le premier jour une goutte matin et

(1) Il faut s'étonner de ces douleurs qui en général n'existent pas.

soir, le lendemain deux gouttes, puis quatre, et ainsi de suite en augmentant chaque jour d'une goutte jusqu'à douze ou quatorze par jour. L'hydrothérapie, le massage sont des agents rationnels auxquels on fera bien de recourir. L'électricité rend d'incontestables services pour réveiller l'action des muscles affaiblis. Les recherches de Duchenne surtout ont mis en évidence la valeur de ce moyen dont il ne faudrait cependant pas exagérer la portée ; les muscles complètement détruits et remplacés par de la graisse ne se reforment pas; mais on voit ceux qui sont en partie conservés augmenter de volume, acquérir de nouvelles fibres, et se rapprocher plus ou moins de l'état physiologique. Duchenne a vu, après un certain temps de cette médication, plusieurs individus dont les membres étaient depuis longtemps atrophiés et hors de tout service, reprendre leurs occupations et se livrer, comme par le passé, à des travaux manuels pénibles abandonnés depuis longtemps; chez d'autres, il est vrai, l'amélioration ne fut que temporaire. Si l'on doit abandonner l'espoir d'une guérison complète, on peut toujours espérer voir la maladie ralentir ses progrès.

D'après Jaccoud le courant constant a des effets plus certains et plus rapides que la faradisation localisée. Il faut l'appliquer selon la méthode de Remak, placer le pôle cuivre sur les vertèbres cervicales et le pôle zinc sur la région du sympathique au cou. Nesemann a obtenu une guérison complète, dans un cas d'atrophie musculaire arrivée à un haut degré, par la galvanisation du sympathique (Berlin, *Journal hebdomadaire de Clinique*, 1868). Benedikt assure également avoir eu un succès par la galvanisation du même nerf (*Électrothérapie*, Vienne, 1868). D'après le docteur Jules Simon, Wetzlar aurait obtenu des guérisons complètes par l'emploi des eaux thermales d'Aix-la-Chapelle, données en bains prolongés, et le docteur Desnos des améliorations positives à l'aide des bains sulfureux artificiels.

HYPERTROPHIE MUSCULAIRE PROGRESSIVE

Cette affection se rattache à un type clinique encore mal déterminé. Si l'on considère le sens propre du nom qui lui a été appliqué, elle devrait avoir pour caractère unique l'état opposé à la maladie qui précède, savoir : l'augmentation de volume de la fibre charnue et des faisceaux musculaires remplaçant l'atrophie avec substitution graisseuse des muscles. Mais il n'en est pas précisément ainsi, ou plutôt on a réuni un peu confusément sous ce nom plusieurs états organiques qui se rapprochent en effet par l'augmentation de volume de la partie malade ; mais tandis que les uns présentent une véritable hypertrophie musculaire, il n'y a plus dans les autres qu'une prolifération confluente de tissu conjonctif ou de matière grasse, au milieu de laquelle la fibre charnue est au contraire étouffée. La partie malade est bien devenue le siége d'un gonflement, mais il ne s'agit plus d'une hypertrophie musculaire, et la maladie cesse d'être d'accord avec le titre placé en tête de cet article. Elle n'a plus pour lui ressembler que l'apparence d'un grossier phénomène extérieur. Quoiqu'il en soit, cet état morbide a été décrit par Seidel, en 1867, sous l'indication d'atrophie lipomateuse des muscles (*Die atrophia musculorum lipomatosa, Iena,* 1867) ; Duchenne lui a donné le nom plus en rapport avec la clinique *de paralysie pseudo-hypertrophique ou myosclérosique.*

CARACTÈRES ANATOMIQUES, ÉTIOLOGIE. — Selon les premiers travaux dont il a été l'objet, ce vice de nutrition a donc pour principal caractère l'atrophie ou la ruine complète des fibres musculaires, pendant qu'en même temps, le volume des muscles atteints semble augmenté par le dépôt interstitiel ou même interfibrillaire d'un produit accidentel représenté tantôt par l'hyperplasie du tissu conjonctif, tantôt par le développement du tissu adipeux. Ces deux altérations ont même été considérées comme deux stades successifs de la même lésion (Duchenne et Griesinger). Les fibres musculaires s'effacent et disparaissent au milieu de la prolifération accidentelle ; celles qui subsistent conservent ordinairement leur striation normale. La maladie a une préférence marquée pour les membres inférieurs où elle débute souvent, et où elle peut rester limitée. On la voit aussi envahir la totalité du système musculaire. Si cette variété nosologique a son principal trait dans l'effacement de la fibre charnue au milieu de l'abondance d'une infiltration conjonctive ou graisseuse, avec augmentation de volume des parties affectées, il faut convenir qu'elle tire au moins de l'altération du muscle, un certain rapport avec l'atrophie musculaire, dont elle se distinguerait seulement par l'excès de l'hyperplasie porté jusqu'à ce point que le gonflement local remplacerait l'amaigrissement. Ce serait la même maladie obéissant à une modalité différente de physiologie pathologique. Friedreich a sans doute remarqué cette singularité d'une appellation nosologique en opposition avec l'état anatomique signalé par les premiers observateurs. Jaccoud analysant ses travaux prend soin de nous dire que le savant clinicien de Heidelberg admet deux espèces distinctes dans cette affection, savoir : une *pseudo-hypertrophie*, caractérisée par une hyperplasie conjonctive interstitielle, avec atrophie secondaire de l'élément contractile et formation de graisse (*atrophia lipomatosa*) ; et une hypertrophie vraie, constituée par l'augmentation de volume des fibres musculaires avec conservation de l'état strié tranversal, sans trace de prolifération conjonctive, ni de stéatose. Ces deux formes s'accusent par un même phénomène clinique, l'augmentation de volume de la région malade ; mais dans un cas, il y a une inflammation chronique du tissu interstitiel analogue à celle qui, d'après Friedreich, caractérise l'atrophie musculaire progressive ; dans l'autre, il s'agit d'une altération parenchymateuse spéciale, sans lésion préalable ni concomitante des éléments interstitiels. L'hypertrophie vraie peut d'ailleurs coïncider avec l'atrophie progressive. Friedreich a rapporté deux exemples très nets de ce complexus pathologique. Eulenburg a donné lui-même, en 1870, la relation d'une femme de 44 ans, qui présentait dans les membres inférieurs l'hypertrophie des muscles et dans les membres supérieurs l'atrophie musculaire progressive.

L'autopsie n'a montré souvent aucune lésion du système nerveux central. On en a rencontré pourtant quelquefois. Jaccoud cite un fait intéressant emprunté à Lockart Clarke et Gowers : chez un garçon de quatorze ans qui avait présenté à l'âge de trois ans les premiers symptômes de la maladie, ces observateurs ont trouvé dans la moelle épinière des altérations multiples caractérisées surtout par des foyers de désintégration des deux substances et des racines. Les lésions commençaient au niveau de la deuxième vertèbre cervicale et occupaient la substance réticulaire latérale, entre la tête de la corne grise postérieure et le sillon intermédiaire. Une moitié de la commissure blanche antérieure était complètement détruite et remplacée par des débris granuleux, des éléments exsudés et des corpuscules sanguins extravasés. Plus bas, dans la région cervicale, on retrouvait les mêmes modifications, et la substance grise centrale et antérieure présentait sur une grande étendue le phénomène de désintégration ; quelques racines postérieures, au voisinage de leur entrée dans la corne correspondante, offraient la même altération. Il y avait aussi une sclérose commençante des cordons latéraux et postérieurs. Des lésions semblables existaient dans les régions dorsale et lombaire. Le cerveau et la moelle allongée étaient sains.

Barth a rencontré des altérations de la moelle et des nerfs périphériques (*Archives de médecine*, 1871). La substance blanche des cordons antérieurs et latéraux de la moelle présentait des foyers irrégulièrement disposés de matière gélatineuse. Dans ces points, les fibres nerveuses étaient rares ou remplacées par une substance finement granulée parcourue par de gros vaisseaux gorgés de sang et contenant beaucoup de corpuscules amylacés. Les cornes antérieures ne laissaient voir qu'un petit nombre *de cellules ganglionnaires* à vaisseaux dilatés. Les nerfs sciatiques grossis avaient leurs faisceaux dissociés par le dépôt interstitiel de graisse. Le sympathique ne fut pas examiné.

Martini a publié un cas où la lipomatose des troncs nerveux fut révélée par l'examen de la moelle épinière (*Journal des sciences médicales*, 1871). — On a, il est vrai, mal isolé la part spéciale qui revient au sympathique dans ces altérations, mais son influence sur la nutrition des tissus, et ses rapports anatomiques avec la moelle, lui laissent évidemment le premier rôle dans le processus morbide.

On voit, d'après ce qui précède, que l'étiologie anatomique est encore obscure comme la maladie elle-même. D'après Eulenburg et Guttmann, on a considéré l'atrophie lipomateuse tantôt comme une myopathie primitive, tantôt comme un processus morbide névropathique, ce qui marque évidemment une analogie avec l'atrophie musculaire, analogie qu'il faut rapprocher de celle fournie déjà par l'obscurité pathogénique. Spielmann s'est prononcé en faveur de la première opinion, Duchenne et après lui Stoffella ont admis sans beaucoup de preuves l'origine crébrale de la maladie. Benedikt la range parmi les trophonévroses, et dans un cas examiné par lui il la considère comme une paralysie du nerf sympathique. Dans ce cas, l'hypertrophie occupait surtout les muscles de l'épaule (deltoïde, grand pectoral, grand rond, petit rond et grand dentelé du côté droit), En outre, le visage était plus rouge à droite, et de ce côté aussi la sécrétion de la sueur était plus abondante, la pupille dilatée, le sympathique cervical sensible à la pression; et la galvanisation de ce nerf fit disparaître les symptômes céphaliques.

Griesinger en fait une affection des vaisseaux des nerfs, et peut-être les vaso-moteurs sont-ils en cause. Chez un garçon de 13 ans il a constaté sur les membres, notamment sur les inférieurs, une coloration rose plus ou moins foncée, avec augmentation de chaleur, coloration remplacée par une teinte d'un bleu marbré, avec léger refroidissement après un certain temps d'exposition à l'air. Ce serait un nouveau fait tendant à établir que le sympathique joue un rôle dans l'expression de la maladie.

Ce vice de nutrition atteint surtout l'enfance, et les garçons plus

20

que les filles; mais on le rencontre aussi chez l'adulte. Il succède parfois à une maladie aiguë, fièvre typhoïde ou autre.

SYMPTOMES. — Il est facile de comprendre que si le volume apparent des muscles est augmenté par l'hyperplasie adipeuse et conjonctive, leur force pourtant est diminuée par la raréfaction des éléments contractiles.

Lorsque la maladie existe dans les membres inférieurs, il en résulte un trouble plus ou moins marqué dans la station et dans la marche. Les muscles du mollet sont habituellement les premiers atteints. Aux membres thoraciques ce sont les deltoïdes. La maladie peut rester longtemps stationnaire, mais elle finit généralement par s'étendre à la plus grande partie du système musculaire animal. On peut observer aussi des contractions fibrillaires, plus rarement des douleurs dans les membres et de véritables contractures (Wagner, cité par Jaccoud). La rupture de l'équilibre entre les muscles des membres inférieurs peut amener la formation de pied-bots.

Un malade de Berger (*Archives allemandes de médecine clinique*, 1872) éprouvait une diminution considérable dans les divers modes de la sensibilité cutanée, et il avait perdu la sensibilité musculaire sauf en ce qui concerne la notion de position. L'exploration électrique par la faradisation ou le courant constant n'a pas donné de résultats identiques. On a observé l'amoindrissement, la conservation ou l'exagération de la contractilité et de la sensibilité musculaires. Benedikt a vu le courant galvanique appliqué de la moelle aux nerfs des muscles malades, produire une réaction normale ou exagérée, et, dit-il, ce fait seul est un puissant motif pour admettre un trouble primordial de l'innervation (Jaccoud).

La MARCHE de la maladie, toujours lente, peut s'étendre à plusieurs années. L'aggravation successive de l'impuissance musculaire compromet d'abord l'exercice des membres et finit, en se généralisant, par menacer les grandes fonctions de la vie.

TRAITEMENT. — Au début surtout l'électricité paraît avoir donné de bons résultats. Benedikt aurait obtenu trois fois une amélioration réelle par la galvanisation du sympathique. Chvostek aurait également enrayé la marche du processus par l'emploi prolongé de l'électricité. Eulenburg et Guttmann, qui rapportent les faits précédents, ont eux-mêmes, par l'électrisation faradique chez deux jeunes filles, amélioré l'état des muscles tant atrophiés que pseudo-hypertrophiés ;

mais ils ont échoué dans un autre cas où la maladie était ancienne et grave.

Le traitement doit être continué longtemps. On pourra lui associer l'hydrothérapie, le massage, les bains sulfureux, les frictions alcooliques.

A. Mathieu a fait connaître dans les *Archives générales de médecine*, avril 1879, divers détails extraits d'un travail de Seeltziguller, intitulé : *Contributions à l'étude des affections du grand sympathique (Zur Kennis der affectionem des Sympathicus*, Schmidt's Jarbuch, 1878). Nous y relevons ce fait que le docteur Brigidi a rapporté dans l'*Imparziale* (février 1878), sous ce titre :

Lésions du grand sympathique dans un cas de pseudo-hypertrophie musculaire.

Il s'agit d'un individu de 30 ans atteint d'une paralysie complète des jambes. Les muscles étaient en partie atrophiés, en partie hypertrophiés. L'irritabilité électrique était diminuée, suspendue même en quelques points. La mort survint à la suite d'une affection pulmonaire.

A l'autopsie, on trouva dans les muscles les lésions signalées par Duchenne (de Boulogne) : vascularisation légère, prolifération nucléaire, développement considérable de la graisse. Les nerfs périphériques étaient sains; la moelle, le cervelet, la protubérance, examinés à l'œil nu, ne présentaient aucune lésion apparente. Examinés au microscope, les ganglions sympathiques cervicaux et le ganglion semilunaire montrèrent les lésions suivantes : dilatation marquée des vaisseaux, surtout des veines, atrophie et disparition des cellules nerveuses surtout dans leur voisinage, accumulation de cellules pigmentaires cuivrées ou noires, développement exagéré de l'élément fibreux étranglant les éléments nerveux. Les fibres de Remak avaient presque complètement disparu.

Cette autopsie semblerait confirmer l'hypothèse de Duchenne qui attribuait le développement de la paralysie pseudo-hypertrophique à une lésion du grand sympathique.

PARALYSIE GLOSSO-LABIO-LARYNGÉE.

Expression particulière de l'affection générique que représente l'atrophie musculaire progressive, la paralysie glosso-labio-laryngée est une maladie entrée assez nouvellement dans le cadre nosologique. On doit à Duchenne, de Boulogne, d'en avoir donné la première description (1860). Affection d'origine bulbaire, elle a pour principale expression fonctionnelle un affaiblissement de la motilité des lèvres, de la langue, des joues, du voile du palais, du larynx et ordinairement d'une partie des muscles qui concourent à l'expansion thoracique. Le cœur est aussi troublé, mais jamais l'intelligence non plus que les autres fonctions cérébrales. Des conséquences importantes de physiologie pathologique découlent de ces perturbations motrices. La suite de cette description montrera d'ailleurs que cette affection n'est pas toujours semblablement circonscrite, et qu'elle représente peut-être moins une véritable unité clinique qu'une forme particulière dans un groupe morbide.

CARACTÈRES ANATOMIQUES. — Toute paralysie suppose une lésion nerveuse; et en effet, le système nerveux présente ici d'importantes altérations que nous verrons être en concordance parfaite avec les manifestations symptomatiques. Voici le résumé des principales lésions constatées dans trois autopsies relatées par Trousseau (*Clinique médicale de l'Hôtel-Dieu*, t. II) : chez un malade, il y avait atrophie des racines de l'hypoglosse, et le bulbe rachidien semblait présenter une augmentation de consistance. Chez un autre on rencontra un épaississement marqué, avec coloration grise de la dure-mère, au niveau de la portion bulbaire et jusqu'aux racines des quatrièmes paires cervicales. Cet épaississement était dû à une augmentation considérable des fibres de tissu conjonctif et fibro-élastique, et paraissait la conséquence d'un travail hyperémique chronique, ce qui était établi par le grand nombre de vaisseaux capillaires et des dépôts d'hématine en dehors de ces mêmes capillaires. Les racines de l'hypoglosse et du spinal étaient atrophiées, amincies et réduites en différents points au névrilème; et à l'endroit même où le spinal était en rapport avec la dure-mère, il y avait adhérence du névrilème à l'enveloppe fibreuse de la moelle et dépôt d'un noyau pisiforme du tissu conjonctif. Beaucoup de racines motrices dans la région cervicale étaient amincies; les tubes nerveux avaient disparu en partie; partout on constatait, avec l'aide du microscope, la prédominance du névrilème sur le tissu nerveux proprement dit, et partout une hyperémie notable avec coloration grisâtre du névrilème; la moelle elle-même, dans la portion supérieure des cordons antérieurs, présentait une hyperémie et une coloration analogues à celles que l'on rencontre sur les cordons postérieurs dans l'ataxie locomotrice. La fibre musculaire était intacte dans les muscles paralysés de la langue, du voile du palais, des lèvres, de la houppe du menton, du buccinateur.

Dans un autre cas, les racines de l'hypoglosse du côté droit étaient atrophiées à ce point qu'elles ressemblaient à des filaments de tissu cellulaire ; elles ne paraissaient plus constituées que par du tissu conjonctif hyperémié. Au microscope, ces racines présentaient des dépôts d'hématine diversement colorée; les tubes nerveux rares étaient étranglés par place ; le cylindre axe était granuleux ; la myéline paraissait ramollie. Les origines du spinal étaient grêles des deux côtés, avec prédominance du névrilème, surtout du côté gauche ; toutes les racines médullaires et bulbaires offraient une coloration grisâtre. Le microscope y montrait une vascularisation exagérée. Les capillaires du névrilème étaient turgescents, le névrilème épaissi, et les tubes nerveux des racines difficiles à distinguer. Les fibres du tissu conjonctif avaient subi un développement très-marqué, et l'on y rencontrait de nombreuses fibres élastiques. La dure-mère dans le tiers supérieur de la portion cervicale, était épaissie, hyperémiée, et sa coloration d'un gris cendré. Un grand nombre des racines antérieures des nerfs rachidiens présentaient une diminution relative de volume et une hyperémie marquée analogues à celles que l'on a constatées dans l'atrophie musculaire progressive généralisée. Les coupes de la moelle pratiquées à diverses hauteurs de l'axe spinal laissaient voir une hyperémie manifeste dans la région cervicale supérieure. La substance grise de la moelle était plus colorée et plus dure qu'à l'état normal ; il y avait une sclérose relative de la moelle.

Mathias Duval a communiqué à la Société de Biologie (juillet 1879) un cas de paralysie labio-glosso-laryngée dans lequel le noyau principal d'origine du nerf grand hypoglosse était détruit tandis que le noyau accesssoire était intact ; d'autre part, pendant la vie, les mouvements de la langue nécessaires à l'articulation des sons étaient abolis tandis que ceux de la déglutition étaient conservés. L'auteur en conclut que le noyau principal préside aux mouvements de la parole (action volontaire) et l'accessoire à ceux de la déglutition (action involontaire). Cette opinion est confirmée par ce fait que le noyau accessoire est le plus développé des deux chez les animaux.

Exceptionnellement, on a constaté aussi une atrophie des racines du pneumo-gastrique.

La fibre musculaire dans la langue, le pharynx, le larynx n'est pas sensiblement altérée en apparence ; mais le microscope montre la dégénérescence granulo-graisseuse, la disparition de la substance active dans des gaines restées vides, la prolifération des noyaux du sarcolemme (Grasset).

En résumé, le fait qui domine c'est l'atrophie des racines motrices d'un grand nombre des nerfs crâniens et rachidiens, d'où un rapport évident des lésions nerveuses dans la paralysie labio-glosso-laryngée et dans l'atrophie musculaire progressive; ce qui établit une véritable parenté entre les deux affections. On peut soutenir, en effet, que la paralysie labio-glosso-laryngée se caractérise par l'altération des cellules qui représentent au bulbe les cellules des cornes antérieures de la moelle (Grasset). La parenté est même si étroite que l'on rencontre des malades chez lesquels la paralysie glosso-laryngée cesse d'être isolée et se combine précisément avec l'atrophie musculaire progressive. C'est pour Hallopeau la forme bulbo-spinale de la paralysie progressive. Vulpian la considère comme le type le plus intéressant de ces lésions des cellules nerveuses (cellules motrices) qui entraînent l'atrophie des muscles correspondants. Nous reviendrons ultérieurement sur ce sujet comme sur les manifestations morbides multiples qui succèdent à la diffusion de la lésion anatomique.

L'étiologie est à peu près toute entière dans les considérations anatomiques qui précèdent. La maladie a pour support la disparition des tubes nerveux, l'hypergenèse du tissu conjonctif et du névrilème des racines motrices, probablement sous l'influence d'une hyperémie chronique. On est assez mal renseigné jusqu'ici sur les diverses conditions accessoires au milieu desquelles la maladie se produit.

Symptomes et physiologie pathologique. — Les premiers phénomènes qui attirent l'attention viennent du trouble survenu dans les actes musculaires de la langue et des lèvres. La voix est altérée; on observe une difficulté plus ou moins marquée dans la prononciation des consonnes palatines ou dentales comme *ch*, et des voyelles *e*, *i*, qui réclament principalement l'action de la langue ; le malade prononce mal aussi les voyelles *o* et *u*, dont l'articulation exige le concours de l'orbiculaire des lèvres ; plus tard il peut être réduit à ne plus prononcer que la lettre *a* qui s'exprime de la gorge. Au milieu des efforts de prononciation, on voit les lèvres demeurer sans contraction. Le langage est donc confus et embarrassé. La langue a de même perdu sa motilité; elle demeure plus ou moins immobile en dedans des arcades dentaires; elle ne peut plus être agitée librement dans la bouche, creusée en gouttière, allongée en pointe ; l'action de siffler, celle de souffler sur un objet, sur une lumière, est également impossible. L'acte de la mastication auquel concourent la langue, les lèvres, est compromis. Il en est de même du premier temps de la déglutition. La gêne existe surtout pour les aliments solides. A un certain moment, le malade est réduit à des bouillies claires, à des aliments presque liquides. Malgré la fluidité de ces substances, il se livre à de grands efforts pour les faire cheminer vers l'œsophage, inclinant la tête, la renversant en arrière, et portant la main à sa bouche pour en fermer l'ouverture, suppléer à l'inertie musculaire et empêcher les aliments de s'échapper au dehors. Malgré ces précautions, les aliments s'amassent entre les arcades dentaires et les joues; une partie est rejetée par la bouche et les narines, ou s'engage dans les voies respiratoires en déterminant des accès de toux et de suffocation. La même atonie des muscles entraîne l'écoulement habituel de la salive en dehors des lèvres. Si on vient à provoquer le rire chez ces malades, la physionomie prend un aspect singulier en raison de l'immobilité des traits du visage. La bouche reste ouverte, les commissures sont entraînées en haut et latéralement, la figure prend l'aspect des masques de la comédie antique (Trousseau). Mais par un contraste bizarre, chez un sujet observé par Trousseau, la portion supérieure de la physionomie, les paupières et le front notamment, conservaient leur mobilité et leur expression habituelle. La paralysie du voile du palais a pour conséquence le timbre nasillard de la voix, et la pénétration de parcelles alimentaires dans les fosses nasales.

Le larynx ne s'élève plus avec la même liberté dans le second temps de la déglutition; il est probable alors que les muscles mylo-hyoïdiens, styloglosses, stylo-hyoïdiens, de même que les glosso-staphylins et les pharyngo-staphylins participent à la paralysie (Trousseau). La paralysie des ptérygoïdiens peut se joindre aussi aux précédentes. Il en résulte la perte des mouvements de diduction du maxillaire inférieur qui conserve ses mouvements verticaux dûs à la liberté du masseter et du temporal. Ces diverses paralysies sont d'ailleurs symétriques. La contractilité électrique subsiste dans les muscles qu'elle frappe. Krishaber assure qu'il y a dès le début perte de l'excitabilité réflexe de la muqueuse du larynx, de la trachée, du pharynx et de l'œsophage. On peut toucher ces organes sans qu'ils réagissent pour provoquer la toux ou le vomissement.

Chez quelques sujets, la lésion dépassant le bulbe, la paralysie ne reste pas limitée aux différents muscles dont l'inertie résume le caractère classique de la maladie. L'inertie motrice envahit d'autres régions; c'est ainsi qu'on observe un affaiblissement musculaire dans l'un ou l'autre des membres supérieurs ou inférieurs, la vessie, et surtout les agents de l'ampliation thoracique. La puissance respiratoire peut être ainsi notablement amoindrie. C'est à peine si l'on aperçoit alors une légère oscillation des parois de la poitrine lors de l'inspiration et de l'expiration; le poumon qui absorbe peu d'air en exhale peu aussi; l'expiration est faible et lente, ce qui contribue à expliquer la faiblesse des sons. La glotte ayant perdu une grande partie de sa tension active, l'air qui entre et sort à travers le larynx ne fait plus vibrer les cordes vocales; le malade qui a déjà plus ou moins perdu la parole devient aphone (Trousseau). La faiblesse de l'ampliation thoracique entraîne l'imperfection de l'hématose et un certain degré de dyspnée; celle-ci prend tout-à-coup de notables proportions si un rhume vient s'ajouter aux conditions habituelles dont elle dépend ici. Aux troubles respiratoires se lient des crises d'étouffement avec cyanose et tendance à la syncope. Ces crises viennent spontanément ou elles sont la conséquence des efforts, des mouvements, de la marche, etc. La paralysie sort donc facilement du domaine dans lequel elle est d'abord restée circonscrite; elle peut envahir les muscles du cou qui sont alors plus ou moins affaiblis. En pareil cas, les malades ne peuvent plus incliner avec force le menton sur la poitrine, ni tenir la tête fermement étendue; ou bien ils sont embarrassés pour la tenir seulement en équilibre, ce qui annonce que les muscles cervicaux, trapèzes et sterno-mastoïdiens sont eux-mêmes intéressés (Trousseau). Dans un fait observé par Costilhes, et relevé à la suite également par Trousseau, la faiblesse musculaire était générale en même temps qu'existaient les symptômes de la paralysie glosso-labio-laryngée.

La maladie avait débuté par un affaiblissement du bras droit chez un sujet que Duchenne a vu atteint en même temps d'atrophie musculaire progressive et de paralysie labio-glosso-laryngée. On voit par cette tendance à la diffusion, que la maladie dont il s'agit n'est pas toujours une et semblable à elle-même. Il faut donc accorder qu'elle représente une forme seulement d'une lésion médullaire ou bulbaire plus au moins circonscrite, et qui varie dans son expression avec son plus ou moins d'étendue. Les caractères différents que l'on observe et la variété des localisations symptomatiques se tirent conformément aux lois de la physiologie pathologique, du nombre inégal et du siége des racines ou cellules motrices qui sont intéressées. Elle constitue moins une entité morbide qu'une forme dans un groupe clinique.

Au milieu de ces désordres moteurs, l'intelligence demeure intacte, la circulation centrale et périphérique conserve sa régularité, l'appétit reste régulier, mais la nutrition finit par languir en raison de la gène de la déglutition et de l'alimentation insuffisante qui en devient la conséquence. Mais, si habituellement la circulation ne cesse guère en effet d'être normale, il faut savoir que la lésion bulbaire peut cependant retentir sur le cœur par les origines du pneumo-gastrique, et c'est ainsi qu'il faut comprendre la tendance aux lipothymies qui se remarque chez certains malades et la syncope qui vient aussi dans certains cas terminer la scène. Le ralentissement de l'action respiratoire ne tient pas seulement à la faiblesse des muscles thoraciques; il peut venir aussi de l'inertie relative du diaphragme privé d'une partie de son innervation par l'altération des racines motrices rachidiennes en rapport avec le nerf phrénique. Duchenne pense que la paralysie des fibres musculaires de Reissessen aurait une certaine part dans la production de la dyspnée. Il n'est pas rare d'observer par intervalles une grande inspiration, effort involontaire de l'économie pour suppléer à l'imperfection de l'hématose liée à la participation morbide du pneumo-gastrique. Ainsi atteint dans la respiration, dans l'hématose, dans la nutrition, dans une partie de sa puissance musculaire, le malade est condamné au repos, incapable de se livrer à tout effort, à tout exercice un peu sérieux et soutenu.

La douleur est ordinairement nulle et la sensibilité générale conservée; les muscles mêmes qui sont paralysés restent excitables à l'électricité (Trousseau).

Nous croyons utile de revenir un instant sur la physionomie générale de la maladie qui nous occupe, et d'insister sur les analogies qui la rapprochent de l'atrophie musculaire progressive. Dans les deux cas c'est une même inertie musculaire dérivant de lésions nerveuses correspondantes; seulement la scène se passe dans des départements nerveux et musculaires différents; à cela près d'une localisation diverse ce sont les mêmes traits, et l'on voit même quelquefois la paralysie labio-glosso-laryngée ne pas rester circonscrite à son domaine habituel d'où elle tire son nom, et s'étendre, comme nous l'avons dit, aux régions qui gouvernent la motilité des membres et des muscles du tronc, selon le type de l'affection congénère. Ce sont donc deux formes cliniques appartenant, comme nous l'avons indiqué déjà, tout-à-fait à la même famille.

On a été plus loin; on s'est demandé si cette maladie est bien une entité spéciale, si elle ne doit pas seulement sa physionomie à son siége bulbaire et aux fonctions qui dérivent de ce siége et qu'elle vient troubler; si elle ne serait pas simplement l'atrophie musculaire progressive de la moelle transportée dans le bulbe. Charcot, Hallopeau

(*Des paralysies bulbaires*, 1875), Poincaré, admettent volontiers cette fusion pathologique. La paralysie labio-glosso-laryngée ne serait alors qu'un cas particulier d'une maladie plus générale capable d'envahir toutes les cellules motrices, quelle que soit leur position dans l'axe nerveux, et qui consiste dans leur atrophie. Elle peut débuter dans la moelle, dans les régions sympathiques médullaires, et s'y limiter; elle constitue alors l'atrophie musculaire progressive classique; elle peut débuter dans le bulbe et y rester circonscrite; elle devient dans ce cas l'affection glosso-laryngée; mais quoi qu'il en soit de son début, elle se généralise facilement et elle entraîne la mort parce qu'elle arrive à gagner les centres respiratoires. Aux considérations qui précèdent, Poincaré ajoute les suivantes : Dans un cas de Charcot et Joffroy la langue était le siége de mouvements fibrillaires et vermiculaires continuels qui rappelaient ceux qui se passent dans les muscles du corps dans l'atrophie musculaire progressive; il dit avoir été témoin de l'extension de l'atrophie musculaire progressive aux noyaux bulbaires. « Si l'atrophie semble souvent manquer dans la paralysie labio-glosso-larygée, c'est qu'elle est simplement plus tardive. Les phénomènes mécaniques de la prononciation et de la déglutition exigent une précision et une délicatesse de contractions qui n'est pas nécessaire aux actes des muscles du tronc et des membres, de sorte que ces fonctions se montrent troublées bien avant que la maladie nerveuse ait le temps d'altérer la nutrition des muscles linguaux. De plus, la langue est si souple, si mobile, si variable de forme qu'il est difficile d'apprécier les diminutions réelles de masse qu'elle peut éprouver. L'enchaînement des phénomènes, dans cette maladie, est la conséquence des connexions anatomiques et fonctionnelles de la région bulbaire. En raison sans doute de l'isolement relatif qui s'opère entre les noyaux du bulbe et la colonne continue des cornes antérieures, il y a une espèce de barrière qui fait que l'atrophie musculaire progressive médullaire est longtemps avant d'envahir le bulbe, de même que l'altération des noyaux est longtemps avant de franchir la barrière bulbaire inférieure. » Charcot admet aussi que c'est la même maladie, localisée suivant les cas à la moelle, au bulbe, ou dans les deux organes à la fois; la paralysie glosso-laryngée peut se présenter, dit-il, avec un certain degré d'atrophie, de même que l'atrophie musculaire progressive n'est pas toujours indépendante d'une véritable complication de paralysie labio-laryngée. Hallopeau exprime la même opinion en disant que les deux affections réunissent les deux éléments atrophie et paralysie; l'un seulement prédomine dans la première affection, l'autre dans la seconde ; c'est un seul type morbide dont le fond anatomique se trouve dans l'atrophie des noyaux moteurs; mais la localisation est différente : la forme spinale constitue l'atrophie musculaire progressive; la forme bulbaire répond à la paralysie labio-glosso-laryngée ; dans une forme mixte les deux affections se combinent. D'ailleurs observe Grasset, cette atrophie primitive des mêmes noyaux moteurs peut évoluer d'une manière aiguë; c'est alors la paralysie atrophique de l'enfance et la paralysie spinale aiguë de l'adulte. Poincaré assure que le mécanisme étiologique est analogue à celui de l'atrophie musculaire progressive ; de même, dit-il, que l'excès de travail physique peut produire l'atrophie musculaire progressive, de même la paralysie glosso-labio-laryngée peut être due à un usage exagéré de la parole. — Ce n'est là pourtant qu'une vue théorique ; elle peut bien être aventurée, et en tout cas elle reste toute entière à démontrer.

D'ailleurs, ajoute-t-il : « Pour Lockart Clarke, l'atrophie nerveuse n'aurait même pas besoin d'envahir les divers noyaux du bulbe pour produire l'appareil symptomatique de la maladie de Duchenne. Grâce aux fibres qui relient le noyau de l'hypoglosse à ceux du facial, du pneumo-gastrique et du spinal, le premier pourrait, alors même qu'il serait seul altéré, troubler le fonctionnement de tous les autres, et c'est ainsi qu'il pourrait agir à la fois sur l'émission de la voix, sur les mouvements de la langue, et sur le rapprochement des lèvres. »

Poincaré remarque aussi que la paralysie du voile du palais, dans l'affection qui nous occupe, n'a pas les caractères que l'on observe dans l'hémiplégie faciale par exemple. Il n'y a pas de déformation apparente. La luette n'est point déviée. Les arcades ne sont pas irrégulières. La raison en est dans l'altération bulbaire qui marche de front dans les noyaux des deux faciaux. Ces deux nerfs également paralysés, donnent aux muscles qu'ils animent une situation égale quant à leur affaiblissement. Le professeur de Nancy explique encore comment la paralysie du voile du palais peut altérer la prononciation des labiales qui, d'après leur nom, sembleraient devoir être l'œuvre des lèvres. « Cela tient à ce que le voile du palais ne venant plus fermer l'orifice postérieur des fosses nasales, la colonne d'air expiré se bifurque pour passer à la fois par le nez et la bouche, et que le courant buccal, ainsi diminué, n'a plus assez de force pour écarter brusquement les lèvres, action qui est indispensable à la production de ces consonnes. Ajoutez à cela que par suite de la paralysie de l'orbiculaire, les lèvres n'opposent plus la résistance voulue à la sortie du courant d'air. »

Si vraies que soient les analogies qui rapprochent la paralysie labio-glosso-laryngée de l'atrophie musculaire progressive, reprenons pourtant un caractère différentiel dont il importe de bien dégager la signification. Nous avons dit que dans la première de ces affections la lésion des nerfs crâniens ne s'accompagne guère d'atrophie, au moins apparente, dans la langue et dans les autres muscles animés par eux, tandis que l'amoindrissement du tissu musculaire est le caractère propre de l'altération des racines motrices liée à la maladie que l'on connaît sous le nom spécial d'atrophie musculaire progressive.

Nous avons donné tout-à-l'heure, d'après Poincaré, une appréciation de cette diversité dans les résultats de ces deux lésions nerveuses ; il en est une autre qui a été mise en avant par Dumesnil, de Rouen, et qui a son intérêt. Elle est empruntée à la physiologie et rentre dans ce que l'on sait du rôle trophique attribué au grand sympathique, et de son influence sur les fonctions nutritives. Si la lésion des nerfs crâniens laisse à peu près intacte la charpente du muscle dans la paralysie labio-glosso-laryngée, tandis que d'autre part les divers départements musculaires s'amoindrissent et s'effacent à la suite de l'altération des racines spinales dans l'atrophie musculaire, c'est que la nutrition du muscle est sous l'influence active du grand sympathique. La moelle fournit à ce vaste cordon nerveux une partie de ses origines, par les *rami communicantes*, si bien que Budge n'hésite pas à considérer le grand sympathique comme un nerf médullaire (*Compendium de physiologie humaine*). L'altération des racines spinales nuit donc gravement à l'irradiation nerveuse ganglionnaire. L'anatomie établit à la vérité que tous les nerfs crâniens reçoivent eux-mêmes quelques filets sympathiques ; mais ces nerfs se distribuent seulement à des muscles de petit volume qui ne doivent exciter qu'à un faible degré la participation sympathique ; au contraire, les masses musculaires du tronc et des membres répondent sans doute à un foyer d'innervation sympathique beaucoup plus important. On peut alors supposer que les effets se multipliant avec l'importance du foyer, amènent ainsi des troubles de nutrition beaucoup plus marqués dans le département sympathique médullaire.

On voit qu'en considérant la maladie comme ayant une origine bulbaire, on reste d'accord avec les plus rigoureux enseignements de la physiologie pathologique. Que se passe-t-il ici en effet ? La motilité est troublée dans la langue, le voile du palais, le pharynx, l'orbiculaire des lèvres, les ptérygoïdiens, le larynx; les agents musculaires de la respiration, le cœur sont aussi intéressés; or, c'est précisément de la région bulbaire qu'émanent les nerfs moteurs de ces diverses parties, l'hypoglosse pour la langue, le facial pour l'orbiculaire des lèvres et le voile du palais, le trijumeau pour les ptérygoïdiens (racine motrice), le pneumo-gastrique et le spinal pour le larynx. A un autre point de vue, les smptômes sont en harmonie parfaite avec les lésions. La paralysie de la langue se comprend facilement par l'altération du tronc ou des rameaux de l'hypoglosse, pendant que d'autre part, l'intégrité habituelle du nerf lingual (nerf sensitif émané de la cinquième paire), explique la conservation de la sensibilité générale et spéciale de la muqueuse linguale. Les troubles de la parole, les modifications de son timbre, la faiblesse de la voix, l'aphonie ont pour cause la lésion de l'hypoglosse, du facial, du spinal, d'où résultent la paralysie de la langue, de l'orbiculaire des lèvres, du buccinateur, du voile du palais, les changements de l'ouverture glottique, l'altération du spinal ayant pour effet d'amener le relâchement des cordes vocales. La lésion du spinal a, comme le remarque Trousseau, cette autre conséquence qu'il n'y a pas d'expiration prolongée; aussi, lorsque les malades ont fait un grand effort pour proférer un son, ne réussissent-ils qu'à pousser un grognement sourd et bref. La faiblesse de la respiration, la dyspnée, la tendance à l'asphyxie dérivent de l'inactivité des diverses puissances inspiratrices que gouvernent les racines médullaires, de la contractilité amoindrie du diaphragme, de la participation des nerfs laryngés inférieurs qui rétrécissent ou ferment la glotte, et peut-être aussi comme le pensait Duchenne, de l'inertie des fibres de Reissessen. L'affaiblissement du diaphragme se lie au désordre du nerf phrénique émané des premières paires cervicales et recevant le contre-coup de l'altération subie par la partie supérieure de la moelle. Les troubles fonctionnels du cœur, la disposition syncopale ont pour origine le retentissement sur le pneumo-gastrique de la lésion du bulbe dans lequel il prend naissance, et l'on sait que le vague est un modérateur du cœur au moins par le nerf de Cyon qu'il fournit. Mais le nerf pneumo-gastrique, nerf involontaire de la vie organique, préside dans le larynx comme dans le poumon au sens vital de l'acte respiratoire. C'est à ce cordon nerveux que la muqueuse laryngée, trachéale et bronchique emprunte ses propriétés sensitives spéciales. C'est pour cela que l'hématose continue à se faire dans la paralysie labio-glosso-laryngée malgré l'altération des nerfs spinaux et des racines antérieures des nerfs rachidiens cervicaux et thoraciques (Trousseau). Enfin la gêne de la déglutition qui résulte au premier temps de l'inertie de la langue, des lèvres et des joues (organes desservis par le facial), s'explique au second temps par le défaut de contractilité du pharynx qui a cessé d'être animé régulièrement par le rameau pharyngien du spinal.

MARCHE, DURÉE, TERMINAISON. — La maladie va s'aggravant lentement mais régulièrement, pour aboutir toujours à une terminaison funeste dans un délai qui varie de quelques mois à deux ou trois ans. Les accidents ne sont pas menaçants tant qu'ils restent limités aux agents musculaires de la parole ; on comprend qu'ils deviennent beaucoup plus sérieux lorsqu'ils intéressent les fonctions nutritives par la gêne de la déglutition et celles de la respiration ou du cœur. On voit alors le malade succomber à la fièvre d'inanition, à l'affaiblissement général, à la paralysie de la vessie ou du rectum. Plus communément la mort survient par le poumon ou par le cœur. Parfois elle est due aux accès de suffocation que détermine l'entrée dans le larynx du flux salivaire, des aliments ou des mucosités buccales ; ou bien elle est déterminée, dans une vraie syncope, par la suspension des battements du cœur. Elle arrive d'ailleurs sans agonie et d'une manière soudaine. On a vu l'arrêt du bol alimentaire dans l'œsophage amener aussi la mort par asphyxie.

Une fois passée la période initiale, le PRONOSTIC, devient donc fort grave. Au dire de Duchenne la paralysie des ptérygoïdiens aurait une grande importance pronostique ; l'impossibilité des mouvements de diduction de la mâchoire annoncerait une mort prochaine en indiquant que le noyau moteur du trijumeau est atteint, et que celui du pneumo-gastrique est menacé.

DIAGNOSTIC. — L'affection qui nous occupe a donc pour principal caractère l'affaiblissement graduel de la motilité dans les muscles de la langue, du voile du palais, du pharynx, du visage, la conservation de l'intelligence, l'intégrité habituelle de la nutrition musculaire, la liberté primitive des grandes fonctions organiques qui n'arrivent à être troublées que lorsque la paralysie a pris assez d'intensité pour amener ensuite les effets spéciaux au département fonctionnel envahi. Ce n'est que secondairement, en effet, que se prononcent les troubles respiratoires et cardiaques. L'embarras de la parole, qui marque le début de la paralysie labio-glosso-laryngée, peut tout d'abord faire croire à la paralysie générale des aliénés : mais dans le premier cas l'articulation des mots est seule troublée ; dans le second elle se complique d'un certain mouvement convulsif des lèvres, du désordre de l'intelligence et d'un délire spécial qui montrent sans peine la véritable portée des accidents. La paralysie simultanée mais rare des deux nerfs faciaux serait plus aisément l'occasion d'une méprise. Dans ce cas, en effet, l'inertie bilatérale de l'orbiculaire des lèvres entraîne une difficulté notable dans l'articulation des lettres dites labiales, et si, comme le remarque Trousseau, les deux nerfs faciaux sont intéressés à une certaine hauteur dans l'aqueduc de Fallope, la voix devient nasillarde par suite de la paralysie du voile du palais, et la contraction imparfaite de l'isthme du gosier provoque aussi une certaine gêne de la déglutition ; mais dans la double paralysie faciale le nerf hypoglosse est intact et les mouvements de la langue restent libres ; dans cette même circonstance tous les muscles du visage sont immobiles. Dans la paralysie labio-glosso-laryngée, la partie inférieure du visage peut présenter ce phénomène bizarre d'être seule intéressée comme l'a vu Trousseau. Si alors le malade veut rire, il rit des yeux, des zygomaliques, du front (Trousseau); s'il pleure, toute la moitié supérieure de la figure se contracte. La paralysie diphtéritique du voile du palais ou d'autres muscles se reconnaîtra toujours aux antécédents ou aux phénomènes concomitants. L'inertie musculaire de la langue qui complique l'atrophie musculaire progressive, n'est pas un phénomène initial comme dans la paralysie glosso-labio-laryngée ; c'est au contraire un accident tardif toujours accompagné d'une généralisation de l'atrophie, généralisation qui n'appartient pas à la paralysie labio-glosso-laryngée.

TRAITEMENT. — Les moyens dont on dispose contre la lésion d'où procède la maladie qui nous occupe sont très-bornés. La probabilité d'un état inflammatoire du bulbe et de la partie supérieure de la moelle justifiera l'emploi de quelques ventouses ainsi ques des révulsifs, et en particulier des vésicatoires à la nuque. On peut surtout intervenir contre le symptôme paralysie ; à ce point de vue la faradisation rend quelques services. En excitant les muscles de la langue, du voile du palais, du pharynx, elle vient en aide à la déglutition, partant aux fonctions nutritives, et concourt ainsi à soutenir la santé générale. Employée sur les agents musculaires du thorax, sur les intercostaux, sur le trajet du nerf phrénique, elle soulage la respiration et l'hématose menacées.

On se comportera ensuite selon les circonstances en face des diverses indications qui peuvent se présenter.

TROUBLES DE LA FONCTION SUDORALE

Il est aujourd'hui établi que la sécrétion de la sueur est sous la dépendance du grand sympathique, et la Clinique fournit, au point de vue du dérèglement de cette fonction, des faits intéressants à signaler. On a vu souvent cette sécrétion augmentée dans les tumeurs intrathoraciques capable d'atteindre et de paralyser le cordon ganglionnaire. Plus ou moins abondante, l'augmentation de la sueur est alors bornée à la tempe, à une moitié du visage. Parfois elle n'est pas sensible dans l'état de repos et se montre seulement sous l'influence de l'exercice. Dans certaines névralgies, dans la sciatique en particulier, il n'est pas rare de voir une sueur localisée au domaine de ce cordon nerveux, accompagner les autres phénomènes de la névralgie et montrer ainsi la participation des filets sympathiques à l'état morbide du nerf émané de l'axe rachidien. L'intervention du système nerveux sur la production de la sueur, aurait pu déjà être déduite de cette circonstance, que l'on voit la peau se couvrir de sueur dans certaines émotions morales ou dans une perturbation des grandes fonctions nerveuses comme celle par exemple qui se lie à l'imminence de certaines syncopes. Les lésions d'un département circonscrit du sympathique déterminent une sueur partielle (*éphidrose* ou *hyperhidrose*) ; mais la sueur par accident ganglionnaire peut être aussi générale, et se montrer sous cette forme, avec une persistance absolument morbide, comme nous en avons observé un exemple remarquable pendant notre internat à l'Hôtel-de-Dieu, dans le service de Guérard.

Les faits de sueurs particulièrement acides, de sueurs de sang, qu'il faut accepter comme une complication possible de certaines névroses, rentrent encore dans l'action viciée du sympathique. Nous y reviendrons dans un instant. Voyons d'abord où en est l'état de la question en ce qui concerne la sécrétion de la sueur. Nous empruntons ce résumé à un article de R. Blanchard, inséré dans le *Progrès médical* du 26 avril 1879.

En 1876, Ostroumow et Luchsinger démontrèrent, chacun de son côté, que la sécrétion de la sueur n'est pas sous la dépendance de la circulation, mais que c'est une véritable fonction nerveuse. C'est une sécrétion assez analogue à la sécrétion salivaire, et l'activité spéciale des cellules glandulaires ne se produit que par l'irritation de certains nerfs, les nerfs sécrétoires. Luchsinger a établi que les fibres sudoripares du nerf sciatique proviennent du cordon abdominal du grand sympathique, et ne viennent qu'assez tard se joindre au nerf sciatique. Sur un animal, si on sectionne le cordon abdominal du grand sympathique et qu'on électrise son bout périphérique, on voit suer presque aussitôt la patte correspondante. En coupant alors le sciatique du même côté on n'obtient plus de sueur par l'excitation. Un animal auquel on a coupé le sympathique abdominal d'un côté, porté dans une étuve, ne sue pas du côté opéré, alors qu'il sue abondamment du côté sain.

Luchsinger admet que les fibres sudoripares (des pattes postérieures) sont amenées de la moelle au grand sympathique par des *rami communicantes* : elles se trouveraient dans les racines antérieures et naîtraient de la moelle par les quatre premières racines lombaires et les deux à trois dernières racines dorsales. Cet auteur établit en outre que la sécrétion sudorale peut être provoquée par voie réflexe. Plusieurs physiologistes avaient reconnu déjà que le jaborandi ou son alcaloïde la pilocarpine, amenait une sécrétion abondante de sueur, comme il augmente la salivation. Luchsinger montra que la pilocarpine provoque l'apparition de la sueur en excitant les centres. L'atropine, ainsi que Luchsinger l'avait établi précédemment, arrête la production de la sueur. Il y a donc antagonisme entre la pilocarpine et l'atropine. Nawrocki put confirmer les recherches de Luchsinger. Adamkiewicz démontra aussi, comme Luchsinger et Nawrocki, 1° que la sécrétion de la sueur est indépendante de la circulation ; 2° qu'elle peut être déterminée par différentes conditions : *a* par l'irritation artificielle et volontaire des muscles et de leurs nerfs, *b* par l'imagination, et *c* par voie purement réflexe, par des excitations cutanées. Des excitants thermiques, la chaleur est le seul qui provoque l'apparition de la sueur ; le froid n'a aucune action de ce genre. L'activité des glandes sudoripares est donc directement en rapport avec la température à laquelle est soumise la surface du corps.

Quant aux centres d'où émanent les nerfs sudoripares, Adamkiewicz se sépare de Luchsinger et Nawrocki. Pour lui, l'appareil nerveux qui préside à la sécrétion de la sueur tire vraisemblablement son origine de la surface du cerveau. Les nerfs passent par la moelle allongée pour atteindre la moelle épinière ; là, ils se réunissent à des centres sécrétoires dispersés à peu près sur tout le parcours de la moelle. Ces centres sont vraisemblablement placés dans les cornes antérieures de la substance grise.

Vulpian, de son côté, soutient que les fibres sudoripares, en ce qui concerne les pattes postérieures du chat, ne sont pas toutes fournies par le cordon abdominal du grand sympathique, comme le croyait Luchsinger; il en est d'autres en plus grand nombre qui proviennent directement de la moelle épinière par le septième nerf lombaire et le premier nerf sacré, c'est-à-dire par les racines mêmes du nerf sciatique. Les fibres sudoripares contenues chez le chat, dans le cordon abdominal du grand sympathique, proviendraient de la moelle épinière, surtout par le premier et le second nerf lombaires.

Vulpian dit aussi : Il y a sous le rapport de l'innervation un rapprochement intéressant à établir entre l'appareil nerveux des glandes sudorales et celui des glandes salivaires; car on sait que les glandes sous-maxillaires reçoivent des fibres excito-salivaires par la corde du tympan et d'autres fibres excito-salivaires par le cordon cervical du grand sympathique. Quant aux filets nerveux destinés aux glandes sudoripares des extrémités antérieures du chat, Vulpian (*Sur la provenance des fibres nerveuses excito-sudorales des membres antérieurs du chat*) n'admet pas, avec Nawrocki et Luchsinger, qu'ils sortent tous de la moelle épinière avec les racines spinales du ganglion thoracique supérieur. « C'est là, dit-il, seulement la voie principale par laquelle les glandes sudoripares de ce membre reçoivent leurs fibres nerveuses excitatives. D'autres fibres nerveuses sudorales proviennent directement de la moelle épinière par les racines des nerfs qui constituent le plexus brachial. Vulpian, d'ailleurs, reconnaît aussi que la sécrétion de la sueur est indépendante de la circulation et que les sécrétions sudorales abondantes ne sont pas en rapport nécessaire avec une suractivité de la circulation cutanée. Chez l'homme, à l'état pathologique ou à l'état normal, une sécrétion sudorale abondante peut avoir lieu alors que la circulation cutanée est languissante et que la peau est ou pâle ou cyanosée. » Reprenant ses recherches Luchsinger admit en principe, comme Vulpian, « qu'il peut y avoir, dans le nerf sciatique, aussi bien que dans les nerfs brachiaux, des fibres sudorales provenant à la fois du grand sympathique et de la moelle.

« Trümpy et Luchsinger ont d'ailleurs émis une idée nouvelle sur la composition chimique de la sueur. On admet généralement que la sueur a une réaction acide. Ces observateurs auraient vu que la sueur de l'homme, aussi bien que celle du chat, a toujours une réaction alcaline ; sa réaction acide apparente tiendrait à ce que le produit de sécrétion des glandes sébacées est normalement acide, ou bien l'est devenu en se décomposant. L'importante question de la sécrétion de la sueur est encore à l'étude. » (R. Blanchard.)

ÉPHIDROSE OU HYPERHIDROSE

Les considérations physiologiques que nous venons d'exposer et celles dont nous avons fait précéder notre essai de pathologie du système ganglionnaire, établissent donc que ce département nerveux exerce sur les diverses sécrétions, et notamment sur la sueur, une influence manifeste. Il est alors facile de prévoir que l'exhalation sudorale, diversement régie par les variations de l'action nerveuse, peut être modifiée dans sa quantité comme dans sa composition. La sécrétion sudorale peut donc être troublée en plus, en moins, ou viciée de plusieurs façons, *sueurs acides, sueurs de sang*.

Nos connaissances sur ce sujet encore nouveau dans le sens où nous le prenons, sont encore bien imparfaites. Il y a place néanmoins pour quelques réflexions utiles et intéressantes.

Les variations individuelles, en ce qui concerne la sécrétion de la sueur, sont un fait d'observation vulgaire, et chacun a remarqué la coïncidence de l'exhalation rare ou de la sécheresse absolue de la peau, dans le choléra, dans les fièvres graves, dans les affections qui se lient à une profonde perturbation du système nerveux. La raréfaction des fonctions sécrétoires de la peau fournit des circonstances de symptomatologie et de pronostic dignes de l'attention du clinicien ; mais la genèse de ces modifications, inconnue dans son substratum organique, reste toute entière à établir, et les moyens de la thérapie manquent à peu près complètement pour les ramener à leur type normal. Le progrès de nos connaissances sur la physiologie du système ganglionnaire permet de rattacher à un vice d'innervation du sympathique cervical un trouble fonctionnel qui consiste dans la sécrétion exagérée, d'un seul côté de la face, de la sécrétion sudorale, phénomène que l'on a désigné sous le nom d'éphidrose ou d'hyperhidrose. Nitzelnadel (*Clinique d'Iéna*) et Chvostek, à Vienne, paraissent être les premiers qui ont établi sérieusement la relation des deux faits. Eulenburg et Guttmann qui acceptent aussi cette relation, pensent qu'il s'agit ici d'une paralysie du sympathique cervical, paralysie intéressant aussi bien les filets oculo-pupillaires que les filets vaso-moteurs. Et de fait, on a toujours vu la pupille rétrécie du côté où se fait la sécrétion sudorale. Ces deux derniers auteurs expliquent l'exagération localisée de la sueur par cette circonstance, que la paralysie des filets vaso-moteurs entraîne un afflux de sang plus considérable vers les glandes sudoripares. Déjà, Meyer à Berlin (*Journal de Clinique hebdomadaire*, 1868), avait avancé que la galvanisation du sympathique cervical chez l'homme peut augmenter la sécrétion de la sueur. A première vue, il semble y avoir dans ces deux faits, la paralysie et l'excitation galvanique du sympathique, une opposition d'influences amenant pourtant le même résultat, l'augmentation de la sueur. Cette contradiction est plus apparente que réelle si l'on veut bien se rappeler cette loi posée par certains physiologistes, que toute suractivité fonctionnelle du système nerveux est bientôt remplacée par la dépression ou la perte de l'excitabilité; dans l'espèce, l'atonie du sympathique succédant à son excitation.

Parmi les observations d'hyperhidrose rapportées par Wood (*Schmidt's Jahrbücher*, 1870, p. 265), il y en a deux qui sont bien propres à mettre en évidence la relation qui existe entre la sécrétion de la sueur et le nerf grand sympathique. En effet, dans les deux cas en question, les patients étaient porteurs de tumeurs abdominales qui comprimaient le plexus solaire. Chez l'un de ces malades le corps était toujours couvert de sueurs profuses, et l'autre pouvait déterminer à volonté l'apparition de sueurs généralisées à tout le corps ou bornées à un seul côté, suivant qu'il se mettait dans le décubitus dorsal ou dans le décubitus latéral. (Ces renseignements sont tirés de la brochure du professeur Adamkiewicz intitulée : *la sécrétion de la sueur envisagée comme une fonction nerveuse bilatérale et symétrique.*

Dans les Archives générales de médecine, avril 1879, p. 483, A. Mathieu a fait connaître divers détails extraits d'un travail de Seeltzigüller, intitulé : *Contributions à l'étude des affections du grand sympathique* (*Zur Kennis der affectionen des Sympathicus* — *Schmidt's Jarbüch*, 1878). Nous y remarquons le fait suivant relatif à l'action du sympathique sur la sueur : Il s'agit d'une observation recueillie par Marselli de Florence, et publiée dans la *Sperimentale*, 1876, sous ce titre : *Paralysie du sympathique du côté droit, excitation du sympathique du côté gauche au niveau du cou, dégénérescence graisseuse et atrophie des cellules nerveuses.* Une femme de 55 ans est apportée à l'hôpital dans le coma, avec paralysie de la jambe droite. La moitié droite de la face présente une rougeur intense étendue à la conjonctive, au cou et à l'oreille. Le réseau vasculaire de la peau est finement injecté. La joue droite est enflée, plus volumineuse que la gauche. Celle-ci est absolument sèche, celle-là ruisselante de sueur. La température de la face à droite est plus élevée qu'à gauche. La pupille droite est contractée, presque insensible à la lumière. A l'autopsie on trouva dans la partie antérieure de l'hémisphère gauche une tumeur qui s'étendait jusqu'au corps strié correspondant et présentait la structure du gliome. Le ganglion cervical supérieur du côté droit était notablement hypertrophié. Le ganglion semi-lunaire était au contraire atrophié. Au microscope on constatait : 1° de la pigmentation, de la dégénérescence graisseuse, de la destruction des cellules nerveuses ; 2° de la prolifération des éléments conjonctifs ; 3° de la thrombose des capillaires avec prolifération des noyaux de leurs parois. En somme il s'agissait là de sclérose, avec dégénérescence graisseuse du sympathique cervical.

Voici l'observation de sueur généralisée à laquelle nous avons fait allusion déjà (p. 320). Il s'agit d'une jeune femme de bonne constitution, brune, d'une trentaine d'années, que nous pûmes observer, pendant notre internat à l'Hôtel-Dieu, dans le service de Guérard. Cette malade, qui ne présentait nulle part de lésion apparente, ni aucun signe d'une maladie thoracique ou autre, était tourmentée depuis plusieurs années de sueurs générales abondantes. Ces sueurs revenaient presque tous les jours, irrégulièrement, avec une grande profusion, et duraient chaque fois plusieurs heures. La peau avait pris l'apparence décolorée que donnent au tégument les macérations anatomiques. En dehors de cette singulière excitation de la sueur, la santé était parfaite ; la malade gardait le lit, sans fièvre ni frisson pendant la crise sudorale, après quoi elle se levait, mangeait, ne se plaignant de rien. Elle ne savait à quoi rattacher cette maladie dont elle n'avait jamais vu aucun exemple dans sa famille ni autour d'elle. Son état ne fut point compris et on ne songea point à accuser le grand sympathique. Tous les moyens de traitement furent absolument inutiles. La malade resta plusieurs mois dans le service, au bout desquels elle sortit dans le même état qu'elle présentait à son entrée. Depuis, nous l'avons perdue de vue et nous n'avons jamais rien observé de pareil. Mais ce fait, en raison de son étrangeté, est resté toujours gravé dans notre esprit. Aujourd'hui, nous pouvons dire qu'il rentre dans la pathologie du système ganglionnaire, et qu'il annonçait sans doute une affection du grand sympathique, puisque c'est à cet état morbide que la physiologie rapporte maintenant l'hypersécrétion de la sueur. Quant à préciser la nature de cette affection, il semble que l'on puisse accuser une excitation intermittente du sympathique en raison de la profusion des sueurs et de la durée temporaire du phénomène. Aujourd'hui que les expériences physiologiques et l'observation ont établi que l'atropine est un modérateur de la fonction sudorale, l'emploi de ce médicament serait tout indiqué dans les circonstances analogues à celle qui précède.

HÉMATIDROSE

L'action viciée du sympathique est encore l'origine des *sueurs de sang* qui se rencontrent véritablement chez certaines femmes atteintes d'hystérie ou d'hystéro-épilepsie. Le professeur Parrot proclame la nature essentiellement nerveuse de l'hématidrose, affection rare qui a selon lui son point de départ anatomique dans les vaisseaux qui alimentent les glandes sudoripares. Poincaré qui accepte la même origine nerveuse dit à ce sujet : « c'est l'éréthisme général du système nerveux qui porte ses effets sur les vaso-moteurs des glandes sudoripares. Vulpian attribue cette maladie qui a été appelée hématidrose, à une paralysie des centres vaso-moteurs. Cette paralysie serait réflexe et engendrée par l'état névralgique des nerfs sensitifs de la région et même parfois d'une région autre que celle qui devient le siège de l'hémorrhagie. Dans le cas où la sueur de sang n'est ni accompagnée ni précédée de douleurs, et où elle se montre pendant la crise convulsive, la paralysie serait alors produite par l'ébranlement général de tout le système nerveux. Je crois qu'une paralysie des vaso-moteurs des glandes sudoripares ne saurait expliquer le phénomène, car la section du sympathique cervical qui détermine une paralysie de ce genre, aussi complète que possible, donne lieu à une hypersécrétion de sueurs, mais ne produit jamais l'hématidrose. Je crois donc qu'il se fait plutôt une contraction spasmodique et irrégulière des vaisseaux qui, en emprisonnant le sang dans des dilatations en ampoule, et en le soumettant à uue pression forte et mal répartie, donne lieu soit à des ruptures des parois vasculaires, soit à la transsudation du contenu. C'est d'autant plus probable que dans le même moment il existe un spasme de tout ce qui est musculaire; c'est une congestion inflammatoire déviée parceque la contraction vasculaire n'est pas assez franche d'allures et surtout parcequ'il manque l'excitation nutritive des éléments cellulaires. Le sang n'est pas utilisé ou est poussé dehors avant de l'être. Il est probable qu'il se passe aussi quelque chose d'analogue dans les épistaxis et les hémorrhagies utérines des pyrexies. »

Niemeyer fait remarquer que le nom d'hématidrose est mal choisi parceque dans les cas observés d'exhalation sanguine à la surface de la peau, le liquide qui s'échappe ainsi par les pores cutanés n'est pas combiné à la sueur. Cette hémorrhagie n'aurait donc rien de commun avec la transpiration. (*Éléments de Pathologie et interne de Thérapeutique*, t. II.)

Dans le *Nouveau Dictionnaire de médecine et de chirurgie pratiques*, Maurice Raynaud a consacré à cette curiosité pathologique quelques développements dont lui empruntons le résumé : « Quelquefois il s'écoule d'abord un liquide à peine rosé, mais le plus souvent le liquide a d'emblée les caractères physiques du sang. Il sort sous forme de gouttelettes d'un rouge plus ou moins vif, formant à la surface de la peau une véritable rosée. Elles se succèdent plus ou moins pressées ; dans quelques cas il y a une véritable pluie comme si le liquide s'écoulait d'une petite plaie. En essuyant la surface saignante, on ne découvre ni excoriation, ni fissure, ni trace d'orifice. L'hématidrose est d'ordinaire spontanée. L'écoulement terminé, la peau a le plus souvent son aspect normal ; elle ne présente jamais de taches ecchymotiques vraies ; on peut y voir de petites taches légèrement jaunâtres ; parfois elle reste pendant quelque temps légèrement décolorée.

« L'examen microscopique du liquide recueilli a démontré à Parrot, à Magnus Huss et à Chambers qu'il s'agit bien là de sang véritable contenant des globules rouges normaux. L'hémorrhagie est en général assez minime ; elle peut cependant être assez abondante si l'écoulement est rapide, s'il est étendu à une large surface, et surtout si l'hémorrhagie dure un certain temps.

« L'hématidrose se produit de préférence là où la peau se fait remarquer par sa minceur et où la sueur est abondante ; ainsi aux extrémités des doigts, sur le front, sur les ailes du nez, dans l'aisselle, sur la partie antérieure de la poitrine, la face interne des cuisses ; elle se montre assez fréquemment sur le cuir chevelu. Exceptionnellement générale, et le plus souvent limitée à un ou plusieurs de ces points, l'hématidrose est remarquable par sa mobilité ; elle peut, dans un même accès, envahir successivement un grand nombre de points différents. Elle affecte parfois une véritable symétrie, comme chez la malade de Wilson qui présentait sur la face quatre cercles hémorrhagipares : ailleurs elle est presque exclusivement bornée à un côté du corps.

« La durée de l'écoulement sanguin varie de quelques minutes à quelques heures ; il peut se prolonger plusieurs jours avec des alternatives de diminution et d'augmentation. L'hématidrose peut n'apparaître qu'une seule fois, mais le plus souvent elle revient à des intervalles plus ou moins éloignés pendant plusieurs mois, plusieurs années même.

« La sueur de sang coïncide quelquefois ou alterne avec d'autres hémorrhagies, telles que des pleurs de sang, une hématémèse, une hémoptysie, des épistaxis.

ETIOLOGIE ET GENÈSE. — « Accident rare, l'hématidrose affecte presque exclusivement les jeunes gens et la période moyenne de la vie. La femme y est infiniment plus sujette que l'homme, et principalement la femme chlorotique, dont les règles sont irrégulières, suspendues ou tout-à-fait insuffisantes.

« Comme Parrot l'a nettement établi, l'hématidrose se voit de préférence chez les femmes à tempérament nerveux, à nature impressionnable, à caractère irritable, chez les femmes sujettes à des perturbations nerveuses violentes, à des crises de douleurs aiguës, à des accès d'hystérie ou d'épilepsie.

« On admet généralement que l'hématidrose est une hémorrhagie des glandes sudoripares, et l'on appuie cette opinion sur l'état d'intégrité parfaite de la peau soit avant, soit pendant, soit après la sortie du sang, sur le siége de prédilection de l'hémorrhagie, sur la richesse vasculaire des glandes sudoripares ; à défaut de preuves directes, ces raisons sont très-plausibles et j'y souscris volontiers. » (Maurice Raynaud.)

PRONOSTIC ET TRAITEMENT. — Phénomène secondaire et transitoire, l'hématidrose s'efface dans la signification plus accentuée des états morbides qu'elle complique.

Par elle-même elle ne réclame guère de traitement spécial et c'est surtout sa cause qu'il s'agit de combattre.

CHLOROSE.

Lorsque l'hématologie eut apporté son concours aux investigations de la clinique, on regarda que la chlorose était liée invariablement à une dyscrasie du sang, à une altération des globules, et il s'en suivit la conséquence d'une confusion trop souvent faite entre la chlorose et l'anémie, que beaucoup de médecins n'hésitèrent plus à assimiler entre elles. Il convient aujourd'hui de modifier cette doctrine des premiers jours. La chlorose n'a pas avec la constitution intime du sang les rapports si absolus qu'on lui avait assignés d'abord. Il n'est plus permis de nier l'intervention fréquente ou même habituelle des impressions du système nerveux général dans son développement, et la clinique a le droit de dire que c'est une affection qui relève du système nerveux plus encore que du système sanguin. Il y a plus de vingt ans que nous adoptions déjà cette manière de voir dans la première édition de nos *Eléments de médecine clinique*; le professeur Trousseau la développe magistralement dans sa *Clinique de l'Hôtel-Dieu*, t. III, 5e édit. D'autres médecins en sont aussi les partisans, et nous y restons fidèle au chapitre de la chlorose de notre nouveau livre. Mais au point de vue particulier du souffle dans les vaisseaux, la chlorose est devenue par les progrès de la physiologie moderne tributaire du grand sympathique et nous lui devons une place dans cette étude. Nous ne voulons du reste qu'indiquer rapidement ses attaches ganglionnaires.

On n'a pas encore bien déterminé les causes et le siége précis des bruits vasculaires, ceux notamment qui se produisent à la région du cou où on les recherche de préférence. Ils ne sont pas les mêmes dans l'anémie et dans la chlorose. Les bruits simples appartiennent à la première; les bruits renforcés, à double courant, musicaux, sont surtout le fait de la seconde. Mais on s'accorde aujourd'hui pour reconnaître que l'appauvrissement, la moindre plasticité du sang n'est pas l'unique condition qui leur donne naissance. Ils n'ont pas toujours un caractère morbide, et d'autre part les divers symptômes de la chlorose peuvent exister sans eux. Andral et Becquerel ont établi, il y a longtemps déjà, que les souffles vasculaires peuvent être entendus sans que le chiffre des globules ait notablement baissé. Becquerel et Rodier ont soutenu aussi que dans la chlorose l'altération de sang est secondaire et que même elle peut manquer. Il n'est pas rare de voir la chlorose éclater d'une manière soudaine ou du moins dans l'espace de vingt-quatre heures ou d'un petit nombre de jours, à l'occasion d'une frayeur, d'une vive impression morale. Blaud a raconté qu'une femme de vingt-trois ans fut prise d'une chlorose aiguë le lendemain du jour qui suivit la première nuit de ses noces (*Revue médicale*, t. Ier, 1832). Parfois ils sont fugitifs, variant suivant la position du malade; ils peuvent disparaître et revenir en quelques heures chez le même sujet, sans que les qualités du sang aient eu le temps de se modifier dans un aussi court espace de temps. On peut même les faire naître dans certaines conditions chez les individus bien portants. D'autres fois encore ils se produisent chez des sujets dont la santé est troublée en ce sens seulement qu'ils sont nerveux à l'excès, impressionnables, hypocondriaques. Frappés de ces circonstances et bien persuadés que les qualités du sang ne sauraient être la raison constante de ces bruits, Peter, Parrot, ont mis en avant pour les expliquer, non plus la dyscrasie sanguine qui ne répond plus aux différents cas, mais l'action du sympathique et du système vaso-moteur qui détermine le spasme de la tunique charnue et le rétrécissement du vaisseau ou son relâchement paralytique. Sous l'influence des effets variés que détermine l'action nerveuse sur la membrane vasculaire, tantôt le sang circule plus laborieusement en frottant contre les parois artérielles (c'est en général dans les artères qu'on en place le siége), tantôt au contraire moins plastique ou dominé par une moindre pression, il subit d'une manière plus intense les effets de la *vis a tergo* et de la circulation générale, ainsi que la force d'aspiration du cœur vers lequel il se précipite en déterminant dans la jugulaire la vibration de la veine fluide (c'est la théorie des bruits par influence veineuse défendue par Chauveau); de sorte que c'est en réalité l'action vivante de la paroi vasculaire, c'est-à-dire le sympathique qui devient, par ses modifications, la cause efficiente et directe des bruits de *souffle*. C'est en modifiant le calibre du vaisseau et la rapidité du cours du sang qu'intervient ici le système ganglionnaire. Plus le courant est rapide, plus grande est la tendance au bruit morbide; et comme d'autre part plus le sang est fluide et pauvre en hématies, plus grande est sa vitesse, il en résulte que l'anémie devient naturellement une cause du souffle. Le sang moins riche en globules exciterait moins les filets sympathiques de la tunique charnue, d'où résulterait, avec l'inertie relative de la paroi contractile, l'accroissement de vitesse du courant sanguin, et par suite la formation du bruit accidentel, soit morbide quand il est lié à l'anémie ou aux résultats ultérieurs de la chlorose, soit provoqué seulement par les conditions mêmes de l'expérimentation. Relativement *aux souffles* la chlorose aurait donc deux effets: 1° un effet nerveux, dynamique sur la tunique charnue par *les vaso-moteurs;* 2° en sa qualité de névrose elle réagirait à son tour sur la composition du sang dont la densité moindre viendrait aggraver les conditions du bruit vasculaire.

Il faut même rendre à la mémoire de Laënnec cet hommage qu'il considérait déjà les souffles spéciaux dont il s'agit comme pouvant être souvent le produit d'un spasme vasculaire; mais l'état de la science de son temps ne lui avait pas permis d'en préciser mieux le mécanisme et de faire intervenir les *vaso-moteurs*.

Nous nous bornons ici à ces courtes réflexions sur la chlorose. Il suffit à notre objet de montrer en quelques mots ses liens avec le système ganglionnaire. Ayant à la considérer plus longuement à la place que nous lui assignons dans le cadre clinique, nous compléterons son histoire en l'opposant à l'anémie et à l'hydrémie. Nous ne croyons pas devoir lui donner une plus large place dans un travail réservé à l'étude du grand sympathique.

LA FIÈVRE DANS SES RAPPORTS AVEC LE GRAND SYMPATHIQUE

GÉNÉRALITÉS SUR LA FIÈVRE.

La fièvre, longtemps calculée d'après la seule accélération du pouls, comporte en réalité deux éléments : 1° l'élément hyperthermique ; 2° l'élément de suractivité cardiaque et vasculaire. L'observation moderne établit que le premier de ces phénomènes est de beaucoup le plus important à considérer dans l'histoire et la genèse de cet acte morbide. Le professeur Jaccoud, dans son *Traité de pathologie interne*, se montre le défenseur convaincu de cette manière de voir, que d'après lui, nous résumons de la manière suivante : la fièvre est un accroissement morbide de la combustion et de la température organiques. Les divers autres phénomènes de cet état pathologique sont incertains, variables, susceptibles de manquer ; seule, l'élévation de température est constante, elle n'est d'ailleurs elle-même qu'un fait secondaire lié à l'exagération des combustions organiques. Ce serait donc logiquement celle-ci qu'il faudrait prendre pour caractéristique de la fièvre ; mais les phénomènes auxquels elle se rapporte sont encore obscurs, difficiles à interpréter. L'accroissement de la chaleur, plus aisé à surprendre et à mesurer, mérite bien mieux d'être choisi pour criterium de la fièvre dont il révèle facilement au thermomètre les caractères et la marche. La fièvre produit dans l'organisme une série de troubles variés que Jaccoud étudie successivement dans les quatre grandes fonctions ; 1° de la calorification, 2° de la nutrition, 3° de la circulation, 4° de l'innervation.

Nous allons nous aider des développements qu'il consacre à cette intéressante étude.

TROUBLES DE LA CALORIFICATION. — La température normale est le produit équilibré de deux éléments opposés, la chaleur fournie par les combustions nutritives de l'organisme diminuée de celle qui se perd par l'évaporation à la surface de la peau et des poumons, et par les sécrétions. La première quantité est *positive*, la seconde est une *négative* qui diminue la valeur de la première.

« Il suit de là, qu'une modification quelconque dans le chiffre thermique a toujours deux sources possibles : une élévation peut tenir à une production plus grande de calorique ou à une déperdition moindre, la production restant fixe; une diminution peut être l'effet d'une production plus faible ou d'une perte plus forte. A l'état normal, le rapport entre ces deux valeurs est direct ; si la production augmente, la perte subit un accroissement parallèle; inversement, si la production diminue, la déperdition faiblit dans une proportion sensiblement la même, et c'est précisément la constance de ce rapport entre les deux éléments contraires qui donne à l'homme et aux animaux à sang chaud une température physiologique fixe, quelles que soient les variations des conditions climatériques et hygiéniques. Chez l'homme, la chaleur normale est de 37°2 à 37°5 de l'échelle centigrade. Elle présente des oscillations qui sont surtout déterminées par l'alimentation. Après chaque repas, il y a une petite élévation qui persiste pendant trois ou quatre heures, mais ces ascensions sont toujours contenues dans d'étroites limites, car la fluctuation diurne, envisagée dans son ensemble, ne dépasse pas 4 à 6 dixièmes de degrés. » (Jaccoud). La température ne peut être considérée comme fébrile, que si elle se maintient, d'une manière durable, au-dessus du maximum physiologique, si par exemple elle atteint ou dépasse 38°. Il est à peine besoin de dire que l'on ne songera pas à regarder comme pathologique celle que l'on observe momentanément surélevée chez les sujets qui viennent de faire un repas copieux, de prendre une boisson chaude en abondance, ou de se livrer à un exercice violent.

L'exagération dans l'intensité des combustions organiques, est la première et la vraie cause de la chaleur fébrile; elle ne s'annonce pas seulement par l'élévation de température; elle est accusée aussi par la composition anormale de l'urine qui entraîne au dehors en plus grande quantité les produits habituels de la dénutrition. Il faut considérer toutefois que cette surabondance de déchets organiques dans l'urination n'est pas toujours et nécessairement liée à l'hyperthermie de la fièvre. On peut la rencontrer comme un effet de certaines autres conditions pathologiques indépendantes de toute complication febrile, conditions que nous aurons à faire connaître ultérieurement. Liée ainsi aux modifications intimes que la maladie fait naître au sein de la cellule vivante, la fièvre devient un signe de premier ordre pour apprécier les trop nombreuses perturbations dont l'organisme est le siége. Pour juger les caractères, la marche et la signification du mouvement fébrile, il importe d'interroger la température deux fois au moins par jour et à la même heure ; on se rend compte ainsi des oscillations, de la progression ou de la décroissance de la fièvre; et pour avoir des résultats plus certains il convient d'employer toujours le même thermomètre. On l'applique sous l'aisselle ou dans le rectum, et chez la femme dans le vagin. Ces deux derniers modes de procéder offrent des inconvénients faciles à saisir qui font préférer d'habitude l'exploration par l'aisselle. L'instrument doit être laissé en place de dix à vingt minutes avant de le consulter. Le résultat fourni par chaque exploration est incrit sur des feuilles graduées préparées à cet effet, qui portent deux colonnes, l'une pour le matin, l'autre pour le soir, et des divisions répondant à des cinquièmes ou dixièmes de degré. Chacune des observations est marquée par un point que l'on réunit par un trait avec l'observation qui précède et celle qui suit, en sorte que l'on a bientôt sous les yeux une ligne brisée dont les irrégularités montrent les variations dans l'intensité de la fièvre. Le point supérieur indique le *fastigium*, le point le plus bas répond à la *défervescence*. L'élévation du thermomètre est en rapport avec la gravité de la maladie, et devient par conséquent le premier élément du pronostic. Le maximum que peut atteindre l'instrument est environ de 42° ou un peu plus. On peut donc être d'autant plus inquiet sur la terminaison de la maladie que la chaleur dépasse 40° pour se rapprocher de ce dernier chiffre. Habituellement, la chaleur commence à baisser aussitôt après la mort; quelquefois pourtant on rencontre en pareil cas une nouvelle augmentation de un à plusieurs dixièmes de degré, ou bien on voit tout au moins une chaleur persistante survivre au décès pendant un temps inaccoutumé. Cela se passe en particulier après quelques maladies non fébriles telles que le tétanos, le choléra. Dans les maladies pyrétiques, cette ascension *post mortem* apparaît dans le cas où la température s'est accrue jusqu'au moment de la mort sans rémission aucune ou avec une rémission très-légère. « Ce phénomène est généralement attribué aux influences suivantes : A l'instant de la mort deux causes de refroidissement sont subitement supprimées, savoir la respiration et la sécrétion cutanée, et rien ne prouve que les processus chimiques, producteurs de la chaleur, soient interrompus au même moment; d'un autre côté les modifications que subit le tissu musculaire après la mort sont une source de chaleur qui peut momentanément compenser le refroidissement cadavérique. » (Jaccoud).

Ce qui ressort surtout des considérations qui précèdent, c'est l'extrême importance du phénomène thermique dans la fièvre. Les variations de la température sont le meilleur guide à consulter pour appréciser la marche de la maladie et les chances bonnes ou mauvaises réservées au malade, d'après ce principe que le degré de la chaleur est directement en rapport avec celui de la combustion organique (consomption fébrile). Le chiffre thermométrique le plus élevé qui ait été vu jusqu'ici, avec conservation de la vie, est celui de 41°75. Il est emprunté par Jaccoud à Michaël qui l'observa dans un accès de fièvre intermittente.

Pour plus de clarté, nous mettons ici sous les yeux du lecteur un fac-simile des tableaux que l'on emploie pour l'étude clinique de la fièvre. Ces tableaux permettent d'inscrire chaque jour et même deux fois par jour, dans trois colonnes pourvues de chiffres à gradation croissante ou décroissante, 1° le nombre des mouvements respiratoires (R), 2° celui des battements du pouls (P) et 3° le chiffre de la température (T) que des lignes intercalaires permettent de noter en dixièmes de degré. Les différents chiffres fournis par exemple par les variations de la température, sont marqués par un point placé sur la ligne et dans la colonne qui répondent pour le matin ou le soir au jour et au fait de l'observation. Ces différents points reliés ensuite par un trait donnent des lignes brisées, irrégulières, qui mettent en relief la marche inégale de la maladie.

Une série d'autres colonnes représente les jours successifs de la maladie depuis son début jusqu'à sa terminaison. Chacune de ces colonnes est elle-même séparée en deux parties pour noter séparément les phénomènes du matin et ceux du soir (*m. s.*). Une ligne spéciale permet d'inscrire le nom du malade ou le numéro de son lit. Trois tracés figurent sur ce tableau ; ils donnent un aperçu de ce que l'on peut observer dans trois affections fébriles communes.

Tracé n° 1. — C'est celui d'une pneumonie. (G. Sée). Il montre que cette pneumonie a duré huit jours en trois stades réguliers : 1° stade d'augment qui conduit régulièrement la température de 37° à 40° 0 ; 2° stade d'état dans lequel se produisent pendant quatre jours, des exacerbations et des rémissions de quelques dixièmes de degré ; 3° stade de défervescence qui commence le soir du 6e jour et s'accomplit d'une manière brusque, puis continue jusqu'au 8e jour où reparaît la température normale et cessent les accidents.

Tracé n° 2. — Fièvre quelconque. Au début, le malade avait 37° 8. La température monte les jours suivants jusqu'à l'acmé 39° 5, puis montre sa tendance à revenir à la normale par des oscillations qui peu à peu ramènent le tracé à 36° 7, où la température se maintient.

Tracé n° 3. — Type périodique, (Jaccoud). Le malade a le matin

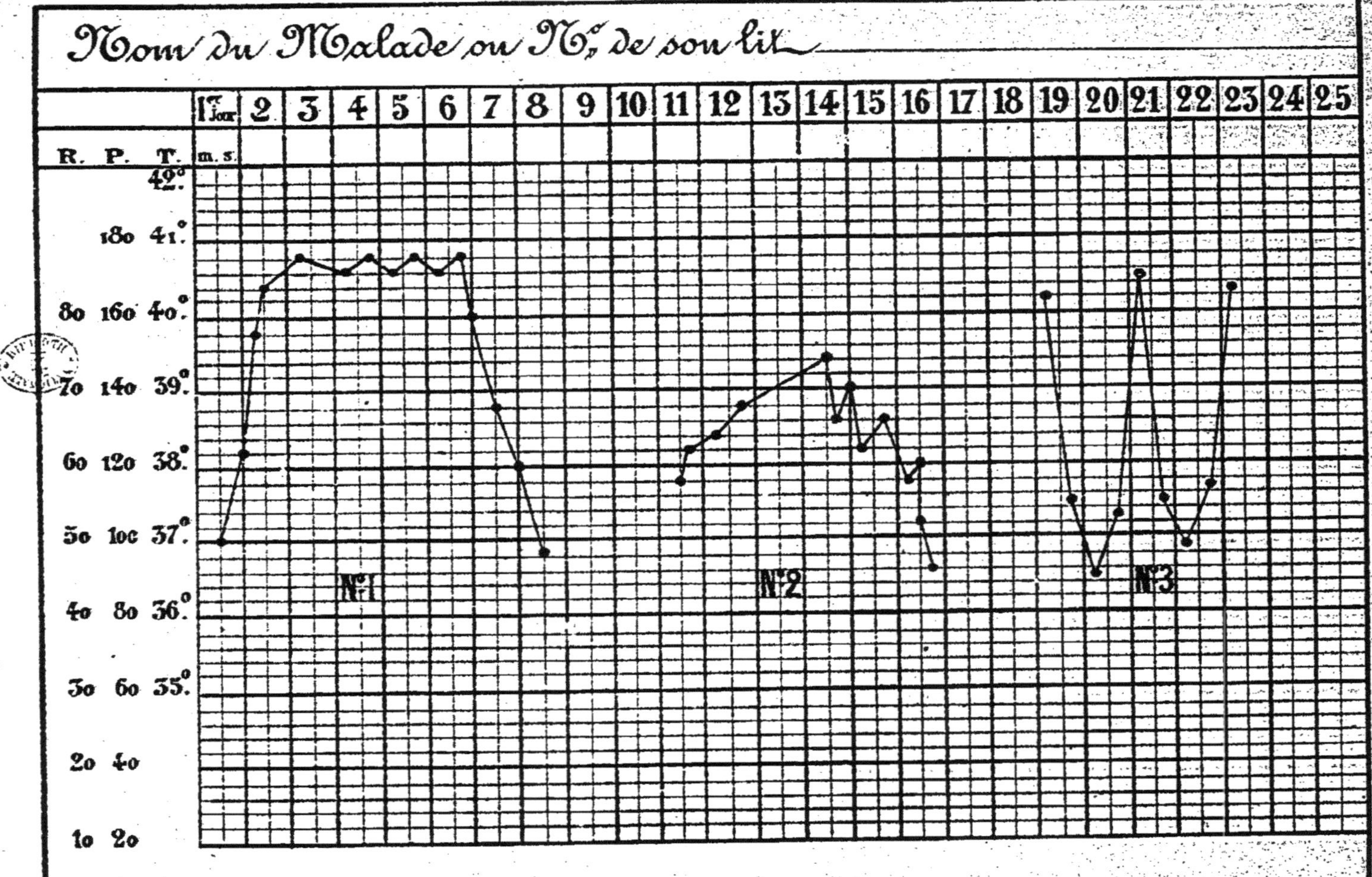
Nom du Malade ou N.° de son lit
1er Jour
2
3
4
5
6
7
8
9
10
11
12
13
14
15
16
17
18
19
20
21
22
23
24
25
R. P. T.
m. s.
42°
180 41°
80 160 40°
70 140 39°
60 120 38°
50 100 37°
40 80 36°
30 60 35°
20 40
10 20
N°1
N°2
N°3
1879 - IMP. LITH. BRUNARD. TROYES.

une fièvre ardente, 40° 3. Dès ce moment la température s'abaisse et arrive le soir à 37° 5. La défervescence continue, et le matin du second jour la fièvre a disparu. La température est normale, 36° 5. Le soir suivant la température remonte et un nouveau cycle thermique semblable à celui qui vient d'être décrit va recommencer.

NUTRITION. — Le trouble des fonctions digestives est le plus vite apparent des désordres qui se produisent dans les phénomènes de nutrition. Il a pour première manifestation la perte de l'appétit, l'augmentation de la soif, souvent des nausées ou des vomissements, rarement de la diarrhée, à moins que la fièvre ne soit sous la dépendance d'une irritation intestinale. Le vomissement, quand il apparait, s'explique par la modification des aptitudes de la muqueuse ou de l'innervation gastriques. L'accélération des mouvement respiratoires, liée à l'état fébrile, ne permet-elle pas de supposer d'ailleurs une stimulation insolite du nerf vague, et conséquemment l'excès d'action des rameaux qu'il fournit à l'estomac? L'atteinte portée aux fonctions de nutrition se révèle extérieurement par les changements qui surviennent dans les diverses sécrétions, celle de l'urine en particulier, et ensuite par l'amaigrissement.

L'urine est rare et plus colorée. Sa densité s'élève de 1,020 à 1,025 et plus. Le chiffre de l'urée dont la moyenne normale est de 30 gr. en 24 heures, monte malgré la diète à 35, 40, 50 gr. La quantité de l'acide urique peut être doublée et atteindre par jour 80 centigr. ou 1 gr., au lieu de 50 et 55 centigr. (Jaccoud). C'est l'élévation du chiffre de l'urée qui montre surtout l'importance des déchets organiques. La sécrétion du suc gastrique est interrompue ou diminuée comme les sécrétions de l'intestin. Ces modifications expliquent l'anorexie et la constipation habituelles pendant la fièvre. La sécrétion de la sueur est elle-même suspendue au moins pendant la période d'état du mouvement fébrile; elle est remplacée par une chaleur sèche plus ou moins intense de la peau. La sueur commence à se rétablir au déclin de la maladie, et son retour doit être considéré comme un signe pronostique favorable. Elle peut même prendre le caractère critique, et il n'est pas rare de voir des fièvres graves ou d'autres affections d'un ordre différent se juger par des sueurs profuses.

La privation des aliments, nécessaire pendant la fièvre, entraîne un amaigrissement correspondant à la sévérité de la diète et à la durée de la maladie; mais à côté de l'abstinence, il faut surtout placer parmi les raisons de l'amaigrissement, la consomption fébrile toujours plus grande que la dépense physiologique de l'organisme même pendant la diète absolue, ainsi que le montre la composition de l'urine. « Le fébricitant soumis à la diète, vit donc non-seulement aux dépens de lui-même; il vit même avec une activité exagérée; c'est une véritable autophobie qui dans l'espace de quelques semaines peut faire perdre au malade 20 ou 30 pour 100 de son poids primitif. Toute fièvre est donc véritablement consomptive, et c'est être inexact que de réserver cette qualification pour la fièvre hectique. Il y a d'ailleurs un rapport constant entre l'altération de l'urine et l'élévation de température d'une part, entre cette dernière et l'amaigrissement d'autre part; ce rapport est tout simple puisque ces phénomènes expriment tous trois une influence génératrice commune, qui est la combustion fébrile de l'organisme. » (Jaccoud.)

CIRCULATION. — Généralement le cœur et les artères subissent une excitation parallèle à l'accroissement de la température. On voit le plus souvent ces deux phénomènes s'accroître et diminuer ensemble, s'exaspérer l'un et l'autre vers le soir et s'atténuer relativement le matin. La fréquence du pouls s'élève à 100, 120, 140, 160, et chez quelques sujets il est pour ainsi dire impossible de le compter. Dans le plus grand nombre de cas, l'impulsion du cœur sensible à la main est accrue comme le nombre de ses battements. On n'a pas encore bien précisé la cause immédiate de l'accélération fébrile du cœur. Jaccoud résume son opinion sur ce point en disant : « jusqu'à plus ample informé, et pour éviter toute théorie hypothétique, il convient de voir dans l'accélération du cœur, une excitation directe produite soit par la cause pyrétogène, soit par la chaleur anormale que cette cause détermine. Cette dernière alternative est la plus probable parce que l'exagération de température est dans l'ordre chronologique le premier phénomène fébrile appréciable. »

Cependant, le rapport n'est pas toujours constant ni régulier entre la température et la fréquence du pouls. Jaccoud fait à ce propos quelques réflexions pleines de sens et de valeur cliniques : « Dans plusieurs maladies fébriles, notamment dans la fièvre typhoïde et la pneumonie franche, on observe assez fréquemment une discordance notable entre ces deux symptômes. Les oscillations thermométriques coïncident alors ou avec un état stationnaire du pouls, ou même avec des modifications en sens inverse. Il résulte de là que l'examen méthodique du pouls ne peut en aucun cas tenir lieu de l'exploration biquotidienne de la température, et que cette dernière méthode d'observation est la seule qui révèle sûrement la marche et les caractères réels de la fièvre à ses différentes périodes. Cette discordance du pouls et de la température est observée à son maximum dans les inflammations méningo-céphaliques, lorsque la lésion siége dans les régions de la base, de manière à agir sur les nerfs pneumo-gastriques et le bulbe ; la fièvre fait alors monter le thermomètre aux chiffres extrêmes qui sont propres à ces phlegmasies ; mais l'accélération fébrile du cœur est compensée en partie par l'effet propre de l'excitation des nerfs vagues et du bulbe (ralentissement du cœur), et avec une température de 39° à 41°, on a un pouls qui ne s'élève pas au-delà de 80-90. C'est dans les premiers jours de la maladie que ce phénomène apparaît ; plus tard, la persistance de l'excitation ou les progrès de la lésion amènent l'épuisement de cette action nerveuse spéciale, et la fréquence du pouls s'harmonise avec l'intensité de la combustion fébrile. Ce fait n'a pas été signalé que je sache, et il mérite d'être retenu, car cette notion peut venir en aide au diagnostic et en tout cas prévenir une faute de pronostic.

« Le ralentissement du pouls dans la seconde période de la méningite tuberculeuse, alors que cependant le thermomètre reste au-dessus de la normale est un phénomène du même ordre. » (Jaccoud.)

Bien volontiers nous admettrons que l'honorable professeur a le mérite de la priorité dans l'interprétation qu'il donne et dans la part qu'il assigne ici au pneumo-gastrique ; mais il se trompe sur le fait lui-même ; le professeur Trousseau ne manquait pas de signaler le ralentissement du pouls dans certaines affections cérébrales.

Si grande que soit la valeur diagnostique et pronostique de la fréquence du pouls, elle est moindre pourtant que celle fournie par l'élévation persistante de la température organique ; et c'est en définitive ce deuxième phénomène qu'il faut surtout consulter pour bien juger la fièvre et mesurer exactement sa gravité. Il est seul pathognomonique. Nous venons de citer la méprise que l'on peut commettre à l'occasion des maladies du cerveau en s'en rapportant seulement au pouls. Il en est une autre d'un ordre inverse dans laquelle on pourrait aussi tomber et que signale également Jaccoud. Dans bien des cas d'asystolie cardiaque, dit-il, le pouls conserve pendant plusieurs jours une fréquence au moins égale à la température fébrile et pourtant il n'y a pas de fièvre.

C'est en résumé le thermomètre seul qui donne la vraie mesure des choses, parce qu'il est directement en rapport avec le fait-principe de la fièvre, l'accroissement de température.

INNERVATION. — Le frisson est un des principaux actes nerveux de la fièvre; il est surtout en rapport avec l'augmentation de température; il n'est jamais le premier phénomène; toujours il est consécutif à l'accroissement de chaleur, et il est d'autant plus violent que la chaleur est plus grande et qu'elle atteint plus rapidement son chiffre supérieur; c'est naturellement dire que son intensité se règle communément sur la gravité de la maladie. Il n'est pas constant; lorsqu'il existe on peut le considérer comme un acte réflexe résultant de l'impression anormale produite sur les nerfs sensitifs par la chaleur fébrile parvenue à un certain degré (Jaccoud).

Divers autres symptômes nerveux se produisent encore pendant la fièvre; tels sont : la lassitude générale, la courbature, les douleurs plus ou moins vives en différentes parties du corps, la torpeur et la prostration intellectuelles; ou au contraire l'insomnie, les rêvasseries, l'agitation, le délire, les secousses des membres, les soubresauts de tendons, et cette susceptibilité des organes des sens qui rend la lumière et le bruit pénibles aux malades.

La fièvre, au point de vue de son type et de sa marche, revêt des allures diverses qui lui ont fait distinguer différentes formes; telles sont la forme *continue, sub-continue, rémittente* et *intermittente*. Ces divers types répondent à des espèces déterminées dont nous aurons à étudier ultérieurement l'histoire et les caractères. Ce n'est pas le lieu de nous y appesantir.

Dans cette esquisse rapide, nous voulons seulement indiquer les grands traits de la fièvre, et demeurer dans notre sujet en recherchant les liens qui la mettent en rapport avec le système ganglionnaire.

PATHOGÉNIE. — Quand on voit la fièvre succéder aux émotions morales, à la grande fatigue, aux diverses causes d'épuisement, aux phlegmasies et lésions locales qui mettent en jeu les réaction sensibles, ou à l'influence de miasmes dont les effets ne peuvent se comprendre que par une atteinte directe à la vie nerveuse, il est difficile de ne point admettre l'intervention du système nerveux dans la production du mouvement fébrile. Si l'on songe d'un autre côté, que le grand sympathique tient sous sa dépendance l'action du cœur et les divers phénomènes de circulation périphérique, soit par ses divisions principales, soit par le département vaso-moteur, qu'il présida aux divers actes de la vie végétative, aux échanges nutritifs, aux phénomènes de combustion organique, que ses connexions avec le pneumo-gastrique lui donnent un rôle important dans la respiration et dans ses effets thermiques; quand on considère tous ces faits, il semble légitime de rapporter au système ganglionnaire l'origine et la pathogénie de la fièvre, puisque la caractéristique de celle-ci se trouve précisément dans l'hyperthermie organique et la suractivité cardiaque et vasculaire. Que l'excitation du cœur et des vaisseaux soit primitive, ou bien que l'accroissement de la chaleur paraisse d'abord pour influencer secondairement la circulation, en réalité cela n'importe guère, et peut-être ces deux phénomènes sont-ils connexes et solidaires, la précipitation de l'ondée sanguine venant apporter un accroissement de matériaux, partant de résultats thermiques aux combustions intimes, pendant que d'autre part la vivacité de la combustion élève le pouls et la température. Car enfin, en dehors du sympathique, où serait la cause de cet excès d'activité cellulaire qui augmente les oxydations moléculaires et le dégagement de la chaleur à leur suite? Certaines conditions morbides en rapport direct avec la perturbation vaso-motrice, témoignent d'ailleurs de la participation du sympathique au phénomène de la fièvre; telles sont les pétéchies, les ecchymoses, les hémorrhagies multiples, soit qu'elles viennent d'une simple congestion, comme les épistaxis, les hémoptysies, soit qu'elles succèdent à des lésions plus déterminées du système vasculaire.

La chirurgie fournit elle-même des faits confirmatifs de l'intervention du système nerveux dans l'acte de la fièvre. Chez les grands blessés et chez les opérés indemnes jusque-là, les impressions morales sont parfois l'occasion d'un mouvement fébrile subit et passager que Verneuil décrit depuis longtemps sous le nom de *fièvre émotive*. Une fois développé, ce mouvement fébrile peut même être plus durable, persister plusieurs jours, et sous cette forme il peut inspirer au clinicien la crainte d'une complication sérieuse, alors que pourtant il est sans racines et sans gravité.

Jaccoud cependant repousse la théorie nerveuse et celle en particulier des vaso-moteurs pour expliquer la fièvre: « L'observation démontre, dit-il, que l'élévation thermométrique est due à une augmentation réelle de la production de chaleur et non pas seulement à une distribution différente du calorique normal; l'observation démontre que cette hypergenèse de chaleur est un fait déjà secondaire résultant de l'exagération des combustions nutritives; l'observation démontre enfin que dans les fièvres à frisson, les troubles de nutrition précèdent d'une à trois heures l'apparition de ce phénomène. Donc les troubles de la nutrition et de la calorification précèdent les troubles du système nerveux; ceux-ci sont inconstants et secondaires, ceux-là sont immuables et primordiaux. »

Nous regrettons de ne pas partager sur ce point la manière de voir de cet esprit distingué; mais ses raisons ne sont pas concluantes. Si, comme on ne songe pas à le contester, le système sympathique est bien le régulateur direct de tous les actes inconscients de la vie végétative, les premiers troubles de la nutrition et de la calorification ne peuvent pas s'accomplir sans lui; et puisqu'ils entraînent le mouvement fébrile, il faut bien en conséquence accorder que le système ganglionnaire demeure en réalité le véritable agent de la fièvre.

Nous sommes plus volontiers d'accord avec le savant professeur dans son opposition à la théorie des centres nerveux calorifiques. Cette théorie admet qu'il existe dans les organes centraux de l'innervation des appareils producteurs, ou régulateurs de la chaleur. L'excitation des appareils producteurs ou bien la paralysie des appareils régulateurs, sous l'influence de la cause morbide, serait le point de départ des modifications nutritives et thermiques qui précèdent le frisson. Malheureusement, cette théorie formée un peu pour les besoins de la cause, s'est passée jusqu'ici du contrôle des faits, l'existence même des centres de calorification générale restant à démontrer. En demeurant sur le terrain de l'interprétation générale, sans application de spécialité originelle, nous emprunterons volontiers à Jaccoud cette conclusion : « Ce qui est certain, dit-il, ce qui est saisissable pour l'observation, c'est que la cause pyrétogène crée dans l'organisme une modalité anormale de la nutrition (accroissement des oxydations); c'est que ce mode nutritif a pour conséquence une augmentation parallèle de la chaleur; c'est que sous l'influence de cette chaleur fébrile l'action du cœur s'exagère; c'est que cette température anormale provoque souvent une convulsion réflexe temporaire qui constitue l'épisode du frisson et de l'algidité. »

Poincaré soutient aussi que la fièvre dérive de l'innervation et qu'elle est due à un état morbide de l'ensemble du système nerveux. Nous dirons, en précisant davantage, que tantôt en effet, elle peut naître à l'occasion d'un ébranlement transmis directement dans les profondeurs de l'organisme aux derniers filets ganglionnaires qui président aux échanges nutritifs, et que tantôt l'intervention fébrigène du sympathique est seulement un effet réflexe succédant à une impression première sur le système nerveux cérébro-spinal. Nous croyons donc légitime d'admettre que la cause directe de la fièvre se trouve dans l'action primitive ou secondaire du sympathique. De toutes les opérations morbides auxquelles est entraîné l'organisme, la fièvre est celle qui montre le mieux la délicatesse et la sensibilité réactionnelle de la matière vivante. On nous pardonnera donc d'insister un instant sur cette grande question clinique. Le sujet encore obscur et difficile s'éclairera mieux de quelques développements tirés d'autres sources. Nous les emprunterons surtout à Poincaré, dont nous avons eu tant à citer déjà les remarquables *Leçons sur la physiologie nerveuse*. Nous allons voir que s'il diffère de Jaccoud par quelques nuances de détail sur le principe de la chaleur fébrile et sur l'origine de la fièvre, la divergence n'est pas profonde et que les deux auteurs appuient l'un et l'autre leur doctrine sur les hautes considérations de physiologie pathologique.

Voici comment s'exprime Poincaré : « Il est, dit-il, digne de remarque que la fièvre se montre beaucoup plus facilement, et avec plus d'intensité, chez les sujets dont le système nerveux est très-impressionnable. C'est ainsi qu'elle naît sous la moindre influence chez les enfants et les femmes. Une simple émotion suffit même pour la développer. L'un de ses premiers symptômes, le frisson, qui, il est vrai, peut manquer, est incontestablement un phénomène nerveux. C'est une convulsion des fibres lisses, vasculaires et cutanées qui est certainement commandée par les centres nerveux en souffrance. Limité ordinairement, chez les aldultes, à ces éléments de la vie végétative, l'éréthisme moteur tend à s'étendre aux centres locomoteurs chez les sujets doués d'une grande irritabilité nerveuse et d'un grand pouvoir de dispersion. Voilà pourquoi le frisson vient si souvent se transformer en des convulsions chez les enfants qui ont du reste les centres locomoteurs prédominants. Il est possible aussi que l'effacement des vaisseaux cérébraux ait lieu et donne aux convulsions un cachet épileptiforme. Le même envahissement se fait avec autant de facilité chez les femmes hystériques ; le spasme musculaire prend seulement d'autres allures. D'autre part on voit un état fébrile des plus intenses être engendré par une simple sensation. C'est ainsi que cela a lieu fréquemment à la suite du cathétérisme. Dans cette circonstance, il est évident que l'introduction de la sonde produit un courant nerveux centripète au reçu duquel les centres réagissent en établissant le mouvement fébrile. D'ailleurs, dans toutes les régions, les nerfs sensitifs paraissent jouer un rôle important dans la production de la fièvre. En effet, une expérience de Bernard tend à prouver qu'une blessure entraîne une réaction générale beaucoup plus sûrement lorsque les nerfs sensitifs de la région blessée ont été respectés que lorsqu'ils ont été coupés, parce que dans ce dernier cas le point lésé ne peut plus être en communication centripète avec l'axe cérébro-spinal. Lorsqu'on enfonce sur un cheval un clou dans la partie supérieure du pied recouverte par le sabot, il se développe toujours et rapidement une fièvre assez intense ; mais, si on a préalablement coupé tous les nerfs sensitifs qui partent du pied, la fièvre fait complètement défaut. Il est vrai que Vulpian n'accorde pas à cette expérience la signification que son auteur lui attribue, parce qu'elle n'a pas donné les mêmes résultats sur des animaux d'une autre espèce, et parceque les expériences de Mantegazza tendent à prouver que les douleurs vives produisent plutôt un abaissement de la température générale. Malgré ces objections, je crois que la déduction exposée par Bernard est exacte parce que j'ai vu bien des fois des inflammations survenir dans des membres paralysés sans éveiller la moindre réaction générale. Enfin il est une remarque qui a été faite par Hirtz et qui est très juste, c'est que toutes les substances fébrifuges, susceptibles de faire baisser la température générale, constituent incontestablement des poisons du système nerveux. Dans sa naissance, dans ses manifestations et dans ses moyens d'extinction, la fièvre nous apparait donc avec des caractères de nature nerveuse. »

Quant à l'élévation de température qui accompagne la fièvre, Poincaré l'explique par une théorie qui n'est point sans analogie avec celle de Jaccoud et dans laquelle il met surtout en cause l'inertie qu'il attribue pendant l'état fébrile au système nerveux et à la vie tout entière. Laissons-le encore développer sa pensée :

« Même au moment du frisson, c'est-à-dire au moment où le système nerveux offre une excitation partielle, on peut dire qu'il est dans une inertie relative. A ce moment, l'activité est limitée au système vaso-moteur. Toute la vie de relation et bien des actes de la vie végétative, sont comme anéantis. Le fébricitant est déjà devenu incapable d'exécuter la plupart des fonctions animales. Il est comme absorbé dans son frisson. Cette inertie devient bien plus complète et plus générale dans la seconde période. Le malade ne marche plus, ne parle plus et reste plongé dans un demi-sommeil. La pensée est lourde et comme morte. Le tonus vasculaire cesse lui-même d'être maintenu. Il y a bien çà et là quelques bouffées d'excitation, soit dans l'ordre intellectuel, soit dans l'ordre locomoteur ; mais ce sont des éclairs qui s'éteignent rapidement et qui n'occasionnent qu'une dépense partielle et insignifiante, de sorte qu'on peut dire que la fièvre est caractérisée par le relâchement de toute l'innervation et par suite de toutes les manifestations fonctionnelles. Il n'y a qu'un seul groupe de phénomènes qui paraissent se continuer dans l'économie du fébricitant, ce sont les phénomènes de combustion. La production du calorique ne diminue pas et c'est là surtout ce qui distingue l'inertie de la fièvre de l'inertie du sommeil. Or, dans les conditions ordinaires, le calorique s'use en grande partie par voie de transformation dans la réalisation des actes mécaniques de l'organisme. Pendant la fièvre celui-ci se trouve dans les conditions d'une machine qui ne fonctionne pas et que l'on continue à chauffer; il s'échauffe. Tout le calorique qui ne peut plus trouver son emploi fonctionnel vient élever la température générale. L'élévation de la température est due à ce que les combustions continuent pendant que la dépense dynamique est réduite à sa plus simple expression, et ce qui rend la dépense presque nulle, c'est l'inertie du système nerveux qui devient ainsi la base de cet état morbide. »

On voit dans ce qui précède que Poincaré admet bien la continuation des mutations chimiques et des combutions intimes, mais il ne vise pas spécialement leur exagération que les recherches de Leyden et de Hirtz ont mise hors de doute et que Jaccoud invoque comme la vraie cause de l'hyperthermie fébrile. Poincaré, d'ailleurs, n'est pas absolu dans sa manière de voir : je renoncerais volontiers, dit-il, à la soutenir « si l'existence générale des nerfs vaso-dilatateurs et calorifiques admise par Cl. Bernard et en voie de prendre place parmi les vérités physiologiques, venait à être complètement démontrée. La théorie de la fièvre s'imposerait alors dans le sens des idées de ce dernier physiologiste. Le stade de chaleur deviendrait une période d'activité et non de paralysie; mais comme cette activité se trouverait limitée à l'innervation vaso-motrice et à la vie végétative, il y aurait encore lieu de tenir compte du défaut d'utilisation de la chaleur dans les actes de la vie de relation, et du collapsus relatif de l'axe cérébro-spinal. »

Claude Bernard fournit aussi des arguments à l'appui de notre thèse sur la participation du sympathique à la genèse de la chaleur fébrile. Le grand physiologiste admet en effet comme possible l'existence de certaines fibres nerveuses différentes des nerfs sensitifs, qui seraient spécialement chargées d'agir sur la substance organisée vivante pour augmenter le travail physico-chimique d'où naît la production de la chaleur. Cette hypothèse expliquerait en particulier les accès de fièvre survenus sous l'influence de la douleur ou d'une émotion. Dans ses expériences sur les animaux, il a constaté d'ailleurs que la section du sympathique au cou augmente tous les phénomènes de nutrition et toutes les fonctions physiologiques des régions qu'il anime, la calorification en particulier, pour rester dans notre sujet.

« Ce n'est pas seulement en dilatant les vaisseaux, en activant la circulation locale, en baignant plus complètement les tissus que la section du grand sympathique produit une élévation de température. Il agit encore pour exagérer les combustions ou les métamorphoses chimiques et locales. A côté de ses fonctions vaso-motrices, le grand sympathique exerce donc aussi une influence thermique. Son action sur les tissus est directe ou indirecte. Excité, il modère leur énergie fonctionnelle; en suspendant son intervention il leur laisse la carrière libre. Son activité restreint la nutrition; son inertie accélère et précipite les mouvements nutritifs auxquels il faisait obstacle » (Cl. Bernard). En tirant de ses expériences les déductions qu'elles comportent, Cl. Bernard est disposé à croire que la fièvre est le résultat de la paralysie du grand sympathique, car on retrouve dans la fièvre ce qui se passe après la section expérimentale de ce nerf, c'est-à-dire une calorification exagérée due à l'augmentation des échanges nutritifs, la dilatation vasculaire, une modification des sécrétions. La fièvre peut même être locale s'il y a trouble d'un département vaso-moteur circonscrit. L'exagération de la calorification qu'entraîne l'excitation des processus d'oxydation interstitielle reste bornée à la région où le système sympathique est en défaillance. C'est ce qui se passe pour les panaris, les phlegmons, les inflammations diverses, les névralgies, dans lesquelles on observe si souvent des battements locaux et une chaleur incommodes, une suractivité des phénomènes circulatoires marquée en particulier par la turgescence des capillaires. Si l'on n'a pas démontré l'existence de fibres nerveuses spécialement calorifiques, on a constaté pourtant la réalité des connexions qui existent, principalement par le réseau ganglionnaire, entre le système nerveux central et les éléments où se passent les actes physico-chimiques dont l'ensemble constitue la nutrition. Et voici Vulpian qui dit à son tour : c'est en modifiant soit l'influence des fibres nerveuses vaso-motrices sur les vaisseaux, soit celle des diverses autres sortes de fibres sur les éléments anatomiques extra-vasculaires, que les centres cérébro-spinaux peuvent agir sur la thermogenèse.

Les nerfs moteurs probablement sympathiques qui stimulent la contractilité des fibres charnues artérielles (muscles vasculaires) activent aussi les phénomènes de nutrition interstitiels en même temps qu'ils concourent à produire l'hyperthermie fébrile. En excitant ou en modérant l'activité de la circulation, par l'influence vaso-motrice, ils régularisent les échanges nécessaires entre les éléments histologiques et le liquide sanguin. Les centres nerveux agissent donc directement sur la nutrition des tissus par les connexions sympathiques qui en font des agents excito-moteurs. Les vaso-moteurs ont une influence analogue sur les processus thermogènes et par conséquent sur la température fébrile. Les grands noms qui précèdent ne donnent pas seuls crédit à la théorie qui doit, à notre avis, prévaloir dans la pathogénie de la fièvre. Il est juste de leur adjoindre celui de Lobstein qui, malgré l'obscurité de la physiologie de son temps, a néanmoins exposé des vues si justes sur la pathologie du grand sympathique. Lobstein, en effet, n'hésite pas à placer la cause de la fièvre dans une action pervertie du système ganglionnaire (Ouv. cité, p. 133).

En tenant un juste compte des principes que nous avons exposés, nous croyons avoir le droit de nous résumer dans les termes suivants : Le grand sympathique a le premier rôle dans la pathogénie de la fièvre. Ce département nerveux peut entrer en action primitivement, comme il arrive lorsqu'il reçoit l'impression d'un choc parti du fond de la vie cellulaire, ou lorsqu'il est envahi par les miasmes spéciaux pour lesquels l'économie a depuis longtemps montré sa réceptivité ; d'autres fois il ne fait sentir son influence que secondairement ; c'est le système nerveux de la vie animale qui a été le premier intéressé, et il a transmis l'impulsion au système ganglionnaire par les voies anatomiques normales. Mais de toutes façons, il est légitime de rapporter la fièvre au véritable instrument de la vie végétative, au régulateur de la circulation, à l'agent immédiat des oxydations intertitielles et de toutes les combinaisons organiques.

En résumé, dans l'obscurité relative qui couvre encore la physiologie pathologique du système ganglionnaire, la diversité fonctionnelle du grand sympathique permet de comprendre la fièvre comme pouvant se rattacher plus ou moins directement aux divers modes d'action de ce système, la dominante de ces influences étant d'ailleurs difficile à fixer. C'est ainsi qu'on s'en rend compte en invoquant l'influence thermique exercée directement par le sympathique, la dilatation des vaisseaux et la fluxion sanguine vers les différents tissus qui succède à l'inertie vaso-motrice, la modalité cellulaire vicieuse de la nutrition, d'où résultent l'accroissement des oxydations interstitielles et de la chaleur, et secondairement la suractivité cardiaque et vasculaire, soit qu'elle dérive seulement de l'augmentation de la chaleur, soit qu'elle ait pour cause directe l'excitation sympathique primitive des fibres lisses de la tunique artérielle ou du myocarde.

Dans certaines entités fébriles, l'anatomie pathologique et la symptomatologie mieux interprétée, commencent à fournir des faits qui montrent à d'autres points de vue que celui de la pathogénie, la participation du sympathique dans les phénomènes fébriles. Jaccoud écrit la phrase suivante en exposant les caractères morbides de la péritonite : J'appelle l'attention sur une lésion non signalée que j'ai observée déjà trois fois, et que je n'ai retrouvée que dans la fièvre typhoïde : c'est une hypérémie intense avec infiltration séreuse dans les cordons du sympathique abdominal (*Path. Int.*, t. II) ;

Et plus loin, en cherchant à comprendre la rapidité de la mort chez certains typhiques, l'honorable professeur ajoute : « En songeant aux altérations que j'ai observées dans le sympathique, je ne serais pas éloigné de rapporter les troubles respiratoires et cardiaques à une forte excitation centripète qui, gagnant le bulbe par le sympathique et les ganglions semi-lunaires, retentirait sur les pneumo-gastriques et en amènerait la paralysie. Ce n'est qu'une tentative d'interprétation, mais elle ne me paraît pas sans vraisemblance. »

TRAITEMENT. — On dispose de peu de médicaments contre la modalité organique spéciale qui engendre la fièvre : seul, le quinquina a une action directe et merveilleuse contre le mouvement fébrile qui revêt le caractère intermittent, et c'est précisément un modificateur du système nerveux. Les fièvres symptomatiques des diverses opérations morbides qui s'accomplissent au sein de l'économie n'obéissent pas à ce médicament et sont peu régies par d'autres. Cependant la digitale, la vératrine, le tartre stibié, abaissent l'énergie et l'activité du cœur et peuvent être considérés à ce point de vue comme de véritables antipyrétiques. Ils sont utiles, mais non héroïques, et leur influence doit être aidée d'une médication attentive dirigée contre la lésion productrice de la pyrexie. L'abstinence qui supprime l'introduction de nouveaux matériaux d'oxydation tend aussi à tarir directement la source fébrile. Le symptôme particulier de l'augmentation de la chaleur appelle naturellement l'emploi de moyens directement opposés à l'élévation de température. Aussi les lotions et affusions fraîches, les bains frais peuvent avoir une utilité réelle contre l'hyperthermie fébrile et la sécheresse ordinaire de la peau dont elle s'accompagne. En diminuant la chaleur, ils font tomber le pouls et tendent à ramener les fonctions naturelles de la peau. L'emploi de ces dernières a même été élevé au rang d'une méthode de traitement dans la fièvre typhoïde et la scarlatine. Nous aurons occasion plus tard de dire ce qu'il convient de penser à ce sujet.

FIÈVRE INTERMITTENTE

FIÈVRE D'ACCÈS, FIÈVRE PALUSTRE, MARÉMATIQUE, PÉRIODIQUE, FIÈVRE A QUINQUINA.

L'étude de la fièvre intermittente se place naturellement à la suite des précédentes généralités sur la fièvre. Il est en effet certain que la fièvre périodique est régie par le système ganglionnaire. L'évidence de sa pénétration dans l'organisme par le système nerveux, le frisson, la chaleur, la sueur, tous phénomènes d'origine sympathique ne permettent pas de mettre en doute cette proposition; c'eût été même une classification facile à justifier que de décrire les autres affections fébriles à côté de la fièvre intermittente, en raison des liens morbides qui les attachent comme cette dernière, bien que d'une manière moins étroite, au vice de l'action ganglionnaire. Mais nous avons cru devoir maintenir séparément de l'étude que nous poursuivons ici la grande classe des fièvres. Procéder autrement nous entraînait sur une pente difficile. C'était accepter d'étendre encore le principe, et comme la plupart des actes morbides s'accomplissent dans le domaine ganglionnaire, il fallait rechercher le moyen de ramener au grand sympathique l'étude de la pathologie presque toute entière. La science n'est point mûre pour cette grande œuvre et nous reconnaissons notre insuffisance. C'est à nos successeurs que cette mission est sans doute réservée.

La classe des fièvres intermittentes comprend : 1° les fièvres intermittentes simples, régulières ou anomales ; 2° les fièvres pernicieuses; 3° les fièvres dites larvées; 4° enfin on peut rapprocher des pyrexies qui précèdent, la fièvre remittente et considérer comme un de leurs annexes pathologiques l'altération du sang appelée mélanémie, ainsi que cette cachexie spéciale qui envahit toute l'économie à la suite des fièvres persistantes et chez les malheureux habitants des pays fébrigènes.

ORIGINE ET PATHOGÉNIE. — Il nous paraît donc légitime de regarder la fièvre intermittente comme l'effet de l'action exercée par le miasme tellurique sur le système nerveux et en particulier sur le grand sympathique.

Dès 1846, le professeur Bouillaud, avec sa haute autorité, soutenait cette opinion dans des termes trop confirmatifs de notre manière de voir pour que nous hésitions à les reproduire : « Puisque le système du grand sympathique tient sous son empire les mouvements involontaires, tels que ceux du cœur, des intestins, les sécrétions (la plupart d'entre elles du moins), l'hématose, la calorification, en un mot tous les actes vitaux dont l'ensemble constitue la vie organique, nutritive ou végétative, n'est-il pas évident qu'il faut rapporter à ses lésions les troubles divers dont ces actes sont susceptibles. S'il en est ainsi on doit reconnaître en particulier qu'en ralliant à la grande classe des névroses actives les maladies jusqu'ici décrites sous le nom de fièvres d'accès, de fièvres intermittentes ou périodiques, nous n'avons fait qu'obéir aux lois de l'induction physiologique la plus légitime, ces maladies étant en effet caractérisées par des phénomènes qui témoignent d'une exaltation d'actes vitaux, tels que la circulation, la calorification, etc., auxquels préside le système nerveux ganglionnaire. Cette localisation, pour ainsi dire physiologique, repose exactement sur la même base que la localisation des névralgies, de la manie de l'épilepsie, etc., dans le système nerveux de la vie animale. Si cette dernière est rationnelle, la première l'est également et aux mêmes titres.

« Nous allons donc, conformément aux principes de la logique médicale la plus rigoureuse, décrire comme névroses actives du système nerveux ganglionnaire, des affections dont le siége avait été jusqu'ici indéterminé.

» Dans une première section, j'étudierai les fièvres intermittentes qui paraissent être une irritation générale ou disséminée du grand sympathique, puisque leurs phénomènes se passent dans le système sanguin et qu'ils consistent essentiellement en une accélération de la circulation avec augmentation de la température générale du corps. Dans une seconde section, je m'occuperai des irritations spéciales des diverses portions de ce système, irritations partielles auxquelles certains auteurs ont donné le nom de fièvres intermittentes topiques. » (*Traité de Nosographie médicale*, t. III).

Le système ganglionnaire dévoyé est donc l'agent direct du désordre organique qui constitue le mouvement fébrile, mais il est sollicité dans son action morbide par la stimulation du poison tellurique et c'est en définitive ce dernier qui est le principe même de la fièvre. On a cru longtemps que l'élément infectieux des fièvres d'accès n'avait qu'une origine, et qu'il procédait invariablement des pays marécageux, d'où le nom de fièvre palustre, cachexie palustre, fièvre marématique, sous lequel on a toujours désigné l'impression pathologique qu'il détermine sur l'économie. Assurément, l'influence nocive des marais ne saurait être contestée; on en observe chaque jour les funestes effets, et les conditions de cachexie habituelle dans lesquelles vivent les malheureux habitants des pays voisins de marais en sont une preuve tristement convaincante ; mais elle n'est pas la seule cause des accidents qui nous occupent. De la terre ouverte, agitée, remuée à une certaine profondeur, s'élèvent aussi des germes morbides qui interviennent au même titre dans la production du phénomène, en sorte que le nom de poison et d'infection tellurique ne peut plus être séparé de celui de poison et d'infection palustre.

J'entends encore Chomel me disant sur la fin de sa carrière qu'il n'avait jamais rencontré un seul cas de fièvre intermittente à Paris chez des Parisiens ; que tous les accès que l'on y observait appartenaient à des sujets qui avaient pris la fièvre au dehors, et qui l'y avaient apportée. Le marécage était pour lui, comme à peu près pour tous les médecins de ce temps, la seule occasion de la fièvre. Il eut certainement changé d'avis s'il eut pu connaître les observations ultérieures, et assister aux grands travaux de percement et de terrassement dont Paris est le théâtre, pour ne parler que de nous, et qui ont contribué à mettre en relief l'origine tellurique de la fièvre et l'ont acclimatée dans la grande capitale.

Encore faut-il apprécier à sa juste valeur l'influence des marais dans la production de la fièvre. A vrai dire, ce n'est pas le marais lui-même qu'il faut accuser, c'est le marais à sec; il est à peu près inoffensif quand il est rempli et bien couvert d'eau. Mais le danger commence lorsque la chaleur a fait baisser le niveau du liquide, et mis à nu la terre vaseuse, les débris végétaux, où le soleil anime et fait éclore les germes morbides que le vent disperse ensuite au préjudice de la santé des populations voisines. Aussi n'est-ce pas dans l'hiver, lorsque les eaux sont abondantes, c'est dans la saison chaude, particulièrement à l'automne, lorsque la chaleur, en multipliant ses effets, a graduellement remplacé l'eau par la terre, c'est alors que l'action malsaine des marais se fait surtout sentir. De même aussi, la fin du jour est le moment où les individus qui en subissent l'influence sont le plus exposés à contracter la fièvre, parce que c'est alors que le soleil a le plus multiplié les éléments septiques que la fraîcheur du soir condense et fait retomber nombreux à la surface du sol.

On peut dire en résumé que le poison fébrigène, la malaria, naît de la décomposition des matières végétales emmagasinées dans un sol humide. Au dire de Jaccoud, un certain nombre d'observations positives appartenant à Pöppig, Tschudi, Boudin, Heusinger, Jacquot, démontreraient que l'ingestion de l'eau des marais peut déterminer la fièvre intermittente. De faits attestés par divers observateurs il résulterait aussi que les chevaux sont sujets à la fièvre intermittente (Rodet, Lecharpentier). Suivant Dupuy les moutons qui vivent dans les marais ou dans leur voisinage contractent des fièvres intermittentes pernicieuses avec gonflement de la rate. Royer, Leblanc paraissent croire aussi que les animaux domestiques ne sont pas à l'abri de la fièvre intermittente (Note de Bouillaud, *Nosographie médicale*).

Un fait curieux se produit maintenant dans la pathogénie de la fièvre intermittente. Des recherches faites d'abord par Salisbury, en 1866, tendent à établir que le miasme paludéen serait constitué par un organisme végétal, une *algue spéciale* qui serait le principe même de la malaria. Plus récemment les professeurs Tommasi-Crudeli et Klebs observant dans la Campagne romaine, ont recueilli dans les couches basses de l'atmosphère, à la surface du sol et dans les eaux de divers marais un *fungus* microscopique composé de nombreuses spores brillantes et d'une forme ovale. Après avoir concentré le produit des lavages soit du sol, soit des parties récoltées à la surface du sol, ils obtinrent un résidu qui fut introduit sous la peau d'un certain nombre d'animaux, en particulier de lapins. A chaque expérience, ces observateurs constatèrent le développement d'accès de fièvre des plus marqués.

L'étiologie que nous venons d'indiquer est, si l'on veut bien nous passer l'expression, l'étiologie typique de la fièvre intermittente. Cependant, l'influence du système nerveux sur la fièvre en général, ne manque pas de se faire sentir également sur le développement de certaines formes adoucies de la fièvre intermittente ; c'est ainsi que l'on voit chez les opérés, chez les blessés, chez les nouvelles accouchées, les impressions morales ou seulement la fatigue nerveuse déterminer un mouvement fébrile avec refroidissement, chaleur et sueur, qui parfois cesse et reparaît à la manière de l'affection périodique, et qui tient en effet à la fièvre intermittente légitime par les liens qui rapprochent entre eux les grands et les petits effets d'une même cause.

Après cet exposé sur le principe même de la fièvre, nous devons dire quelques mots des conditions organiques qui souvent accompagnent son évolution, nous entendons surtout la lésion splénique. Deux doctrines opposées ont été formulées sur ce point : la première, mise en avant par Audouard, a été reprise par le professeur Piorry, qui, en la développant, se l'est en quelque sorte appropriée, et qui en restait le défenseur intrépide. Dans cette théorie, la rate, par l'intermédiaire du plexus nerveux splénique primitivement ou secondairement influencé, est le point de départ unique et constant des accès de fièvre intermittente, soit que la rate ait été impressionnée d'abord par le miasme palustre, soit que la fièvre relève d'une lésion splénique primitive, c'est-à-dire indépendante de toute influence marématique. La seconde théorie, qui appartient surtout au domaine public, ne tient aucun compte des lésions de la rate, et regarde la fièvre comme étant toujours indépendante des altérations de cet organe. Ces deux opinions sont l'une et l'autre exagérées, et ici encore la vérité est entre les extrêmes, *stat in medio virtus*. Sans reproduire ni discuter les arguments nombreux qui ont été opposés aux doctrines de Piorry, il nous suffira, relativement au point d'étiologie qui nous occupe, d'exposer les faits tels qu'ils sont généralement admis dans la science. La théorie du professeur Piorry s'appuie sur des faits incontestables, mais elle a le tort d'être trop exclusive; l'anatomie pathologique l'a souvent démontré. La rate ne présente quelquefois aucune altération chez des sujets qui succombent alors que depuis un temps plus ou moins long ils sont tourmentés d'accès de fièvre intermittente. Souvent, après la guérison définitive d'une fièvre périodique, on voit la rate demeurer grosse et même douloureuse, sans qu'un nouvel accès se déclare. Dans un certain nombre d'autopsies dont le résultat a été signalé par Bailly, Maillot et d'autres observateurs, ce n'est pas la rate, c'est le foie qui est malade, ramolli, putrilagineux. Aucun rapport n'existe entre l'altération splénique et l'intensité ou la gravité des fièvres d'accès. On a cité des exemples de fièvres graves chez des sujets dont la rate était réduite à un noyau insignifiant, ou qui, chez d'autres, conservait son apparence physiologique. D'un autre côté, on trouve assez souvent la rate volumineuse, ramollie, suppurée, sans qu'aucun accès fébrile ait existé pendant la vie. L'engorgement des viscères dans les fièvres périodiques est l'effet et non la cause de la fièvre; il suit les accès, il ne les précède pas. La texture molle, aréolaire, spongieuse, et en même temps très-vasculaire de la rate et du foie, de la rate surtout, peut bien expliquer la fréquence de leur engorgement dans les cas dont il s'agit. Pendant le frisson, les liquides abandonnent la périphérie et affluent violemment vers les organes internes; la répétition des accès entretient la congestion et la tuméfaction de ces organes, dont la vitalité finit par être modifiée, et qui restent ensuite gonflés en dehors des accès. Si cette explication raisonnable n'est pas la vraie, convenons que nous ignorons la cause de l'engorgement splénique dans les fièvres d'accès, mais ne faisons pas de cette lésion la cause exclusive de ces fièvres.

L'opinion qui croit la fièvre périodique toujours indépendante d'une lésion primitive de la rate est, comme la précédente, trop absolue. Il est aujourd'hui certain qu'en dehors de toute influence marématique, des lésions organiques variées de la rate, lésions traumatiques, épanchements sanguins, inflammation, abcès, peuvent être le point de départ de la fièvre intermittente. Toutefois la rate ne joue ici aucun rôle spécial ; d'autres organes, le foie, les poumons, les organes urinaires, peuvent, comme elle, être le point de départ de la fièvre. On sait combien le cathétérisme donne lieu souvent à cette affection, qui d'autres fois succède à une névralgie soit des nerfs dentaires, soit des nerfs d'une autre partie du corps. C'est qu'en effet la fièvre intermittente est une véritable névrose que peuvent éveiller des affections diverses lorsqu'elles réagissent d'une certaine façon sur le système nerveux ; et pour le répéter, c'est, comme dit le professeur Bouillaud, comme nous le soutenons nous-même, une irritation intermittente, une sorte de névralgie du système nerveux ganglionnaire ou nerf grand sympathique. Si la fièvre périodique peut être le résultat des influences que nous venons d'indiquer, elle a bien plus communément son origine dans l'infection du sang par les miasmes palustres ou telluriques ; ce sont ces miasmes qui, agissant sur le système nerveux par l'intermédiaire du fluide sanguin, jettent le trouble à divers degrés dans les fonctions de la vie, selon que la fièvre est simple ou pernicieuse. Lorsqu'après un certain nombre d'accès la rate demeure gonflée dans leur intervalle, la fièvre est entretenue ou rappelée par la lésion qui excite le plexus splénique, et de primitive elle devient symptomatique. Il résulte de ce qui précède que les fièvres d'accès se partagent en deux catégories bien distinctes : les unes franches, relevant de l'infection palustre ou tellurique, et empruntant à cette source le germe d'une cachexie profonde ; les autres, indépendantes du miasme des marais et symptomatiques d'une affection locale, et en particulier d'une lésion splénique. Ces dernières, peu graves, sont tributaires encore du quinquina, parce qu'en effet ce médicament guérit la fièvre non en agissant sur la rate, mais en influençant le système nerveux, la névropathie cause de la fièvre.

C'est donc dans les pays marécageux et dans les circonstances où la surface pulmonaire est mise à même d'absorber les émanations qui s'exhalent du sein de la terre profondément ouverte, c'est alors que la fièvre intermittente trouve les conditions ordinaires de son développement, et dans ces contrées elle naît quelquefois à l'occasion d'une circonstance toute fortuite, comme un refroidissement, un écart de régime. Dans les divers pays où les conditions du sol rendent la fièvre endémique, en Sologne, dans la Bresse, en Algérie, dans la Campagne romaine, autour des Marais Pontins, dans la plaine de Pœstum (États de Naples) et dans bien d'autres localités de l'ancien ou du nouveau monde, toutes les maladies viscérales se compliquent facilement de phénomènes périodiques. Pour contracter la fièvre, il n'est pas nécessaire d'être soumis longtemps à l'influence du miasme palustre; on a vu des individus la gagner pour avoir traversé seulement un pays de marais, si le voyage a quelque durée, comme lorsqu'il s'agit de traverser les Marais Pontins. L'influence tellurique commune se fait sentir comme celle des pays de marais, pour produire les mêmes effets. On n'a plus à démontrer que souvent la fièvre se développe chez les individus qui ouvrent des tranchées, nivellent des terrains, creusent des fossés, etc. Elle atteint ceux aussi qui séjournent près d'un endroit où sont des eaux croupissantes remplies de substances végétales en décomposition, comme sont par exemple ceux où l'on fait rouir le chanvre. Quoi qu'il en soit de ce qui précède, les individus des deux sexes, à tous les âges et dans toutes les conditions sociales, sont exposés à la fièvre intermittente qui règne surtout à la fin de la saison chaude, et qui se montre à l'état sporadique ou sous la forme épidémique.

DESCRIPTION, SYMPTOMES. — La fièvre intermittente se compose toujours d'une série d'accès dont chacun est formé de trois temps ou stades, frisson, chaleur et sueur. Elle se montre d'ailleurs sous plusieurs types. Elle est *quotidienne*, lorsque les accès reparaissent tous les jours; *tierce*, quand les accès reviennent de deux jours l'un; *quarte* lorsqu'il y a deux jours d'intervalle entre deux accès. Ces types offrent plusieurs variétés. La fièvre est *double-quotidienne*, s'il y a deux accès par jour. La fièvre *double-tierce* présente un accès tous les jours, comme la fièvre quotidienne dont elle diffère en ce que les accès moins longs ne reviennent pas tous les jours aux mêmes heures, et qu'ils se correspondent pour l'heure tous les trois jours. La fièvre *double-tierce* diffère de la *tierce doublée* en ce que dans celle-ci il y a deux accès tous les deux jours et un jour d'intermission. La première est commune, la seconde est rare. La fièvre *double-quarte* a deux formes différentes : dans l'une il y a deux accès en un jour et apyrexie les deux jours suivants, après quoi la fièvre reparaît comme la première fois; dans l'autre, moins rare, il y a un accès deux jours de suite et apyrexie le troisième; puis l'accès du quatrième jour correspond avec le premier accès, et celui du cinquième avec le second. Dans quelques cas rares, il y a plus de deux jours d'apyrexie d'un accès à l'autre; la fièvre est alors quintane, sextane, etc. Par opposition à cette longue intermittence, il peut y avoir plusieurs accès successifs dans les vingt-quatre heures. En pareil cas, les accès sont très-courts et souvent ne s'annoncent que par un rapide sentiment de chaleur suivi d'une sueur légère. Mélier appelle *fièvre intermittente à courtes périodes* celle dont les accidents revêtent cette forme. Enfin il existe des *fièvres erratiques*, dont les accès sont irréguliers; des *fièvres anomales*, dont les stades ne présentent plus les caractères habituels. Cependant, lors même que la fièvre est franchement intermittente l'accès ne reparaît guère exactement à la même heure le jour fébrile; le plus souvent il avance ou retarde sur l'heure périodique. Dans nos climats, c'est le type tierce qui est le plus commun, le type quotidien vient en seconde ligne. On s'est évertué à chercher la raison de ce phénomène singulier de l'intermittence qui donne à ces maladies leur principal caractère; des théories diverses ont été proposées que nous ne reproduirons pas car elles sont plus ou moins singulières et n'ont pas pris droit de cité dans la science. La conclusion qu'il faut enregistrer c'est qu'il n'existe encore aucune explication satisfaisante du phénomène de l'intermittence.

Premier stade. Quel que soit son type, la fièvre débute par un malaise général, bientôt suivi d'un refroidissement profond de tout le corps avec ou sans tremblement des membres et claquement des dents. Partout, mais principalement à la face, la peau est très-pâle; elle est en même temps sèche et couverte de ces inégalités nombreuses qui constituent le phénomène connu sous le nom de *chair de poule*. Le pouls est petit, fréquent, inégal; l'urine claire et limpide; ordinairement de la céphalalgie et souvent des douleurs dans les membres ou dans l'hypochondre gauche, des nausées ou des vomissements se joignent aux phénomènes qui précèdent. La sensation de froid glacial éprouvée par le malade pendant ce premier stade est due surtout à une perversion de la sensibilité; elle est un des symptômes qui trahissent l'atteinte portée par le poison tellurique au système nerveux. Les expériences de Gavarret, souvent répétées depuis par d'autres observateurs, ont en effet prouvé que le thermomètre montre non pas un abaissement de température en rapport avec cette sensation, mais comme dans tout état fébrile une véritable augmentation de la chaleur organique, moindre pourtant que dans le stade de chaleur.

Deuxième stade. Après un temps variable, une heure ou deux communément, le froid cesse, et la chaleur s'établit d'une manière graduelle; la peau se colore, la figure s'anime, les douleurs des membres cessent, le pouls se relève en conservant sa fréquence, l'urine devient rougeâtre, la soif se prononce, la céphalalgie augmente, etc.; le malaise et l'anxiété du stade précédent persistent. Le sentiment de la chaleur est, pour la même raison que nous venons de dire, aussi incommode que celui du froid. Le deuxième stade est un peu plus long que le premier.

Troisième stade. Il s'annonce par une amélioration sensible dans l'état du malade; la peau se couvre d'une simple moiteur ou bien elle s'inonde d'une sueur abondante, le pouls perd sa force et sa fréquence, un véritable bien-être se déclare. La sueur persiste pendant plusieurs heures, après quoi l'intermission commence.

Si l'on veut indiquer par une moyenne la durée des différents stades, on peut dire que celle du frisson est communément de une à deux heures, celle de la chaleur de deux à six heures, celle enfin de la sueur, de trois ou quatre à sept ou huit heures.

Piorry a toujours soutenu que le gonflement de la rate, véritable agent direct selon lui de la maladie, se montre naturellement dès le premier accès, et que toujours ou presque toujours la région splénique est douloureuse, soit spontanément, soit à la pression; nous avons dit ce qu'il convient de penser de sa théorie trop exclusive. Ce qui est incontestable c'est que la rate, après un certain temps surtout, est presque toujours prise, que la répétition des accès entraîne ordinairement un gonflement permanent, une véritable hypertrophie quelquefois considérable de la rate.

La suspension des accidents est plus ou moins longue, selon que la fièvre est quotidienne, tierce ou quarte. Il est d'ailleurs assez commun de voir chaque accès nouveau anticiper de quelques heures sur l'heure de l'accès précédent. Lorque l'intervalle apyrétique est long et la maladie récente, la santé est complète entre les accès; lorsque au contraire la fièvre est ancienne et les accès rapprochés, un affaiblissement plus ou moins marqué et un état de langueur des grandes fonctions organiques subsistent dans leur intervalle. Sous l'influence de l'altération du sang par les miasmes palustres, les individus qui conservent longtemps une fièvre d'accès tombent bientôt dans un état de cachexie profonde qui se caractérise par les phénomènes suivants : teinte jaune terreuse, pâleur de la figure et de toute la surface du corps, affaiblissement général, ventre volumineux par l'engorgement des organes abdominaux, gracilité des membres, bouffissure de la face, hydropisies passives, ascite, etc. Ces épanchements sont principalement sous la dépendance de l'altération générale du sang. L'ascite en particulier peut être due à la compression exercée par les viscères engorgés sur les troncs veineux de l'abdomen.

La marche des accès peut présenter plusieurs irrégularités. Le stade de froid peut manquer en tout ou en partie ; quelquefois même, quoique cela soit très-rare, l'ordre des accès est interverti. Il arrive parfois, et cela surtout dans les accès pernicieux, qu'un accès recommence avant que le précédent soit entièrement fini ; la fièvre est alors *subintrante*. Assez souvent les intervalles d'apyrexie diminuent de longueur à mesure que la fièvre s'efface.

La fièvre intermittente simple, récente, guérit souvent seule, après un petit nombre d'accès, ou facilement du moins par l'emploi du quinquina. Si l'art n'intervient pas, elle persiste et peut se prolonger pendant des mois ou même pendant des années. En pareil cas, on voit se dessiner peu à peu les phénomènes de la cachexie spéciale que nous avons indiquée. L'état fébrile devient à peu près continu, offrant plusieurs fois par jour des exacerbations peu marquées ; l'anémie, la pâleur, la faiblesse, l'amaigrissement, vont sans cesse croissant ; la rate et, dans quelques cas, le foie prennent un volume énorme.

Les récidives de la fièvre intermittente sont fréquentes soit parce que l'individu qui en est atteint continue d'habiter un pays marécageux, soit parce qu'il subit un traitement incomplet.

D'après le Dr Schmitz-Zer, que cite Valleix, la fièvre intermittente chez les enfants très-jeunes, affecte constamment le type quotidien. « Elle se montre par paroxysmes reguliers, que séparent des intervalles d'apyrexie plus ou moins complète. Pendant les accès, les enfants s'agitent, se refroidissent, pâlissent ; le pouls devient fréquent, petit et concentré ; il y a souvent du tremblement, mais pas de frisson intense. Après un quart d'heure ou une demi-heure, jamais plus tard, le stade de chaleur s'établit de la même manière que chez les adultes ; il dure une heure à une heure et demie, puis les enfants s'endorment et entrent en sueur. Au réveil, ils paraissent être fatigués, mais se sentent assez bien. L'intermission, qui dure jusqu'au lendemain, quoique un peu moins nette que chez les adultes, est cependant évidente. Si la maladie se prolonge pendant quelque temps, les enfants maigrissent considérablement ; leur facies est pâle et cachectique, la peau du visage devient d'un jaune sale, le ventre se ballonne, le foie se tuméfie, la rate jamais. »

LÉSIONS ANATOMIQUES. — L'examen rigoureux des faits oblige à dire qu'aucune lésion anatomique spéciale et nécessaire n'appartient à la fièvre intermittente. Tel est du moins le langage à tenir jusqu'au jour où la persévérance des recherches et la délicatesse des moyens d'exploration permettront de surprendre dans le système nerveux, et particulièrement dans le sympathique, puisque c'est de lui surtout qu'il s'agit ici, la raison matérielle de ces affections si fréquentes, si incommodes, souvent si sérieuses, qui constituent les névroses; cependant, lorsque la fièvre est un peu ancienne, on constate habituellement une hypertrophie marquée de la rate qui déborde les dernières côtes dans une étendue variable. D'autres lésions peuvent aussi se produire; telles sont pour les plus saillantes l'appauvrissement des globules, la décoloration des tissus, l'œdème des membres, la formation de collections séreuses dans les cavités splanchniques, et surtout le gonflement, l'inflammation chronique, l'induration, le ramollissement, la suppuration du tissu splénique souvent transformé en bouillie diffluente. L'enveloppe de la rate est elle-même épaissie, couverte de plaques fibreuses, réunie par des adhérences avec les organes voisins. L'hypertrophie du foie accompagne dans quelques cas celle de la rate. Dans les manifestations prolongées de la fièvre intermittente, le sang présente une altération spéciale qui a reçu le nom de mélanémie. Cette altération consiste dans la présence d'un excès de pigment qui fait prendre l'apparence du sang veineux au sang des systèmes artériel et capillaire. La matière colorante accidentelle présente des nuances diverses variant du gris-brun au noir. Le sang qui, avec ce caractère insolite, pénètre tous les tissus, communique à la peau et aux viscères une teinte gris-ardoisé caractéristique. Distribuée par la circulation, la pigmentation est générale; mais elle est surtout prononcée dans la rate. Dans les fièvres anciennes et en pays palustres, il n'est pas rare de voir se produire des adénites multiples quelquefois suppurées de l'aine ou de l'aisselle.

DIAGNOSTIC. — La périodicité est l'élément capital du diagnostic; les phénomènes sont d'ailleurs si tranchés, que la moindre attention suffit pour reconnaître la maladie. Mais lorsqu'il s'agit d'accidents pernicieux le diagnostic est souvent beaucoup moins simple; le médecin a besoin alors de toute son expérience et de tout son jugement pour ne pas laisser passer méconnue une forme pernicieuse qui peut rapidement enlever le malade. (V. *Fièvre pernicieuse.*)

PRONOSTIC. — La fièvre intermittente simple est sans gravité; elle cède toujours aisément au remède héroïque dont on dispose : nous avons nommé le quinquina. Il faut savoir pourtant que, dans les pays de marais, une fièvre qui commence par être simple devient quelquefois pernicieuse au cinquième ou au sixième accès. Lorsqu'il y a cachexie ancienne, on voit encore tous les accidents disparaître devant un traitement bien entendu et suffisamment prolongé. Mais souvent aussi on observe dans ce cas une grave altération de la santé générale.

TRAITEMENT. — Le traitement de la fièvre intermittente comprend à la fois celui : 1° de l'accès fébrile, 2° de la fièvre proprement dite, et 3° de la cachexie consécutive, quand elle existe. Pendant l'accès, on se borne à réchauffer le malade par les moyens habituels de réfocillation; on lui prescrit des boissons aromatiques chaudes, et on l'entoure de linge sec, si la sueur se déclare avec abondance. Tout le monde sait que le quinquina est le spécifique de la fièvre intermittente; on l'emploie en nature ou on lui substitue une de ses préparations, et en particulier le sulfate de quinine. La nature névropathique de cette pyrexie permet de comprendre l'efficacité constante du quinquina, quelle que soit l'origine de la névrose, qu'elle tienne ou non à l'infection palustre, qu'elle dérive ou non d'une lésion locale.

Le sulfate de quinine se prescrit, chez l'adulte, à des doses qui varient de 40 centig. à 1 gr. 50; on le donne en potions, en pilules, ou mieux en poudre dans du pain-à-chanter. On le fait prendre aussi dans les cas pressés, soit en lavements, soit même en injections sous-cutanées. Chez les enfants on en déguise l'amertume en le faisant dissoudre dans une infusion de café; la dose habituelle chez eux est de 10, 15, 20 centig. Règle générale, dans la fièvre intermittente simple, on choisit pour l'administrer le moment le plus éloigné du premier accès attendu, c'est-à-dire celui où commence l'apyrexie qui termine un accès. Dans la fièvre pernicieuse, où il faut agir promptement, on peut et même il vaut mieux l'administrer aussitôt que l'on constate le caractère pernicieux de l'affection, sans s'occuper de l'accès qui s'accomplit, ou du laps de temps qui sépare le moment où l'on observe de celui où doit venir le premier accès. La manière dont on fait prendre le spécifique est importante pour le résultat. Les doses chaque jour décroissantes (méthode de Torti, méthode romaine) laissent aisément place aux récidives. Trousseau employait et vantait beaucoup la méthode dite de Bretonneau ou méthode française un peu modifiée par lui. Elle consiste à donner, au moment du repas, 1 gramme de sulfate de quinine, ou 8 grammes de quinquina jaune (dont le prix vénal est moindre), en une seule dose (*uno haustu*) ou en deux doses rapprochées. On continue ainsi *la même dose* deux ou trois jours de suite si la fièvre est récente, un temps plus long si la fièvre est ancienne; puis on suspend un jour; on revient au médicament le lendemain, on suspend deux jours; on reprend *la même dose*, on interrompt trois jours, etc.; et ainsi de suite, en augmentant chaque fois d'un jour la période de suspension du remède. Après huit jours d'interruption on revient au spécifique (*sans diminuer la dose*), chaque semaine pendant un mois ou davantage si la fièvre dure depuis longtemps. Les cas les plus rebelles cèdent généralement à cette médication, mais il faut parfois augmenter le médicament.

Bouillaud signale les excellents effets de la digitale qui serait un véritable succédané du sulfate de quinine. Il essaya ce médicament en partant de ce point de vue que la fièvre intermittente consiste en une sorte d'irritation périodique du système nerveux qui préside aux phénomènes de la circulation et partant de la calorification, et que d'autre part la digitale a pour propriété de diminuer l'action du système nerveux et de ralentir les mouvements du cœur et des artères. La dose serait de 3 à 4 décigr. de poudre administrée soit à l'intérieur, soit en application à la surface d'un vésicatoire posé sur la région splénique. Ces données sont utiles à connaître, pour le cas où privé de sulfate de quinine, on aurait au contraire la digitale sous la main. Nonobstant ce résultat thérapeutique, l'honorable professeur réserve sa préférence au sulfate de quinine. A l'intérieur la digitale est d'un emploi moins facile; à l'extérieur, sur un vésicatoire, elle est douloureuse, et le quinquina mérite qu'on lui soit fidèle. Si on voulait le donner en poudre, on le prescrirait dans le vin à la dose de 8 à 10 gr. pour un adulte, 2 à 4 gr. pour un enfant, en plusieurs prises à des intervalles de une à deux heures. Le sulfate de quinine suffit au traitement dans le plus grand nombre des cas, si l'on a soin d'en continuer l'emploi pendant un temps assez long pour empêcher une récidive. Ce médicament ayant la propriété physiologique de déterminer la rétraction de la rate, la guérison de la fièvre entraîne celle de l'altération locale. Mais lorsque la fièvre est ancienne et qu'un engorgement considérable de la rate a pris naissance à sa suite, d'une part, le sel de quinine ne peut plus à lui seul résoudre la lésion organique, et d'autre part, en semblable circonstance, il ne réprime plus aussi facilement la fièvre, qui de primitive est devenue, avons-nous dit, symptomatique de la lésion splénique. Il faut donc attaquer cette dernière par des moyens locaux, en même temps que l'on oppose à la fièvre elle-même son spécifique. Avant tout il faut conseiller au malade, si la chose est possible, de quitter les lieux où il a contracté son affection. Lorsqu'à la suite d'une fièvre ancienne et d'un engorgement considérable de la rate, les accès, devenus irréguliers, sont remplacés par un état fébrile rémittent ou presque continu associé à une cachexie profonde, le changement de localité fait souvent que la fièvre redevient légitimement périodique et justiciable du quinquina. Les émissions sanguines locales, obtenues par les ventouses scarifiées ou les sangsues, sont le premier moyen à tenter pour résoudre l'hypertrophie splénique ; indiquées déjà contre l'engorgement simple, elles conviennent surtout lorsqu'un travail phlegmasique annoncé par de la douleur complique l'hyperémie. On peut leur associer l'application réitérée des vésicatoires volants sur le flanc gauche, ou d'emplâtres de Vigo, additionnés pour chacun de 6 à 8 gr. de sulfate de quinine, suivant le conseil de Voisin, de Limoges, emplâtres que l'on renouvelle tous les huit jours. On a eu parfois à se louer de cautères à demeure sur la même région. Les douches froides, dont le docteur Fleury a vanté beaucoup l'efficacité, peuvent encore être utiles dans le même but. Les révulsifs sur l'intestin, les diurétiques, favoriseront l'action des moyens topiques. Les toniques, les amers, un bon régime, les préparations ferrugineuses, les bains de mer dans l'occasion modifieront avantageusement la cachexie secondaire. Les hydropisies qui compliquent les fièvres intermittentes anciennes et qui se lient à des causes diverses, engorgement de la rate ou du foie comprimant la circulation abdominale, altération générale du sang, paresse de la circulation, etc., diminuent en général à mesure que la constitution se restaure. Une ponction deviendrait indiquée, s'il y avait un épanchement péritonéal considérable. Si la fièvre paraissait avoir vraiment son point de départ dans un état diffluent ou dans un abcès volumineux du tissu splénique, on aurait à voir s'il serait possible de traiter ces collections comme les kystes, les abcès, les tumeurs fluctuantes du bord antérieur du foie, c'est-à-dire de les vider en allant à leur recherche au moyen d'applications successives de caustique.

On peut se demander et il serait intéressant de savoir, si le sulfate de quinine agit comme un simple antifébrile supprimant la manifestation pyrétique de l'empoisonnement, ou s'il est, selon l'expression de Jaccoud, un véritable contrepoison de la malaria. Jaccoud lui accorde une action spéciale plus puissante que celle d'un simple antipyrétique ; la question, dit-il, est mise hors de doute par les effets de la quinine dans les fièvres pernicieuses et surtout dans les fièvres larvées où nous avons l'empoisonnement sans fièvre.

Le Dr Burdel (de Vierzon) recommande aujourd'hui la quinoïdine (alcaloïde résinoïde provenant du quinquina) spécialement dans les fièvres quartes et la cachexie tellurique, et dans ces cas il lui accorde une valeur plus puissante même parfois que celle de la quinine ; c'est à l'expérience de prononcer.

FIÈVRES PERNICIEUSES

Les fièvres intermittentes sont dites pernicieuses lorsqu'elles ont des symptômes si graves et une marche si rapide qu'elles compromettent immédiatement la vie, et qu'elles sont capables d'emporter le malade au bout d'un seul ou d'un petit nombre d'accès.

CAUSES. — Ces maladies relèvent des mêmes conditions qui produisent la fièvre intermittente simple ; l'intensité seule de la cause est différente. Il est bien certain qu'elles sont dues le plus souvent à l'intervention du miasme spécial qui s'exhale du marécage ou du sein de la terre ouverte et remuée par la main de l'homme. C'est dans les pays marécageux, à la fin de l'été ou au commencement de l'automne, lorsque les terrains fangeux sont mis à découvert par l'évaporation des eaux, qu'elles sont le plus communes. Tantôt elles se montrent avec le caractère pernicieux dès les premiers accès, tantôt elles débutent sous la forme d'une fièvre intermittente simple et ne prennent un caractère grave qu'après quelques accès.

Dans les pays où la fièvre est endémique on voit souvent les affections inflammatoires diverses débuter selon la forme ordinaire et se compliquer tout-à-coup d'accidents pernicieux que rien d'abord ne faisait prévoir ; c'est ce qui arrive en particulier pour la pneumonie, la pleurésie, les fièvres continues, etc., mais faut-il admettre que le poison tellurique ou palustre est le seul agent de la perniciosité ? Cette manière de voir trop absolue cesse d'être d'accord avec les faits. Il n'est pas rare de voir, surtout dans le cours de certaines maladies, des accidents pernicieux se développer tout-à-coup chez des individus vivant en dehors des pays de marais et paraissant étrangers à toute infection palustre. Si le miasme paludéen est l'agent habituel du désordre nerveux qui produit la fièvre intermittente simple ou pernicieuse, l'expérience clinique montre que ce désordre nerveux peut prendre aussi naissance dans d'autres conditions difficiles à saisir et à préciser comme sont la plupart de celles qui viennent troubler l'harmonie physiologique des centres ou des plexus nerveux ; et en fait, la clinique permet d'observer un grand nombre d'exemples pernicieux qu'il est impossible de rapporter légitimement à la malaria. Les progrès que l'avenir réserve sans doute à l'histoire de la pathologie nerveuse éclaireront, il faut l'espérer, cette importante question.

SYMPTOMES. — Les fièvres pernicieuses, quand elles ont une allure régulière, se montrent communément sous le type tierce et double-tierce. Elles ont pour caractères habituels une altération profonde de la physionomie, une prostration subite et considérable des forces, la faiblesse et l'irrégularité du pouls. En dehors de ces traits généraux, elles s'annoncent presque toujours par quelques phénomènes très-grave du côté de tel ou tel appareil organique. On s'est servi de la prédominance de ces symptômes et de leur variété pour caractériser les fièvres pernicieuses et dénommer les formes diverses qu'elles présentent. Si l'on considère ce groupe morbide dans son ensemble on arrive à constater que les divers types pernicieux trahissent tous une perturbation profonde des grandes fonctions organiques. Bouillaud n'hésite pas à déclarer que les fièvres pernicieuses consistent essentiellement en des irritations de divers systèmes nerveux qui se distribuent aux grands appareils de l'économie (*Traité de Nosographie médicale*). Le système du grand sympathique, l'appareil vaso-moteur, le système cérébro-spinal sont tour-à-tour le point de départ des accidents, ce qui peut d'ailleurs se comprendre sans peine par les relations anatomiques et physiologiques qui unissent entre elles les diverses parties de ce vaste ensemble qui imprime à la vie son principe et sa direction.

Le trouble des fonctions qui sont spécialement sous la dépendance du grand sympathique se révèle surtout par les phénomènes suivants :

Tantôt c'est la sensation d'un froid intense qui se fait remarquer, ou bien des sueurs d'une abondance extrême se déclarent ; d'où les noms de fièvre algide, fièvre diaphorétique ; l'affection vaso-motrice, au lieu d'être générale, peut se limiter au système de l'un des viscères sur lequel alors se concentre la scène morbide et le danger qu'elle comporte ; ainsi on observe une évacuation gastro-intestinale ou une diaphorèse copieuse (fièvre cholérique, dysentérique, bilieuse, diaphorétique), quelquefois une hémorrhagie (fièvre hémorrhagique).

La pernicieuse pneumonique et pleurétique a pour caractère que chaque accès aggrave le désordre de la circulation cardio-pulmonaire, et le malade est tué par l'asphyxie qu'amènent l'œdème et la stase mécanique, ou bien la surcharge sanguine du cœur.

La pernicieuse néphrétique est constituée par l'adjonction de l'hématurie, de l'albuminurie ou de la suppression urinaire (Jaccoud).

D'autres fois c'est par le système cérébro-spinal que la fièvre menace la vie du malade ; la participation du cerveau est surtout manifeste dans les accidents pernicieux de forme soporeuse, comateuse, apoplectique, délirante, léthargique.

La fièvre pernicieuse d'origine spinale, moins commune, se révèle par des accidents *convulsifs, tétaniques, épileptiques, paralytiques,* si les centres moteurs sont surtout intéressés ; par une manifestation *syncopale*, si le processus morbide a surtout envahi le bulbe, par des douleurs vives localisées dans les membres, dans la poitrine, ou au contraire par l'insensibilité, par la perte d'une ou de plusieurs fonctions sensorielles, si l'élément septique frappe surtout le *système sensitif* ou les *organes des sens*. Quelques formes amènent la gangrène de certaines parties (*forme gangréneuse*) (Chomel).

On a multiplié encore les divisions ; celles qui précèdent, basées sur la physiologie pathologique, suffisent à donner une idée générale de la physionomie clinique des fièvres pernicieuses. Quelle que soit la forme revêtue par ces affections, le phénomène prédominant, quand il existe, commence avec ou peu après l'accès, s'accroît et cesse avec lui, pour reparaître dans l'accès suivant, s'il s'est fait un intervalle apyrétique.

MARCHE, DURÉE, TERMINAISON, PRONOSTIC. — Toujours la marche de la maladie est rapide ; le danger augmente généralement à chaque accès ; et à mesure que les symptômes s'aggravent dans les accès nouveaux, la longueur de ces derniers devient elle-même plus considérable : il en résulte que les fièvres pernicieuses arrivent à prendre quelquefois une forme rémittente ou même continue. On dit que la fièvre est *subintrante*, lorsqu'un accès nouveau commence avant la fin de celui qui s'accomplit. La durée est toujours fort courte, et la terminaison ordinairement funeste, si le malade est abandonné à lui-même ou mal soigné. Quelques sujets succombent dès le premier ou le second accès, mais habituellement la mort arrive dans le troisième ou le quatrième, quelquefois dans le cinquième. Le malade succombe ordinairement pendant le stade du froid, quelquefois pendant celui de la chaleur, plus rarement dans le troisième stade. « Les symptômes les plus fâcheux, ceux qui font craindre davantage que le malade n'atteigne pas l'intermission, sont la diminution et surtout la perte de la sensibilité, la faiblesse du pouls, le refroidissement, la difficulté de la respiration, et le coma » (Chomel). Ceux qui, au début ou dans le cours même d'un accès, dénotent le caractère pernicieux de l'affection et font craindre que l'accès suivant ne soit dangereux ou mortel, sont, dit encore Chomel : « 1° l'altération remarquable des traits et une grande faiblesse; 2° un sommeil profond qui a lieu à une heure extraordinaire, et qui dépend exclusivement de l'accès; 3° quelque symptôme insolite, comme une douleur vive, une évacuation abondante, de légers mouvements convulsifs, du délire, la faiblesse et l'irrégularité du pouls; 4° une urine rare, très-foncée et très-fétide. »

Ce qu'il faut bien savoir et retenir c'est qu'il est souvent impossible de constater les trois stades habituels de froid, de chaleur et de sueur qui distinguent si nettement la fièvre intermittente simple. Ces trois stades, ensemble ou isolément, peuvent être fort obscurs ou manquer tout-à-fait.

Le jeune médecin s'abuserait étrangement et s'exposerait à de graves mécomptes, si pour reconnaître une fièvre pernicieuse il voulait avoir constaté la régularité des stades et l'apyrexie consécutive de la fièvre intermittente simple; ce qui donne précisément à la fièvre pernicieuse son principal caractère, c'est trop souvent l'irrégularité, la succession rapide des accidents autant que leur gravité, ceux-ci se répétant souvent alors que l'apyrexie est nulle ou à peine marquée. Il faut donc se garder d'attendre la cessation des accidents et la suspension franche de la fièvre pour asseoir le diagnostic et instituer une médication énergique; on courrait souvent le risque d'arriver trop tard. Toutes les fois que l'on se trouvera en présence d'un phénomène insolite soudainement déclaré, d'une grave perturbation organique difficile à bien comprendre, il faudra immédiatement penser à un élément pernicieux et se conduire en conséquence. La médication spéciale sera sans inconvénient si la vue n'est pas juste, et elle préviendra une terminaison presque toujours funeste s'il s'agit véritablement de phénomènes pernicieux.

DIAGNOSTIC. — Dans les pays où la fièvre est endémique, où l'on voit souvent la plupart des maladies se compliquer tout-à-coup de symptômes pernicieux, le médecin, toujours attentif, sait les reconnaître à temps pour en triompher; mais il n'en est pas toujours de même lorsque ces phénomènes se déclarent en dehors des pays palustres, chez des sujets que leurs antécédents, leur genre de vie, leur santé habituelle, ne semblent point menacer de ce genre d'accidents. Il ne faut pas oublier que le pays marécageux n'est pas la condition nécessaire de l'accident pernicieux; celui-ci peut naître dans d'autres circonstances, à l'occasion de l'ouverture de tranchées, de fossés, du remuement de terres humides; il peut naître même dans des circonstances où il est impossible de lui supposer une origine tellurique ou palustre par le fait de conditions générales souvent inconnues qui bouleversent la physiologie nerveuse, et c'est à coup sûr une bonne règle pratique pour le médecin d'avoir toujours présente à l'esprit la possibilité de cette complication.

Il faut savoir aussi que certaines conditions de santé générale, l'appauvrissement de la constitution ou les circonstances qui, comme la puerpéralité, impriment à toute l'économie une modification profonde, amènent pour elle une réceptivité morbide qui la dispose à ressentir vivement le choc d'éléments pernicieux dont l'action ne se fait pas sentir à d'autres individus vivant dans les mêmes conditions.

Lorsque dans le cours d'une affection première, ou directement chez un sujet non atteint d'autre part, on voit se déclarer tout-à-coup des phénomènes généraux graves, insolites, dont l'interprétation échappe aux règles habituelles, on doit immédiatement soupçonner une affection pernicieuse. La présomption devient presque une certitude, si ces accidents viennent à disparaître inopinément au bout de quelques heures, et si l'on observe dans un pays soumis à l'infection palustre. La prédominance d'un ou de plusieurs symptômes graves est le seul élément du diagnostic dans les cas où le frisson, la chaleur et la sueur, sont masqués par une douleur violente, des évacuations excessives, un état comateux ou des convulsions. Le diagnostic est facile, comme le remarque Chomel, si l'accès est bien dessiné, les intervalles manifestes; mais il présente souvent de l'obscurité soit parce que les phénomènes qui caractérisent ordinairement les accès sont peu marqués, soit parce que, les accès étant bien manifestes, les symptômes pernicieux ne le sont pas.

ANATOMIE PATHOLOGIQUE. — Les altérations de la rate, hypertrophie, ramollissement, suppuration, etc., sont communes dans les fièvres pernicieuses, celles surtout qui se déclarent à la suite d'atteintes anciennes de la malaria; mais elles ne sont ni constantes ni nécessaires; et chez un certain nombre de sujets, à part une congestion légère des différents organes, on ne trouve aucune lésion pour expliquer la mort. Lorsque l'on sera mieux armé pour les recherches sur l'anatomie nécroscopique du système nerveux on arrivera sans doute à trouver de ce côté les altérations qui nous échappent aujourd'hui.

TRAITEMENT. — Dès que l'on a reconnu le caractère pernicieux des accidents, il faut recourir en toute hâte à l'emploi du quinquina ou de ses préparations ; et si l'on a lieu de craindre que le prochain intervalle apyrétique soit court ou nul, on ne doit pas hésiter à donner le spécifique pendant la durée même de l'accès. On le fera prendre par l'intestin ou par la méthode endermique si la voie gastrique n'est pas possible. Le docteur Cuignet a signalé un mode d'administration du sulfate de quinine qui mérite aussi d'être connu, c'est la transfusion ; mais la plus grande simplicité de la méthode endermique devra la faire préférer à cet autre procédé d'introduction du médicament. Si 0,50 ou 0,60 de quinine suffisent ordinairement dans la fièvre intermittente simple, il convient de doubler au moins cette dose dans les accidents pernicieux ; on peut aller jusqu'à 1 gr. 50 ou 2 grammes. On augmente l'activité du sel en le rendant plus soluble par l'addition de quelques gouttes d'acide sulfurique ou chlorhydrique. Piorry a prétendu que le bi-sulfate aurait un effet plus rapide et plus énergique que le sulfate employé sans addition d'acide.

En même temps que l'on oppose à l'élément septique son spécifique, il importe de combattre les symptômes dominants par les moyens que chacun d'eux réclame. Si la douleur est violente, on a recours aux calmants, aux antispasmodiques, aux révulsifs sur les extrémités, etc. Une émission sanguine peut convenir dans l'état comateux, si le pouls conserve de la force ; si la faiblesse devient inquiétante et le froid glacial, il faut soutenir le malade par les cordiaux à l'intérieur, et le réchauffer par les différents moyens dont on dispose.

FIÈVRES LARVÉES

On a donné le nom de *fièvres larvées* (de *larva*, masque, déguisement) à des affections qui ne présentent pas les stades fébriles de la fièvre intermittente, mais qui empruntent quelque chose de sa nature intime, en raison de ce fait qu'elles ont, comme elles, une périodicité marquée et sont vaincues par le quinquina ; on suppose alors qu'il y a analogie de nature, mais que la manifestation morbide est incomplète. La maladie est larvée dès son début, ou bien elle est consécutive à une fièvre intermittente régulière. Des névralgies locales diverses, et en particulier celle de la cinquième paire, les névralgies intercostales, sont les plus communes parmi ces affections non fébriles périodiques ; plus rarement on observe des phénomènes d'un autre ordre, savoir des accès de toux, des vomissements, des convulsions choréiformes, des attaques hystériques, de l'angine de poitrine ou des syncopes (Jaccoud). La tuméfaction et la sensibilité de la rate existent dans bon nombre de fièvres larvées (Duboué). Bouillaud proteste, et assez logiquement, contre l'association de ces mots : *fièvres larvées*. « Il faut bien se garder selon lui (*Nosographie médicale*, t. I, p. 325), de confondre ces névralgies, véritables irritations nerveuses locales, avec la fièvre intermittente proprement dite. « Que nous importe, en effet, dit le savant professeur, qu'une névralgie, une irritation nerveuse intermittente, soit dépouillée de son nom accoutumé pour revêtir celui de fièvre larvée ? En changeant de nom, la chose change-t-elle de nature ? Pourquoi d'ailleurs donner ainsi le nom de fièvre à des névralgies locales, telles qu'une otalgie, une pleurodynie, etc., qui par elles-mêmes ne constituent point une fièvre, en ajoutant à ce mot celui de *larvée*, qui en conscience ne signifie absolument rien ici, et ne serait tout au plus qu'un voile jeté sur notre ignorance ? »

La réflexion du professeur Bouillaud est pleine de justesse ; mais il faut remarquer cependant que cette appellation a pour avantage d'établir nettement le lien de causalité qui unit à la fièvre légitime les névralgies spéciales dont il s'agit et d'indiquer cliniquement que ces dernières sont également justiciables du quinquina.

FIÈVRE RÉMITTENTE

La fièvre rémittente se rattache à la classe des fièvres intermittentes. C'est une manifestation incomplète et en quelque sorte bâtarde de l'infection palustre. Elle a pour caractère des redoublements périodiques entrecoupant un état fébrile continu ; les accès mal dessinés ne présentent pas les trois stades réguliers de la fièvre intermittente simple.

La fièvre rémittente appartient surtout aux pays où règne la malaria ; elle a pour principaux traits cette origine miasmatique, sa disposition à se transformer en fièvre intermittente, la tuméfaction de la rate et du foie, et dans le cas graves la mélanémie. Tantôt elle se montre sous la forme légère, tantôt elle revêt la gravité de l'accès pernicieux ; dans ce dernier cas sa durée est très-courte ; dans le premier elle peut avoir un long parcours.

Comme les fièvres intermittentes légitimes elle obéit surtout au quinquina et à ses préparations. « En ce qui concerne la rate, le foie et l'imprégnation pigmentaire, les lésions ne diffèrent pas de celles qui caractérisent la fièvre intermittente ; mais dans bon nombre de cas il y a en outre de l'ictère, avec ou sans obstruction des voies biliaires, des altérations catarrhales ou diphtéritiques (exsudat interstitiel), de la muqueuse gastro-intestinale, plus rarement des hémorrhagies gastriques, des infarctus hémorrhagiques dans les poumons et des pneumonies lobulaires (Jaccoud).

L'observation attentive des symptômes permettra de distinguer la fièvre rémittente de ces cas, où, la fièvre symptomatique de lésions locales diverses se présente avec des alternatives de calme et d'exacerbation qui rappellent un peu la physionomie de l'affection qui nous occupe. Lorsque la fièvre rémittente persiste, elle entraîne à sa suite l'appauvrissement du sang et la cachexie qu'on rencontre dans la fièvre périodique légitime. Cette variété des fièvres périodiques n'est pas très-commune ; nous croyons inutile d'y insister davantage.

CONCLUSION

Nous arrivons au terme de notre étude sur l'appareil nerveux spécial aux grandes fonctions organiques avec le même sentiment qui nous inspirait au début : oui, la pathologie du système ganglionnaire représente un intérêt de premier ordre, et il est bien temps, avec les progrès de la physiologie, que les médecins se mettent à l'œuvre pour féconder ce champ nouveau de la clinique. Si, dans un atlas d'anatomie, on considère les figures qui représentent la distribution du sympathique dans les viscères, on est frappé du nombre et de l'importance des réseaux ganglionnaires qui ont pour mission d'animer la vie spéciale dans les divers organes ; et la déduction s'impose qu'un si vaste réseau nerveux doit intervenir à chaque instant, d'une façon matérielle ou dynamique, dans les divagations fonctionnelles si fréquentes et parfois si graves de la vie végétative. Il importe donc au premier chef d'étudier, de connaître et de régler le mécanisme de ces divagations. De la difficulté incontestable encore du sujet nous ne voulons tirer que cette conséquence, à savoir que c'est à l'observateur d'élever son labeur et ses efforts à la hauteur de la tâche à remplir. La marche logique à suivre est de réunir d'abord les enseignements cliniques, de les contrôler avec les résultats que peuvent fournir l'anatomie saine et morbide ainsi que la physiologie normale et pathologique ; peu à peu le tableau clinique se complètera, et la marche naturelle au progrès de l'esprit humain permet d'espérer que la thérapeutique arrivera à fournir elle-même les agents nécessaires pour dominer les actes morbides.

Si le travail que nous terminons prétend à un seul mérite, c'est d'avoir ouvert la voie et tracé le sillon où devront s'engager nos successeurs. Au milieu d'écueils et d'embarras trop réels, nous avons eu pour objectif constant d'apprécier un certain nombre de faits à un point de vue nouveau, de rechercher l'interprétation des symptômes et de montrer, autant que possible, l'enchaînement des phénomènes. C'est laborieusement que nous avons poursuivi notre œuvre, et elle déchire à peine le voile. Si le but était louable nous y avons marché, pouvons-nous dire, avec l'honnêteté de l'intention et des moyens. La récompense de nos efforts se trouvera tout au moins dans le fait d'avoir signalé une lacune clinique, et posé les premières bases pour la faire disparaître.

Pour apprécier justement ce travail, on voudra bien d'ailleurs se rappeler qu'il n'a point été conçu pour être produit isolément. Fondu dans une œuvre d'ensemble, adressée principalement à la jeunesse médicale, il emprunte nécessairement de cette double circonstance une rapidité d'allure, une sobriété de développements et une forme spéciale que n'eût point nécessitée une monographie indépendante.

TABLE.

TABLE DES PLANCHES HORS TEXTE

Impie J. BRUNARD, Troyes, rue Urbain IV, 83.

BEAUNIS (H.) et BOUCHARD (A.). — **Nouveaux éléments d'anatomie descriptive et d'embryologie,** par H. BEAUNIS, médecin major de 1re classe des hôpitaux militaires, professeur de physiologie à la Faculté de médecine de Nancy, et A. BOUCHARD, médecin major de 1re classe, des hôpitaux militaires, professeur d'anatomie à la Faculté de médecine de Bordeaux. *Troisième édition*. 1880, gr. in-8, XVI-1072 p., avec 456 fig. dessinées d'après nature, intercalées dans le texte et tirées en couleur. Cartonné.................. 20 fr.

BERNARD (CL.). — **Leçons sur la physiologie et la pathologie du système nerveux.** 1858, 2 vol. in-8, avec fig.................. 14 fr.

BROWN-SÉQUARD. — **Propriétés et fonctions de la moelle épinière.** Rapport sur quelques expériences de M. BROWN-SÉQUARD, par M. Paul BROCA. 1856, in-8.. 1 fr.

DUCHENNE (G.-B.) (de Boulogne). — **De l'électrisation localisée,** et de son application à la pathologie et à la thérapeutique par courants induits et par courants galvaniques interrompus et continus. *Troisième édition*. 1872, 1 vol. in-8 de XII-1120 p., avec 255 fig. et 3 pl. noires et coloriées.................. 18 fr.

GALL (F.) et SPURZHEIM. — **Anatomie et physiologie du système nerveux** en général et du cerveau en particulier. 4 vol. in-f° de texte, et atlas de 100 pl. Cart.. 150 fr.
Le même, 4 vol. in-4 et atlas in-folio de 100 pl.................. 100 fr.

HAMMOND. — **Traité pratique des maladies nerveuses,** par le docteur HAMMOND, traduction française augmentée de notes par le docteur LABADIE-LAGRAVE. Paris, 1879, 1 vol. gr. in-8; 1280 pages, avec 116 fig. dans le texte.................. 22 fr.

HUGUENIN. — **Anatomie des centres nerveux,** par le docteur HUGUENIN, traduit par le docteur TH. KELLER, et annoté par le docteur MATHIAS DUVAL, professeur agrégé à la Faculté de médecine de Paris. 1879, 1 vol. in-8 de 368 p., avec 149 fig.................. 8 fr.

KRAUSE (W.) et TELGMAN (J.). — **Les anomalies dans le parcours des nerfs** chez l'homme, traduit par S. H. de la HARPE. Paris, 1869, in-8, 79 pages.................. 2 fr.

LANDOUZY (LOUIS). — **Contribution à l'étude des convulsions et paralysies** liées aux méningo-encéphalites fronto-pariétales, par le docteur Louis LANDOUZY. Paris, 1876, in-8 de 248 pages.................. 5 fr.

LAVERAN et TEISSIER. — **Nouveaux éléments de pathologie et de clinique médicales,** par A. LAVERAN, professeur agrégé à l'École de médecine militaire du Val-de-Grâce, et J. TEISSIER, professeur agrégé à la Faculté de médecine de Lyon. Paris, 1879. Tome I et Tome II, 1re partie, petit in-8, avec fig. intercalées dans le texte. L'ouvrage complet.................. 15 fr.
La seconde partie du Tome II est sous presse et sera remise gratis aux souscripteurs.

LEYDEN (E.). — **Traité clinique des maladies de la moelle épinière,** par E. LEYDEN, professeur de clinique médicale à l'Université de Berlin, traduit avec le concours de l'auteur, par les docteurs Eugène RICHARD et Charles VIRY, médecins majors des hôpitaux militaires, 1 vol. gr. in-8, de 850 p.................. 14 fr.

LUYS (J.). — **Recherches sur le système nerveux cérébro-spinal,** sa structure, ses fonctions et ses maladies. 1865, 1 vol. gr. in-8 de 700 pages, avec atlas gr. in-8 de 40 pl., et texte explicatif, fig. noires.................. 35 fr.
Fig. coloriées.................. 70 fr.

— **Iconographie photographique des centres nerveux.** *Ouvrage complet*. 1873, gr. in-4, 100 pages avec 70 photographies et 70 schémas lithographiés, cart. 150 fr.

— **Études de physiologie et de pathologie cérébrales.** Des actions réflexes du cerveau dans les conditions normales et morbides de leurs manifestations. 1874, in-8, XII-200 pages, avec 2 pl.................. 5 fr.

POINCARÉ. — **Le système nerveux central et le système nerveux périphérique,** au point de vue normal et pathologique, par le docteur POINCARÉ, professeur adjoint à la Faculté de médecine de Nancy. *Deuxième édition*. 1877, 3 vol. in-8 de 400 pages chacun avec fig.................. 18 fr.

— *Séparément* **Le système nerveux périphérique,** au point de vue normal et pathologique. 1876, 1 vol. in-8, 604 pages, avec fig.................. 8 fr.

REMAK. — **Galvanothérapie,** ou de l'application du courant galvanique constant au traitement des maladies nerveuses et musculaires. Traduit de l'allemand par Alphonse MORPAIN. Paris. 1860, 1 vol. in-8 de 467 pages.................. 7 fr.

RIGAL (AUGUSTE.). — **Causes et pathogénie des névralgies.** Thèse présentée au concours pour l'agrégation (section de médecine) et soutenue à la Faculté de médecine de Paris. 1872, in-8, 72 pages.................. 2 fr.

VALENTIN (G.). — **Traité de névrologie.** Paris, 1843, in-8, avec fig.................. 4 fr.

Imp. J. BRUNARD, Troyes, rue Urbain IV, 85.

www.ingramcontent.com/pod-product-compliance
Ingram Content Group UK Ltd.
Pitfield, Milton Keynes, MK11 3LW, UK
UKHW021844190726
13855UKWH00001B/141